Gastroenterologia
e Endoscopia Bariátrica Terapêutica

Josemberg Marins Campos
Presidente da SBCBM
Mestrado e Doutorado em Cirurgia pela UFPE
Professor Adjunto do Departamento de Cirurgia – CCS/UFPE
Preceptor do Serviço de Cirurgia Geral do Hospital das Clínicas – UFPE
Vice-Coordenador do Programa de Pós-Graduação em Cirurgia – PPGC/CCS/UFPE
Médico da Clínica de Endoscopia Neogastro – Recife, PE
Membro Titular da SOBED, CBC, CBCD, SBCBM e IFSO
Membro do Corpo Editorial da Revista Arquivos Brasileiros de Cirurgia Digestiva (ABCD) e
Revista Eletrônica do Colégio Brasileiro de Cirurgiões (CBC)
Coordenador do Grupo de Pesquisa em Obesidade e Cirurgia Metabólica CNPq/UFPE

Eduardo Nobuyuki Usuy Jr.
Presidente da Sociedade Catarinense de Gastroenterologia (2010-2012)
Presidente da SOBED-SC (2014-2016)
Membro da Comissão de Assuntos Digitais da FBG (2014-2016)
Segundo Tesoureiro da SOBED Nacional (2016-2018)
Vice-Presidente da Associação Catarinense de Medicina (2014-2017)
Coordenador Científico da Usuy Clínica – Florianópolis, SC
Membro Titular da SOBED e FBG
Membro da ASGE e SBCBM

Lyz Bezerra Silva
Cirurgiã Geral pelo Hospital Agamenon Magalhães – Recife, PE
Mestranda no Programa de Pós-Graduação em Cirurgia – PPGC/UFPE
Coordenadora do Grupo de Pesquisa em Obesidade e Cirurgia Metabólica – CNPq/UFPE
Professora Substituta do Departamento de Cirurgia da UFPE
Membro Associado da SBCBM
Intercâmbio em Informática Médica e Pesquisa Científica na University of Texas e Duke University, EUA

Manoel Galvão Neto
Coordenador Científico da Gastro Obeso Center – São Paulo, SP
Coordenador do Serviço de Avaliação Funcional do Esôfago do Hospital Estadual Mário Covas da
Faculdade ABC – Santo André, SP
Doutorando em Cirurgia pela UFPE
Mestrado em Cirurgia Digestiva pela FMUSP
Membro Titular da SOBED, FBG, CBCD, SOBRACIL e SBCBM
Membro do Corpo Editorial das Revistas Obesity Surgery, SOARD, Bariatric Times e ABCD

Maria do Carmo Friche Passos
Doutorado e Mestrado em Medicina (Gastroenterologia) pela UFMG
Pós-Doutorado na Universidade de Harvard, no Hospital Beth Israel Deaconess Center – Boston, EUA
Professora-Associada da UFMG e da Faculdade de Ciências Médicas de Minas Gerais
Presidente da Federação Brasileira de Gastroenterologia (Biênio 2015-2016)

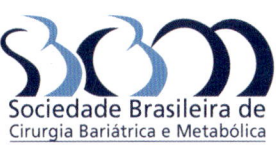
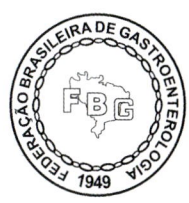

Gastroenterologia
e Endoscopia Bariátrica
Terapêutica

Josemberg Marins Campos
Eduardo Nobuyuki Usuy Jr.
Lyz Bezerra Silva
Manoel Galvão Neto
Maria do Carmo Friche Passos

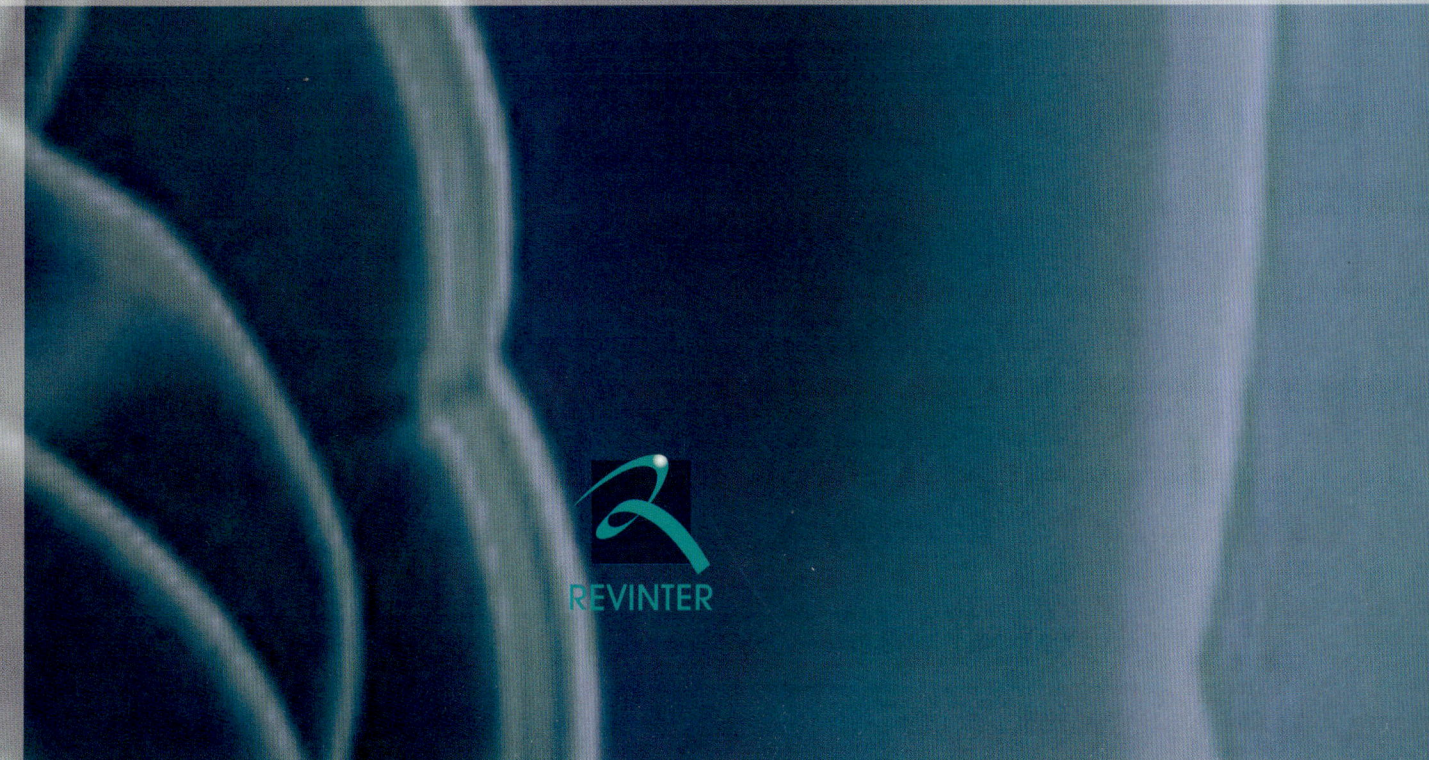

Gastroenterologia e Endoscopia Bariátrica Terapêutica
Copyright © 2017 by Livraria e Editora Revinter Ltda.

ISBN 978-85-372-0698-0

Todos os direitos reservados.
É expressamente proibida a reprodução
deste livro, no seu todo ou em parte,
por quaisquer meios, sem o consentimento,
por escrito, da Editora.

Contato com o autor:
JOSEMBERG CAMPOS
josembergcampos@gmail.com

LYZ BEZERRA SILVA
lyzbezerra@gmail.com

CIP-BRASIL. CATALOGAÇÃO NA PUBLICAÇÃO
SINDICATO NACIONAL DOS EDITORES DE LIVROS, RJ

G233

Gastroenterologia e endoscopia bariátrica terapêutica/Josemberg Marins Campos ... [et. al.]. – 1. ed. – Rio de Janeiro: Revinter, 2017.
  il.

  Inclui bibliografia e índice
  ISBN 978-85-372-0698-0

  1. Gastroenterologia. 2. Aparelho digestivo – Doenças. 3. Cirurgia bariátrica. Estômago – Cirurgia. 4. Obesidade – Cirurgia. I. Campos, Josemberg Marins.

16-37125
CDD: 616.33
CDU: 616.3

A precisão das indicações, as reações adversas e as relações de dosagem para as drogas citadas nesta obra podem sofrer alterações. Solicitamos que o leitor reveja a farmacologia dos medicamentos aqui mencionados.
A responsabilidade civil e criminal, perante terceiros e perante a Editora Revinter, sobre o conteúdo total desta obra, incluindo as ilustrações e autorizações/créditos correspondentes, é do(s) autor(es) da mesma.

Livraria e Editora REVINTER Ltda.
Rua do Matoso, 170 – Tijuca
20270-135 – Rio de Janeiro – RJ
Tel.: (21) 2563-9700 – Fax: (21) 2563-9701
livraria@revinter.com.br – www.revinter.com.br

Prefácio

A escalada da obesidade, que alcançou o reconhecimento como um dos maiores problemas de saúde pública mundial, exigiu da medicina um maior entendimento, pesquisa e desenvolvimento de estratégias para o tratamento das doenças relacionadas com o excesso de peso.

O gastroenterologista tem uma participação cada vez mais importante na equipe multidisciplinar de tratamento da obesidade, das complicações consequentes e no acompanhamento dos pacientes submetidos às cirurgias bariátricas.

De forma pioneira, este livro reúne grandes nomes da gastroenterologia nacional e concentra os conhecimentos atuais em torno do tema, propondo-se a guiar os médicos no tratamento da obesidade e suas complicações no aparelho digestivo.

Alguns capítulos são inéditos e, em outros, os autores depararam-se com a escassez de evidências científicas, de forma que podemos afirmar que esta obra será continuada.

Certamente, nos próximos anos, teremos avanços científicos importantes que mudarão o tratamento médico da obesidade.

Na segunda parte são abordados temas relacionados com complicações e doenças associadas à cirurgia bariátrica, por meio de casos clínicos e vídeos, de forma prática. Entre os autores estão os maiores nomes da cirurgia e da endoscopia com experiência relevante nos temas.

A parceria da Federação Brasileira de Gastroenterologia e da Sociedade Brasileira de Cirurgia Bariátrica e Metabólica é muito importante e reflete a necessidade do trabalho conjunto para oferecer os melhores resultados no tratamento complexo destes pacientes.

Parabéns a todos os autores e colaboradores envolvidos na edição desta obra e reforçamos o compromisso da FBG com a qualidade da informação científica.

Maria do Carmo Friche Passos
Presidente da FBG

Josemberg Marins Campos
Presidente da SBCBM

Colaboradores

Adérson Omar Mourão Cintra Damião
Assistente-Doutor do Departamento de Gastroenterologia da FMUSP
Membro do Grupo de Doenças Intestinais da Divisão de Gastroenterologia e Hepatologia do Hospital das Clínicas da FMUSP
Membro Titular da FBG
Presidente do Grupo de Estudos da Doença Inflamatória Intestinal do Brasil (GEDIIB)

Adriana Costa-Genzini
Membro Titular da Sociedade Brasileira de Endoscopia Digestiva
Coordenadora do Centro de Ensino e Treinamento SOBED/Hospital Bandeirantes-SP
Coordenadora Médica do Serviço de Endoscopia Digestiva dos Hospitais Sancta Maggiore/Prevent Senior, SP

Alex Escalona
General Surgery and Digestive Surgery in Medical School in Pontificia Universidad Católica de Chile
Assistant Professor of Surgery in Medical School in Pontificia Universidad Católica de Chile
Research Fellow in the Department of Surgery, Massachusetts General Hospital, Harvard Medical School
Member of the Societies SAGES, IFSO, IGCA and SSAT

Alexandre Hohl
Pós-Doutorando e Doutorado em Ciências Médicas pela UFSC
Mestrado em Neurociências pela UFSC
Membro Titular e Presidente da SBEM (2015/2016)
Professor Convidado de Endocrinologia da UFSC
Pesquisador do Centro de Neurociências Aplicadas (CeNAp) do Hospital Universitário da UFSC (HU-UFSC)
Membro da ABESO, SBD e Endocrine Society

Almino Cardoso Ramos
Mestrado em Cirurgia pela Universidade Estadual de Campinas (UNICAMP)
Ex-Presidente da Sociedade Brasileira de Cirurgia Bariátrica e Metabólica (SBCBM)
Diretor da Gastro Obeso Center – São Paulo, SP
Membro Internacional da IFSO/ASMBS

Aloisio Carvalhaes
Chefe do Departamento de Gastroendoscopia do Hospital Vera Cruz – Campinas, SP

Álvaro Antônio Bandeira Ferraz
Pós-Doutorado na Universidade de Miami, EUA
Mestrado e Doutorado pela UFPE
Professor Titular do Departamento de Cirurgia da UFPE
Professor Livre-Docente da Universidade de São Paulo – Ribeirão Preto, SP
Chefe do Serviço de Cirurgia Geral do Hospital das Clínicas da UFPE
Membro Titular da CBC, CBCD, SBCBM e IFSO.

Álvaro Augusto Guimarães Freire
Título de Especialista da SOBED desde 1989
Título de Especialista em Gastroenterologia pela FBG
Sócio Gestor da Empresa Gastroendo Serviços Médicos desde 2005

Amador García Ruiz Gordejuela
Cirurgião da Unitat de Cirurgia Bariatrica y Metabólica – Hospital Universitari de Bellvitge – Barcelona, Espanha
Doutorado em Cirurgia
Especialista em Estatística
Membro da IFSO
Assistant Professor of Surgery at UCF

Ana Cristina de Sá Teixeira
Médica-Assistente do HCFMUSP

Ana Maria Menezes Caetano
Médica pela Universidade Federal do Triângulo Mineiro – Uberaba, MG
Doutorado em Anestesiologia pela Universidade Estadual Paulista – UNESP
Professora Adjunta da Disciplina de Anestesiologia da UFPE
Instrutora da Residência Médica de Anestesiologia do Hospital das Clínicas/UFPE
Gerente de Atenção à Saúde do Hospital das Clínicas da Universidade Federal de Pernambuco – UFPE/EBSERH

Ana Paula Nagabe
Residência Médica em Cirurgia Geral no Hospital São Vicente – Curitiba, PR
Especialização em Endoscopia Digestiva no Hospital Sugisawa – Curitiba, PR

André Teixeira
Bariatric Surgeon at Orlando Health
Assistant Professor of Surgery at UCF

Andréa Tavares Ferreira
Enfermeira pela Universidade Salgado de Oliveira – Recife, PE
Mestranda em Cirurgia pela UFPE

Andrea Vieira
Doutorado em Gastroenterologia pela FCMSC-SP
Professora da Faculdade de Ciências Médicas da
Santa Casa de São Paulo (Divisão de Clínica Médica)
Chefe da Clínica de Gastroenterologia da
Irmandade Santa Casa de Misericórdia de São Paulo
Membro Titular da FBG e do GEDIIB

Ângelo Alves de Mattos
Professor Titular de Gastroenterologia e do Curso de
Pós-Graduação em Hepatologia da Universidade Federal de
Ciências da Saúde de Porto Alegre

Ângelo Zambam de Mattos
Médico-Gastroenterologista do Serviço de Gastroenterologia
Clínica e Cirúrgica da Irmandade Santa Casa de Misericórdia
de Porto Alegre e do Hospital Nossa Senhora da Conceição
Mestrado e Doutorado em Hepatologia pela Universidade
Federal de Ciências da Saúde de Porto Alegre

Antônio Carlos Moraes
Membro Titular da Federação Brasileira de Gastroenterologia
e do Grupo de Estudo de Doenças Inflamatórias Intestinais do
Brasil
Chefe do Serviço de Clínica Médica do Hospital Copa D'Or –
Rio de Janeiro, RJ

Artagnan Menezes Barbosa de Amorim
Endoscopista dos Hospitais 9 de Julho e Ipiranga, SP
Membro Aspirante da SOBED

Artur Adolfo Parada
Médico-Endoscopista do Hospital 9 de Julho, São Paulo, SP
Diretor do Centro de Diagnóstico e Terapêutica Endoscópica
Ex-Presidente da SOBED
Membro Titular da SOBED

Bruno Queiroz Sander
Médico-Endoscopista, Cirurgião Geral, Pós-Graduado em
Gastroenterologia e Mestrando na Área de
Endoscopia Bariátrica pela UFMG
Membro Titular da SOBED e da ABE
Membro da FBG, ASGE, AGA, UEG, SSAT, ASMBS, IFSO
Diretor da Clínica Sander em Belo Horizonte, MG

Christopher C. Thompson
Assistant Professor, Harvard Medical School
Director of Therapeutic Endoscopy, Brigham and Women's
Hospital, Boston, MA, USA

Cinthia Barbosa de Andrade
Mestranda no Programa de Pós-Graduação em Cirurgia
PPGC/UFPE
Enfermeira do Grupo de Pesquisa em Obesidade e
Cirurgia Metabólica CNPq/UFPE
Membro e Coordenadora do Grupo de Iniciação Científica do
SCG - UFPE
Membro COESAS/SBCBM

Dan L. Waitzberg
Professor-Associado da Faculdade de Medicina da USP
Diretor Presidente do Grupo de Nutrição Humana e
Coordenador do Grupo de Pesquisa (NAPAN) da FMUSP

Daniel de Alencar Macedo Dutra
Membro Titular da FBG e da SOBED
Coordenador da Residência Médica em
Endoscopia Digestiva da Universidade Federal do Piauí
Coordenador do Centro de Pesquisas da Clínica Gastros

Danielle Cristina Fonseca
Nutricionista Especialista em Nutrição Clínica/Nutrição Clínica
em Pediatria
Pesquisadora Científica e Mestranda do Departamento de
Gastroenterologia da FMUSP

Danielle Giacometti Sakamoto
Membro da Sociedade Brasileira de Patologia
Especialização em Patologia Molecular pela Universidade de
Hiroshima, Japão
Patologista do Laboratório Byori – Curitiba, PR

Décio Chinzon
Doutorado em Gastroenterologia Clínica pela USP
Professor-Assistente da USP
Professor da Pós-Graduação na Disciplina de
Gastroenterologia da USP
Fellow da American Gastroenterological Association
International Member do American College of
Gastroenterology, EUA

Diogo Turiani Hourneaux de Moura
Médico do Serviço de Endoscopia Gastrointestinal e
Broncoesofagoscopia do Hospital das Clínicas do
Departamento de Gastroenterologia da FMUSP

Edith Barajas Galicia
Cirujano General – Universidad Autónoma de San Luis Potosí
Cirujano Bariatra – Universidad Nacional Autónoma de México
Endoscopia Diagnostica y Terapéutica – Universidad de
Monterrey y Universidad Nacional Autónoma de México
Laparoscopia Avanzada en Hospital Central Militar en México

Eduardo Grecco
Professor Afiliado e Coordenador do Serviço e da Residência
Médica de Endoscopia Digestiva e Bariátrica Vinculados à
Disciplina de Cirurgia Geral e do Aparelho Digestivo da
Faculdade de Medicina do ABC
Especialização em Endoscopia Digestiva no HCFMUSP
Membro Titular da SOBED

Eduardo Guimarães Hourneaux de Moura
Professor Livre-Docente da Disciplina de Cirurgia do Aparelho
Digestivo do Departamento de Gastroenterologia da FMUSP
Diretor Técnico do Serviço de Endoscopia Gastrointestinal e
Broncoesofagoscopia do Hospital das Clínicas da FMUSP
no Departamento de Gastroenterologia

Eduardo Henrique da Franca Pereira
Mestrado em Cirurgia pela UFPE
Membro Titular da SOBED
Médico Endoscopista da Endovídeo e do Hospital de Trauma
de João Pessoa, PB

Eduardo Pachu Raia dos Santos
Membro Titular da SBCBM
Médico-Cirurgião Bariátrico da NeoGastro – Recife, PE e Santa
Clara em Campina Grande, PB
Mestrado em Cirurgia pela UFPE

Eduardo Sávio de Nascimento Godoy
Médico pela Universidade Federal de Pernambuco – UFPE
Membro do Grupo de Pesquisa em Obesidade e Cirurgia Metabólica CNPq/UFPE

Eponina M. O. Lemme
Professora-Associada do Departamento de Clínica Médica da Faculdade de Medicina da UFRJ

Everson Luiz de Almeida Artifon
Médico-Assistente do Serviço de Endoscopia Gastrointestinal – HCFMUSP
Livre-Docente, Pós-Doutorado, Doutorado e Mestrado em Cirurgia pela Universidade de São Paulo (USP)
Professor Orientador Pleno e Coordenador da Liga de Cirurgia Endoscópica do Departamento de Cirurgia da FMUSP
Membro da Comissão Coordenadora de Pós-Graduação em Clínica Cirúrgica do Departamento de Cirurgia da FMUSP
Chefe da Unidade de Ecoendoscopia e Endoscopia Biliopancreática do Hospital Ana Costa (HAC) – Santos, SP
Membro Titular e da Comissão Científica e Editorial da SOBED na gestão 2015-2016

Fernanda Barbosa de Andrade
Fisioterapeuta do Grupo de Pesquisa em Obesidade e Cirurgia Metabólica CNPq/UFPE
Membro e Coordenadora do Grupo de Iniciação Científica do SCG – UFPE
Membro COESAS/SBCBM

Fernando Marques Moreira de Castro
Médico-Residente do Serviço de Gastroenterologia do HUCFF/UFRJ
Membro do Serviço de Clínica Médica do Hospital Copa D'Or – Rio de Janeiro, RJ
Membro do Grupo de Estudos de Doenças Inflamatórias Intestinais do Brasil

Fernando Muñoz
Cirujano General
Fellow em Investigación Clínica
Departamento de Cirurgía Digestiva, Pontificia Universidad Católica de Chile

Fernando Pimentel
Cirujano Digestivo
Professor-Asociado, Facultad de Medicina, Pontificia Universidad Católica de Chile

Fernando Torres de Mello
Mestrado em Cirurgia pela UFPE
Cirurgião Geral – HGV – SUS/PE
Médico-Especialista em Cirurgia do Aparelho Digestivo e Videolaparoscopia – HC/UFPE
Professor Auxiliar de Medicina na UNIPE, FAMENE E FCM – PB

Flávio Antônio Quilici
Professor Titular de Gastroenterologia da PUC-Campinas
Ex-Presidente da SOBED, da Sociedade Brasileira de Coloproctologia e da Sociciedade de Gastroenterologia de São Paulo
Membro Titular da SOBED, Sociedade Brasileira de Coloproctologia, Sociedade de Gastroenterologia de São Paulo e da Federação Brasileira de Gastroenetrologia
Presidente Eleito da Federação Brasileira de Gastroenterologia

Flávio Coelho Ferreira
Residência Médica em Endoscopia Gastrointestinal pela Universidade de São Paulo (USP)
Mestrado em Cirurgia pela UFPE
Coordenador do Serviço de Endoscopia do Hospital Otávio de Freitas – Recife, PE
Membro Titular da SOBED

Flávio Heuta Ivano
Professor-Assistente da Escola de Medicina da PUCPR
Doutorado em Cirurgia pela UFPR
Presidente da SOBED Estadual do Paraná

Francisco Felippe de Araújo Rolim
Cirurgião do Aparelho Digestivo – UFPE
Mestrado em Cirurgia pela UFPE

Francisco Sérgio Rangel de Paula Pessoa
Diretor da Divisão Médica do Hospital Geral de Fortaleza e da Clínica Progastro
Preceptor da Residência em Gastroenterologia do Hospital Geral de Fortaleza
Membro da Câmara Técnica de Gastroenterologia do CREMEC e do Comitê Estadual para Prevenção e Controle das Hepatites Virais da Secretaria da Saúde do Estado do Ceará
Membro Eleito da FAPEGE e da Federação Brasileira de Gastroenterologia

George Augusto da Fonseca Carvalho Antunes Lima
Graduando em Medicina da UFPE
Membro do Grupo de Pesquisa em Obesidade e Cirurgia Metabólica CNPq/UFPE

Gerson Ricardo de Souza Domingues
Pós-Doutorado em Gastroenterologia pela Universidade Estadual do Rio de Janeiro
Mestrado e Doutorado em Gastroenterologia pela UFRJ com Sanduíche na Universidade de Aachen (Alemanha)
Professor Adjunto do Serviço de Gastroenterologia do Hospital Universitário Pedro Ernesto
Responsável Técnico pela Unidade de Esôfago do Serviço de Gastroenterologia do Hospital Universitário Pedro Ernesto (UERJ)

Geylor Acosta
Cirurgia Bariátrica e Metabólica, *Intituto Medico La Floresta – Caracas, Venezuela*
Cirurgia Minimamente Invasiva – UCSD – San Diego, EUA

Giorgio Baretta
Mestrado e Doutorado em Cirurgia pela UFPR
Membro Titular da SBCBM, SOBED, CBC, CBCD, SOBRACIL
Chefe do Serviço de Cirurgia Bariátrica do Hospital São Lucas de Campo Largo, PR
Coordenador do Centro de Excelência em Cirurgia Bariátrica e Metabólica do Hospital Vita Batel pelo SRC – Curitiba, PR

Gontrand Lopez-Nava Breviere
Director de la Unidad de Endoscopia Bariatrica del Hospital Universitario Madrid Sanchinarro, Madri – Spain
Professor of Medicine at University of San Pablo CEU Madrid

Gustavo de Oliveira Arouca
Graduando em Medicina da UFPE
Membro do Grupo de Pesquisa em Obesidade e Cirurgia Metabólica CNPq/UFPE

Helaine Cibelle Tolentino de Souza
Fisioterapeuta pela Faculdade Integrada do Recife (FIR)
Nutricionista pela Uninassau – PE
Membro do Grupo de Pesquisa em Obesidade e Cirurgia Metabólica CNPq/UFPE

Helenice Pankowski Breyer
Médica do Serviço de Gastroenterologia e da Unidade de Endoscopia do HCPA
Mestrado em Medicina pela UFRGS

Helga Wahnon Alhinho
Mestranda no Programa de Pós-Graduação em Cirurgia PPGC/UFPE
Pós-Graduação em Gestão em Saúde pela Uninassau – PE
Médica do Grupo de Pesquisa em Obesidade e Cirurgia Metabólica CNPq/UFPE
Membro e Coordenadora do Grupo de Iniciação Científica do SCG (UFPE)
Membro Associado da SBCBM

Helma Pinchemel Cotrim
Professora Titular de Gastro-Hepatologia da Faculdade de Medicina da Bahia (FMB)
Universidade Federal da Bahia (UFBA)
Especialista em Hepatologia – Sociedade Brasileira de Hepatologia

Hercio Azevedo de Vasconcelos Cunha
Professor de Gastroenterologia da PUC-Campinas
Membro Titular da Sociedade Brasileira de Cirurgia Bariátrica e Metabólica
Membro da International Federation for the Surgery of Obesity and Metabolic Disorders
Membro Titular do Colégio Brasileiro de Cirurgiões
Membro Titular da Sociedade Brasileira de Coloproctologia

Hoiti Okamoto
Membro Titular da SOBED, FBG e CBCD
Presidente da Sociedade Catarinense de Gastroenterologia (2015-2016)

Horácio Ferreira
Mestrado em Cirurgia pela UFPE
Endoscopista e Diretor do Serviço de Endoscopia da NeoGastro – Recife
Professor Adjunto do Departamento de Cirurgia da UFPE
Membro Titular da SOBED e FBG
Médico Adjunto do Colégio Brasileiro de Cirurgiões (CBC)

Ismael Maguilnik
Mestrado em Ciências em Gastroenterologia e Hepatologia pela UFRGS
Chefe da Unidade de Endoscopia do Hospital das Clínicas de Porto Alegre
Presidente do Departamento de Gastroenterologia da Associação Médica do Rio Grande do Sul
Professor Adjunto Nível IV da UFRGS

James Ramalho Marinho
Professor Adjunto e Coordenador da Disciplina de Doenças Infecciosas e Parasitárias da Universidade Estadual de Ciências da Saúde de Alagoas (UNCISAL)
Sócio Titular da Federação Brasileira de Gastroenterologia e da Sociedade Brasileira de Hepatologia
Vice-Presidente da Federação Brasileira de Gastroenterologia

Jerônimo De Conto Oliveira
Especialista em Gastroenterologia pelo HCPA
Especialista em Endoscopia Digestiva pelo HCPA

Jimi Scarparo
Membro Titular da SOBED
Membro da SBCBM
Coordenador do Centro de Treinamento da SOBED – Hospital Ipiranga – São Paulo, SP
Diretor da Clínica Scarparo Scopia – Tratamentos da Obesidade

João Antônio Schemberk Jr
Membro Titular da SOBED e SBCBM
Membership the American Society Gastrointestinal Endoscopy (ASGE)

João Caetano Dallegrave Marchesini
Mestrado em Medicina Clínica Cirúrgica pela Universidade Federal do Paraná
Membro Titular do CBC, SOBED, SBCBM
Membro da Sociedade Brasileira de Cirurgia Laparoscópica
Membro da IFSO

João Galizzi Filho
Mestrado pela UFMG
Professor Adjunto III da UFMG
Membro Titular da Sociedade Brasileira de Hepatologia e da Sociedade Brasileira de Hepatologia

João Henrique Felício de Lima
Mestrado e Doutorado em Cirurgia pela UFPR
Professor Adjunto do Departamento de Cirurgia da UFPR
Membro Titular da SBCBM, SOBED, CBC, CBCD
Coordenador do Serviço de Endoscopia Digestiva do Hospital Vita Batel de Curitiba, PR

Joaquim Prado Pinto de Moraes-Filho
Pós-Doutorado na Universidade de Londres
Doutorado em Gastroenterologia Clínica pela USP
Professor Livre-Docente da Faculdade de Medicina da USP
Presidente da Sociedade Brasileira de Motilidade Digestiva e Neurogastroenterologia (2015-2016)
Professor-Associado do Departamento de Gastroenterologia da FMUSP

Joffre Rezende Filho
Professor Adjunto Doutor do Departamento de Clínica Médica da Faculdade de Medicina da Universidade Federal de Goiás
Chefe do Serviço de Gastroenterologia do Hospital das Clínicas da UFG

Jones Silva Lima
Bolsista do Grupo de Pesquisa em Obesidade e Cirurgia Metabólica CNPq/UFPE
Estagiário do Residential Programme in Preventive Cardiology – Croí Heart and Stroke Centre e do Clinical Elective in Surgery – University Hospital Galway – Irlanda

Jordi Pujol Gebelli
Unitat de Cirurgia Bariatrica I Metabólica
Hospital Universitari de Bellvitge Barcelona – Spain

José Eymard Moraes de Medeiros Filho
Doutorado em Gastroenterologia Clínica pela USP
Professor Adjunto na UFPB
Coordenador do Ambulatório de Hepatologia e
Transplante de Fígado da Disciplina de Gastroenterologia do
Hospital Universitário Lauro Wanderley (UFPB)

Juliana Barbosa Lima
Gastroenterologista do Serviço de Transplante Hepático do
Hospital Geral de Fortaleza
Preceptora da Residência em Gastroenterologia do
Hospital Geral de Fortaleza

Juliano Blanco Canavarros
Médico pela UFF
Residência em Cirurgia Geral pela UFF
Mestrado em Direito Público pela UNESP
Membro Titular da SBCBM

Juvenal Gomes de Sousa Neto
Membro Titular da FBG
Membro do Centro de Pesquisas da Clínica Gastros

Kaliana Maria Nascimento Dias de Almeida
Graduanda em Medicina da UFPE
Membro do Grupo de Pesquisa em Obesidade e
Cirurgia Metabólica CNPq/UFPE

Kellyane Santana Dias Carvalho
Especialista em Gastroenterologia
Mestranda do Programa de Pós Graduação em
Medicina e Saúde da FMB (UFBA)

Laercio Tenório Ribeiro
Diretor Técnico da Unidade de Gastroenterologia e
Endoscopia de Alagoas
Sócio Titular da FBG e SOBED

Luciana Bonnassis Burg
Médica pela UFSC
Gastroenterologista pela FBG e Hepatologista pela SBH
Fellow em Transplante Hepático pelo HCFMUSP
Preceptora da II Enfermaria de Clínica Médica do HU-UFSC
Supervisora da Residência de Clínica Médica da HU-UFSC

Luciana Dias Moretzsohn
Doutorado e Mestrado em Medicina (Gastroenterologia) pela
UFMG
Professora Adjunta da Faculdade de Medicina da UFMG e
RPA da HCUFMG

Lucídio Balduíno Leitão
Membro Titular da FBG e da SOBED
Diretor e Coordenador do Centro de Pesquisas da
Clínica Gastros

Luiz João Abrahão Junior
Professor Adjunto do Departamento de Clínica Médica da
Faculdade de Medicina da UFRJ
Presidente da Associação de Gastroenterologia do
Rio de Janeiro Biênio 2015-2016
Membro Titular da SOBED e EBG

Luiz Claudio Miranda da Rocha
Mestrado em Gastroenterologia pela
Universidade Federal de Minas Gerais
Membro Titular da Sociedade Brasileira de
Endoscopia Digestiva
Endoscopista Assistente do Serviço de Endoscopia
Digestiva do Hospital Mater Dei e Diretor Clínico da
GastroMed – Belo Horizonte, MG

Luiz Gonzaga Vaz Coelho
Pós-Doutorado no Japão e Doutorado pela UFMG
Mestrado pela UFMG
Fellowship na Inglaterra
Professor Titular e Coordenador do Instituto Alfa de
Gastroenterologia do Hospital das Clínicas da UFMG

Luiz Gustavo de Quadros
Mestrado em Cirurgia pela UFPE
Professor Afiliado da Disciplina de Cirurgia Geral e
Aparelho Digestivo da FMABC
Endoscopista da Kaiser Clinica/Hospital Dia e Hospital
Beneficência Portuguesa de São José do Rio Preto, SP
Coordenador do CET da SOBED da Santa Casa de Rio Preto, SP
Membro Titular da SOBED, SBCBM, CBC, CBCD e SOBRACIL
Membro da IFSO, ASGE e ESGE

Maíra Danielle Gomes de Souza
Doutoranda no Programa de Pós-Graduação em Cirurgia
PPGC/UFPE
Mestrado em Cirurgia pela UFPE
Enfermeira do Grupo de Pesquisa em Obesidade e Cirurgia
Metabólica CNPq/UFPE
Membro e Coordenadora do Grupo de Iniciação Científica do
SCG – UFPE
Membro COESAS/SBCBM

Marcelo Falcão de Santana
Doutorado e Mestrado em Cirurgia pela UFPE
Membro Titular da SOBED/SBCBM/CBCD
Membro Titular do CBC e SOBRACIL

Marcelo Fernando Ronsoni
Especialista em Endocrinologia e Metabologia pela SBEM
Doutorado em Ciências Médicas pela UFSC
Mestrado em Cuidados Intensivos e Paliativos pela UFSC
Professor Convidado de Endocrinologia e Metabologia da UFSC

Marciu Angellu Gonçalves Costa
Cirurgia Geral e Endoscopia Digestiva
Membro do Centro de Pesquisas da Clínica Gastros

Marco Aurélio D'Assunção
Médico-Assistente do Serviço de Endoscopia do
Hospital Sírio Libanês – São Paulo, SP
Mestrado em Cirurgia pela Santa Casa de Misericórdia de
São Paulo
Membro Titular da SOBED

Mário Victor de Faria Nogueira
Titular da Sociedade Brasileira de Cirurgia Bariátrica e
Metabólica
Fellow of the American Society of Metabolic and Bariatric
Surgery
Titular do Colégio Brasileiro de Cirurgiões

Moisés Copelman
Mestrado em Gastroenterologia pela FMUSP
Médico-Assistente da Unidade de Esôfago e Endoscopia Digestiva do Hospital Universitário Pedro Ernesto/UERJ
Responsável pelo laboratório de Motilidade Digestiva do Hospital Federal de Bonsucesso, RJ

Nádia Maria da Conceição Duarte
Médica pela Universidade Federal de Pernambuco (UFPE)
Mestrado em Cirurgia pela UFPE
Professora Substituta da Disciplina de Anestesiologia (UFPE)
Instrutora da Residência Médica de Anestesiologia do Hospital das Clínicas/UFPE
Ex-Presidente da Sociedade Brasileira de Anestesiologia

Natan Zundel
President of IFSO
Clinical Professor of Surgery and Serves as a Vice-Chairman of the Department of Surgery at FIU,
Herbert Wertheim College of Medicine in Florida
Medical Director of the Bariatric and Metabolic Institute at Jackson North Medical Center, Miami
Member of the Societies ACS, ASMBS, SAGES, IFSO, IFSES, FELAC and ALACE

Natasha Mendonça Machado
Nutricionista Clínica
Pesquisadora Científica e Doutoranda do Departamento de Gastroenterologia da FMUSP

Newton Teixeira dos Santos
Chefe do Serviço de Endoscopia do Hospital Estadual Adão Pereira Nunes, RJ
Responsável pelo Serviço de Endoscopia Digestiva dos Hospitais Norte D'Or; Rio's D'Or; Israelita Albert Sabin
Responsável pelo Setor de Endoscopia Bariátrica da Clínica Gastroendo
Residência em Gastroenterologia pela Universidade Federal do Estado do Rio de Janeiro

Patrícia Souza de Paula
Médica pela UFPE
Médica-Residente em Cirurgia Geral do Hospital Otávio de Freitas – Recife, PE
Médica do Grupo de Pesquisa em Obesidade e Cirurgia Metabólica CNPq/UFPE

Paula Bechara Poletti
Diretora do Serviço de Gastroenterologia do IAMSPE/HSPE (Instituto de Assistência Médica ao Servidor Público Estadual/Hospital do Servidor Público Estadual de São Paulo)
Médica-Endoscopista do Hospital do Coração, do Hospital 9 de Julho e da Prefeitura Municipal de São Bernardo do Campo, SP

Paulo Gustavo Kotze
Doutorado em Ciências da Cirurgia pela UNICAMP
Mestrado em Clínica Cirúrgica pela PUCPR
Chefe do Serviço de Coloproctologia e Supervisor do Programa de Residência Médica do Hospital Universitário Cajuru (PUCPR)
Professor-Assistente de Clínica Cirúrgica da PUCPR
Membro do ECCO e S-ECCO e Titular da Sociedade Brasileira de Coloproctologia e do GEDIIB

Paulo Sakai
Mestrado e Doutorado pela USP
Professor-Associado do Departamento de Gastroenterologia da FMUSP
Diretor do Serviço de Endoscopia Gastrointestinal do HCFMUSP

Priscila Sala
Nutricionista, Especialista em Terapia Nutricional Parenteral e Enteral e Nutrição Clínica pelo GANEP
Especialista em Nutrição nas Doenças Crônico-Degenerativas pelo Instituto de Ensino e Pesquisa Albert Einstein
Doutoranda do Departamento de Gastroenterologia da FMUSP

Priscilla Costa Mendonça
Título de Especialista em Cardiologia pela SBC
Residência em Cardiologia pelo Instituto Nacional de Cardiologia
Residência em Clínica Médica pela Universidade Federal do Estado do Rio de Janeiro

Rena C. Moon
Director of Bariatric Research at Orlando Health
Member of IFSO

Ricardo Anuar Dib
Membro Titular da Sociedade Brasileira de Endoscopia Digestiva
Coordenador do Centro de Ensino e Treinamento SOBED/Hospital Ipiranga-SP

Ricardo Correa Barbuti
Doutorado em Gastroenterologia Clínica pela USP
Médico-Assistente Doutor do Departamento de Gastroenterologia do HCFMUSP

Ricardo José Fittipaldi Fernandez
Diretor Técnico da Endogastro Rio
Residência pela Universidade Estadual do Rio de Janeiro
Membro Titular da SOBED
Membro Titular da FBG

Rodrigo Conrado de Lorena Medeiros
Graduando em Medicina da UFPE
Bolsista do Grupo de Pesquisa em Obesidade e Cirurgia Metabólica CNPq/UFPE

Rogério Kuga
Médico-Assistente do Serviço de Endoscopia GI do HCFMUSP
Mestrado em Ciências pela USP
Membro Titular da SOBED

Santiago Horgan
Professor of Surgery University of California San Diego
Chief, Minimally Invasive Surgery
Director, Center for the Future of Surgery
Director, Bariatric & Metabolic Institute
Vice Chairman, Business Development

Sender J. Miszputen
Professor-Associado da Disciplina de Gastroenterologia do Departamento de Medicina da Escola Paulista de Medicina da UNIFESP
Ex-Presidente e Membro Titular do Grupo de Estudo de Doenças Inflamatórias Intestinais do Brasil (GEDIIB)
Membro Tirtular da Sociedade de Gastroenterologia de São Paulo e da Federação Brasileira de Gastroenterologia
Honorário Nacional da Academia Nacional de Medicina

Sergio A. Barrichello Jr.
Membro Titular da SOBED
Membro Titular da FBG
Membro da SBCBM
Médico-Assistente do Setor de Endoscopia do Hospital Estadual Mario Covas – SP
Professor Afiliado da FMABC
Mestrando no Programa de Pós-Graduação em Cirurgia FMABC

Simone van de Sande Lee
Professora Adjunta do Departamento de Clínica Médica da UFSC
Pesquisadora do Laboratório de Sinalização Celular da Faculdade de Ciências Médicas da Unicamp
Doutorado em Clínica Médica pela Unicamp

Thiago Ferreira de Souza
Coordenador do Serviço de Residência Médica e Especialização em Endoscopia da
Faculdade de Medicina do ABC
Assistente do Serviço de Endoscopia do HCFMUSP
Doutorado em Medicina – HCFMUSP

Thiago Festa Secchi
Médico do Serviço de Endoscopia do Hospital 9 de Julho e do Hospital Ipiranga – São Paulo, SP
Ex-Presidente do Capítulo da SOBED – São Paulo, SP

Thiago Guimarães Vilaça
Endoscopista pelo HCFMUSP e AMB/SOBED
Preceptor da Residência Médica em Endoscopia Digestiva no IMIP/PE e Hospital Miguel Arraes (HMA)
Tutor do Curso de Medicina da
Faculdade Pernambucana de Saúde (FPS)

Tomás Navarro-Rodriguez
Livre-Docente pelo Departamento de Gastroenterologia da FMUSP

Wagner Kenro Takahashi
Membro Titular da Sociedade Brasileira de Endoscopia Digestiva
Coordenador do Centro de Ensino e Treinamento SOBED/Hospital Bandeirantes de São Paulo, SP

Sumário

Parte I
GASTROENTEROLOGIA BARIÁTRICA

Capítulo 1
Epidemiologia da Obesidade e da Esteatose Hepática 3
Alexandre Hohl ■ Eduardo Usuy Jr.
Marcelo Ronsoni ■ Simone Lee ■ Almino Ramos

Capítulo 2
Má Absorção e Deficiências Nutricionais após Cirurgia Bariátrica 7
Priscila Sala ■ Natasha Machado ■ Danielle Cristina Fonseca
Josemberg Campos ■ Dan Waitzberg

Capítulo 3
**Obesidade e Doença do Refluxo
Gastroesofágico** 17
Ana Cristina Teixeira ■ Tomás Rodriguez ■ Joaquim de Moraes-Filho

Capítulo 4
Doença do Refluxo Gastroesofágico: antes e após Cirurgia Bariátrica 21
Luciana Moretzsohn ■ Gerson Domingues ■ Moisés Copelman
Joaquim de Moraes-Filho ■ Décio Chinzon

Capítulo 5
**Doença Hepática Gordurosa Não Alcoólica e Diabetes: Fisiopatologia e
Diagnóstico** 27
José de Medeiros Filho ■ Maria do Carmo Passos

Capítulo 6
Doença Hepática Gordurosa Não Alcoólica: Evolução Clínica e Tratamento 35
Luciana Burg ■ João Galizzi Filho

Capítulo 7
Obesidade e Neoplasia Hepática 41
Helma Cotrim ■ Kellyane Carvalho

Capítulo 8
Cirurgia Bariátrica e Metabólica: Controle da Esteatose Hepática 45
Ângelo Zambam de Mattos ■ Ângelo Alves de Mattos

Capítulo 9
Trombose e Hipertensão Portal após *Bypass* Gástrico e Gastrectomia Vertical ... 49
Francisco Sérgio Pessoa ■ Juliana Lima ■ Juliano Canavarros ■ Lyz Bezerra Silva

Capítulo 10
***Helicobacter Pylori* e Obesidade** 55
Luiz Gonzaga Coelho ■ Aloisio Carvalhaes

Capítulo 11
Helicobacter Pylori e Cirurgia Bariátrica 59
Laercio Ribeiro ■ James Marinho ■ Maria do Carmo Passos

Capítulo 12
Alterações Funcionais Digestivas em Obesidade e Cirurgia Bariátrica 63
Antônio Carlos Moraes ■ Fernando de Castro ■ Joffre Rezende Filho

Capítulo 13
Microbiota e Obesidade 69
Eduardo Usuy Jr. ■ Maria do Carmo Passos ■ Cinthia de Andrade ■ Hoiti Okamoto

Capítulo 14
Diarreia e Supercrescimento Bacteriano no Paciente Bariátrico 73
Sender Miszputen ■ Hercio Cunha ■ Flávio Antônio Quilici ■ Eduardo Usuy Jr.

Capítulo 15
Uso de Probióticos em Obesidade e Cirurgia Bariátrica 79
Ricardo Barbuti ■ Eduardo Usuy Jr. ■ Maíra Souza ■ Maria do Carmo Passos

Capítulo 16
Lesões Pré-Neoplásicas Gástricas no Pré-Operatório de Cirurgia Bariátrica ... 83
Ismael Maguilnik ■ Helenice Breyer ■ Jerônimo Oliveira ■ Maria do Carmo Passos

Capítulo 17
Disfagia após *Bypass* e Gastrectomia Vertical 87
Luiz João Abrahão Junior ■ Eponina Lemme

Capítulo 18
Doença Inflamatória Intestinal Pós-Cirurgia Bariátrica 93
Adérson Damião ■ Andrea Vieira ■ Paulo Gustavo Kotze

Parte II
BYPASS GÁSTRICO

Capítulo 19
Fístula Gastrocutânea: Tratamento Endoscópico com *Patch* de Matriz Acelular 99
Luiz Claudio da Rocha ■ Maíra Souza ■ Helga Alhinho
Eduardo Usuy Jr. ■ Josemberg Campos

Capítulo 20
Deiscência em *Bypass* Gástrico: Cura através de Prótese 105
Eduardo Hourneaux de Moura ■ Diogo de Moura ■ Flávio Ferreira ■ Fernanda de Andrade
Paulo Sakai

Capítulo 21
Estenose Recidivante após Fístula de Anastomose Gastrojejunal:
Estenotomia e Dilatação com Balão 111
Luiz Gustavo Quadros ■ Flávio Ferreira ■ Fernando de Mello
Patrícia de Paula ■ Horácio Ferreira

Capítulo 22
Septotomia Endoscópica em Fístula da Anastomose Gastrojejunal após *Bypass*
Gástrico 117
João Henrique Lima ■ Giorgio Baretta ■ Bruno Sander
Eduardo Pachu ■ Christopher Thompson

Capítulo 23
Fístula em Ângulo de His após *Bypass* Gástrico: Septotomia e
Dilatação Endoscópica 121
João Henrique Lima ■ Francisco Felippe Rolim ■ Luiz Gustavo Quadros
Josemberg Campos ■ Gontrand López-Nava

Capítulo 24
**Fístula Gastrobrônquica após Cirurgia Revisional:
Dilatação e Septotomia Endoscópica sem Reoperação**................. 127
Lyz Bezerra Silva ■ Eduardo Godoy ■ Eduardo Franca Pereira
André Teixeira ■ Rena Moon ■ Álvaro Ferraz

Capítulo 25
Fístula Gastrogástrica: Tratamento Endoscópico e Cirúrgico............... 133
Thiago Vilaça ■ Helga Alhinho ■ Jones Lima ■ Eduardo Hourneaux de Moura
Everson Luiz Artifon

Capítulo 26
Drenagem Endoscópica Retrógrada de Abscesso Intracavitário........... 137
Marcelo Falcão ■ Francisco Felippe Rolim ■ Helga Alhinho ■ Luiz Gustavo Quadros
João Caetano Marchesini

Capítulo 27
Fístula após Cirurgia Bariátrica Revisional: Uso de Prótese Autoexpansiva.... 141
Flávio Ivano ■ Ana Paula Nagabe ■ Marco Aurélio D'Assunção ■ Manoel Galvão Neto

Capítulo 28
Megaesôfago após *Bypass* Gástrico em *Y de Roux*....................... 149
Daniel Dutra ■ Lucídio Leitão ■ Juvenal de Sousa Neto
Marciu Costa ■ João Antônio Schemberk Jr.

Capítulo 29
Hemorragia Digestiva Alta em Pós-Operatório de *Bypass* Gástrico.......... 153
Luiz Claudio da Rocha ■ Maíra Souza ■ Jimi Scarparo ■ Sergio Barrichello Jr.

Capítulo 30
Hemorragia Aguda após *Bypass* Gástrico: Tratamento Endoscópico........ 157
Josemberg Campos ■ Eduardo Grecco ■ Kaliana Maria de Almeida
Cinthia de Andrade ■ João Caetano Marchesini

Parte III
GASTRECTOMIA VERTICAL

Capítulo 31
Gastrectomia Vertical: *Overview*...................................... 163
Almino Ramos ■ Patrícia de Paula ■ André Teixeira ■ Álvaro Ferraz

Capítulo 32
**Manejo Endoscópico de Estenose após Gastrectomia Vertical: Estenotomia e
Dilatação com Balão de Acalasia**..................................... 167
Josemberg Campos ■ Edith Galicia ■ George Augusto Lima
Ricardo Fernandez ■ Natan Zundel

Capítulo 33
**Deiscência Gástrica em Gastrectomia Vertical: Colocação de
Prótese no Transoperatório**... 173
Amador Garcia ■ Jordi Pujol ■ Josemberg Campos
Eduardo Pachu ■ Manoel Galvão Neto

Capítulo 34
Drenagem Interna de Abscesso Perigástrico após Fístula................. 177
Giorgio Baretta ■ Flávio Ferreira ■ Lyz Bezerra Silva ■ Manoel Galvão Neto ■ André Teixeira

Capítulo 35
Fístula após Gastrectomia Vertical: Tratamento Precoce com Prótese Metálica... 183
Fernando Muñoz ■ Fernando Pimentel ■ Alex Escalona
Eduardo Usuy Jr. ■ Manoel Galvão Neto

Capítulo 36
Prótese Modificada no Tratamento de Fístula após Gastrectomia Vertical 187
Lyz Bezerra Silva ▪ Artagnan Amorim ▪ Luiz Gustavo Quadros
Manoel Galvão Neto ▪ Gontrand López-Nava

Capítulo 37
Fístula após Gastrectomia Vertical: Tratamento com Clipe OTSC® 193
Santiago Horgan ▪ Geylor Acosta ▪ Lyz Bezerra Silva ▪ Manoel Galvão Neto

Capítulo 38
Uso do Surgisis® em Fístula Gástrica após Gastrectomia Vertical 197
Newton dos Santos ▪ Álvaro Augusto Freire ▪ Mário Victor Nogueira
Eduardo Godoy ▪ Priscilla Mendonça

Parte IV
CPRE, ENTEROSCOPIA E CÁPSULA EM CIRURGIA BARIÁTRICA

Capítulo 39
CPRE Transgástrica após *Bypass* Gástrico: Tratamento de Coledocolitíase 201
Marcelo Falcão ▪ Thiago Secchi ▪ Eduardo Franca Pereira
Cibelle Souza ▪ Thiago de Souza

Capítulo 40
CPRE após *Duodenal Switch*: Tratamento de Coledocolitíase 205
João Caetano Marchesini ▪ Rodrigo Medeiros ▪ Fernanda de Andrade ▪ Manoel Galvão Neto

Capítulo 41
Sangramento, Úlcera, Erosão de Anel e Coledocolitíase após *Bypass* Gástrico: Papel da Enteroscopia de Balão Único 209
Adriana Costa-Genzini ▪ Wagner Takahashi ▪ Cinthia de Andrade ▪ Ricardo Dib

Capítulo 42
Enteroscopia para Diagnóstico de Câncer no Segmento Excluso do *Bypass* Gástrico em *Y de Roux* 219
Flávio Ivano ▪ Rogério Kuga ▪ Danielle Sakamoto

Capítulo 43
Cápsula Endoscópica após *Bypass* Gástrico em *Y de Roux* 225
Paula Poletti ▪ Artur Parada ▪ Thiago Secchi

Parte V
ANESTESIA

Capítulo 44
Sedação para Endoscopia Bariátrica 233
Ana Maria Caetano ▪ Andréa Ferreira ▪ Gustavo Arouca
Helga Alhinho ▪ Nádia Maria Duarte

Índice Remissivo 239

PARTE I

GASTROENTEROLOGIA BARIÁTRICA

CAPÍTULO 1

Epidemiologia da Obesidade e da Esteatose Hepática

Alexandre Hohl ▪ Eduardo Usuy Jr. ▪ Marcelo Ronsoni
Simone Lee ▪ Almino Ramos

INTRODUÇÃO

A obesidade tornou-se uma pandemia nos últimos anos sendo um problema de saúde pública em muitos países. Além dos fatores genéticos, existe uma inegável ligação com o estilo de vida obesogênico presente em diferentes populações, fruto de uma associação de alimentação inadequada com sedentarismo.

Neste cenário, a obesidade abdominal é a forma mais nociva para a saúde, principalmente por estar associada a crescimento da mortalidade cardiovascular. O fígado é um órgão frequentemente afetado no paciente com aumento de gordura visceral, sendo que a esteatose hepática é cada vez mais diagnosticada nos obesos.

O objetivo deste capítulo é analisar os diferentes fatores que intervêm na propagação da obesidade e da esteatose hepática, sua frequência e seu modo de distribuição.

EPIDEMIOLOGIA DA OBESIDADE

O sobrepeso e a obesidade são definidos pela Organização Mundial de Saúde (OMS) como o acúmulo excessivo ou anormal de gordura que pode trazer prejuízo à saúde. Como a quantidade de gordura corporal não é facilmente mensurável, o método mais utilizado para diagnóstico e classificação é o cálculo do índice de massa corporal (IMC), resultado da divisão do peso em quilogramas pelo quadrado da altura em metros (kg/m^2). Em adultos, um IMC maior ou igual a 25 é definido como sobrepeso, e um IMC maior ou igual a 30, como obesidade.[1]

De acordo com a OMS, em 2014, mais de 1,9 bilhão de adultos apresentava sobrepeso e, destes, mais de 600 milhões eram obesos, o que corresponde respectivamente a 39 e 13% da população mundial.[1] A prevalência é maior entre as mulheres: 40% têm sobrepeso, e 15%, obesidade, contra 38 e 11% da população masculina. Se compararmos a dados de 1980, o aumento na prevalência foi de mais de duas vezes, e projeções indicam que, em 2030, até 3,3 bilhões de pessoas, ou 57,8% da população adulta mundial, poderão apresentar sobrepeso ou obesidade.[1,2]

No Brasil, dados da Vigilância de Fatores de Risco e Proteção para Doenças Crônicas por Inquérito Telefônico (Vigitel), em 2014, apontam que mais da metade da população adulta apresenta excesso de peso (total 52,5%, sendo 56,5% dos homens, e 49,1% das mulheres), enquanto 17,9% apresentam obesidade (17,6% dos homens, e 18,2% das mulheres). Em 2006, quando o inquérito foi iniciado, os índices de sobrepeso e obesidade eram de 42,6 e 11,8% respectivamente, mostrando uma variação significativa no período.[3] A tendência do estado nutricional dos brasileiros, apresentada pelo Instituto Brasileiro de Geografia e Estatística (IBGE) após a Pesquisa de Orçamentos Familiares 2008-2009, mostra um aumento da prevalência de excesso de peso de quase três vezes em homens adultos (de 18,5% para 50,1%) e de quase duas vezes em mulheres adultas (de 28,7% para 48,0%). No mesmo período, a prevalência de obesidade aumentou em mais de quatro vezes no sexo masculino (de 2,8% para 12,4%) e em mais de duas vezes no sexo feminino (de 8,0% para 16,9%), com crescimento também entre crianças e adolescentes.[4,5] Além disso, populações indígenas brasileiras, cujo estilo de vida vem sofrendo modificações nos últimos anos, apresentam atualmente prevalências de sobrepeso e obesidade comparáveis às populações urbanas.[6]

Uma série de estudos familiares, incluindo gêmeos e crianças adotivas, demonstrou que fatores genéticos exercem influência significativa sobre a massa corporal. No entanto, somente uma pequena fração dos casos de obesidade grave ocorre em razão de mutações monogênicas. Para a grande maioria da população, a variação da massa adiposa resulta de complexas interações entre um grande número de variantes genéticas e fatores ambientais.[7]

O estilo de vida da sociedade contemporânea é apontado como o principal responsável pelo rápido crescimento da obesidade. Se a eficiência em acumular energia favoreceu a sobrevivência em períodos de escassez de alimentos, nos dias atuais ocorre o inverso. Os avanços em higiene, ciências e saúde pública, além da maior oferta de empregos e alimentos, possibilitaram um aumento expressivo da expectativa de vida. Por outro lado, a facilidade de acesso e o baixo custo de alimentos altamente palatáveis e de grande densidade calórica, aliada ao menor requerimento de atividade física na vida diária, fizeram com que a prevalência de obesidade aumentasse em proporções alarmantes, ameaçando contrabalançar os ganhos obtidos.[8-10]

Além de impor ao indivíduo um forte estigma social, o excesso de peso é fator de risco para várias doenças, como diabetes melito tipo 2, hipertensão arterial sistêmica, dislipidemia, aterosclerose, doenças respiratórias, osteoartrose, doença hepática gordurosa não alcoólica e alguns tipos de câncer.[8] Apesar dos prejuízos causados por graus avançados de obesidade, estudos recentes sugerem que, em determinados casos, a obesidade leve não resulta em aumento da mortalidade, e o sobrepeso pode até ser um fator protetor, associando-se ao aumento da sobrevida.[11-13]

Estes dados geraram extensa discussão, e possíveis explicações para o chamado "paradoxo da obesidade" foram propostas. O IMC não reflete de forma acurada a quantidade de gordura corporal e tampouco fornece informações sobre a localização dos depósitos de gordura. Sabe-se que os depósitos viscerais, diferentemente dos subcutâneos, estão associados à inflamação, resistência à insulina e aumento do risco cardiovascular. Portanto, é importante que ferramentas adicionais, como a medida da circunferência abdominal, sejam utilizadas na avaliação do risco.[14] Adicionalmente, deve-se considerar que determinadas condições que impactam negativamente na mortalidade, como doenças crônicas, tabagismo e sarcopenia, podem levar indivíduos previamente obesos à perda de peso, resultando em um IMC normal.[15] Neste sentido, uma análise recente sugeriu que os efeitos do excesso de peso sobre a mortalidade tendem a ser subestimados ao se utilizar o IMC coletado durante o estudo. Em vez disso, os modelos com maior poder preditivo consideraram o IMC máximo do indivíduo, eliminando a distorção provocada pela perda de peso.[16]

Do ponto de vista econômico, o impacto global da obesidade é estimado em cerca de 2 trilhões de dólares, ou 2,8% do produto interno bruto mundial. Aproximadamente 2 a 7% do gasto total em saúde nos países desenvolvidos é atribuído à obesidade, e se forem consideradas as doenças associadas, o custo pode chegar a 20%.[10] Ao contrário de outros determinantes de morbimortalidade, como tabagismo e doenças infecciosas, não há exemplo de país ou população em que o aumento da prevalência de obesidade tenha sido revertido por medidas de saúde pública.[9] A busca e a implementação de soluções efetivas são urgentemente necessárias.

EPIDEMIOLOGIA DA ESTEATOSE HEPÁTICA

A doença hepática gordurosa não alcoólica (DHGNA) é definida pela presença de esteatose hepática, demonstrada por método de imagem ou histologia, com ou sem fibrose ou inflamação, na ausência de causas secundárias, como o consumo exagerado de álcool. A doença pode evoluir para cirrose hepática e é uma causa importante de cirrose criptogênica.[17]

A DHGNA pode ser dividida em esteato-hepatite e esteatose hepática. Na esteatose existe infiltração de gordura nos hepatócitos sem presença de inflamação, enquanto que na esteato-hepatite existe infiltração inflamatória que histologicamente pode ser semelhante às alterações provocadas pelo álcool.[18] A patogênese da doença não está totalmente compreendida. A maioria dos autores aponta a resistência à insulina como o principal fator desencadeante. Outros sustentam que um segundo mecanismo de lesão oxidativa seja necessário para desencadear o componente necroinflamatório da esteato-hepatite.[19]

Os fatores de risco incluem obesidade central, diabetes tipo 2, dislipidemia e síndrome metabólica.[20] A prevalência mundial da DHGNA é estimada em 6 a 35%, com uma mediana de 20%.[21] Atualmente é a principal causa de doença hepática crônica, principalmente no Ocidente.[22]

Nos Estados Unidos a prevalência é de 10 a 46%, e de 3 a 5% de esteato-hepatite demonstrada histologicamente.[23] Entretanto, alguns estudos epidemiológicos buscaram somente alterações laboratoriais e podem ter subestimado a prevalência real, uma vez que a ausência de tais alterações não exclui a DHGNA.[24,25] Quando utilizado o índice de esteatose estimada (que considera achados ultrassonográficos, insulina de jejum, triglicerídeos séricos, índice de massa corporal, sexo e nível de gama-glutamil transferase), foi relatada uma prevalência de 30% na população americana.[26] Nos países orientais a prevalência estimada varia de 5 a 30%, dependendo da população estudada.[27]

A maior parte dos estudos realizados na América do Sul sobre a prevalência da DHGNA investigou grupos específicos, não havendo grandes estudos populacionais. Porém, o avanço da obesidade associado à progressão demográfica e piora dos hábitos alimentares permite acreditar que há um aumento da doença.[28]

Um estudo multicêntrico brasileiro avaliou 1.280 pacientes e 437 biópsias hepáticas. Os achados foram esteatose isolada em 42%, esteato-hepatite em 58% e fibrose em 27% dos casos.[29] Dois outros estudos nacionais avaliaram a presença de DHGNA em biópsias hepáticas de 146 e 122 pacientes submetidos à cirurgia bariátrica, encontrando uma prevalência de 76 e 99,1%, com esteato-hepatite em 41,1 e 55,7% dos casos, respectivamente.[30,31]

A DHGNA pode acometer todas as idades, entretanto a maioria é diagnosticada entre 40 e 50 anos.[32] Não há consenso na literatura sobre a distribuição por sexo, alguns sugerem que as mulheres são mais afetadas, enquanto outros afirmam ser mais comum entre os homens.[23-33] Aparentemente existe diferença na prevalência de DHGNA em diferentes etnias, nos Estados Unidos a incidência em hispânicos (45%) foi maior que nos negros (24%) e brancos (33%).[34]

A presença concomitante de Síndrome Metabólica está associada a um risco maior de fibrose hepática grave, e a

DHGNA também parece ser um fator de risco independente para doença cardiovascular.[35] Um estudo populacional americano mostrou que pacientes submetidos à colecistectomia têm o dobro do risco de desenvolver DHGNA.[36] Outras doenças, como síndrome dos ovários policísticos, hipotireoidismo, apneia obstrutiva do sono, hipopituitarismo e hipogonadismo, foram associadas à DHGNA, independentemente da presença concomitante de obesidade.[37]

CONSIDERAÇÕES FINAIS

- A obesidade aumenta rapidamente em todo o planeta, atingindo desde crianças até idosos.
- O obeso sofre diversos estigmas sociais e tem risco aumentado para diferentes doenças, como diabetes melito tipo 2, hipertensão arterial sistêmica, dislipidemia e neoplasias.
- A esteatose hepática é cada vez mais diagnosticada e possui íntima associação com a obesidade.
- A análise epidemiológica da obesidade e da esteatose hepática é fundamental para uma adequada compreensão do processo saúde-doença no âmbito de populações, e, a partir daí, estabelecer estratégias para reverter este quadro de pandemia.

REFERÊNCIAS BIBLIOGRÁFICAS

1. WHO Obesity and overweight [Internet]. WHO. Citado em: 2016 Jan 14. Disponível em: <http://www.who.int/mediacentre/factsheets/fs311/en/>
2. Kelly T, Yang W, Chen CS et al. Global burden of obesity in 2005 and projections to 2030. Int J Obes (Lond) 2008;32(9):1431-37.
3. Brasil. Ministério da Saúde. Secretaria de Vigilância em Saúde. Departamento de Vigilância de Doenças e Agravos não Transmissíveis e Promoção da Saúde. Vigitel Brasil 2014: vigilância de fatores de risco e proteção para doenças crônicas por inquérito telefônico. Brasília: Ministério da Saúde, 2015.
4. Instituto Brasileiro de Geografia e Estatística. Pesquisa de orçamentos familiares 2008-2009: despesas, rendimento e condições de vida. Rio de Janeiro: IBGE, 2010.
5. Leal VS, Lira PI, Oliveira JS et al. Overweight in children and adolescents in Pernambuco State, Brazil: prevalence and determinants. Cad Saude Publica 2012;28(6):1175-82.
6. Fávaro TR, Santos RV, Cunha GM da et al. Obesidade e excesso de peso em adultos indígenas Xukuru do Ororubá, Pernambuco, Brasil: magnitude, fatores socioeconômicos e demográficos associados. Cadernos de Saúde Pública 2015;31:1685-97.
7. Farooqi S, O'Rahilly S. Genetics of obesity in humans. Endocr Rev 2006;27(7):710-18.
8. Haslam D. Obesity: a medical history. Obes Rev 2007;8(Suppl 1):31-36.
9. Swinburn BA, Sacks G, Hall KD et al. The global obesity pandemic: shaped by global drivers and local environments. Lancet 2011;378(9793):804-14.
10. Dobbs R, Sawers C, Thompson F et al. Overcoming obesity: an initial economic analysis. New York: McKinsey Global Institute, 2014.
11. Flegal KM, Kit BK, Orpana H et al. Association of all-cause mortality with overweight and obesity using standard body mass index categories: a systematic review and meta-analysis. JAMA 2013;309(1):71-82.
12. Jackson CL, Yeh HC, Szklo M et al. Body-Mass Index and All-Cause Mortality in US Adults With and Without Diabetes. J Gen Intern Med 2014;29(1):25-33.
13. Liu XM, Liu YJ, Zhan J et al. Overweight, obesity and risk of all-cause and cardiovascular mortality in patients with type 2 diabetes mellitus: a dose-response meta-analysis of prospective cohort studies. Eur J Epidemiol 2015;30(1):35-45.
14. Sluik D, Boeing H, Montonen J et al. Associations between general and abdominal adiposity and mortality in individuals with diabetes mellitus. Am J Epidemiol 2011;174(1):22-34.
15. Ahima RS, Lazar MA. Physiology. The health risk of obesity-better metrics imperative. Science 2013;341(6148):856-58.
16. Stokes A, Preston SH. Revealing the burden of obesity using weight histories. Proc Natl Acad Sci USA 2016;113(3):572-77.
17. Poonawala A, Nair SP, Thuluvath PJ. Prevalence of obesity and diabetes in patients with cryptogenic cirrhosis: a case-control study. Hepatology 2000;32(4 Pt 1):689-92.
18. Sheth SG, Gordon FD, Chopra S. Nonalcoholic steatohepatitis. Ann Intern Med 1997;126(2):137-45.
19. Rinella ME. Nonalcoholic fatty liver disease: a systematic review. JAMA 2015;313(22):2263-73.
20. Younossi ZM, Stepanova M, Afendy M et al. Changes in the prevalence of the most common causes of chronic liver diseases in the United States from 1988 to 2008. Clin Gastroenterol Hepatol 2011;9(6):524-30 e1; quiz e60.
21. Bellentani S, Scaglioni F, Marino M et al. Epidemiology of non-alcoholic fatty liver disease. Dig Dis 2010;28(1):155-61.
22. de Alwis NM, Day CP. Non-alcoholic fatty liver disease: the mist gradually clears. J Hepatol 2008;48(Suppl 1):S104-12.
23. Williams CD, Stengel J, Asike MI et al. Prevalence of nonalcoholic fatty liver disease and nonalcoholic steatohepatitis among a largely middle-aged population utilizing ultrasound and liver biopsy: a prospective study. Gastroenterology 2011;140(1):124-31.
24. Lazo M, Hernaez R, Eberhardt MS et al. Prevalence of nonalcoholic fatty liver disease in the United States: the Third National Health and Nutrition Examination Survey, 1988-1994. Am J Epidemiol 2013;178(1):38-45.
25. Charatcharoenwitthaya P, Lindor KD, Angulo P. The spontaneous course of liver enzymes and its correlation in nonalcoholic fatty liver disease. Dig Dis Sci 2012;57(7):1925-31.
26. Ruhl CE, Everhart JE. Fatty liver indices in the multiethnic United States National Health and Nutrition Examination Survey. Aliment Pharmacol Ther 2015;41(1):65-76.
27. Amarapurkar DN, Hashimoto E, Lesmana LA et al. How common is non-alcoholic fatty liver disease in the Asia-Pacific region and are there local differences? J Gastroenterol Hepatol 2007;22(6):788-93.
28. Aballay LR, Osella AR, Celi A et al. Overweight and obesity: Prevalence and their association with some social characteristics in a random sample population-based study in Cordoba city, Argentina. Obes Res Clin Pract 2009;3(2):I-II.

29. Cotrim HP, Parise ER, Oliveira CP *et al*. Nonalcoholic fatty liver disease in Brazil. Clinical and histological profile. *Ann Hepatol* 2011;10(1):33-37.
30. de Oliveira CP, de Mello ES, Alves VA *et al*. Changes in histological criteria lead to different prevalences of nonalcoholic steatohepatitis in severe obesity. *Ann Hepatol* 2007;6(4):255-61.
31. Lima ML, Mourao SC, Diniz MT *et al*. Hepatic histopathology of patients with morbid obesity submitted to gastric bypass. *Obes Surg* 2005;15(5):661-69.
32. Falck-Ytter Y, Younossi ZM, Marchesini G *et al*. Clinical features and natural history of nonalcoholic steatosis syndromes. *Semin Liver Dis* 2001;21(1):17-26.
33. Angulo P, Keach JC, Batts KP *et al*. Independent predictors of liver fibrosis in patients with nonalcoholic steatohepatitis. *Hepatology* 1999;30(6):1356-62.
34. Browning JD, Szczepaniak LS, Dobbins R *et al*. Prevalence of hepatic steatosis in an urban population in the United States: impact of ethnicity. *Hepatology* 2004;40(6):1387-95.
35. Stepanova M, Younossi ZM. Independent association between nonalcoholic fatty liver disease and cardiovascular disease in the US population. *Clin Gastroenterol Hepatol* 2012;10(6):646-50.
36. Ruhl CE, Everhart JE. Relationship of non-alcoholic fatty liver disease with cholecystectomy in the US population. *Am J Gastroenterol* 2013;108(6):952-58.
37. Chalasani N, Younossi Z, Lavine JE *et al*. The diagnosis and management of non-alcoholic fatty liver disease: practice guideline by the American Gastroenterological Association, American Association for the Study of Liver Diseases, and American College of Gastroenterology. *Gastroenterology* 2012;142(7):1592-60.

CAPÍTULO 2

Má Absorção e Deficiências Nutricionais após Cirurgia Bariátrica

Priscila Sala ▪ Natasha Machado
Danielle Cristina Fonseca ▪ Josemberg Campos ▪ Dan Waitzberg

INTRODUÇÃO

A cirurgia bariátrica é considerada o método mais eficaz para o tratamento de obesos que não obtiveram sucesso com mudanças no estilo de vida e farmacoterapia. Apesar dos inúmeros benefícios associados a este procedimento, as técnicas cirúrgicas mais efetivas podem promover deficiências nutricionais importantes.[1]

Quadros carenciais de diferentes níveis podem ocorrer, com um impacto profundo sobre os processos biológicos de digestão e absorção de nutrientes. Técnicas puramente restritivas incluem a manipulação cirúrgica ou o uso de próteses na região do estômago. Técnicas disabsortivas incluem a manipulação do intestino delgado, promovendo a diminuição da absorção pelo desvio de segmento do trânsito alimentar. Já as técnicas mistas incluem a combinação de procedimentos restritivos e disabsortivos.[2]

As deficiências nutricionais podem ser de macro e micronutrientes. Os procedimentos disabsortivos aumentam o risco de deficiências mais graves, contudo, diante de práticas alimentares inadequadas ou intolerância alimentar, as deficiências nutricionais também podem ser encontradas após procedimentos puramente restritivos.[3]

Considerando o número crescente de cirurgias bariátricas realizadas ao redor do mundo e o desenvolvimento secundário de deficiências nutricionais associadas a este procedimento, o presente capítulo tem como objetivo explorar as principais consequências de quadros carenciais, destacando o papel fisiológico de macro e micronutrientes na manutenção da saúde.

DEFICIÊNCIAS NUTRICIONAIS APÓS CIRURGIA BARIÁTRICA

Micronutrientes, incluindo minerais e vitaminas hidro e lipossolúveis, são elementos essenciais que atuam como cofatores enzimáticos em processos bioquímicos e metabólicos. A deficiência pré-operatória ocorre em aproximadamente 20% dos pacientes e pode-se agravar no pós-operatório a longo prazo, especialmente em razão da suplementação inadequada. As deficiências variam em frequência, de acordo com o micronutriente e o tipo de técnica cirúrgica realizada. Sintomas clínicos, recomendações e diagnósticos para tratamento de carências de micronutrientes, após cirurgia bariátrica, estão resumidos no Quadro 2-1.[4-19]

Quadro 2-1. Deficiência de Macro e Micronutriente após Cirurgia Bariátrica

Macro e Micronutrientes	Deficiência Pré-Operatória	Deficiência Pós-Operatória	Fatores de Risco	Sinais e Sintomas	Sugestão de Suplementação e/ou Prevenção	Tratamento
Proteínas	5%	3-18%	Baixa ingestão de proteínas e energia, decorrente de alguma doença ou intolerância à carne devido a difícil digestão (redução de ácido clorídrico após cirurgia bariátrica)	Fraqueza, diminuição da massa muscular, cabelos quebradiços, edema generalizado	Ingestão recomendada: mínimo de 60 g/dia até 1,5 g/kg de peso ideal/dia na forma de: laticínios, peixe, ovos, carne ou na forma de suplemento proteico oral. Maior quantidade de ingestão de proteína (até 2,1 g/kg de peso ideal/dia) deve ser avaliado individualmente com base nas necessidades[4,5]	Em casos mais graves, nutrição enteral ou parenteral e revisão do procedimento bariátrico cirúrgico[6]
Vitamina A	Até 17%	BGYR: 8-11% DBP: 61-69%[7,8]	Procedimentos disabsortivos (DBP-DS > BGYR), perda de peso grave	Perda da visão noturna, prurido, cabelo seco, xeroftalmia, diminuição na imunidade[9]	Não há recomendações	Sem alterações nas córneas: 10.000-25.0000 UI/dia por via oral por 1-2 semanas. Se lesões presentes nas córneas: 50.000-100.000 UI intramuscular seguido de 50.000 UI/dia intramuscular por 2 semanas[10]
Vitamina B1 (Tiamina)	15-29%	Até 49%[11,12]	Vômitos recorrentes Não suplementação	Beribéri cardíaco: dispneia aos esforços; taquicardia e edema. Beribéri nervoso: fraqueza muscular; hipossensibilidade dos pés e mãos; dor; disartria; vômito; confusão mental; nistagmo[6]	Polivitamínico padrão; suplementação adicional de tiamina 100 mg/dia durante 7-14 dias[13]	Tratamento de encefalopatia de Wernicke: 500 mg intravenoso 3×/dia por 2-3 dias, 250 mg/dia intravenoso por 5 dias[10]
Ácido fólico	2-10%	9-38%	Baixa ingestão alimentar, baixa aderência ao suplemento	Anemia macrocítica, palpitações, fadiga, defeitos no tubo neural[6]	Polivitamínico de rotina durante a fase de perda de peso. Adicional de 800-1.000 μg/dia por via oral para todas as mulheres com idade fértil[13]	1 mg/dia por via oral por aproximadamente 1-3 meses

Capítulo 2 ▪ Má Absorção e Deficiências Nutricionais após Cirurgia Bariátrica

Vitamina B12 (Cobalamina)	18%	Pós-op de BGYR e DBP 4-62% após 2 anos, 19-35% após 5 anos[14]	Diminuição do consumo de proteína e alimentos lácteos, procedimentos que envolvem ressecção do fundo gástrico, extrema perda de peso	Anemia perniciosa, formigamento nos dedos, até demência[6]	Suplementação oral (BGYR/DBP-DS): 1.000 µg/semana (1 ampola) por via oral ou 250-350 µg/dia por via oral ou 1.000 µg/mês ou por via oral ou intramuscular ou 3.000 µg cada 6 meses Intramuscular[13]	1.000 ou 2.000 µg/dia (1-2 ampolas) oralmente ou 1.000 µg/semana intramuscular[15]
Vitamina C	< 10%	10-50%[13]	Baixa ingestão de alimentos ricos em vitamina C e baixa aderência ao polivitamínico	Fadiga e mialgia	Polivitamínico de rotina	100 mg 3x/dia ou 500 mg 1x/dia[6]
Vitamina D	25-68%	25-80%[13]	Após principalmente cirurgias que envolvem desvio intestinal: BGYR e DBP-DS	Osteomalacia (em adultos), raquitismo (em crianças), artralgia, depressão, fasciculação, mialgia	Vitamina D oral (400-800 UI/dia) [ergocalciferol (Vitamina D2) ou colecalciferol (vitamina D3)] ou 100.000 UI/3-6 meses oralmente[6]	Deficiência grave: 50.000-150.000 UI/dia; se necessário calcitriol [1,25 (OH)2D] oralmente[6]
Ferro	8-18%	BGYR/DBP 30% (45% após 2 anos)[13]	Deficiência preexistente, menstruação (se excessiva). DBP-DS, BGYR maior risco se suplementação de ferro insuficiente, pouca ingestão de carne, deficiência de cobre	Fadiga, produtividade prejudicada, anemia, unhas esbranquiçadas	Sulfato ferroso oral 300 mg 2-3 vezes/dia[6]	Sulfato ferroso intramuscular 1.000 mg (em única aplicação)[6]
Cálcio	8,5-10,5%	Aprox. 10%[16]	Deficiência preexistente ou existente de vitamina D. Nas técnicas BGYR e DBP-DS pode ser mais comum. Suplementação insuficiente de cálcio e/ou vitamina D	Baixa densidade óssea, osteoporose, contrações musculares, dor, espasmos e parestesia	Citrato de cálcio oral: 1.200-2.000 mg/dia[17]	Bifosfato de cálcio deve ser considerado em casos de deficiência grave
Magnésio	35%	32%[18]	Deficiência preexistente ou existente de vitamina D. Nas técnicas BGYR e DBP-DS pode ser mais comum. Suplementação insuficiente de magnésio e/ou vitamina D	Contrações musculares, dor, espasmos e osteoporoses	Citrato de magnésio oral: 300 mg/dia[6]	

(Continua)

Quadro 2-1. Deficiência de Macro e Micronutriente após Cirurgia Bariátrica *(Cont.)*

Macro e Micronutrientes	Deficiência Pré-Operatória	Deficiência Pós-Operatória	Fatores de Risco	Sinais e Sintomas	Sugestão de Suplementação e/ou Prevenção	Tratamento
Zinco	Até 30%	BGYR 21-33% DBP-DS 74-91%[13]	Deficiência preexistente, DBP-DS, BGYR, baixo consumo de carne, elevada utilização de antiácidos	Lesões na pele, difícil cicatrização de feridas, dermatite, alopécia, glossite	A suplementação de zinco é feita apenas com o uso de polivitamínico e poliminerais diários	Deficiências graves: 220 mg de sulfato de zinco (50 mg de zinco elementar) ou 50 mg de gluconato de zinco, diariamente ou em dias alternados. A ASMBS recomenda 60 mg duas vezes ao dia de zinco elementar[10]
Cobre	Desconhecido	BGYR 2% DBP-DS 10-24%[19]	DBP-DS, BGYR, alto uso de antiácidos, alto uso de suplemento de zinco	Anemia, leucopenia, parestesia, difícil cicatrização de feridas, paralisia	Gluconato de cobre oral, oxido ou sulfato para fornecer 2 mg de cobre elementar, 1 mg de cobre para cada 8-15 mg de zinco[10]	Se deficiência grave: sulfato de cobre na dose de 2,4 mg (cobre elementar) misturado em 100 mL de solução salina infundido por 4 horas diárias durante 5 dias, seguido por substituição por via oral[13]

Suplementos de polivitamínicos e poliminerais (*suplemento contendo 100% das recomendações diárias em pelo menos 2/3 dos nutrientes da fórmula). Nas cirurgias que envolvem desvio intestinal: BGYR, DBP e DBP-DS, a recomendação de polivitamínicos e poliminerais é de 200% das doses* diárias. Começar já no primeiro dia da alta hospitalar.

Pré-op: pré-operatório; Pós-op: pós-operatório; g: grama; Aprox: aproximadamente; BGYR: derivação gástrica em Y-Roux; DBP: derivação biliopancreática; DBP-DS: derivação biliopancreática com *duodenal switch*; mg: miligrama; μg: micrograma; UI: unidade; ASMBS: Sociedade Americana de Cirurgia Bariátrica e Metabólica.

Proteínas

A intervenção cirúrgica visa à perda de peso na forma de gordura corporal (GC), entretanto, também pode ocorrer considerável perda de massa magra (MM). A desnutrição proteica pode ocorrer em 5 a 13% dos pacientes obesos graves 2 anos após *bypass* gástrico em Y de Roux (BGYR), e em 3 a 18% após derivação biliopancreática (DBP).[20]

A proteína é o principal macronutriente associado à desnutrição nos pacientes operados. Diretrizes sugerem uma ingestão diária de proteínas entre 60 e 120 g após cirurgia bariátrica, contudo, a grande maioria necessita de um acompanhamento intensivo para alcançar esta meta. A desnutrição proteica é uma complicação séria, especialmente nos indivíduos que apresentam uma alça comum curta, levando à diminuição do segmento de intestino delgado em que ocorre a mistura de secreções pancreáticas com a proteína da dieta.[4,5]

Em linha com estas recomendações, estudo prospectivo realizado por Moize et al. constatou que a ingestão proteica nestas quantidades (ou 1,1 g/kg/dia) favorece a preservação da MM.[21] De acordo com as diretrizes, a ingestão proteica diária deve ser aumentada em 30% após derivação biliopancreática com *duodenal switch* (DBP-DS), indicando valores diários de cerca de 90 g.[6,22,23]

A queda de cabelo geralmente é o primeiro sinal de que desnutrição proteica está presente. Edema, anemia e hipoalbuminemia também podem estar relacionados com este quadro. Especificamente na hipoalbuminemia, podem ocorrer transtornos inflamatórios agudos, doença hepática crônica e supercrescimento de bactérias intestinais maléficas.

A massa muscular pode diminuir consideravelmente ao longo do tempo. Geralmente no período de 3 a 6 meses pós-cirurgia, podem ocorrer quadros mais evidentes, aumentando a morbidade e as taxas de hospitalização. A quantidade de MM perdida é influenciada não só pela ingestão média diária de proteína e exercício físico, mas também pelo procedimento cirúrgico realizado.[6,20,24]

Vários estudos têm demonstrado que, durante os períodos catabólicos, aminoácidos de cadeia ramificada (AACRs) estimulam a síntese de proteínas musculares. Dos AACRs, apenas a leucina está diretamente envolvida na ação anabólica da insulina, além de interagir via AKT, estimulando a via do alvo da rapamicina em mamíferos (mTOR), desencadeando, assim, o aumento da síntese proteica muscular.[25,26]

A Organização de Agricultura e Alimentos junto com a Organização Mundial da Saúde (OMS) recomendam 1-3 g/dia de leucina para manter o balanço nitrogenado.[14] Em casos graves de desnutrição proteica, onde a ingestão oral for insuficiente, o suporte nutricional enteral ou parenteral pode ser necessário, assim como uma revisão do procedimento bariátrico.[4,22]

O suporte nutricional deve ser considerado em pacientes bariátricos com alto risco de desnutrição. A nutrição parenteral deve ser cogitada em pacientes impossibilitados de usar o trato gastrointestinal por, pelo menos, 5 a 7 dias sem doença crítica, ou 3 a 7 dias com doença crítica. A nutrição parenteral também pode ser indicada diante de desnutrição proteica grave e/ou hipoalbuminemia não responsiva à dieta oral ou suplementação proteica enteral.[6]

Vitamina A

O termo vitamina A inclui provitaminas carotenoides, como betacaroteno, encontrado em legumes e frutas, e o retinol, mais biodisponível e encontrado em produtos animais. A vitamina A requer a formação de micelas com conjugados de ácidos biliares, sendo absorvida principalmente no jejuno proximal. Sua deficiência após cirurgia bariátrica é observada tanto decorrente da deficiência relativa de ácidos biliares em pacientes com curto canal alimentar comum (DBP com ou sem DS, ou BGYR) e em associação à desconjugação de ácidos biliares, devido a supercrescimento bacteriano intestinal. Prevalências relatadas de deficiência de vitamina A são de 61 a 69% após DBP e de 8 a 11% após BGYR.[7,8]

As manifestações clínicas são xeroftalmia, cabelos secos e nictalopia (cegueira noturna), sendo esta última um dos primeiros sinais clínicos.[9] A Sociedade Americana de Cirurgia Bariátrica e Metabólica (ASMBS) recomenda reposição de 10.000-25.000 UI/dia de vitamina A por via oral, por 1 a 2 semanas em casos de ausência de alterações nas córneas. Na presença de alterações nas córneas recomendam-se 50.000-100.000 UI intramuscular, seguida de 50.000 UI/dia, durante 2 semanas. Na ausência de deficiência, apenas o polivitamínico é suficiente.[10]

A avaliação de rotina para deficiência de vitamina A é recomendada após cirurgias puramente disabsortivas, como DBP e DBP-DS.[6]

Vitamina B1 (Tiamina)

A tiamina é uma vitamina hidrossolúvel com absorção no duodeno e jejuno proximal por processo ativo, mediado por carreador. É inicialmente fosforilada em sua forma ativa, difosfato de tiamina (TDP). Como TDP, essa vitamina desempenha um papel fundamental no metabolismo dos carboidratos (glicólise e descarboxilação oxidativa), metabolismo lipídico e metabolismo dos AACRs.[27-29]

A baixa concentração sérica de tiamina foi identificada em 29% dos pacientes obesos pós-cirurgia, não havendo manifestação de sintomas. A deficiência sintomática de tiamina ocorre em até 49% dos pacientes, dependendo da técnica utilizada. A ocorrência de vômitos persistentes no pós-operatório é um dos principais fatores de risco para deficiência desta vitamina, e ocorre principalmente em associação a procedimentos restritivos, sendo menos comum em pacientes submetidos a desvio intestinal. A alimentação insuficiente e o descumprimento da suplementação oral também foram identificados como principais causas para a deficiência de tiamina. Outro fator crítico é sua curta meia-vida (os estoques corporais geralmente são suficientes apenas para 18-20 dias).[11,12]

As manifestações clínicas são altamente variáveis e podem envolver os sistemas nervosos central e periférico (beribéri "seco"), o sistema cardiovascular (beribéri "úmido") e o sistema metabólico (p. ex., acidose metabólica). Beribéri cardíaco ou "úmido" é caracterizado por sintomas congestivos, como dispneia aos esforços, taquicardia e edema de membros inferiores. Beribéri nervoso ou "seco" é caracterizado por: fraqueza muscular, hipossensibilidade dos pés e mãos, dor, disartria, vômito, confusão mental, nistagmo e paralisia. Casos graves podem evoluir para síndrome de Wernicke-Korsakoff, caracterizada por perda de memória e confusão mental.[16] A suplementação de tiamina deve ser incluída como parte da rotina de polivitamínico com mineral. Em caso de vômitos persistentes é recomendada a suplementação adicional de tiamina oral 100 mg/dia, por 7 a 14 dias.[6,13]

A avaliação de rotina da tiamina não é exigida após cirurgia bariátrica. A deficiência deve ser avaliada em pacientes que evoluem com rápida perda de peso no pós-operatório, especialmente os que apresentarem vômitos prolongados, uso de nutrição parenteral, uso excessivo de álcool, neuropatia, encefalopatia, ou problemas cardíacos. Pacientes com deficiência severa/grave (suspeitada ou estabelecida) devem ser tratados com tiamina intravenosa 500 mg/dia por 3 a 5 dias, seguido de 250 mg/dia por 3 a 5 dias ou até a resolução dos sintomas e, então, retornar com o tratamento usual de polivitamínico e 100 mg/dia, por via oral.[6,10]

Vitamina B9 (Folato ou Ácido Fólico)

O folato é absorvido pelo intestino e desempenha papel crucial na síntese de timidina e purina, bem como no metabolismo de vários aminoácidos, como a homocisteína. Sua deficiência pode levar a alterações clínicas que vão desde anemia megaloblástica, retardo no crescimento e defeitos congênitos (tubo neural). A prevalência de carência de folato após procedimentos puramente restritivos e mistos tem sido relatada em torno de 9-38%. Essa deficiência é especialmente comum em mulheres que engravidaram após a cirurgia bariátrica.[6]

As reservas corporais de folato (diferente da tiamina e zinco) são mínimas, e a deficiência pode ocorrer no estágio precoce do pós-operatório. Esta vitamina é bem absorvida ao longo do intestino delgado e cólon, e sua carência parece estar relacionada com a diminuição da ingestão alimentar, em vez de má absorção, e pode facilmente ser corrigida com suplementação oral. Portanto, a diminuição sérica nos níveis de folato pode refletir uma fraca adesão à suplementação pós-operatória. A deficiência de folato pode surgir como consequência de deficiência de vitamina B12, pois esta desempenha um papel importante na conversão do ácido inativo metiltetra-hidrofólico para sua forma ativa – ácido tetra-hidrofólico. O folato é essencial para a formação do tubo neural em bebês e, portanto, mulheres que desejam engravidar após cirurgia bariátrica devem receber aconselhamento antes da concepção e suplementação profilática de folato e vitamina B12.[6,10,13]

Vitamina B12 (Cobalamina)

A avaliação pré e pós-operatória de vitamina B12 é recomendada em todas as técnicas cirúrgicas. A periodicidade pode ser anual ou a cada 3 a 6 meses, em caso de técnica que necessite de suplementação periódica de B12. A suplementação oral com vitamina B12 cristalina pode ser realizada de diversas formas, a dosagem padrão é de 1.000 μg diário ou semanal, dependendo da necessidade do paciente. Valores de 250-350 μg/dia via oral ou 1.000 μg/mês via oral ou intramuscular, podem ser necessários em casos de deficiências mais graves. A administração intranasal de 500 μg semanalmente pode também ser considerada, embora seja pouco utilizada na prática clínica. A suplementação intramuscular ou subcutânea na dose de 1.000 a 3.000 μg/mês ou a cada 6 a 12 meses é indicada, se a B12 via oral não for suficiente para manter as reservas corporais.[6]

Vale ressaltar que a remoção do fundo gástrico leva à ausência do fator intrínseco, e o recomendado nestes casos é a suplementação intramuscular. Apesar das recomendações existentes para a suplementação de nutrientes, a deficiência de vitamina B12 é, depois da deficiência de ferro, uma das causas mais comuns de anemia após BGYR e DBP, com prevalência de 4-62% após 2 anos e 19-35% após 5 anos. Concentrações baixas de B12 sérica no pré-operatório também têm sido relatadas em até 18% dos casos.[5,7,14,18,30]

Os fatores de risco significativos para o desenvolvimento de deficiência pré-operatória de vitamina B12 incluem não só o supercrescimento bacteriano intestinal (SIBO – do inglês *small intestine bacterial overgrowth*), mas também a ingestão de inibidores de bomba de prótons e metformina, medicamentos comumente usados pelos obesos que diminuem a absorção dessa vitamina.[13]

Dependendo da técnica cirúrgica, a prevalência de supercrescimento bacteriano após a cirurgia de BGYR é em torno de 25-40%. O SIBO resulta em má absorção de tiamina (em razão da secreção bacteriana de *thiaminases*), vitamina B12 (decorrente, por exemplo, da produção bacteriana de *cobamidas*), e vitaminas lipossolúveis (por causa da formação de micelas como resultado de desconjugação bacteriana de ácidos biliares conjugados).[13]

No entanto, a dosagem sérica da vitamina B12 tem sensibilidade e especificidade limitada. Assim, muitos pacientes apresentam sintomas clínicos de deficiência apesar de o nível sérico estar dentro do intervalo de referência. Após os procedimentos que envolvem desvio intestinal (BGYR, DBP), a suplementação oral com uma dosagem de 1.000 μg ou mais é recomendada para manter níveis normais. No caso de deficiência, administração parenteral (intramuscular ou subcutânea) deve ser iniciada, até os níveis séricos normalizarem. Suplementos intranasais e aplicações sublinguais podem ajudar a suprir as necessidades de B12, na presença do fator intrínseco e íleo funcionante. No entanto, a eficácia desta modalidade de suplementação na população bariátrica ainda necessita de investigação.[13,15,31]

Vitamina C (Ácido Ascórbico)

Os sintomas de deficiência de vitamina C, que ocorrem no prazo de 3 meses do pós-operatório, incluem fadiga e mialgia. Apenas dois casos de escorbuto manifesto foram relatados na população bariátrica, e a deficiência de vitamina C só ocorre quando não há aderência ao polivitamínico, com prevalência que varia de 10 a 50%.[13]

As recomendações diárias para vitamina C em indivíduos saudáveis, com o objetivo de manter concentrações adequadas, são de 75 mg/dia (fumantes 110 mg/dia). No entanto, não existem dados consistentes sobre a prevenção ou tratamento da deficiência da vitamina C em pacientes após cirurgia de obesidade. A deficiência em pacientes não bariátricos com escorbuto foi tratada com sucesso com 100 mg três vezes/dia ou 500 mg/dia, atingindo remissão completa após 1 mês.[6,13]

Vitamina D

A vitamina D é conhecida por ser o regulador-chave do metabolismo ósseo, através da modulação e absorção intestinais e da excreção renal de fosfato de cálcio, permitindo que o hormônio PTH tenha função adequada. Há um estímulo à ação dos osteoblastos e inibição da atividade dos osteoclastos, otimizando a formação óssea.[32] A suplementação mínima diária de vitamina D para pacientes submetidos a BGYR é de 400 a 800 UI/dia ou 100.000 UI de 3 a 6 meses por via oral.[13]

Pacientes submetidos a BGYR, DBP ou DBP-DS podem ser tratados com citrato de cálcio oral e vitamina D (ergocalciferol – vitamina D2 ou colecalciferol – vitamina D3), para prevenir ou minimizar o hiperparatireoidismo secundário. Em casos de disabsorção grave de vitamina D, doses altas de vitamina D2 ou D3 oral podem ser necessárias (50.000 UI de uma a três vezes por semana ou diariamente).[6]

Ferro

A anemia é uma das mais frequentes complicações de todos os procedimentos bariátricos a longo prazo, com uma prevalência média de 30% após 2 anos, e 45% após 5 anos (DBP, BGYR).[13] Portanto, os níveis de ferro devem ser monitorados em todos os pacientes. O tratamento inclui sulfato ferroso oral, fumarato ferroso, ou gluconato ferroso para fornecer até 150-200 mg de ferro elementar diário. A suplementação de vitamina C pode ser adicionada simultaneamente para aumentar a absorção. A infusão intravenosa de ferro, preferencialmente com gluconato férrico ou sacarose, pode ser necessária para pacientes com intolerância ao ferro oral ou deficiência refratária decorrente da disabsorção grave.[6]

Os sintomas de deficiência de ferro são: fadiga, produtividade prejudicada, anemia, unhas esbranquiçadas. A suplementação recomendada após cirurgia bariátrica é de sulfato ferroso oral 300 mg duas a três vezes/dia. Em caso de deficiências graves, doses de até 1.000 mg são permitidas, sendo a administração em uma única sessão intramuscular e ao longo de um período curto de tempo.[6,13]

É importante lembrar que a anemia resultante de procedimentos que envolvem disabsorção pode estar relacionada com deficiências de vitamina B12, folato, proteína, cobre, selênio e zinco, que devem ser avaliados quando exames de rotina para deficiência de ferro forem negativos.

Cálcio

O cálcio desempenha papel vital na formação óssea e na regulação das atividades enzimáticas, além disso, também tem função importante dentro das células. Nos seres humanos, a ingestão diária de cálcio é de aproximadamente 1.000 mg, dos quais 400 mg são absorvidos.[13,16,33]

A absorção ocorre principalmente no jejuno e íleo por meio de uma rota passiva paracelular, enquanto o transporte intracelular ativo de cálcio ocorre principalmente no duodeno. Aproximadamente 99% está armazenado nos ossos, e alterações na homeostase do cálcio podem refletir as mudanças na massa óssea e vice-versa. A deficiência de cálcio após cirurgia da obesidade ocorre em aproximadamente 10% dos casos. A má absorção de cálcio (e vitamina D) após cirurgias que envolvem desvio intestinal é causada por alterações anatômicas, em particular, a exclusão do duodeno e também em razão da curta alça comum onde ocorre absorção alimentar.[34-36]

Hutter et al., em estudo clínico prospectivo, observaram 200 indivíduos submetidos à gastrectomia vertical (GV) por 17 meses.[36] Mesmo com suplementação diária de micronutrientes, ocorreu diminuição gradativa de vitamina D (81%), ferro (28%), ácido fólico (24%), cobalamina (11,5%) e tiamina (5,5%). Neste estudo, a grande problemática se refere à falta de adesão ao acompanhamento e suplementação nutricional adequados.

A determinação isolada do cálcio sérico é de valor diagnóstico limitado, uma vez que não reflete o estado do cálcio. Ligeiras diminuições nos níveis de cálcio são compensadas e normalizadas pelo hormônio PTH, controlado pela vitamina D, aumentando a absorção intestinal, reduzindo a eliminação renal e intensificando a osteólise. Em adição, por causa da afinidade da albumina ao cálcio, baixos níveis de cálcio podem ser imitados na presença de hipoalbuminemia, comum em pacientes que se submeteram à cirurgia da obesidade. A avaliação da excreção de cálcio urinário de 24 h é recomendada, e a dosagem de fosfatase alcalina sérica deve ser avaliada em intervalos de 6 a 12 meses.[6,13]

O PTH sérico tem sido reportado como indicador de *turnover* ósseo aumentado e densidade óssea diminuída, e sua determinação é recomendada por diversos autores. Uma vez que mais de 90% do cálcio humano corporal seja armazenado no osso, a avaliação da densidade óssea pelo exame de densitometria óssea (DEXA) também é considerada um bom marcador.[20] Avaliação periódica com DEXA (coluna vertebral e quadril) é recomendada para monitoramento da osteoporose em pacientes que se submeteram a cirurgias bariátricas que envolvem disabsorção alimentar no pré-operatório, e até 2 anos de pós-operatório. Entretanto, uma vez que a obesidade grave e excesso de gordura corporal tenham mostrado reduzir a acurácia da DEXA, essas avaliações devem ser interpretadas com cautela. Níveis séricos de C e N-telopeptídeo e osteocalcina têm demonstrado valor promissor como marcadores ósseos após BGYR.[37-39]

A recomendação para suplementação diária de cálcio é em torno de 1.200-1.500 mg ou até 2.000 mg, para tratamento efetivo e profilaxia de deficiência após cirurgia da obesidade. Entretanto, deve-se ter em mente que o cálcio oral pode impedir absorção intestinal de elementos de traços catiônicos, como ferro, zinco e cobre. Em casos de níveis séricos aumentados de PTH, a suplementação de cálcio (e vitamina D) deve ser intensificada. Não somente em geral, mas também especificamente em paciente pós-BGYR, a biodisponibilidade do citrato de cálcio revelou-se superior ao carbonato de cálcio, sendo o primeiro preferível para suplementação.[40,41]

Magnésio

O magnésio é o segundo cátion intracelular mais comum no corpo humano. Ele desempenha um papel fundamental como cofator em mais de 300 reações enzimáticas, como o metabolismo de energia, contração muscular, atividade neuronal e excitabilidade cardíaca. A deficiência de magnésio não só influencia diretamente a formação de cristais ósseos, mas também a secreção e atividade do hormônio da paratireoide, contribuindo para a osteoporose.[42]

A deficiência de magnésio pode causar sintomas, como convulsões e arritmia cardíaca. Cerca de 32% dos pacientes submetidos a BGYR possuem deficiência de magnésio, podendo ser condição já existente no período pré-operatório. A recomendação para suplementação é de 300 mg/dia na forma de citrato de magnésio.

Zinco

Como importante cofator de mais de 300 reações enzimáticas, o zinco desempenha um papel-chave na divisão e crescimento celular, cicatrização de feridas e sistema imunológico.[43] Enquanto a deficiência de zinco é declaradamente presente em até 30% dos pacientes mesmo antes da operação, sua prevalência pós-cirúrgica é ainda maior: 74-91% após DPB e 21-33% após BGYR.[13] A avaliação de rotina deve ser realizada após procedimentos que envolvam disabsorção alimentar. Estes pacientes devem ser obrigatoriamente suplementados após DBP. A carência deste micronutriente precisa ser considerada quando há perda ou quebra de cabelo, lesões na pele, dificuldade na cicatrização de feridas, disgeusia (perda do paladar) importante, ou em homens com hipogonadismo ou disfunção erétil.[6]

A suplementação de zinco é feita apenas com o uso de polivitamínico e poliminerais diários. Em casos de deficiências graves, 220 mg de sulfato de zinco (50 mg de zinco elementar) ou 50 mg de gluconato de zinco, diariamente ou em dias alternados. A ASMBS recomenda reposição de 60 mg duas vezes ao dia de zinco elementar.[10,22]

Cobre

O cobre é um componente essencial de muitas enzimas envolvidas na síntese de neurotransmissores (p. ex., norepinefrina), bem como absorção intestinal de ferro. Um estudo realizado com pacientes após 5 anos de BGYR ou DBP mostrou que a deficiência de zinco e cobre é muito mais frequente após DBP (10,1 a 23,6%) do que BGYR (1,9%).[19]

A suplementação de cobre (2 mg/dia) deve ser incluída como parte da rotina de polivitamínico com mineral. Avaliação de cobre não é rotina no pós-operatório de cirurgia bariátrica, mas deve ser realizada em pacientes com anemia, leucopenia, formigamento nas mãos e pés e dificuldade de cicatrização de feridas. Em caso de deficiência grave, o tratamento pode ser iniciado com cobre intravenoso (2,4 mg/dia) por 5 a 6 dias. O tratamento subsequente ou tratamento para deficiência moderada pode frequentemente ser realizado com sulfato de cobre oral ou gluconato de cobre de 2 mg/dia até normalização. Pacientes em tratamento de carência de zinco ou usando suplemento de zinco para perda de cabelo devem receber 1 mg de cobre para cada 8 a 15 mg de zinco, já que substituição de zinco pode causar deficiência de cobre.[6,10,13]

ORIENTAÇÕES PRÉ E PÓS-OPERATÓRIAS

O período pré-operatório da cirurgia bariátrica deve priorizar a perda de cerca de 10% do peso corporal para garantir a segurança e os resultados do procedimento. Esta perda parece estar relacionada com a melhor evolução no primeiro ano pós-operatório e melhores condições à anestesia geral e à operação.[6]

Exames, como endoscopia digestiva, ultrassonografia abdominal, hemograma, entre outros, são utilizados para identificar condições que possam aumentar o risco cirúrgico do paciente, inclusive causas secundárias de obesidade e possíveis deficiências nutricionais existentes.[44]

Dentre as principais recomendações do pós-operatório estão a ingestão de três principais refeições durante o dia, mastigação adequada de pequenas porções antes de deglutir e inclusão de pelo menos cinco porções de frutas e vegetais diariamente. A ingestão proteica deve ser individualizada, avaliada e orientada por um nutricionista e/ou nutrólogo, de acordo com o sexo, idade e peso. A frequência do seguimento nutricional depende do procedimento bariátrico. Procedimentos que envolvem desvio intestinal requerem maior acompanhamento.[6,10]

Não existem evidências suficientes para embasar a avaliação frequente de deficiências de ácidos graxos essenciais, vitamina E ou vitamina K. Entretanto, em casos de hepatopatia, coagulopatia ou osteoporose, a avaliação dos níveis de vitamina K deve ser considerada. Em casos de esteatorreia persistente após cirurgias disabsortivas, a avaliação de deficiências de vitaminas lipossolúveis precisa ser realizada. Quadros de anemia ou fadiga, diarreia persistente, cardiomiopatia, ou doença metabólica óssea podem estar relacionados com deficiência de selênio.[6]

As carências de vitaminas e minerais após técnicas puramente restritivas, em grande maioria, são decorrentes de ingestão alimentar diminuída e falta de adesão ao acompanhamento e suplementação nutricionais.[38,39] A orientação quanto à qualidade e consistência da dieta, com suplementação de micronutrientes, são medidas corretivas e/ou preventivas a complicações do estado nutricional de importante impacto na saúde, associadas a *déficit* de micronutrientes.[45-47]

CONSIDERAÇÕES FINAIS

- A deficiência de micronutrientes no pré-operatório da cirurgia bariátrica está presente em proporção significativa de pacientes. Desse modo, é importante identificar e corrigir essas deficiências antes do procedimento cirúrgico a fim de reduzir ou minimizar sua ocorrência no período pós-operatório.
- No pós-operatório, a avaliação da deficiência de macro e micronutrientes deve ser realizada periodicamente, e a suplementação precisa ser criteriosamente estabelecida, visando a minimizar os efeitos da cirurgia sobre as reservas naturais e sobre as atividades biológicas vitais que utilizam, principalmente, vitaminas e minerais como cofatores. O atraso no diagnóstico pode gerar aumento na morbidade e até sequelas irreversíveis.

REFERÊNCIAS BIBLIOGRÁFICAS

1. Bal BS, Finelli FC, Shope TR et al. Nutritional deficiencies after bariatric surgery. Nat Rev Endocrinol 2012;8(9):544-56.
2. Shai I, Henkin Y, Weitzman S et al. Long-term dietary changes after vertical banded gastroplasty: is the trade-off favorable? Obesity Surg 2002;12(6):805-11.
3. Kriwanek S, Blauensteiner W, Lebisch E et al. Dietary changes after vertical banded gastroplasty. Obesity Surg 2000;10(1):37-40.
4. Heber D, Greenway FL, Kaplan LM et al. Endocrine and nutritional management of the post-bariatric surgery patient: an Endocrine Society Clinical Practice Guideline. J Clin Endocrinol Metabolism 2010;95(11):4823-43.
5. Skroubis G, Sakellaropoulos G, Pouggouras K et al. Comparison of nutritional deficiencies after Roux-en-Y gastric bypass and after biliopancreatic diversion with Roux-en-Y gastric bypass. Obesity Surg 2002;12(4):551-58.
6. Mechanick JI, Youdim A, Jones DB et al. Clinical practice guidelines for the perioperative nutritional, metabolic, and nonsurgical support of the bariatric surgery patient—2013 update: cosponsored by American Association of Clinical Endocrinologists, The Obesity Society, and American Society for Metabolic & Bariatric Surgery. Obesity (Silver Spring). 2013;21(Suppl 1):S1-27.
7. Clements RH, Katasani VG, Palepu R et al. Incidence of vitamin deficiency after laparoscopic Roux-en-Y gastric bypass in a university hospital setting. Am Surgeon 2006;72(12):1196-202; discussion 203-4.
8. Zalesin KC, Miller WM, Franklin B et al. Vitamin a deficiency after gastric bypass surgery: an underreported postoperative complication. J Obesity 2011;2011.
9. Chagas CB, Saunders C, Pereira S et al. Vitamin a deficiency in pregnancy: perspectives after bariatric surgery. Obesity Surg 2013;23(2):249-54.
10. ASMBS: American Society for Metabolic and Bariatric Surgery: Bariatric Surgery Procedures. Acesso em: 21 Abr. 2016. Disponível em: <http://asmbs.org/patients/bariatric-surgeryprocedures>
11. Carrodeguas L, Kaidar-Person O, Szomstein S et al. Preoperative thiamine deficiency in obese population undergoing laparoscopic bariatric surgery. Surg Obes Relat Dis 2005;1(6):517-22; discussion 522.
12. Aasheim ET. Wernicke encephalopathy after bariatric surgery: a systematic review. Ann Surg 2008;248(5):714-20.
13. Stein J, Stier C, Raab H et al. Review article: the nutritional and pharmacological consequences of obesity surgery. Aliment Pharmacol Ther 2014;40(6):582-609.
14. Layman DK. Protein quantity and quality at levels above the RDA improves adult weight loss. J Am Coll Nutr 2004;23(6 Suppl):631s-6s.
15. Sharabi A, Cohen E, Sulkes J et al. Replacement therapy for vitamin B12 deficiency: comparison between the sublingual and oral route. Br J Clin Pharmacol 2003;56(6):635-38.
16. Christakos S, Dhawan P, Porta A et al. Vitamin D and intestinal calcium absorption. Mol Cell Endocrinol 2011;347(1-2):25-29.
17. Bloomberg RD, Fleishman A, Nalle JE et al. Nutritional deficiencies following bariatric surgery: what have we learned? Obesity Surg 2005;15(2):145-54.
18. Blume CA, Boni CC, Casagrande DS et al. Nutritional profile of patients before and after Roux-en-Y gastric bypass: 3-year follow-up. Obesity Surg 2012;22(11):1676-85.
19. Balsa JA, Botella-Carretero JI, Gomez-Martin JM et al. Copper and zinc serum levels after derivative bariatric surgery: differences between Roux-en-Y Gastric bypass and biliopancreatic diversion. Obesity Surg 2011;21(6):744-50.
20. Faintuch J, Matsuda M, Cruz ME et al. Severe protein-calorie malnutrition after bariatric procedures. Obesity Surg 2004;14(2):175-81.
21. Moize V, Andreu A, Rodriguez L et al. Protein intake and lean tissue mass retention following bariatric surgery. Clin Nutr (Edinburgh, Scotland) 2013;32(4):550-55.
22. Aills L, Blankenship J, Buffington C et al. ASMBS Allied health nutritional guidelines for the surgical weight loss patient. Surg Obes Relat Dis 2008;4(5 Suppl):S73-108.
23. Fried M, Hainer V, Basdevant A et al. Inter-disciplinary European guidelines on surgery of severe obesity. Int J Obes (2005) 2007;31(4):569-77.
24. Chaston TB, Dixon JB, O'Brien PE. Changes in fat-free mass during significant weight loss: a systematic review. Int J Obes (2005) 2007;31(5):743-50.
25. Jitomir J, Willoughby DS. Leucine for retention of lean mass on a hypocaloric diet. J Medicinal Food 2008;11(4):606-9.
26. Dodd KM, Tee AR. Leucine and mTORC1: a complex relationship. Am J Physiol Endocrinol Metabolism 2012;302(11):E1329-42.
27. Lonsdale D. A review of the biochemistry, metabolism and clinical benefits of thiamin(e) and its derivatives. Evid Based Complement Alternat Med 2006;3(1):49-59.
28. Sriram K, Manzanares W, Joseph K. Thiamine in nutrition therapy. Nutr Clin Pract 2012;27(1):41-50.
29. Manzetti S, Zhang J, van der Spoel D. Thiamin function, metabolism, uptake, and transport. Biochemistry 2014;53(5):821-35.
30. Dalcanale L, Oliveira CP, Faintuch J et al. Long-term nutritional outcome after gastric bypass. Obesity Surg 2010;20(2):181-87.
31. Slot WB, Merkus FW, Van Deventer SJ et al. Normalization of plasma vitamin B12 concentration by intranasal hydroxocobalamin in vitamin B12-deficient patients. Gastroenterology 1997;113(2):430-33.

32. Anderson PH, Atkins GJ, Turner AG *et al.* Vitamin D metabolism within bone cells: effects on bone structure and strength. *Mol Cell Endocrinol* 2011;347(1-2):42-47.
33. Dimke H, Hoenderop JG, Bindels RJ. Molecular basis of epithelial Ca^{2+} and Mg^{2+} transport: insights from the TRP channel family. *J Physiol* 2011;589(Pt 7):1535-42.
34. Brethauer SA, Chand B, Schauer PR. Risks and benefits of bariatric surgery: current evidence. *Cleve Clin J Med* 2006;73(11):993-1007.
35. Riedt CS, Brolin RE, Sherrell RM *et al.* True fractional calcium absorption is decreased after Roux-en-Y gastric bypass surgery. *Obesity* (Silver Spring) 2006;14(11):1940-48.
36. Hutter MM, Schirmer BD, Jones DB *et al.* First report from the American College of Surgeons Bariatric Surgery Center Network: laparoscopic sleeve gastrectomy has morbidity and effectiveness positioned between the band and the bypass. *Ann Surg* 2011;254(3):410-20; discussion 20-22.
37. Tothill P, Laskey MA, Orphanidou CI *et al.* Anomalies in dual energy X-ray absorptiometry measurements of total-body bone mineral during weight change using Lunar, Hologic and Norland instruments. *Br J Radiol* 1999;72(859):661-69.
38. Yu EW, Thomas BJ, Brown JK *et al.* Simulated increases in body fat and errors in bone mineral density measurements by DXA and QCT. *J Bone Mineral Res* 2012;27(1):119-24.
39. Hage MP, El-Hajj Fuleihan G. Bone and mineral metabolism in patients undergoing Roux-en-Y gastric bypass. *Osteoporos Int* 2014;25(2):423-39.
40. Sakhaee K, Bhuket T, Adams-Huet B *et al.* Meta-analysis of calcium bioavailability: a comparison of calcium citrate with calcium carbonate. *Am J Ther* 1999;6(6):313-21.
41. Tondapu P, Provost D, Adams-Huet B *et al.* Comparison of the absorption of calcium carbonate and calcium citrate after Roux-en-Y gastric bypass. *Obesity Surg* 2009;19(9):1256-61.
42. Castiglioni S, Cazzaniga A, Albisetti W *et al.* Magnesium and osteoporosis: current state of knowledge and future research directions. *Nutrients* 2013;5(8):3022-33.
43. King JC. Zinc: an essential but elusive nutrient. *Am J Clin Nutr* 2011;94(2):679s-84s.
44. Associação Brasileira para o Estudo da Obesidade e da Síndrome Metabólica – Diretrizes brasileiras de obesidade 2009/2010/ABESO – Associação Brasileira para o Estudo da Obesidade e da Síndrome Metabólica. – 3. ed. – Itapevi, SP: AC Farmacêutica, 2009.
45. Signori C, Zalesin KC, Franklin B *et al.* Effect of gastric bypass on vitamin D and secondary hyperparathyroidism. *Obesity Surg* 2010;20(7):949-52.
46. Magali Sanchez AM, Pampillon N, Abaurre M *et al.* Pre-operative iron deficiency in bariatric surgery: diagnosis and treatment. *Nutr Hospitalaria* 2015;32(1):75-79.
47. McClung JP, Karl JP. Iron deficiency and obesity: the contribution of inflammation and diminished iron absorption. *Nutr Rev* 2009;67(2):100-4.

CAPÍTULO 3

Obesidade e Doença do Refluxo Gastroesofágico

Ana Cristina Teixeira ▪ Tomás Rodriguez
Joaquim de Moraes-Filho

INTRODUÇÃO

A obesidade, *per se*, é fator de risco para desenvolvimento de enfermidades crônicas, principalmente doenças cardiovasculares, diabetes melito e neoplasias, sendo que no trato gastrointestinal a doença do refluxo gastroesofágico (DRGE) é uma das comorbidades mais frequentes, com prevalência de aproximadamente 50%.[1]

DOENÇA DO REFLUXO GASTROESOFÁGICO (DRGE)

Definida como presença de sintomas e/ou complicações resultantes do refluxo do conteúdo gástrico para esôfago, cavidade oral e/ou órgãos adjacentes, a DRGE é a afecção mais comum do trato gastrointestinal, apresentando prevalência entre 10 a 20% nos países ocidentais, sendo menor na Ásia.[2] Nos Estados Unidos estima-se que sua prevalência seja de aproximadamente 20%, enquanto no Brasil é de, pelo menos 12% na população em geral.[3,4] Nas últimas décadas, entretanto, sua prevalência vem aumentando, sendo a obesidade apontada como fator de risco independente para desenvolvimento de sintomas da DRGE e esofagite erosiva.[5]

Hampel *et al.* demonstraram, em revisão sistemática com metanálise, que a obesidade está associada ao aumento estatisticamente significativo do risco de desenvolvimento de sintomas da DRGE, bem como esofagite erosiva e adenocarcinoma esofágico.[6] Este risco aumenta, progressivamente, com o ganho ponderal.

ASSOCIAÇÃO À OBESIDADE

A associação entre obesidade e DRGE é bem estabelecida, embora os mecanismos fisiopatológicos ainda não sejam bem elucidados. Indivíduos obesos apresentam pressão intra-abdominal elevada pelo acúmulo de gordura visceral, sendo que somente a pressão intra-abdominal pode ser fator que propicia maior porcentagem de DRGE mensurada pelo exame de pHmetria intraesofágica.[7]

Herbella *et al.*, em estudo retrospectivo de 599 pHmetrias de pacientes com DRGE, demonstraram que a gravidade da DRGE estava fortemente associada a maior IMC.[8] Provavelmente ocorreu nesses casos a compressão extrínseca do estômago que elevou a pressão intragástrica e, por conseguinte, maior gradiente de pressão gastroesofágico, permitindo maior exposição da mucosa esofágica ao ácido.

Em outro estudo, Martín-Perez *et al.* avaliaram prospectivamente 88 obesos em pré-operatório de cirurgia bariátrica com endoscopia digestiva alta, pHmetria e manometria esofágica.[9] Os autores concluíram que a frequência de exposição ácida anormal é alta, e há relação positiva entre a presença de sintomas e a ocorrência de DRGE ao exame de pHmetria esofágica.

Deve ser lembrado que a depuração esofágica do conteúdo refluído, normalmente realizada pela ação da saliva e pelo peristaltismo do órgão, está prejudicada nesse grupo de pacientes, tanto pela dismotilidade que exibem quanto pela hipossalivação.

Obesos têm três vezes mais probabilidades de desenvolver hérnia hiatal, com prevalência de até 40%. Wilson *et al.*, em estudo retrospectivo caso-controle, evidenciaram que obesidade é fator de risco independente para desenvolvimento de hérnia hiatal e está associada à esofagite erosiva.[10]

Em bem conduzido estudo, Pandolfino *et al.* demonstraram dissociação sutil entre esfíncter inferior do esôfago (EIE) e diafragma, além do que outros fatores, como gênero, hormônios sexuais, grelina, leptina, bem como adiponectina e doença hepática não gordurosa do fígado, parecem aumentar risco de DRGE na população obesa, mas necessitam de mais estudos para melhor estabelecimento da associação.[11,12]

Apesar do vasto conhecimento existente em relação às comorbidades da obesidade e suas complicações tanto pré como pós-operatórias, DRGE e suas complicações persistem ainda como tópico controverso no que diz respeito à abordagem terapêutica.

ASPECTOS CLÍNICOS

A DRGE caracteriza-se clinicamente por sintomas típicos e atípicos. Sintomas típicos compreendem pirose (queimação retroesternal) e regurgitação. Inquérito americano sobre sintomas do trato gastrointestinal superior envolvendo mais de 21.000 indivíduos demonstrou ser a pirose o sintoma mais comum, presente em 6,3% dos entrevistados.[12]

Em recente inquérito realizado em São Paulo com mais de 3.000 indivíduos adultos, 23% relataram pirose, sendo 18,2% pelo menos uma vez por mês. Regurgitação foi frequente em 17,3% da população, ocorrendo pelo menos uma vez por mês em 12,9%.[13]

Manifestações atípicas da doença compreendem dor torácica de origem não cardíaca, sensação de *globus*, além de manifestações extraesofágicas, que são mais frequentemente caracterizadas por asma de início tardio e tosse por comprometimento do trato respiratório e sintomas otorrinolaringológicos, como pigarro e rouquidão.

Entre as complicações, que incluem sangramento gastrointestinal, estenose e úlceras, a mais temida é esôfago de Barrett, resultado da transformação do epitélio escamoso normal do órgão em metaplásico, condição predisponente para desenvolvimento do adenocarcinoma.

Em pacientes submetidos à cirurgia bariátrica, sintomas de refluxo gastroesofágico (RGE) podem mascarar outras complicações pós-operatórias, bem como alterações de motilidade não previamente diagnosticadas que podem piorar. Por outro lado, complicações relativas à técnica cirúrgica, como, por exemplo, banda gástrica mal posicionada, podem mimetizar sintomas de refluxo.

DIAGNÓSTICO

O diagnóstico da DRGE é essencialmente clínico, tanto em não obesos como em obesos operados ou não, sendo realizados exames complementares indispensáveis para caracterização da gravidade e complicações. Baseia-se em história clínica detalhada, com caracterização adequada dos sintomas, estabelecendo intensidade, duração, frequência e seu impacto na qualidade de vida.

Atenção importante deve ser dada à presença de sintomas de alarme, como odinofagia, disfagia, perda ponderal, sangramento gastrointestinal, náuseas e vômitos. Vale ressaltar que a ausência de sintomas típicos não exclui o diagnóstico.

Endoscopia digestiva alta (EDA) é o exame de eleição para investigação, diagnóstico e tratamento de complicações locais, como esofagite erosiva, úlceras, estenoses, sangramentos e esôfago de Barrett, tanto em pacientes obesos não operados como naqueles submetidos à cirurgia bariátrica. Em nosso meio, Santo *et al.*, em estudo retrospectivo comparando alterações endoscópicas em obesos operados, concluíram haver correlação positiva entre esofagite erosiva e aumento do IMC.[14] Em metade dos casos, contudo, o exame endoscópico pode ser normal, fazendo-se necessário diagnóstico diferencial com doenças funcionais, distúrbios de motilidade esofágica e doenças de outros sistemas, quando não houver melhora com tratamento clínico.

Nos pacientes com sintomas atípicos ou com sintomas refratários a despeito do tratamento clínico adequado, está indicada a realização de pHmetria de 24 h, com ou sem utilização de inibidores de bomba protônica. Vale ressaltar que este método é considerado padrão ouro para diagnóstico de RGE. Impedâncio/pHmetria tem a vantagem de diferenciar o RGE ácido do não ácido inclusive identificando os puramente alcalinos.

O exame de manometria esofágica tem importância na investigação dos distúrbios de motilidade esofágica, tanto no pré como no pós-operatório.

TRATAMENTO CLÍNICO

O tratamento inicial da DRGE sintomática é clínico, tanto em indivíduos obesos, operados ou não, como nos não obesos. Compreende medidas comportamentais que incluem mudança do estilo de vida, cessação do hábito de fumar, reeducação alimentar e tratamento medicamentoso. Em obesos e em pacientes com sobrepeso não operados também se preconiza perda ponderal.

Inibidores da bomba protônica (omeprazol, pantoprazol, lansoprazol, rabeprazol e esomeprazol) são medicamentos de escolha para tratamento da DRGE sintomática, em uma ou duas tomadas da dose padrão nas 24 h, por período de 8 a 12 semanas. Com a melhora clínica após esse período, a dose pode ser reduzida ou prescrita de forma intermitente (o paciente toma a medicação na eventualidade de as manifestações clínicas voltarem a se apresentar).

TRATAMENTO CIRÚRGICO

O tratamento cirúrgico está indicado em pacientes com doença complicada, como, por exemplo, estenose não resolvida por dilatação endoscópica, esôfago de Barrett, quando existe dependência ao uso crônico de inibidores da bomba protônica para controle total ou parcial de sintomas ou com manifestações respiratórias comprovadamente decorrentes do RGE.

CONSIDERAÇÕES FINAIS

- Doença do Refluxo Gastroesofágico (DRGE) em obesos é muito prevalente.
- Associação entre DRGE e obesidade é bem estabelecida, mas sua fisiopatologia ainda não está totalmente elucidada.
- Mais estudos são necessários para esclarecer a fisiopatologia da DRGE em obesos.

REFERÊNCIAS BIBLIOGRÁFICAS

1. Pajecki D, Caravatto PPP, Correa EB. Obesidade e sua relação com refluxo gastroesofágico e colelitíase. In: Mancini MC, Geloneze B, Salles JEN et al. Tratado de obesidade. 2. ed. Rio de Janeiro: Guanabara Koogan, 2015. p. 307-12.
2. Katz PO, Gerson LB, Vela MF. Guidelines for the diagnosis and management of gastroesophageal reflux disease. Am J Gastroenterol 2013;108(3):308-28; quiz 29.
3. Patti MG. An evidence-based approach to the treatment of gastroesophageal reflux disease. JAMA Surg 2016;151(1):73-78.
4. Moraes-Filho JP, Navarro-Rodriguez T, Barbuti R et al. Guidelines for the diagnosis and management of gastroesophageal reflux disease: an evidence-based consensus. Arq Gastroenterol 2010;47(1):99-115.
5. El-Serag HB, Graham DY, Satia JA et al. Obesity is an independent risk factor for GERD symptoms and erosive esophagitis. Am J Gastroenterol 2005;100(6):1243-50.
6. Hampel H, Abraham NS, El-Serag HB. Meta-analysis: obesity and the risk for gastroesophageal reflux disease and its complications. Ann Intern Med 2005;143(3):199-211.
7. Navarro-Rodriguez T, Hashimoto CL, Carrilho FJ et al. Reduction of abdominal pressure in patients with ascites reduces gastroesophageal reflux. Dis Esophagus 2003;16(2):77-82.
8. Herbella FA, Sweet MP, Tedesco P et al. Gastroesophageal reflux disease and obesity. Pathophysiology and implications for treatment. J Gastrointest Surg 2007;11(3):286-90.
9. Martin-Perez J, Arteaga-Gonzalez I, Martin-Malagon A et al. Frequency of abnormal esophageal acid exposure in patients eligible for bariatric surgery. Surg Obes Relat Dis 2014;10(6):1176-80.
10. Wilson LJ, Ma W, Hirschowitz BI. Association of obesity with hiatal hernia and esophagitis. Am J Gastroenterol 1999;94(10):2840-44.
11. Pandolfino JE, El-Serag HB, Zhang Q et al. Obesity: a challenge to esophagogastric junction integrity. Gastroenterology 2006;130(3):639-49.
12. Khan A, Kim A, Sanossian C et al. Impact of obesity treatment on gastroesophageal reflux disease. World J Gastroenterol 2016;22(4):1627-38.
13. do Rosario Dias de Oliveira Latorre M, Medeiros da Silva A, Chinzon D et al. Epidemiology of upper gastrointestinal symptoms in Brazil (EpiGastro): a population-based study according to sex and age group. World J Gastroenterol 2014;20(46):17388-98.
14. Santo MA, Quintanilha SR, Mietti CA et al. Endoscopic changes related to gastroesophageal reflux disease: comparative study among bariatric surgery patients. Arq Bras Cir Dig 2015;28(Suppl 1):36-38.

CAPÍTULO 4

Doença do Refluxo Gastroesofágico: antes e após Cirurgia Bariátrica

Luciana Moretzsohn ■ Gerson Domingues ■ Moisés Copelman
Joaquim de Moraes-Filho ■ Décio Chinzon

INTRODUÇÃO

A doença do refluxo gastroesofágico (DRGE) é uma afecção crônica decorrente do fluxo retrógrado de parte do conteúdo gastroduodenal para o esôfago e/ou órgãos adjacentes a este, acarretando variável espectro de sintomas e/ou sinais esofágicos e/ou extraesofágicos, associados ou não a lesões teciduais.[1] O esôfago de Barrett (EB) é uma complicação da DRGE e corresponde à alteração metaplásica do epitélio pavimentoso do esôfago distal, com surgimento de epitélio intestinal especializado mais tolerante ao ácido. Ocorre em decorrência do refluxo crônico de ácido e/ou bile, sendo lesão precursora do adenocarcinoma esofagiano, com um risco de progressão de 0,2% ao ano.[2]

Existe uma relação entre obesidade e DRGE. Pacientes com sobrepeso têm risco de desenvolver DRGE de 1,2 a 3 vezes maior em relação a indivíduos com peso normal, IMC maior que 30 kg/m² associa-se à DRGE em 50% dos indivíduos.[3] Jacobson et al. verificaram que um aumento de 3,5 kg/m² no IMC estava associado a um risco aumentado de sintomas frequentes de refluxo.[4]

Estudos confirmam a associação entre níveis crescentes de obesidade e lesão mucosa do esôfago, mostrando que pacientes com esofagite erosiva e EB são mais propensos a ter sobrepeso ou obesidade do que os que não tinham erosão.[5-7] Em metanálise avaliando a relação do EB com IMC, obteve-se um *odds ratio* de 1,5 para o EB entre indivíduos com IMC > 25 kg/m² comparados a controles normais.[8] Stein et al. observaram que para cada aumento de cinco unidades no IMC, o risco de EB aumentava em 35%.[9] Entretanto, em estudo observacional não foi observada associação entre o IMC e progressão para displasia.[10]

FISIOPATOLOGIA DA DRGE E OBESIDADE

Vários estudos mostram que a pressão intra-abdominal é aumentada em obesos e correlaciona-se diretamente com o IMC e circunferência abdominal.[11] A cada unidade de acréscimo do IMC observa-se um aumento de 10% da pressão intragástrica, possivelmente relacionado com o acúmulo de gordura comprimindo o estômago.[12]

A pressão negativa intratorácica também é comprometida nos obesos em razão da transmissão da pressão intra-abdominal e elevação do diafragma. Dessa forma, o gradiente de pressão transdiafragmática é aumentado apesar da alta pressão intratorácica.[11] A apneia do sono, comum entre os obesos, também favorece o aumento da pressão intratorácica decorrente do colapso das vias aéreas. Nessas condições, o paciente desperta várias vezes à noite, momentos em que os relaxamentos transitórios do esfíncter esofágico inferior ocorrem e permitem o refluxo gastroesofágico.[13,14] Na obesidade, estes relaxamentos transitórios são frequentes e associam-se a episódios de refluxo ácido. Estes achados são atribuídos a distensão gástrica, principalmente após refeições copiosas.[15] A depuração do conteúdo esofágico depende da saliva e do peristaltismo do órgão, condições frequentemente deficientes na obesidade.[16,17]

A presença de hérnia hiatal (HH) altera a função da crura diafragmática e compromete praticamente todos os mecanismos antirrefluxo. Associa-se à hipotonia do esfíncter esofágico inferior, hipomotilidade esofágica, maior exposição ácida esofágica e maior frequência de esofagite.[18] Em estudo avaliando mais de 1.300 endoscopias, foi observado que o risco de desenvolvimento de HH relaciona-se proporcionalmente com o IMC, com prevalência em obesos em torno de 40%.[19]

No EB, a adiponectina e a leptina são proteínas importantes. A adiponectina estimula a apoptose e possui funções imunomodulatórias e anti-inflamatórias.[20] A sua secreção diminui com a obesidade, e os estudos mostram uma associação inversa entre a presença do EB e seus níveis.[21] Por outro lado, a leptina é secretada pelos adipócitos e células principais gástricas e possui propriedades mitogênicas, induzindo proliferação de células cancerígenas esofágicas. Os níveis de leptina correlacionam-se diretamente com obesidade.[22]

DIAGNÓSTICO ENDOSCÓPICO

A endoscopia no pré-operatório de cirurgia bariátrica é de grande importância no diagnóstico da DRGE, interferindo na escolha do tipo de procedimento a ser utilizado.[23] As cirurgias bariátricas de uso comum mantêm a junção esofagogástrica intacta, o que nos permite avaliar o esôfago e cárdia no pós-operatório.

Alguns estudos demonstraram aumento da incidência de refluxo e piora dos sintomas nos indivíduos com refluxo prévio após gastrectomia vertical (GV) e implantação de banda gástrica ajustável (BGA).[24,25] Dessa forma, a presença de HH e sinais endoscópicos de esofagite de refluxo podem ser considerados uma contraindicação relativa para estas técnicas.[26] O EB é uma complicação rara após a cirurgia de BGA, sendo muitas vezes subdiagnosticado.[27] Na ausência de sintomas de refluxo, os dados da literatura são conflitantes quanto à verdadeira utilidade da endoscopia pré-operatória.[28,29]

A Associação Europeia de Cirurgia Endoscópica recomenda a realização de endoscopia digestiva alta ou estudo contrastado antes de todos os procedimentos bariátricos.[30] A Sociedade Americana de Endoscopia Gastrointestinal (ASGE) preconiza a endoscopia para todos os pacientes sintomáticos (pirose, regurgitação, disfagia ou sintomas pós-prandiais), para aqueles em uso crônico de inibidor de bomba de prótons (IBP) e para os que serão submetidos à BGA ou *bypass* gástrico em Y de *Roux* (BGYR).[31]

TRATAMENTO DA DRGE NA OBESIDADE

Tratamento Clínico

Os IBPs bloqueiam a secreção ácida gástrica e são a principal terapia farmacológica na DRGE. Foi aventada a hipótese que possíveis fatores poderiam afetar a farmacocinética do IBP nos pacientes obesos em relação a pessoas com peso normal. Entretanto, Shah *et al.* avaliaram pHmetria esofágica em indivíduos com diferentes IMCs em uso de IBP, concluindo que não há diferença de exposição ácida esofágica entre obesos e não obesos.[32]

A perda de peso é sempre indicada, visto que essa conduta melhora os sintomas da DRGE atuando na fisiopatologia da doença, especialmente reduzindo a pressão intra-abdominal.[33]

Tratamento Cirúrgico

Fundoplicatura

A fundoplicatura à Nissen é a técnica cirúrgica de eleição para o tratamento da DRGE. Apesar de diferentes variações, o objetivo é reposicionar a junção esofagogástrica na cavidade abdominal e recriar uma zona de alta pressão no esfíncter esofágico inferior.

Esta cirurgia apresenta bons resultados em pacientes não obesos que respondem bem ao uso de IBP de forma completa ou parcial. A fundoplicatura é considerada uma opção de tratamento a longo prazo para pacientes com sintomas típicos da DRGE.[34] Entretanto, não se associa à perda ponderal ou trata comorbidades associadas à obesidade.

Estudos sugerem que a obesidade não é um preditor de maus resultados da fundoplicatura laparoscópica, bem como não se associa à maior incidência de complicações.[35,36] Por outro lado, algumas séries mostram que os resultados cirúrgicos são piores na população obesa.[37] Varela *et al.* avaliaram mais de 27.000 pacientes obesos submetidos à fundoplicatura ou cirurgia bariátrica e observaram que as complicações foram mais frequentes em indivíduos submetidos à fundoplicatura.[38] Caso a opção cirúrgica seja esta técnica, recomenda-se que o paciente perca peso através de dieta e mudanças comportamentais no pré-operatório.

Gastrectomia Vertical

A GV consiste em ressecar a maior parte do corpo gástrico que funciona como reservatório de alimento. Dessa forma, constrói-se um tubo de pequeno diâmetro, estendendo-se do piloro à incisura angular. Dentre as vantagens desse procedimento estão imediata restrição calórica, técnica cirúrgica simples e tempo operatório pequeno.[39,40]

Conforme descrito anteriormente, vários estudos sugerem que a GV predispõe ao surgimento de DRGE em pacientes não previamente portadores dessa afecção. Surgimento de sintomas típicos de DRGE ocorre em 8,6 a 47% dos pacientes operados.[41,42] Entretanto, apesar de grande número de estudos sugerindo um aumento da prevalência de DRGE em pacientes submetidos à GV, alguns autores observaram melhora ou estabilização de DRGE preexistente.[43,44]

Esta técnica pode, teoricamente, diminuir a incidência e gravidade da DRGE em razão das consequências da cirurgia, como perda de peso, diminuição da adiposidade visceral, diminuição das células parietais e esvaziamento rápido do tubo gástrico.[43] Por outro lado, o ângulo de *His* entre o esôfago e a cárdia, importante mecanismo antirrefluxo, é comprometido após a cirurgia, tornando-se mais obtuso e favorecendo a DRGE. Esta alteração anatômica pode ser restaurada, sem intervenções, em aproximadamente 3 anos.[45] O esfíncter esofágico inferior pode tornar-se hipotônico, por causa da lesão de fibras musculares do fundo gástrico durante realização da gastrectomia.[46] O tubo gástrico confeccionado tem baixa complacência, o que pode causar uma estase de alimento em sua porção proximal, favorecendo maior frequência dos relaxamentos transitórios do esfíncter esofágico inferior.[47] Outro aspecto é o aparecimento de HH, que pode ficar entre 6,1 a 27,3%.[42]

A neoformação do fundo gástrico após a GV predispõe a DRGE tardiamente. Esta condição é causada por excesso de fundo remanescente e associa-se, a longo prazo, a reganho de peso e surgimento ou piora da DRGE.[45] Apesar de a GV ser considerada uma cirurgia eficiente para perda de peso, a piora ou aparecimento da DRGE associada a esta técnica limita seu uso em pacientes portadores dessa afecção.[48]

Banda Gástrica Ajustável

Trata-se de procedimento de técnica simples, minimamente invasivo e fácil de ajustar, mas associa-se a modesta perda de peso em relação a outras técnicas cirúrgicas.[49] Há na literatura resultados conflitantes quanto à relação dessa cirurgia e a DRGE. Ao que parece, há uma melhora a curto prazo da DRGE e possível piora com o passar do tempo.

Acredita-se que efeito antirrefluxo associado à BGA deve-se ao aumento do comprimento do esfíncter esofágico inferior em razão da criação de uma longa zona de alta pressão intra-abdominal. Além disso, a presença de uma barreira física abaixo do diafragma poderia prevenir o surgimento de hérnia hiatal.[50]

A incidência de dilatação esofágica após realização da BGA pode determinar importante risco de piora da DRGE. Acredita-se que a banda inflada possa comprometer o esvaziamento esofágico, levando à dificuldade de depuração do órgão, bem como causar hipertonia e/ou relaxamento incompleto do esfíncter esofágico inferior. A desinsuflação da banda ou sua retirada reverte este processo.[51] A presença de hipocontratilidade esofágica mais acentuada em pacientes submetidos à BGA pode agravar a DRGE no pós-operatório.[52,53]

A formação precoce de uma bolsa gástrica após a BGA é considerada fator determinante para desenvolvimento da DRGE. Colocação inadequada da banda é a principal causa desta complicação. A dilatação tardia da bolsa é geralmente decorrente da inclusão do fundo gástrico acima da banda com consequente dilatação da bolsa proximal. Em alguns casos pode haver complicações, como isquemia e dilatação da bolsa.[50,54] A fisiopatologia do refluxo gastroesofágico nesses casos é semelhante ao que ocorre na hérnia hiatal. Estas bolsas funcionam como reservatório de alimentos, causando regurgitação frequente.[54]

Em razão de complicações a longo prazo da BGA, como o desenvolvimento de DRGE, altos índices de reoperação e conversão para cirurgia bariátrica definitiva, esta técnica vem sendo abandonada.

BGYR

É uma técnica consagrada que consiste na separação horizontal do estômago proximal, levando a uma redução de sua capacidade, associada à reconstrução do trânsito em Y de *Roux*. Pacientes submetidos ao BGYR geralmente apresentam grande melhora da DRGE.[55,56] Schauer *et al.* avaliaram 55 pacientes e observaram que 96% deles melhoraram seus sintomas relacionados com a DRGE após BGYR.[57] Pacientes submetidos à cirurgia bariátrica apresentam, de um modo geral, melhora endoscópica e pHmétrica no pós-operatório.[56,58] Evidências também sugerem que sintomas extraesofágicos podem melhorar a longo prazo após a cirurgia.[59]

O controle da DRGE em pacientes submetidos ao BGYR associa-se à nova anatomia após a cirurgia. O pequeno remanescente gástrico praticamente não tem células parietais, o que impede a produção de ácido, não está exposto à bile e, como seu volume é muito pequeno, não há reservatório de alimentos ou secreções que predisponham a regurgitação.[59-61] Aqueles pacientes com sintomas de refluxo no pós-operatório devem ser manejados, assim como os pacientes que não têm BGYR.[62] O exame endoscópico deve ser considerado para excluir obstrução da anastomose gastrojejunal, da alça distal e para a avaliação de sintomas refratários ao tratamento clínico.

CASO CLÍNICO

Homem, 54 anos, com sintomas de refluxo há 35 anos e obesidade há 20 anos. Foi submetido à endoscopia digestiva alta (EDA) no pré-operatório de BGYR.

Diagnóstico Endoscópico

- Esofagite grau C de Los Angeles.
- Área de mucosa anormal circunferencial de cor salmão com 3 cm de extensão próximo à junção escamocolunar, sugestiva de epitélio de *Barrett* (Biópsia).

Diagnóstico Histológico

- Foi evidenciada presença de metaplasia colunar intestinal (epitélio de *Barrett*) com displasia focal de baixo grau.
- Na revisão de lâmina em outro centro, obteve-se o diagnóstico de epitélio de *Barrett* com atipia epitelial indefinida para displasia.

Seguimento

Após 8 semanas de uso do pantoprazol 80 mg ao dia repetiu-se a EDA, que não evidenciou alterações macroscópicas no epitélio metaplásico. Fragmentos colhidos por meio de biópsias do epitélio de Barrett revelaram a presença de inflamação crônica com alterações reativas sugestivas de esofagite de refluxo com metaplasia intestinal sem evidências de displasia.

O paciente foi submetido a BGYR, porém permaneceu com pirose de ocorrência esporádica nos dois primeiros meses do pós-operatório. Realizou-se uma nova EDA após 3 meses e evidenciou-se presença do epitélio de *Barrett* com 3 cm de extensão, sem sinais de esofagite. Os fragmentos de mucosa do epitélio metaplásico colhidos por meio de biópsias não evidenciaram alterações displásicas. No decorrer dos meses subsequentes houve desaparecimento da pirose, e o estudo pHmétrico foi normal, tendo sido suspenso o uso de pantoprazol.

Discussão

No presente caso clínico, a análise histopatológica inicial evidenciou a presença de epitélio de *Barrett* com suspeita de área de displasia. Entretanto, após o tratamento com IBP foram observadas apenas as alterações reativas. Importante salientar que sempre devemos tratar previamente com IBP portadores de esôfago de *Barrett*, principalmente associado à esofagite erosiva, visto que reações inflamatórias podem simular área de displasia.

O BGYR contribuiu com desaparecimento dos sintomas relativos à DRGE e permitiu a suspensão do IBP em função da supressão do refluxo gastroesofágico como esperado acontecer após esta cirurgia. O efeito destes eventos na presença e extensão do EB assim como na displasia associada ainda não foi bem definido.

No caso em questão não houve redução da extensão do EB, entretanto, algumas séries relatam regressão completa do EB após BGYR.[63,64]

CONSIDERAÇÕES FINAIS

- É essencial a realização de endoscopia pré-operatória em pacientes com sintomas de refluxo, permitindo uma melhor escolha da técnica cirúrgica.
- A GV deve ser indicada com cautela quando há diagnóstico de DRGE, principalmente nos casos mais graves.
- O BGYR é o que fornece evidência mais consistente de redução da DRGE após a cirurgia, sendo assim considerada a cirurgia de escolha nos pacientes com DRGE intensa no pré-operatório.

REFERÊNCIAS BIBLIOGRÁFICAS

1. Moraes-Filho JP, Navarro-Rodriguez T, Barbuti R et al. Guidelines for the diagnosis and management of gastroesophageal reflux disease: an evidence-based consensus. *Arq Gastroenterol* 2010;47(1):99-115.
2. Yousef F, Cardwell C, Cantwell MM et al. The incidence of esophageal cancer and high-grade dysplasia in Barrett's esophagus: a systematic review and meta-analysis. *Am J Epidemiol* 2008;168(3):237-49.
3. Chang P, Friedenberg F. Obesity and GERD. *Gastroenterol Clin North Am* 2014;43(1):161-73.
4. Jacobson BC, Somers SC, Fuchs CS et al. Body-mass index and symptoms of gastroesophageal reflux in women. *New Engl J Med* 2006;354(22):2340-48.
5. El-Serag HB, Kvapil P, Hacken-Bitar J et al. Abdominal obesity and the risk of Barrett's esophagus. *Am J Gastroentero* 2005;100(10):2151-56.
6. El-Serag HB, Graham DY, Satia JA et al. Obesity is an independent risk factor for GERD symptoms and erosive esophagitis. *Am J Gastroenterol* 2005;100(6):1243-50.
7. Lee HL, Eun CS, Lee OY et al. Association between GERD-related erosive esophagitis and obesity. *J Clin Gastroenterol* 2008;42(6):672-75.
8. Kamat P, Wen S, Morris J et al. Exploring the association between elevated body mass index and Barrett's esophagus: a systematic review and meta-analysis. *Ann Thorac Surg* 2009;87(2):655-62.
9. Stein DJ, El-Serag HB, Kuczynski J et al. The association of body mass index with Barrett's oesophagus. *Aliment Pharmacol Ther* 2005;22(10):1005-10.
10. Oberg S, Wenner J, Johansson J et al. Barrett esophagus: risk factors for progression to dysplasia and adenocarcinoma. *Ann Surg* 2005;242(1):49-54.
11. Pandolfino JE, El-Serag HB, Zhang Q et al. Obesity: a challenge to esophagogastric junction integrity. *Gastroenterology* 2006;130(3):639-49.
12. El-Serag HB, Tran T, Richardson P et al. Anthropometric correlates of intragastric pressure. *Scand J Gastroenterol* 2006;41(8):887-91.
13. Marcus JA, Pothineni A, Marcus CZ et al. The role of obesity and obstructive sleep apnea in the pathogenesis and treatment of resistant hypertension. *Curr Hypertens Rep* 2014;16(1):411.
14. Shepherd K, Hillman D, Holloway R et al. Mechanisms of nocturnal gastroesophageal reflux events in obstructive sleep apnea. *Sleep Breath* 2011;15(3):561-70.
15. Ayazi S, Tamhankar A, DeMeester SR et al. The impact of gastric distension on the lower esophageal sphincter and its exposure to acid gastric juice. *Ann Surg* 2010;252(1):57-62.
16. Ueda H, Yagi T, Amitani H et al. The roles of salivary secretion, brain-gut peptides, and oral hygiene in obesity. *Obes Res Clin Pract* 2013;7(5):e321-29.
17. Cote-Daigneault J, Leclerc P, Joubert J et al. High prevalence of esophageal dysmotility in asymptomatic obese patients. *Canadian J Gastroenterol Hepatol* 2014;28(6):311-14.
18. Herbella FA, Patti MG. Gastroesophageal reflux disease: from pathophysiology to treatment. *World J Gastroenterol* 2010;16(30):3745-49.
19. Che F, Nguyen B, Cohen A et al. Prevalence of hiatal hernia in the morbidly obese. *Surg Obes Relat Dis* 2013;9(6):920-24.
20. Kelesidis I, Kelesidis T, Mantzoros CS. Adiponectin and cancer: a systematic review. *Br J Cancer* 2006;94(9):1221-25.
21. Rubenstein JH, Dahlkemper A, Kao JY et al. A pilot study of the association of low plasma adiponectin and Barrett's esophagus. *Am J Gastroenterol* 2008;103(6):1358-64.
22. Weigle DS. Leptin and other secretory products of adipocytes modulate multiple physiological functions. *Ann Endocrinol* 1997;58(2):132-36.
23. Perez-Holanda S, Urdiales GL, Fernandez JA et al. Preoperative workup to assess indication for laparoscopic treatment in gastroesophageal reflux disease. *Rev Esp Enferm Dig* 2008;100(7):405-10.
24. Sabate JM, Jouet P, Merrouche M et al. Gastroesophageal reflux in patients with morbid obesity: a role of obstructive sleep apnea syndrome? *Obesity Surg* 2008;18(11):1479-84.
25. Fisichella PM, Patti MG. Gastroesophageal reflux disease and morbid obesity: is there a relation? *World J Surg* 2009;33(10):2034-38.
26. Chiu S, Birch DW, Shi X et al. Effect of sleeve gastrectomy on gastroesophageal reflux disease: a systematic review. *Surg Obes Relat Dis* 2011;7(4):510-15.
27. Naslund E, Stockeld D, Granstrom L et al. Six cases of barrett's esophagus after gastric restrictive surgery for massive obesity: an extended case report. *Obesity Surg* 1996;6(2):155-58.
28. Korenkov M, Sauerland S, Shah S et al. Is routine preoperative upper endoscopy in gastric banding patients really necessary? *Obesity Surg* 2006;16(1):45-47.
29. Sharaf RN, Weinshel EH, Bini EJ et al. Endoscopy plays an important preoperative role in bariatric surgery. *Obesity Surg* 2004;14(10):1367-72.
30. Sauerland S, Angrisani L, Belachew M et al. Obesity surgery: evidence-based guidelines of the European

Association for Endoscopic Surgery (EAES). *Surg Endosc* 2005;19(2):200-21.
31. Anderson MA, Gan SI, Fanelli RD *et al*. Role of endoscopy in the bariatric surgery patient. *Gastrointest Endosc* 2008;68(1):1-10.
32. Shah SL, Lacy BE, DiBaise JK *et al*. The impact of obesity on oesophageal acid exposure time on and off proton pump inhibitor therapy. *Aliment Pharmacol Ther* 2015;42(9):1093-100.
33. Ness-Jensen E, Lindam A, Lagergren J *et al*. Weight loss and reduction in gastroesophageal reflux. A prospective population-based cohort study: the HUNT study. *Am J Gastroenterol* 2013;108(3):376-82.
34. Stefanidis D, Hope WW, Kohn GP *et al*. Guidelines for surgical treatment of gastroesophageal reflux disease. *Surg Endosc* 2010;24(11):2647-69.
35. Luketina RR, Koch OO, Kohler G *et al*. Obesity does not affect the outcome of laparoscopic antireflux surgery. *Surg Endosc* 2015;29(6):1327-33.
36. Ng VV, Booth MI, Stratford JJ *et al*. Laparoscopic anti-reflux surgery is effective in obese patients with gastro-oesophageal reflux disease. *Ann Royal Coll Surg Engl* 2007;89(7):696-702.
37. Tekin K, Toydemir T, Yerdel MA. Is laparoscopic antireflux surgery safe and effective in obese patients? *Surg Endosc* 2012;26(1):86-95.
38. Varela JE, Hinojosa MW, Nguyen NT. Laparoscopic fundoplication compared with laparoscopic gastric bypass in morbidly obese patients with gastroesophageal reflux disease. *Surg Obes Relat Dis* 2009;5(2):139-43.
39. Baltasar A, Serra C, Perez N *et al*. Laparoscopic sleeve gastrectomy: a multi-purpose bariatric operation. *Obes Surg* 2005;15(8):1124-28.
40. Brethauer SA, Hammel JP, Schauer PR. Systematic review of sleeve gastrectomy as staging and primary bariatric procedure. *Surg Obes Relat Dis* 2009;5(4):469-75.
41. DuPree CE, Blair K, Steele SR *et al*. Laparoscopic sleeve gastrectomy in patients with preexisting gastroesophageal reflux disease: a national analysis. *JAMA Surg* 2014;149(4):328-34.
42. Tai CM, Huang CK. Increase in gastroesophageal reflux disease symptoms and erosive esophagitis 1 year after laparoscopic sleeve gastrectomy among obese adults. *Surg Endosc* 2013;27(10):3937.
43. Melissas J, Leventi A, Klinaki I *et al*. Alterations of global gastrointestinal motility after sleeve gastrectomy: a prospective study. *Ann Surg* 2013;258(6):976-82.
44. Rawlins L, Rawlins MP, Brown CC *et al*. Sleeve gastrectomy: 5-year outcomes of a single institution. *Surg Obes Relat Dis* 2013;9(1):21-25.
45. Himpens J, Dapri G, Cadiere GB. A prospective randomized study between laparoscopic gastric banding and laparoscopic isolated sleeve gastrectomy: results after 1 and 3 years. *Obes Surg* 2006;16(11):1450-56.
46. Burgerhart JS, Schotborgh CA, Schoon EJ *et al*. Effect of sleeve gastrectomy on gastroesophageal reflux. *Obes Surg* 2014;24(9):1436-41.
47. Hayat JO, Wan A. The effects of sleeve gastectomy on gastro-esophageal reflux and gastro-esophageal motility. *Expert Rev Gastroenterol Hepatol* 2014;8(4):445-52.
48. Katz PO, Gerson LB, Vela MF. Guidelines for the diagnosis and management of gastroesophageal reflux disease. *Am J Gastroenterol* 2013;108(3):308-28; quiz 29.
49. Padwal R, Klarenbach S, Wiebe N *et al*. Bariatric surgery: a systematic review and network meta-analysis of randomized trials. *Obes Rev* 2011;12(8):602-21.
50. de Jong JR, van Ramshorst B, Timmer R *et al*. The influence of laparoscopic adjustable gastric banding on gastroesophageal reflux. *Obes Surg* 2004;14(3):399-406.
51. Naef M, Mouton WG, Naef U *et al*. Esophageal dysmotility disorders after laparoscopic gastric banding—an underestimated complication. *Ann Surg* 2011;253(2):285-90.
52. Klaus A, Gruber I, Wetscher G *et al*. Prevalent esophageal body motility disorders underlie aggravation of GERD symptoms in morbidly obese patients following adjustable gastric banding. *Arch Surg (Chicago, Ill: 1960)* 2006;141(3):247-51.
53. Khan A, Ren-Fielding C, Traube M. Potentially reversible pseudoachalasia after laparoscopic adjustable gastric banding. *Journal of clinical gastroenterology* 2011;45(9):775-9.
54. Gustavsson S, Westling A. Laparoscopic adjustable gastric banding: complications and side effects responsible for the poor long-term outcome. *Semin Laparosc Surg* 2002;9(2):115-24.
55. Nelson LG, Gonzalez R, Haines K *et al*. Amelioration of gastroesophageal reflux symptoms following Roux-en-Y gastric bypass for clinically significant obesity. *Am Surg* 2005;71(11):950-3; discussion 3-4.
56. Ortega J, Escudero MD, Mora F *et al*. Outcome of esophageal function and 24-hour esophageal pH monitoring after vertical banded gastroplasty and Roux-en-Y gastric bypass. *Obes Surg* 2004;14(8):1086-94.
57. Schauer PR, Ikramuddin S, Gourash W *et al*. Outcomes after laparoscopic Roux-en-Y gastric bypass for morbid obesity. *Ann Surg* 2000;232(4):515-29.
58. Madalosso CA, Gurski RR, Callegari-Jacques SM *et al*. The impact of gastric bypass on gastroesophageal reflux disease in morbidly obese patients. *Ann Surg* 2016;263(1):110-16.
59. Frezza EE, Ikramuddin S, Gourash W *et al*. Symptomatic improvement in gastroesophageal reflux disease (GERD) following laparoscopic Roux-en-Y gastric bypass. *Surg Endosc* 2002;16(7):1027-31.
60. Elder KA, Wolfe BM. Bariatric surgery: a review of procedures and outcomes. *Gastroenterology* 2007;132(6):2253-71.
61. Smith CD, Herkes SB, Behrns KE *et al*. Gastric acid secretion and vitamin B12 absorption after vertical Roux-en-Y gastric bypass for morbid obesity. *Ann Surg* 1993;218(1):91-96.
62. Soricelli E, Iossa A, Casella G *et al*. Sleeve gastrectomy and crural repair in obese patients with gastroesophageal reflux disease and/or hiatal hernia. *Surg Obes Relat Dis* 2013;9(3):356-61.
63. Csendes A, Burgos AM, Smok G *et al*. Effect of gastric bypass on Barrett's esophagus and intestinal metaplasia of the cardia in patients with morbid obesity. *J Gastrointest Surg* 2006;10(2):259-64.
64. Houghton SG, Romero Y, Sarr MG. Effect of Roux-en-Y gastric bypass in obese patients with Barrett's esophagus: attempts to eliminate duodenogastric reflux. *Surg Obes Relat Dis* 2008;4(1):1-4; discussion -5.

CAPÍTULO 5

Doença Hepática Gordurosa Não Alcoólica e Diabetes: Fisiopatologia e Diagnóstico

José de Medeiros Filho ▪ Maria do Carmo Passos

INTRODUÇÃO

A doença hepática gordurosa não alcoólica (DHGNA) constitui-se em problema global de saúde pública, sendo a causa mais comum de doença hepática em todo o mundo e notadamente no Ocidente, onde deve-se tornar a principal indicação de transplante hepático nos próximos 15 anos. Sua incidência tem aumentado em adultos, assim como em crianças, em paralelo à epidemia de obesidade e diabetes melito tipo 2 (DM2), incluindo recentemente as populações orientais.[1-3]

Mudanças no padrão de alimentação e de atividade física, associadas à crescente urbanização das populações e consumo de alimentos industrializados de elevado potencial calórico, levaram ao longo das últimas décadas a números alarmantes de obesos e diabéticos tipo 2 (DM2), estimando-se em mais de 400 milhões de diabéticos em todo o globo, 90% deles DM2. Outros 320 milhões apresentam alterações do perfil glicêmico manifestadas por glicemia de jejum ou pós-prandial levemente elevadas, o que os colocam em elevado risco de desenvolvimento de DM2.[4]

A DHGNA tem relevantes implicações clínicas, como o aumento da mortalidade, especialmente por doenças malignas, cardiovasculares e hepáticas.[5] Entretanto, com a implementação de medidas preventivas e terapêuticas que reduzam a mortalidade por doença cardiovascular e protocolos de rastreamento em pacientes com risco de neoplasia, num futuro próximo, com o envelhecimento populacional, será observado maior impacto da doença hepática na mortalidade.[6]

Este capítulo objetiva avaliar a importância da DHGNA, revisando sua fisiopatologia, impacto na sobrevida de indivíduos acometidos, assim como aspectos recentemente relacionados com outras comorbidades e alterações metabólicas presentes em indivíduos com os mais variados espectros da DHGNA.

DHGNA: DEFINIÇÃO

Define-se DHGNA como a presença de mais 5% de hepatócitos com depósitos intracelulares macrovesiculares de triglicerídeos ou esteatose, acometendo ao menos 5% do volume/peso hepático, em indivíduos com consumo diário de álcool inferior a 30 g (homem) ou 20 g (mulher). Trata-se de uma condição espectral que pode apresentar-se como esteatose isolada, esteatose com evidências de necroinflamação (esteato-hepatite não alcoólica – EHNA) até doença avançada com fibrose hepática, cirrose e insuficiência hepática.[7,8]

Inicialmente descrita por Ludwig *et al.* como uma patologia que mimetizava a doença hepática alcoólica em indivíduos sem consumo abusivo de álcool, principalmente mulheres obesas.[9] O termo esteato-hepatite não alcoólica (EHNA) foi posteriormente usado para quadros de diferentes repercussões, desde esteatose sem inflamação (habitualmente de curso benigno) até doença rapidamente progressiva. Posteriormente, a terminologia foi resgatada por Matteoni *et al.*, limitando sua utilização aos quadros histopatológicos com presença de balonização hepatocitária e corpúsculos de Mallory, podendo apresentar ou não fibrose.[10] Em 1999 foi apresentada uma classificação para definir e estratificar as lesões histológicas, que serviram de base para as classificações atualmente utilizadas.[11]

Obesidade é o principal fator de risco relacionado com a DGHNA. Sua prevalência é aumentada em até 4,6 vezes em pacientes obesos, e até 75% destes apresentam fígado esteatótico, correlacionando-se o grau da esteatose com o Índice de Massa Corpórea (IMC). Em obesos mórbidos, cerca de 85-95% apresentam DHGNA, e até 10% destes possuem fibrose avançada ou cirrose hepática.[12-14] Entretanto, apesar de a obesidade ser fortemente associada à DHGNA, evidências sugerem que mais importante que o acúmulo de gordura corpórea é a disfunção do tecido hepático e do tecido adiposo, manifesta por resistência insulínica tecidual e síndrome metabólica, principal fator envolvido na patogênese da DHGNA. Pode-se observar DHGNA em até 29% de pacientes sem sobrepeso e sem outros fatores de risco associados.[15]

Outra relevante associação entre DHGNA e DM é o aumento da probabilidade de morte por cirrose de qualquer etiologia em pacientes diabéticos, reconhecido há alguns anos, mas com justificativa ainda desconhecida. Indivíduos diabéticos têm um risco três vezes maior de morte por doença hepática não relacionada com álcool ou vírus, sendo observado DM em até 30-50% e resistência insulínica (RI) em até 75% destes.[10]

O DM2 é caracterizado pela resistência à ação da insulina nos tecidos-alvo, associada à falência de células beta das ilhotas pancreáticas em secretar quantidades progressivamente maiores de insulina para vencer esta resistência. Apesar de inúmeros fatores genéticos identificados, existe a associação a fatores ambientais, como alta ingesta calórica e atividade física reduzida, ambos envolvidos na obesidade e RI.

À medida que a proporção de tecido adiposo aumenta, surgem alterações do metabolismo lipídico, associada à atividade inflamatória do tecido adiposo e de outros tecidos não habitualmente relacionados com a deposição de gordura, demonstrando tratar-se de uma disfunção sistêmica (Fig. 5-1).[16] Esta resistência impacta o fígado duplamente, com síntese hepática aumentada de triglicerídeos, em decorrência do fluxo aumentado de ácidos graxos de cadeia livre provenientes do tecido adiposo (lipólise periférica), onde o hiperinsulinismo interfere na supressão da lipólise, e em razão do comprometimento da oxidação de ácidos graxos pelo fígado, também secundária à RI.

Quando estes mecanismos se associam a níveis elevados de glicose (substrato para síntese de triglicerídeos) e às alterações do perfil lipídico com redução de lipoproteínas de muito baixa densidade (VLDL), frequentes nos pacientes com RI, temos uma somatória de fatores que acentuam o acúmulo de triglicerídeos no tecido hepático.[15]

Acumulam-se evidências de que não apenas o DM2 é fator de risco para o desenvolvimento de DHGNA, mas, em via oposta, a presença de DHGNA pode predispor ao desenvolvimento de DM2. Em estudos com indivíduos não diabéticos, o seguimento por 11 anos demonstrou significativa incidência de DM2 e síndrome metabólica nos pacientes com DHGNA à admissão, quando comparado aos controles sem DHGNA.[17]

O DM2 clinicamente manifesto está também associado a quadros histológicos de maior gravidade (NASH – inflamação

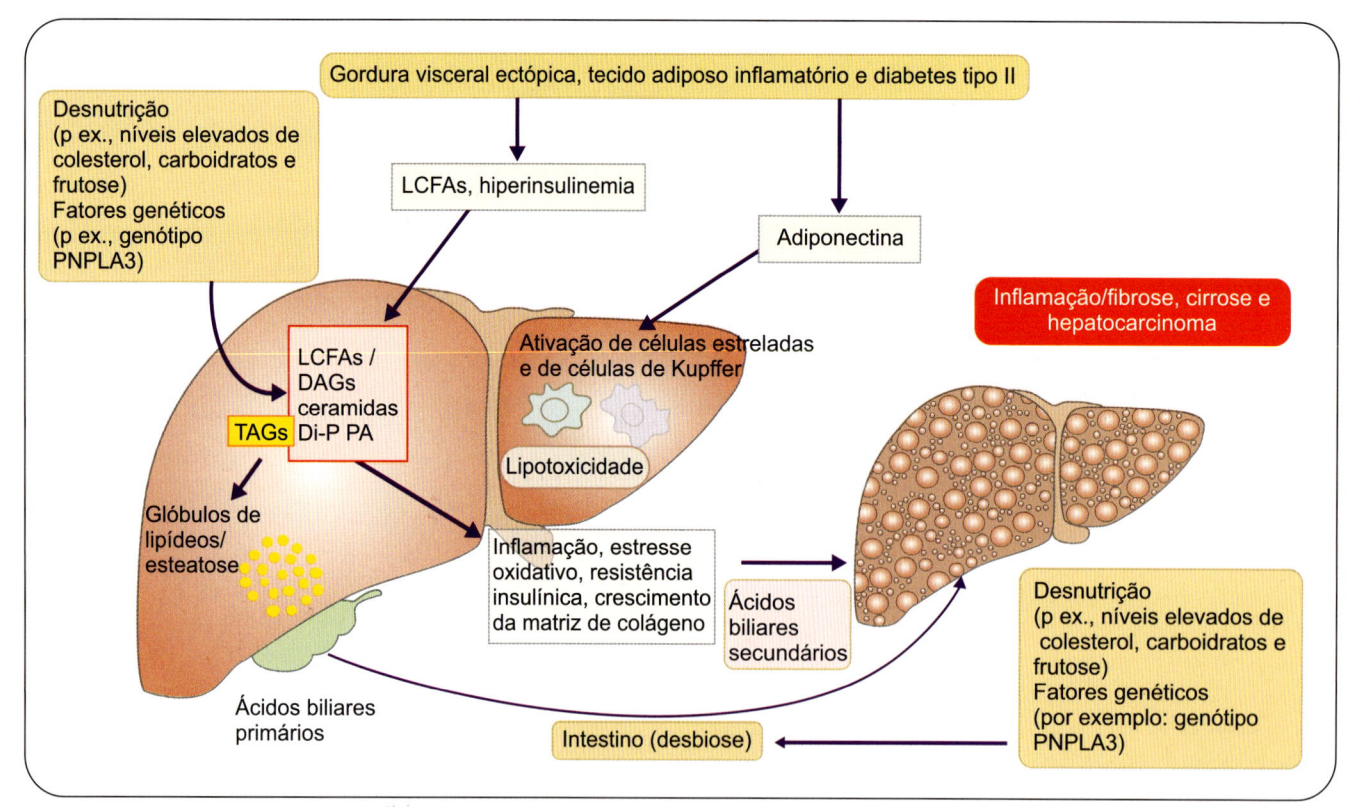

Fig. 5-1. A influência do acúmulo de gordura visceral ectópica, inflamação do tecido adiposo, DMT2, dieta e disbiose intestinal na promoção de DHGNA progressiva. O aumento do tecido ectópico visceral causa resistência insulínica e inflamação hepatocelular, com ativação de células estreladas hepáticas, aumento da produção de matriz colágena, progressão da doença hepática para fibrose avançada, cirrose hepática e, em alguns casos, hepatocarcinoma. Dietas ricas em alto conteúdo de frutose e gordura, associada a fatores genéticos (p. ex., polimorfismo de PNPLA3), podem desempenhar importante papel na progressão do acúmulo lipídico intra-hepático, aumentando o risco de fibrose hepática. Adaptada de Byrne CD, Targher G. 2015.[16] LCFAs: ácidos graxos de cadeia longa; DAGs: diacilglicerol; TAGs: triacilglicerol.

hepática, balonização e fibrose) e tem capacidade de acelerar a progressão para fibrose avançada, cirrose e suas complicações, notadamente o carcinoma hepatocelular e insuficiência hepática. Um estudo com mais de 400 adultos com DHGNA observou associação significativa entre fibrose moderada/avançada com diabetes.[18] Por isso, é importante considerar não apenas o papel do DM2 na gênese da DHGNA, mas seu efeito como modulador/acelerador da progressão a graus avançados de fibrose e risco de descompensação clínica.

Pacientes com Diabetes Melito Tipo 1 (DM1), doença autoimune em que ocorre a destruição das células beta-pancreáticas, habitualmente não apresentam um papel significativo da obesidade na sua patogênese. Entretanto, decorrente da elevada prevalência de obesidade na população em geral, não é infrequente o encontro de pacientes DM1 com sobrepeso ou obesos, podendo observar-se DHGNA em correlação com o grau de obesidade, não havendo ainda evidências de que a prevalência de DHGNA seja maior nesse grupo de pacientes.[19]

Além dos distúrbios do metabolismo glicêmico, a DHGNA pode estar associada à síndrome metabólica, podendo-se observar ao menos dois critérios em até 88% dos casos, e até 30% possuem diagnóstico de síndrome metabólica. Esta é definida pela presença de ao menos três de cinco anormalidades: obesidade abdominal, intolerância à glicose ou diabetes manifesto, hipertrigliceridemia, HDL-colesterol baixo e hipertensão arterial sistêmica.[20,21]

Em aproximadamente 50% dos casos de dislipidemia há alterações ultrassonográficas compatíveis com DHGNA. A incidência de hipertensão arterial em um estudo prospectivo de mais de 22.000 coreanos de sexo masculino foi maior no grupo com DHGNA, correlacionando-se com a intensidade da esteatose aferida por método ultrassonográfico.

Associado a esses estudos, o achado de níveis elevados de proteína C reativa e marcadores inflamatórios observados na DHGNA traduzem o estado inflamatório presente neste grupo de pacientes, o que permite definir a DHNGA como sendo a manifestação hepática da Síndrome Metabólica.[22]

FISIOPATOGENIA DA DHGNA

A fisiopatogenia da DHGNA é tradicionalmente descrita como sendo um modelo de dois estágios. Num primeiro evento, temos o acúmulo de triglicerídeos no tecido hepático, decorrente das mudanças no metabolismo lipídico, principalmente a resistência insulínica. A intensidade deste acúmulo, idade maior que 50 anos, obesidade, RI, DM2, níveis elevados de ferritina e determinados polimorfismos genéticos são fatores relacionados com a progressão da doença, ainda que o exato mecanismo seja desconhecido.

O surgimento de alterações (segundo evento) depende da interação entre hábitos alimentares, sobrecarga calórica, estilo de vida (sedentarismo), polimorfismo genético e mutações. A atuação destes fatores após um evento inicial tende a perpetuar as alterações inflamatórias, morte celular e fibrogênese. Deste equilíbrio entre fenômenos pró e anti-inflamatórios define-se a progressão da doença ou sua remissão.

A expansão dos depósitos de triglicerídeos (Triacilgliceróis – TAG) para a gordura visceral e fígado, que ocorre em pacientes com alta ingesta calórica ou redução de gasto energético, habitualmente eleva a secreção de substâncias que culminam com aumento da gliconeogênese, redução da síntese de glicogênio e inibição das vias de sinalização da insulina, favorecendo o acúmulo de TAG no hepatócito, além de RI e inflamação crônica do tecido hepático, com fibrose, cirrose e suas eventuais complicações (Fig. 5-2).

Além da disfunção do tecido adiposo e das alterações do metabolismo lipídico hepático, outros mecanismos têm sido sugeridos como relevantes na patogênese da DHGNA. Alterações da microbiota intestinal, com absorção de produtos bacterianos, como ácidos graxos de cadeia curta, endotoxinas e lipopolissacarideos, que, resultantes da disbiose intestinal, participam na regulação de vias metabólicas e inflamatórias, com fibrose e progressão da doença. Outro mecanismo levantado refere-se à participação da microbiota no metabolismo de ácidos biliares, com produção de ácidos biliares secundários de efeito nocivo ao hepatócito, notadamente quando já presente um ambiente pró-inflamatório.

Por fim, o acúmulo de produtos do metabolismo de ácidos graxos e de outros lipídios, como as ceramidas, leva à RI hepática e inflamação, todos acima participando da necro-inflamação, fibrose, progressão da doença e surgimento de complicações. Uma complicação é o hepatocarcinoma, que hoje tem a associação à NASH (com ou sem cirrose) como causa cada vez mais frequente.[23-26]

DHGNA COMO DOENÇA SISTÊMICA

Nas últimas décadas, demonstrou-se que o impacto da DHGNA não está limitado à morbimortalidade por doença hepática, sendo o diabetes e a síndrome metabólica, já citados anteriormente, manifestações relacionadas com a RI e a DHGNA. Entretanto, várias outras associações de significativo impacto clínico, como as cardiovasculares, renais e endócrinas, têm sido descritas, além de outras cujo nível de associação ainda resta por ser mais bem definido, a exemplo da psoríase, apneia do sono, câncer colorretal e outras malignidades.

DHGNA e Doença Cardiovascular (DCV)

Já é conhecida a associação entre doença cardiovascular, síndrome metabólica e DM2, condições frequentemente presentes em pacientes com DHGNA. Entretanto, estudos têm demonstrado que a DHGNA não é apenas um marcador de sua presença, mas também participa da patogênese dos eventos associados à DCV.

As DCVs são a principal causa de morte em pacientes com DHGNA. Uma recente metanálise avaliou 40 estudos,

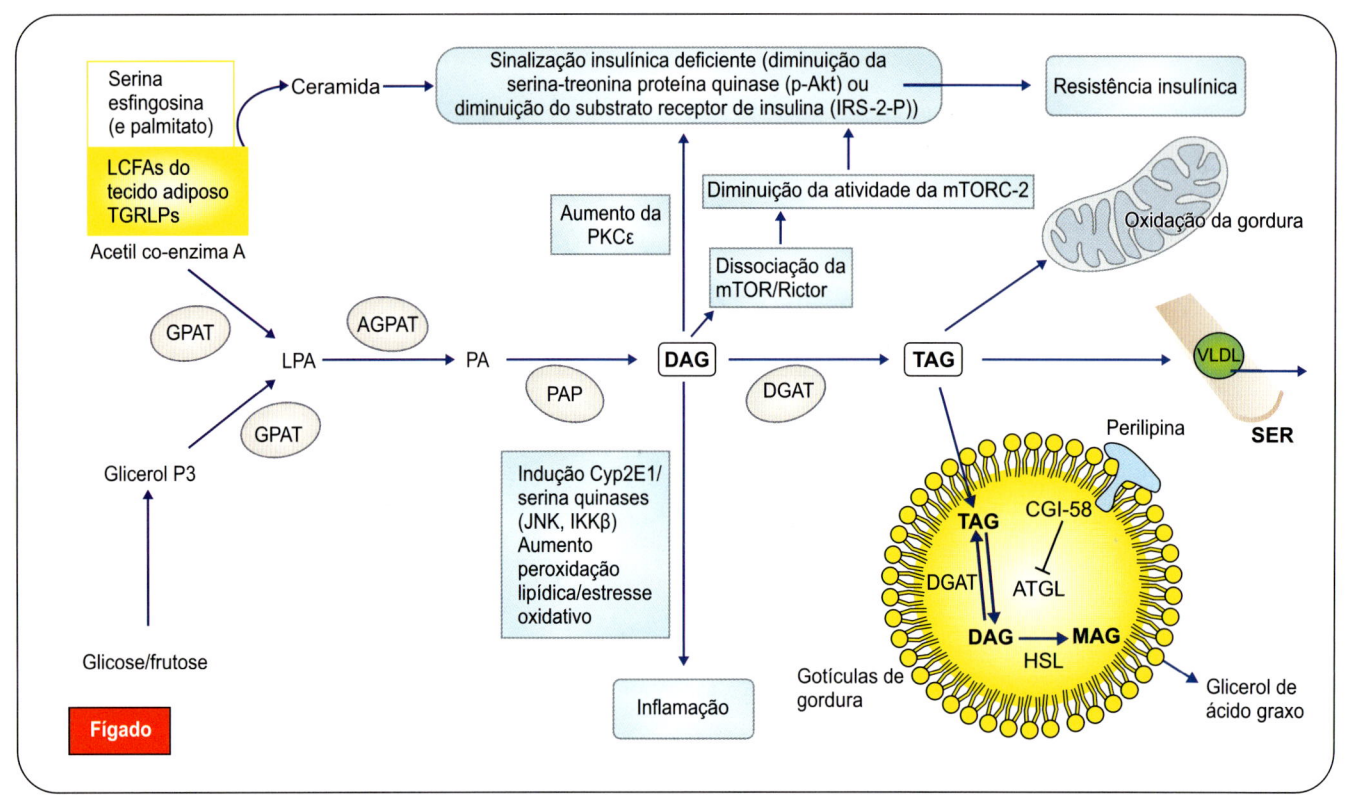

Fig. 5-2. Mecanismos relacionados com a resistência à insulina hepática e inflamação em DHGNA. Adaptada de Byrne CD, Targher G. 2015.[16] LCFAs: ácidos graxos de cadeia longa; TGRLPs: lipólise de lipoproteínas ricas em triglicerídeos; PKCε: proteína quinase Cε; mTORC-2: proteína alvo da rapamicina em mamíferos – 2; Rictor: proteína reguladora associada à mTOR; GPAT: glicerol-3-fosfato aciltransferase; LPA: ácido lisofosfatídico; AGPAT: 1-acilglicerol-3-fosfato-O-aciltransferase; PA: ácido fosfatídico; DAG: diacilglicerol; DGAT: diacilglicerol acetiltransferase; TAG: triacilglicerol; VLDL: lipoproteína de densidade muito baixa.

demonstrando que a mortalidade cardiovascular é maior não apenas em indivíduos com DHGNA, mas também que a presença de formas mais avançadas/agressivas do espectro da doença (EHNA) correlacionam-se com maior mortalidade cardiovascular.[5]

Outros estudos demonstraram, que entre pacientes com DM2 e DHGNA, a prevalência de doenças coronariana, cerebrovascular e vascular arterial periférica foi maior que em indivíduos sem DHGNA independente da presença de fatores de risco tradicionais para DCV.[27]

Pacientes com DHGNA têm elevada prevalência de aterosclerose subclínica, demonstrada pelo espessamento da camada íntima, da presença de marcadores de disfunção endotelial, da alta prevalência de placas de ateroma e, por fim, da elevada prevalência de doença arterial coronariana, quando comparados a controles sem DHGNA, com fatores de risco semelhantes.[28-32] Além de alterações macrovasculares, DHGNA está relacionada com importantes anormalidades do metabolismo miocárdico, tendo-se já demonstrado alterações no metabolismo energético de pacientes jovens com DHGNA, sem obesidade, DM ou hipertensão, mesmo na ausência de alterações ecocardiográficas. É interessante observar que, em paralelo ao achado de acúmulo de tecido adiposo miocárdico, esses pacientes apresentavam risco elevado de desenvolvimento futuro de disfunção diastólica do ventrículo esquerdo ou arritmias e esclerose de válvula aórtica (Fig. 5-3).[16,33,34]

DHGNA e Doença Renal Crônica

A avaliação de pacientes adultos com DHGNA demonstrou, de modo independente da associação com DM ou outros achados de síndrome metabólica, um elevado risco de disfunção renal crônica, excluindo-se dessa casuística pacientes com cirrose e doença renal avançada.

A prevalência variou de 20 a 55% nos pacientes com DHGNA e entre 5 a 30% nos pacientes sem DHGNA, sendo a presença de DHGNA e sua gravidade/agressividade (grau de fibrose e atividade inflamatória) diretamente correlacionados com estágios mais avançados da doença renal, já corrigidos para fatores de risco cardiorrenal (Fig. 5-3).[16,35]

O papel da doença hepática na disfunção renal foi também observado em pacientes submetidos a transplante de órgãos, sendo a perda de enxertos renais e a mortalidade maior em pacientes transplantados por NASH quando comparados a pacientes transplantados por outras causas de cirrose.[36]

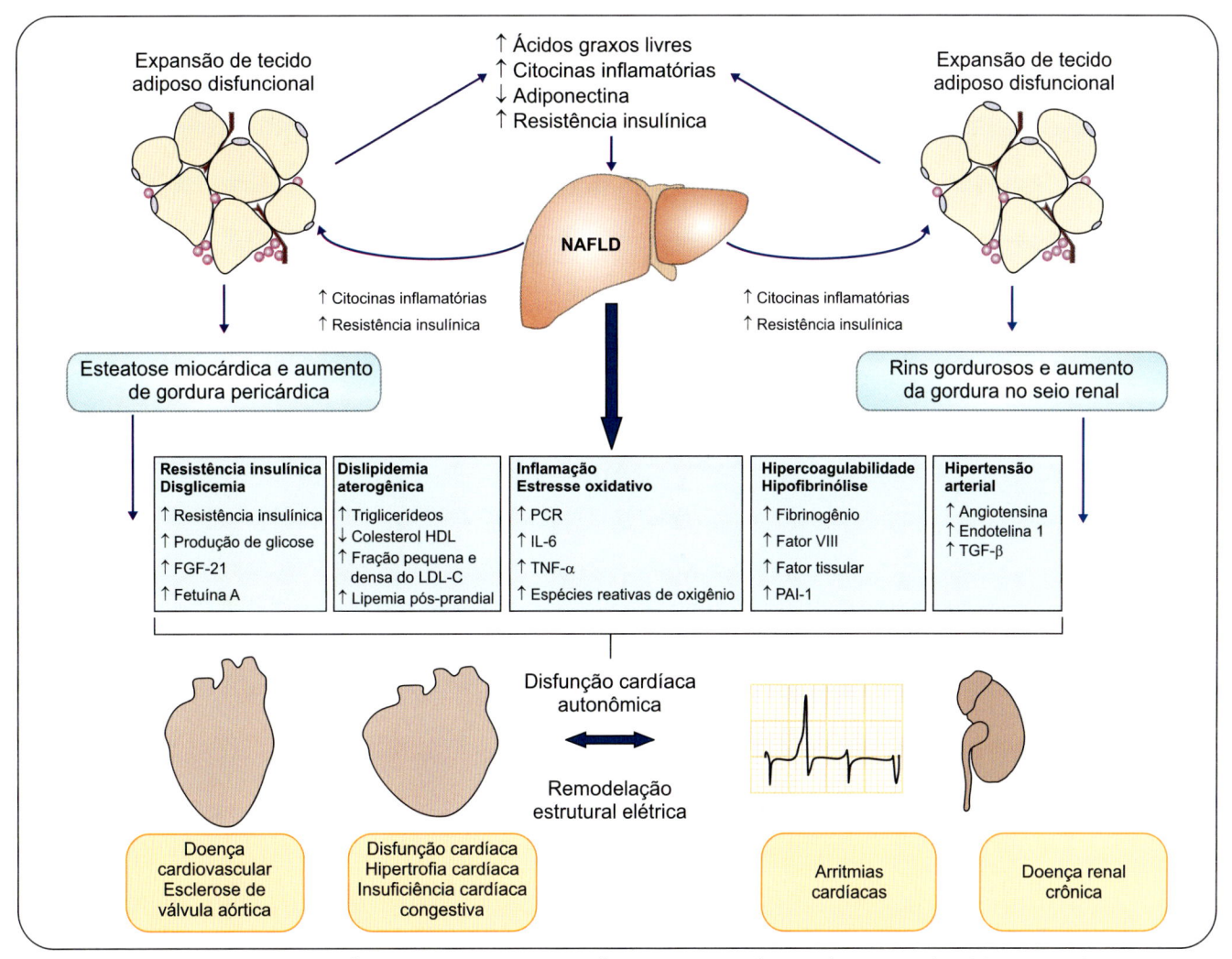

Fig. 5-3. Representação esquemática dos possíveis mecanismos subjacentes à contribuição de esteatose hepática para o risco aumentado de doença cardiovascular (DCV), doença renal crônica (CKD/DRC) e outras complicações cardíacas estruturais, e arritmias. Adaptada de Byrne CD, Targher G. 2015.[16] NAFLD: doença hepática gordurosa não alcoólica; FGF-21: fator de crescimento do fibroblasto 21; PCR: proteína C-reativa.

DIAGNÓSTICO

O diagnóstico de DHGNA é feito a partir do achado de esteatose, identificado por métodos ultrassonográficos, ou da identificação de enzimas hepáticas alteradas sem outras justificativas para doença hepática, habitualmente em paciente assintomático, ou com queixas inespecíficas, como desconforto em quadrante superior direito, hepatomegalia ou fadiga.

É frequente a identificação de um perfil associado a distúrbios metabólicos, como a presença de diabetes, síndrome metabólica, obesidade, sedentarismo e dieta hipercalórica.

Achados laboratoriais são habitualmente pouco expressivos, com elevação discreta dos níveis de aminotransferases (inferior a cinco vezes o valor de referência), gama glutamiltransferase elevada, alterações compatíveis com resistência insulínica e/ou alterações lipídicas.

Entretanto, estes achados podem estar ausentes em mais da metade dos pacientes, não se correlacionando com a gravidade dos achados histológicos nem com a progressão à fibrose. Níveis elevados de ferritina podem ser observados em até 50% dos pacientes, sendo sugerida correlação com doença avançada.

Apesar de a DHGNA habitualmente ter uma distribuição homogênea no fígado, pode-se observar um maior acúmulo em determinadas áreas do parênquima hepático, levando ao achado de esteatose focal, muitas vezes mimetizando aspecto nodular e confundindo o diagnóstico com o carcinoma hepatocelular, ou áreas poupadas em um fígado com esteatose difusa.

A ultrassonografia é a ferramenta mais utilizada em razão do seu baixo custo, disponibilidade e não invasividade. O aspecto característico é o de um fígado brilhante, hiperecoico (quando comparado ao rim ou baço), com perda da definição das margens vasculares, conforme o aumento da esteatose, apagamento do eco acústico posterior, com perda da definição do diafragma e hepatomegalia.

Áreas poupadas apresentam-se como áreas hipoecoicas em meio ao fígado difusamente hiperecogênico, ao passo

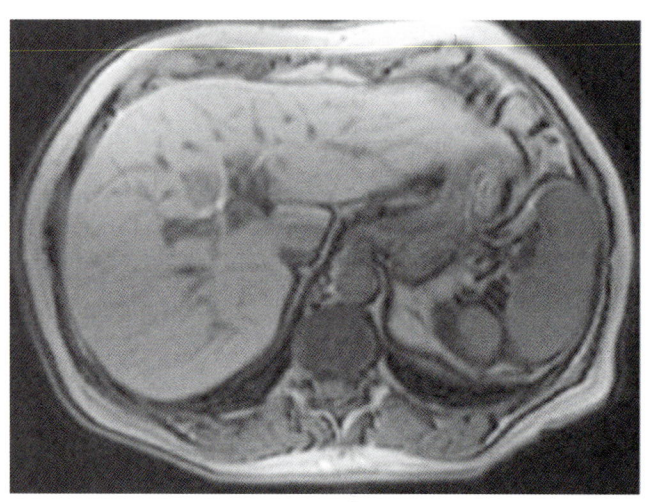

Fig. 5-4. Ressonância magnética de abdome (T1) com fígado esteatótico (brilhante). Adaptada de Mazhar SM et al. 2011.[37]

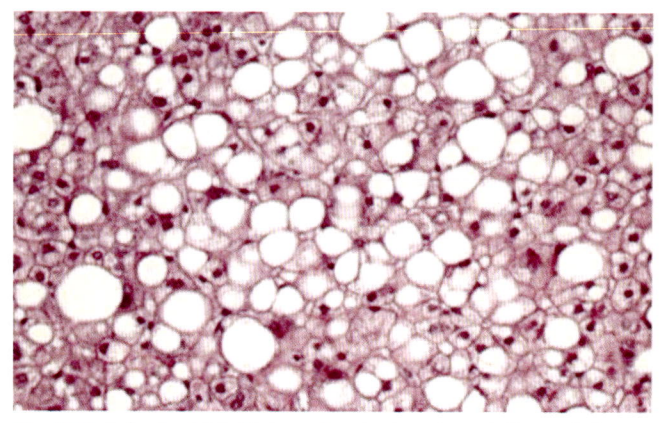

Fig. 5-5. Achados histológicos de esteatose (sem inflamação). Adaptada de Feldman M et al. 2010.[39]

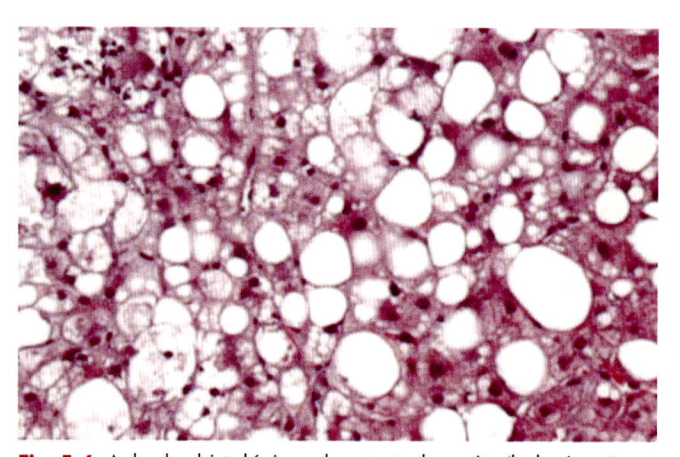

Fig. 5-6. Achados histológicos de esteato-hepatite (balonização, corpúsculos de Mallory-Denk e infiltrado inflamatório). Adaptada de Cortez-Pinto H et al. 2003.[40]

que áreas de esteatose focal se apresentam hiperecogênicas. Apesar de amplamente usada e disponível, a ultrassonografia apresenta como dificuldades a dependência do operador, interferência do biotipo do paciente e da presença de acentuado acúmulo de gás intra-abdominal.

A ressonância magnética é ferramenta de elevada sensibilidade e especificidade para o diagnóstico de esteatose hepática, sendo considerada o método de imagem ideal. Entretanto, em razão do seu elevado custo e questões inerentes ao exame (limitação de uso de materiais metálicos, como marca-passos, próteses metálicas; tempo requerido para realizar o exame), apresenta ainda limitado uso com esta finalidade. Ademais, assim como os demais métodos de imagem, não define o grau de fibrose, nem a presença de alterações necroinflamatórias (Fig. 5-4).[37]

A elastografia transitória é um método não invasivo de avaliação da fibrose hepática, com resultados promissores, sendo utilizada na triagem para fibrose avançada, porém ainda sem um papel definido na investigação da DHGNA.[38]

Pacientes com diagnóstico de DHGNA devem realizar escores não invasivos para avaliação de fibrose hepática avançada. Caso não se consiga descartar fibrose avançada, deve ser submetido à avaliação por elastometria hepática. Caso confirmada fibrose avançada, um diagnóstico confirmatório deve ser feito por biópsia hepática, padrão ouro para diagnóstico da DHGNA, sendo a única forma atual de definir se há inflamação, necrose e balonização, e fibrose, com infiltrado neutrofílico compatível com esteato-hepatite (Figs. 5-5 e 5-6).[38-40]

CONSIDERAÇÕES FINAIS

- A DHGNA é uma manifestação hepática decorrente da modificação do metabolismo glicêmico e dos metabolismos lipídicos hepático e sistêmico, sendo associada a elevado risco cardiovascular, cerebrovascular, risco metabólico (desenvolvimento de DM2) e de doença renal crônica. Outras entidades aparentam estar relacionadas com a DHGNA, requerendo ainda maiores avaliações.
- O grupo de pacientes diabéticos requer um seguimento ainda mais cuidadoso, pelo elevado risco de progressão de fibrose, hepatocarcinoma e descompensação clínica.
- A diferenciação entre DHGNA sem inflamação (esteatose simples) e esteato-hepatite não alcoólica só pode ser adequadamente realizada por avaliação histopatológica, requerendo biópsia hepática que confirmará os achados histológicos definidores de DHGNA, a presença ou não de inflamação e sua consequente fibrose. A biópsia permite definir risco de evolução da doença e sua necessidade de intervenções farmacológicas, além da correção dos fatores associados, quando possível (controle glicêmico, obesidade, dislipidemia, sedentarismo, atividade física).
- Demais aspectos relacionados com a progressão da doença hepática e sua história natural, tratamento, prevenção e complicações serão abordados no Capítulo a seguir.

REFERÊNCIAS BIBLIOGRÁFICAS

1. Fraser A, Longnecker MP, Lawlor DA. Prevalence of elevated alanine aminotransferase among US adolescents and associated factors: NHANES 1999-2004. *Gastroenterology* 2007;133(6):1814-20.
2. Lee JY, Kim KM, Lee SG et al. Prevalence and risk factors of non-alcoholic fatty liver disease in potential living liver donors in Korea: a review of 589 consecutive liver biopsies in a single center. *J Hepatol* 2007;47(2):239-44.
3. Bedogni G, Miglioli L, Masutti F et al. Prevalence of and risk factors for nonalcoholic fatty liver disease: the Dionysos nutrition and liver study. *Hepatology (Baltimore)* 2005;42(1):44-52.
4. International Diabetes Federation (IDF). Diabetes: facts and figures. Acesso em: 16 Abr. 2016. Disponível em: <http://www.idf.org/WDD15-guide/facts-and-figures.html>
5. Musso G, Gambino R, Cassader M et al. Meta-analysis: natural history of non-alcoholic fatty liver disease (NAFLD) and diagnostic accuracy of non-invasive tests for liver disease severity. *Ann Med* 2011;43(8):617-49.
6. Ratziu V, Goodman Z, Sanyal A. Current efforts and trends in the treatment of NASH. *J Hepatol* 2015;62(1 Suppl):S65-75.
7. McCullough AJ. Pathophysiology of nonalcoholic steatohepatitis. *J Clin Gastroenterol* 2006;40(Suppl 1):S17-29.
8. Serfaty L, Lemoine M. Definition and natural history of metabolic steatosis: clinical aspects of NAFLD, NASH and cirrhosis. *DiabMetabol* 2008;34(6 Pt 2):634-37.
9. Ludwig J, Viggiano TR, McGill DB et al. Nonalcoholic steatohepatitis: Mayo Clinic experiences with a hitherto unnamed disease. *Mayo Clin Proc* 1980;55(7):434-38.
10. Matteoni CA, Younossi ZM, Gramlich T et al. Nonalcoholic fatty liver disease: a spectrum of clinical and pathological severity. *Gastroenterology* 1999;116(6):1413-19.
11. Brunt EM, Janney CG, Di Bisceglie AM et al. Nonalcoholic steatohepatitis: a proposal for grading and staging the histological lesions. *Am J Gastroenterol* 1999;94(9):2467-74.
12. Angulo P, Lindor KD. Non-alcoholic fatty liver disease. *J Gastroenterol Hepatol* 2002;17(Suppl):S186-90.
13. Dixon JB, Bhathal PS, O'Brien PE. Nonalcoholic fatty liver disease: predictors of nonalcoholic steatohepatitis and liver fibrosis in the severely obese. *Gastroenterology* 2001;121(1):91-100.
14. Gholam PM, Kotler DP, Flancbaum LJ. Liver pathology in morbidly obese patients undergoing Roux-en-Y gastric bypass surgery. *Obes Surg* 2002;12(1):49-51.
15. Bugianesi E, Gastaldelli A, Vanni E et al. Insulin resistance in non-diabetic patients with non-alcoholic fatty liver disease: sites and mechanisms. *Diabetologia* 2005;48(4):634-42.
16. Byrne CD, Targher G. NAFLD: a multisystem disease. *J Hepatol* 2015;62(1 Suppl):S47-64.
17. Adams LA, Waters OR, Knuiman MW et al. NAFLD as a risk factor for the development of diabetes and the metabolic syndrome: an eleven-year follow-up study. *Am J Gastroenterol* 2009;104(4):861-67.
18. Hossain N, Afendy A, Stepanova M et al. Independent predictors of fibrosis in patients with nonalcoholic fatty liver disease. *Clin Gastroenterol Hepatol* 2009;7(11):1224-9, 9.e1-2.
19. Targher G, Bertolini L, Padovani R et al. Prevalence of non-alcoholic fatty liver disease and its association with cardiovascular disease in patients with type 1 diabetes. *J Hepatol* 2010;53(4):713-8.
20. Grundy SM, Cleeman JI, Daniels SR et al. Diagnosis and management of the metabolic syndrome: an American Heart Association/National Heart, Lung, and Blood Institute Scientific Statement. *Circulation* 2005;112(17):2735-52.
21. Marchesini G, Bugianesi E, Forlani G et al. Nonalcoholic fatty liver, steatohepatitis, and the metabolic syndrome. *Hepatology (Baltimore)* 2003;37(4):917-23.
22. Ryoo JH, Suh YJ, Shin HC et al. Clinical association between non-alcoholic fatty liver disease and the development of hypertension. *J Gastroenterol Hepatol* 2014;29(11):1926-31.
23. Kantartzis K, Machann J, Schick F et al. The impact of liver fat vs visceral fat in determining categories of prediabetes. *Diabetologia* 2010;53(5):882-89.
24. Samuel VT, Liu ZX, Qu X et al. Mechanism of hepatic insulin resistance in non-alcoholic fatty liver disease. *J Biol Chem* 2004;279(31):32345-53.
25. Byrne CD. Dorothy Hodgkin Lecture 2012: non-alcoholic fatty liver disease, insulin resistance and ectopic fat: a new problem in diabetes management. *Diab Med: J Br Diab Association* 2012;29(9):1098-107.
26. Mehal WZ. The Gordian Knot of dysbiosis, obesity and NAFLD. *Nat Rev Gastroenterol Hepatol* 2013;10(11):637-44.
27. Targher G, Bertolini L, Rodella S et al. Nonalcoholic fatty liver disease is independently associated with an increased incidence of cardiovascular events in type 2 diabetic patients. *Diab Care* 2007;30(8):2119-21.
28. Targher G, Bertolini L, Padovani R et al. Relation of nonalcoholic hepatic steatosis to early carotid atherosclerosis in healthy men: role of visceral fat accumulation. *Diab Care* 2004;27(10):2498-500.
29. Targher G, Bertolini L, Padovani R et al. Relations between carotid artery wall thickness and liver histology in subjects with nonalcoholic fatty liver disease. *Diab Care* 2006;29(6):1325-30.
30. Villanova N, Moscatiello S, Ramilli S et al. Endothelial dysfunction and cardiovascular risk profile in nonalcoholic fatty liver disease. *Hepatology (Baltimore)* 2005;42(2):473-80.
31. Akabame S, Hamaguchi M, Tomiyasu K et al. Evaluation of vulnerable coronary plaques and non-alcoholic fatty liver disease (NAFLD) by 64-detector multislice computed tomography (MSCT). *Circulation J* 2008;72(4):618-25.
32. Kim D, Choi SY, Park EH et al. Nonalcoholic fatty liver disease is associated with coronary artery calcification. *Hepatology (Baltimore)* 2012;56(2):605-13.
33. Targher G, Valbusa F, Bonapace S et al. Non-alcoholic fatty liver disease is associated with an increased incidence of atrial fibrillation in patients with type 2 diabetes. *PloS one* 2013;8(2):e57183.
34. Lautamaki R, Borra R, Iozzo P et al. Liver steatosis coexists with myocardial insulin resistance and coronary dysfunction in patients with type 2 diabetes. *Am J Physiol Endocrinol Metab* 2006;291(2):E282-90.
35. Targher G, Bertolini L, Rodella S et al. Relationship between kidney function and liver histology in subjects with nonalcoholic steatohepatitis. *Clin J Am Soc Nephrol* 2010;5(12):2166-71.

36. Musso G, Tabibian JH, Charlton M. Chronic kidney disease (CKD) and NAFLD: time for awareness and screening. *J Hepatol* 2015;62(4):983-84.
37. Mazhar SM, Patton HM, Scuderi RT *et al*. Fatty liver disease. In: Sahani DV, Samir AE. *Abdominal imaging*. Saunders: an imprint of Elsevier Inc, 2011. p. 595-606.
38. EASL-EASD-EASO Clinical Practice Guidelines for the management of non-alcoholic fatty liver disease. *J Hepatol* 2016.
39. Feldman M, Friedman LS, Brandt LJ. Sleisenger and Fordtran's Gastrointestinal and Liver Disease. In: Reid AE. Nonalco-holic Fatty Liver Disease. Saunders: an imprint of Elsevier Inc, 2010. p. 1401-1411.
40. Cortez-Pinto H, Baptista A, Camilo ME *et al*. Nonalco-holic steatohepatitis—a long-term follow-up study: comparison with alco-holic hepatitis in ambulatory and hospitalized patients. *Dig Dis Sci* 2003;48:1909-13.

CAPÍTULO 6

Doença Hepática Gordurosa Não Alcoólica: Evolução Clínica e Tratamento

Luciana Burg ▪ João Galizzi Filho

INTRODUÇÃO

A Doença Hepática Gordurosa Não Alcoólica (DHGNA) é caracterizada por esteatose hepática (EH) em pacientes sem ingesta alcoólica significativa (< 140 g/semana de etanol em homens e 70 g/semana em mulheres) e outra doença hepática conhecida. É uma entidade clínico-histopatológica em que ocorre acúmulo de triglicerídeos (TG) no fígado.[1]

A prevalência depende da população estudada e dos métodos de diagnóstico, sendo duas a quatro vezes mais comuns em populações com comorbidades metabólicas preexistentes.[2] Dados norte-americanos mostraram prevalência de 20% na DHGNA (sendo 2-3% de Esteato-Hepatite Não Alcoólica – EHNA) na população em geral; 75% em pacientes diabéticos e obesos.[3-5] No Brasil a prevalência da DHGNA em populações de obesos e pacientes com sobrepeso foi de 89,1%.[6]

Neste capítulo serão abordados os principais aspectos da evolução clínica e do tratamento da DHGNA.

EVOLUÇÃO DA DHGNA

O espectro de manifestações histopatológicas inclui esteatose hepática pura, podendo evoluir com atividade necroinflamatória (esteato-hepatite), associada ou não à fibrose, cirrose e carcinoma hepatocelular.[7]

A progressão da doença para formas fibrosantes está associada à idade mais avançada, IMC elevado e DM2. Os estudos disponíveis demonstrando a evolução histológica têm limitações como amostragem pequena e *follow-up* modesto. No entanto, em 10 anos de seguimento observou-se que 21-28% dos pacientes com EHNA evoluíram para cirrose, enquanto apenas 4% com EH tiveram a mesma evolução.[8] A cirrose criptogênica está mais frequentemente associada a alterações da SM quando comparada a outras causas.[9]

DHGNA E DM

A DHGNA em pacientes com DM associa-se a um pior prognóstico pela frequente evolução para formas inflamatórias e fibrosantes, podendo seguir curso independente da evolução do DM. Estudo brasileiro mostrou prevalência de DHGNA em DM de 69,4% quando diagnosticada por ultrassom, elevando-se para 94% quando avaliada por biópsias hepáticas, sendo 78% dos casos com EHNA. Níveis elevados de triglicerídeos e alanina aminotransferase T, assim como baixos de colesterol HDL foram associados de forma independente à EHNA, enquanto valores mais altos de gama-glutamiltransferase, idade mais elevada e sexo masculino relacionaram-se com maior evolução para fibrose, que esteve presente de forma significativa (34-60%). Dessa forma, os autores sugerem que a biópsia hepática deva ser considerada em pacientes diabéticos com DHGNA.[10,11]

DHGNA E SM

A SM representa condição de resistência à insulina e acúmulo de tecido adiposo ectópico associado a fenótipo pró-inflamatório e pró-coagulante.[12] Associa-se a fatores de risco para doença cardiovascular e se caracteriza por parâmetros bioquímicos e antropométricos. Dentre os vários critérios diagnósticos, um dos mais recentes é o da *IDF (International Diabetes Federation, 2005)*, que inclui obesidade central associada a dois outros parâmetros (Quadro 6-1).[13]

Diversos estudos têm mostrado que a localização da gordura corporal na região abdominal (circunferência abdominal – CA) é fator preditor independente de acúmulo de gordura no hepatócito, sendo, portanto, determinante na patogênese da DHGNA.[14] Essa associação explica-se pela natureza lipolítica da gordura visceral em razão da menor sensibilidade à insulina e a maior concentração de β-receptores na região, além da proximidade com o sistema porta. A

Quadro 6-1. Critérios Diagnósticos da Síndrome Metabólica[†]

Obesidade central[a]		≥ 94 cm (homens) ≥ 80 cm (mulheres)
Triglicerídeos[b]		≥ 150 mg/dL
Colesterol de baixa densidade (HDL-c)		< 40 mg/dL (homens) < 50 mg/dL (mulheres)
Pressão arterial[b]	Sistólica Diastólica	≥ 130 mmHg ≥ 85 mmHg
Glicemia (jejum)[c]		≥ 100 mg/dL (ou diabetes)

[a]ou IMC ≥ 30.
[b]ou tratamento.
[c]se glicemia jejum ≥ 100 é recomendado teste de tolerância oral à glicose, embora não precise estar presente como um dos critérios diagnósticos.
[†]Fonte: adaptado de Alberti, 2006.[13]

gordura visceral é drenada diretamente no sistema porta, expondo o fígado a grandes quantidades de ácidos graxos livres, o que aumenta a síntese hepática de triglicerídeos, podendo também diminuir sua capacidade de secretá-los, causando acúmulo no hepatócito. Nota-se a importância da monitorização da CA em indivíduos com DHGNA, tendo sido sugerida sua utilização na triagem da DHGNA, usando-se valores específicos para o rastreamento da doença.[15,16]

Hipertrigliceridemia e baixos níveis de HDL-c são os distúrbios das frações lipídicas que mais se associam à presença de esteatose.[17] A resistência insulínica, característica da DHGNA, não está associada apenas à obesidade; pacientes diabéticos apresentam acúmulo de TG nos hepatócitos independentemente do peso. A glicemia em jejum tem menor sensibilidade em pacientes jovens, em que a curva glicêmica pode refletir com mais acurácia a resistência insulínica hepática e muscular.[18]

PATOGÊNESE

A patogênese da DHGNA e da EHNA baseia-se na "hipótese dos *2 hits*", tendo a resistência insulínica (RI) papel central. A RI causa esteatose hepática, com aumento dos ácidos graxos livres e acúmulo de TG no fígado. O estímulo patogênico deixa o fígado mais vulnerável, levando a estresse oxidativo, aumento da peroxidação lipídica e disfunção mitocondrial, com produção de citocinas inflamatórias e intermediários reativos citotóxicos, causando lesão hepatocelular e fibrose. Em resposta à RI e à hiperglicemia ocorre um estado de hiperinsulinemia, com desequilíbrio entre produção e ação do hormônio.[19]

Baixos níveis de vitamina D foram associados à presença de DHGNA independentemente dos fatores da síndrome metabólica.[20] Níveis de adiponectina, hormônio que antagoniza o acúmulo de lipídios no fígado e protege contra inflamação e fibrose, estão reduzidos em obesos e ainda mais baixos em pacientes com DHGNA.[21]

COMPLICAÇÕES

Estudos mostram uma incidência de carcinoma hepatocelular na cirrose criptogênica ou associada à EHNA de 2,6 a 6,8%, sugerindo considerar um rastreio bianual nesses pacientes.[22-24] Há também relatos de carcinoma hepatocelular em formas avançadas não cirróticas da doença. A incidência deste câncer secundário à cirrose criptogênica está bastante associada a pacientes com resistência insulínica. Parece uma consequência a longo prazo de uma "doença metabólica hepática".[25] Pacientes com EHNA possuem menor sobrevida em relação à população em geral pelo aumento da mortalidade cardiovascular e em decorrência de complicações hepáticas.[26]

TRANSPLANTE DE FÍGADO E EHNA

A EHNA situa-se como terceira ou quarta causa de transplante hepático no mundo, podendo recorrer no pós-transplante pela persistência dos fatores da síndrome metabólica ou aumento destes em função de efeitos colaterais de medicações imunossupressoras.[27] No entanto, isto não parece ter impacto na sobrevida em relação a outras causas.[28]

TRATAMENTO

Os objetivos principais do tratamento são diminuir as complicações e a mortalidade em decorrência da doença hepática crônica.

O tratamento não farmacológico centraliza as ações na melhoria da resistência periférica à insulina e na perda de peso (5-10% do peso corporal), com reeducação alimentar e atividade física. A dieta ideal para a DHGNA deve reduzir a massa gorda e a inflamação do tecido adiposo, restaurar a sensibilidade à insulina e prover baixo aporte de substrato para a lipogênese de novo; entretanto, evidências científicas recomendando dietas específicas são atualmente escassas. Sugerem-se dietas com baixo teor de açúcar e gorduras saturadas e rica em gorduras poli-insaturadas, como ômega.[29] O alto consumo de frutose pode estar associado a maior grau de fibrose na DHGNA.[30] Melhor do que seguir uma dieta específica é a adaptação desta ao estilo de vida do paciente. A diminuição do conteúdo energético total da dieta parece ter mais importância na melhora da esteatose que dietas restritivas isoladas, assim como a atividade física regular.[16]

A eficácia das medidas não farmacológicas, principalmente pela dificuldade de adesão, é limitada. Pacientes com DHGNA devem ser estratificados para doença cardiovascular, e os fatores de risco manejados e tratados de acordo.[26]

Como a patogênese da DHGNA é multifatorial, o ideal no tratamento farmacológico seria uma combinação de drogas, agindo em diferentes mecanismos de agressão hepática.

Agentes Sensibilizadores da Insulina

A metformina possibilita redução de fatores metabólicos e do risco cardiovascular, não proporcionando, no entanto, melhoria histológica significativa na EHNA, apesar de poder baixar os níveis de transaminases séricas. Pode ter a vantagem de promover certa perda de peso. Os efeitos colaterais mais comuns são gastrointestinais.[31] A pioglitazona proporciona melhoria em alguns parâmetros histológicos, mas está associada a ganho de peso e perda óssea.[32]

Outras classes de drogas estão sendo mais recentemente estudadas e mostram-se promissoras como adjuvantes ao tratamento da DHGNA. Os análogos da GLP-1 (liraglutide) estimulam de forma fisiológica a insulina e retardam o esvaziamento gástrico, promovendo saciedade, enquanto os inibidores da DPP-4 (sitagliptina) aumentam os níveis da GLP-1 com melhora dos parâmetros glicêmicos e das transaminases.[33,34]

Um novo e promissor sensibilizador da insulina, GFT505, agonista duplo de PPAR alfa/gama, é potente regulador metabólico que induz a betaoxidação de ácidos graxos hepáticos, inibe a lipogênese e reduz a produção de glicose no fígado, melhorando a inflamação e os testes hepáticos. Tem propriedades antifibrose em modelos experimentais, inclusive independentes das alterações metabólicas e da RI. Amplo estudo controlado e randomizado está em fase 2b em portadores de EHNA.[35,36]

Antioxidantes

É difícil demonstrar a eficácia dos antioxidantes no tratamento da DHGNA. A melhor evidência é com a vitamina E na EHNA. O estudo PIVENS com 247 pacientes não diabéticos e com biópsia comprovando EHNA demonstrou que a vitamina E na dose de 800 UI/dia durante 96 semanas melhorou o escore de EHNA e os níveis de transaminases; já a pioglitazona mostrou benefícios na melhoria da esteatose e da inflamação lobular. Ambas as medicações não alteraram o grau de fibrose.[37]

O ácido ursodesoxicólico é droga com potencial antioxidante, anti-inflamatório e antifibrótico, tendo propriedades antiapoptóticas e imunomodulatórias. Pode melhorar as transaminases de forma independente, sugerindo atuação na redução da atividade necroinflamatória, além de melhorar os resultados por marcadores não invasivos de fibrose hepática. Seus efeitos na estabilização de membrana e no conteúdo lipídico podem resultar em citoproteção contra estresse oxidativo e morte celular.[38] No entanto, mesmo em altas doses (23-35 mg/dia), apesar de seguro e bem tolerado, não modificou a evolução da EHNA sob o ponto de vista histológico.[39]

Outros antioxidantes, como betaína e silimarina, foram testados, sem resultados positivos na melhora da DHGNA.[40] Há opções potencialmente atraentes em estudos, como a pentoxifilina, o ácido eicosapentaenoico (EPA) e os probióticos.[41] O ácido obeticólico mostrou-se promissor em estudos para o tratamento da EHNA, reduzindo peso, enzimas hepáticas e melhorando escores histológicos em pacientes tratados por 72 semanas.[42]

Estudos com ratos submetidos à dieta hiperlipídica e tratados com SNAC (S-nitroso-NAC) demonstraram que este agente antioxidante tem propriedades antifibrogênicas no modelo experimental de EHNA empregado.[43] Outro exemplo, em modelos animais, sugere que dieta suplementada com prebióticos tem impacto positivo na DHGNA pela modificação da flora microbiana intestinal, com diminuição da gordura corporal e melhoria da glicorregulação.[44]

Antilipêmicos

As estatinas podem trazer benefícios indiretos por melhorarem alguns fatores da SM, mas sem demonstrável melhoria histológica da EHNA. A ação das estatinas em pacientes com DHGNA sem dislipidemia é incerta. Apesar de bem tolerada, muitos pacientes persistem com infiltração gordurosa hepática mesmo com enzimas hepáticas normais.[17] O uso da associação de estatina e ezetimibe pode trazer benefício adicional indireto na melhoria da DHGNA, pois atua reduzindo o acúmulo de colesterol livre hepatotóxico através da diminuição da absorção e da síntese de forma sinérgica.[45] Fibratos, orlistate e ômega 3 podem ser usados, como coadjuvantes, dentro dos critérios de tratamento das dislipidemias.[46]

CONSIDERAÇÕES FINAIS

- A DHGNA é uma doença silenciosa, poligênica e multifatorial, com fisiopatologia complexa, cada vez mais diagnosticada na prática clínica.
- A resistência insulínica e o estresse oxidativo são pontos-chave na patogenia da lesão hepática da EHNA e podem ser potenciais alvos terapêuticos.
- O tratamento, certamente incluindo mudanças de hábitos de vida, uso de medicamentos e outras alternativas, não está ainda bem definido, abrindo espaço para o estudo de novas terapias que minimizem ou impeçam a evolução da doença.

REFERÊNCIAS BIBLIOGRÁFICAS

1. Chalasani N, Younossi Z, Lavine JE et al. The diagnosis and management of non-alcoholic fatty liver disease: Practice Guideline by the American Association for the Study of Liver Diseases, American College of Gastroenterology, and the American Gastroenterological Association. *Hepatology* 2012;55(6):2005-23.
2. Pallayova M, Taheri S. Non-alcoholic fatty liver disease in obese adults: clinical aspects and current management strategies. *Clin Obesity* 2014;4(5):243-53.
3. Sasaki A, Nitta H, Otsuka K et al. Bariatric surgery and non-alcoholic Fatty liver disease: current and potential future treatments. *Front Endocrinol* 2014;5:164.
4. Masuoka HC, Chalasani N. Nonalcoholic fatty liver disease: an emerging threat to obese and diabetic individuals. *Ann N Y Acad Sci* 2013;1281(1):106-22.
5. Chaves GV, Souza DSd, Pereira SE et al. Association between non-alcoholic fatty liver disease and liver function/injury markers with metabolic syndrome components in class III obese individuals. *Rev Assoc Méd Bras* 2012;58(3):288-93.

6. Cotrim HP, Parise ER, Oliveira C et al. Nonalcoholic fatty liver disease in Brazil. Clinical and histological profile. Ann Hepatol 2011;10(1):33-37.
7. Dam-Larsen S, Becker U, Franzmann MB et al. Final results of a long-term, clinical follow-up in fatty liver patients. Scand J Gastroenterol 2009;44(10):1236-43.
8. Kleiner DE, Brunt EM, Van Natta M et al. Design and validation of a histological scoring system for nonalcoholic fatty liver disease. Hepatology 2005;41(6):1313-21.
9. De Binay K, Mani S, Mandal SK et al. Cryptogenic cirrhosis: metabolic liver disease due to insulin resistance. Indian J Med Sci 2010;64(11):508.
10. Leite NC, Salles GF, Araujo AL et al. Prevalence and associated factors of non-alcoholic fatty liver disease in patients with type-2 diabetes mellitus. Liver Int 2009;29(1):113-19.
11. Leite NC, Villela-Nogueira CA, Pannain VL et al. Histopathological stages of nonalcoholic fatty liver disease in type 2 diabetes: prevalences and correlated factors. Liver Int 2011;31(5):700-6.
12. Olufadi R, Byrne C. Clinical and laboratory diagnosis of the metabolic syndrome. J Clin Pathol 2008;61(6):697-706.
13. Alberti KGMM, Zimmet P, Shaw J. Metabolic syndrome—a new world wide definition. A consensus statement from the international diabetes federation. Diabet Med 2006;23(5):469-80.
14. Alberti K, Eckel RH, Grundy SM et al. Harmonizing the metabolic syndrome a joint interim statement of the international diabetes federation task force on epidemiology and prevention; national heart, lung, and blood institute; American heart association; world heart federation; international atherosclerosis society; and international association for the study of obesity. Circulation 2009;120(16):1640-45.
15. Krawczyk M, Bonfrate L, Portincasa P. Nonalcoholic fatty liver disease. Best Pract Res Clin Gastroenterol 2010;24(5):695-708.
16. Yki-Järvinen H. Nutritional modulation of non-alcoholic fatty liver disease and insulin resistance. Nutrients 2015;7(11):9127-38.
17. Zhang QQ, Lu LG. Nonalcoholic Fatty Liver Disease: Dyslipidemia, Risk for Cardiovascular Complications, and Treatment Strategy. J Clin Transl Hepatol 2015;3(1):78.
18. Ortiz-Lopez C, Lomonaco R, Orsak B et al. Prevalence of prediabetes and diabetes and metabolic profile of patients with nonalcoholic fatty liver disease (NAFLD). Diabetes Care 2012;35(4):873-78.
19. Sanyal AJ, Campbell–Sargent C, Mirshahi F et al. Nonalcoholic steatohepatitis: association of insulin resistance and mitochondrial abnormalities. Gastroenterology 2001;120(5):1183-92.
20. Barchetta I, Angelico F, Baroni M et al. Strong association between non alcoholic fatty liver disease (NAFLD) and low 25 (OH) vitamin D levels in an adult population with normal serum liver enzymes. BMC Medicine 2011;9(1):1.
21. Buechler C, Wanninger J, Neumeier M. Adiponectin, a key adipokine in obesity related liver diseases. World J Gastroenterol 2011;17(23):2801-11.
22. Ascha MS, Hanouneh IA, Lopez R et al. The incidence and risk factors of hepatocellular carcinoma in patients with nonalcoholic steatohepatitis. Hepatology 2010;51(6):1972-8.
23. Lee S, Jeong SH, Byoun YS et al. Clinical features and outcome of cryptogenic hepatocellular carcinoma compared to those of viral and alcoholic hepatocellular carcinoma. BMC Cancer 2013;13(1):1.
24. Bugianesi E, Vanni E. Liver cancer: connections with obesity, fatty liver, and cirrhosis. Ann Rev Med 2015;67(1):103-17.
25. Perumpail RB, Liu A, Wong RJ et al. Pathogenesis of hepatocarcinogenesis in non-cirrhotic nonalcoholic fatty liver disease: Potential mechanistic pathways. World J Hepatol 2015;7(22):2384.
26. Pacana T, Fuchs M. The cardiovascular link to nonalcoholic fatty liver disease: a critical analysis. Clin Liver Dis 2012;16(3):599-613.
27. Charlton MR, Burns JM, Pedersen RA et al. Frequency and outcomes of liver transplantation for nonalcoholic steatohepatitis in the United States. Gastroenterology 2011;141(4):1249-53.
28. Afzali A, Berry K, Ioannou GN. Excellent posttransplant survival for patients with nonalcoholic steatohepatitis in the United States. Liver Transplantation 2012;18(1):29-37.
29. Ferolla SM, Silva LC, Ferrari MdLA et al. Dietary approach in the treatment of nonalcoholic fatty liver disease. World J Hepatol 2015;7(24):2522.
30. Abdelmalek MF, Suzuki A, Guy C et al. Increased fructose consumption is associated with fibrosis severity in patients with nonalcoholic fatty liver disease. Hepatology 2010;51(6):1961-71.
31. Rotella CM, Monami M, Mannucci E. Metformin beyond diabetes: new life for an old drug. Curr Diabetes Rev 2006;2(3):307-15.
32. Razavizade M, Jamali R, Arj A et al. The effect of pioglitazone and metformin on liver function tests, insulin resistance, and liver fat content in nonalcoholic Fatty liver disease: a randomized double blinded clinical trial. Hepat Mon 2013;13(5):e9270.
33. Armstrong MJ, Houlihan DD, Rowe IA et al. Safety and efficacy of liraglutide in patients with type 2 diabetes and elevated liver enzymes: individual patient data meta-analysis of the LEAD program. Aliment Pharmacol Ther 2013;37(2):234-42.
34. Carbone LJ, Angus PW, Yeomans ND. Incretin-based therapies for the treatment of non-alcoholic fatty liver disease: A systematic review and meta-analysis. J Gastroenterol Hepatol 2016;31(1):23-31.
35. Staels B, Rubenstrunk A, Noel B et al. Hepatoprotective effects of the dual peroxisome proliferator-activated receptor alpha/delta agonist, GFT505, in rodent models of nonalcoholic fatty liver disease/nonalcoholic steatohepatitis. Hepatology 2013;58(6):1941-52.
36. Ratziu V, Goodman Z, Sanyal A. Current efforts and trends in the treatment of NASH. J Hepatol 2015;62(1):S65-S75.
37. Sanyal AJ, Chalasani N, Kowdley KV et al. Pioglitazone, vitamin E, or placebo for nonalcoholic steatohepatitis. New England J Med 2010;362(18):1675-85.
38. Leuschner UF, Lindenthal B, Herrmann G et al. High-dose ursodeoxycholic acid therapy for nonalcoholic steatohepatitis: a double-blind, randomized, placebo-controlled trial. Hepatology 2010;52(2):472-79.
39. Ratziu V, De Ledinghen V, Oberti F et al. A randomized controlled trial of high-dose ursodesoxycholic acid for nonalcoholic steatohepatitis. J Hepatol 2011;54(5):1011-19.
40. Singal AK, Jampana SC, Weinman SA. Antioxidants as therapeutic agents for liver disease. Liver Int 2011;31(10):1432-48.

41. Hernandez-Rodas MC, Valenzuela R, Videla LA. Relevant Aspects of Nutritional and Dietary Interventions in Non-Alcoholic Fatty Liver Disease. *Int J Mol Sci* 2015;16(10):25168-98.
42. Neuschwander-Tetri BA, Loomba R, Sanyal AJ *et al.* Farnesoid X nuclear receptor ligand obeticholic acid for non-cirrhotic, non-alcoholic steatohepatitis (FLINT): a multicentre, randomised, placebo-controlled trial. *Lancet* 2015;385(9972):956-65.
43. Mazo D, de Oliveira MG, Pereira I *et al.* S-nitroso-N-acetylcysteine attenuates liver fibrosis in experimental nonalcoholic steatohepatitis. *Drug Des Devel Ther* 2013;7:553-63.
44. Parnell JA, Raman M, Rioux KP *et al.* The potential role of prebiotic fibre for treatment and management of non-alcoholic fatty liver disease and associated obesity and insulin resistance. *Liver Int* 2012;32(5):701-11.
45. Milic S, Mikolasevic I, Krznaric-Zrnic I *et al.* Nonalcoholic steatohepatitis: emerging targeted therapies to optimize treatment options. *Drug Des Devel Ther* 2015;9:4835-45.
46. Nobili V, Alisi A, Musso G *et al.* Omega-3 fatty acids: Mechanisms of benefit and therapeutic effects in pediatric and adult NAFLD. *Crit Rev Clin Lab Sci* 2016;53(2):106-2.

CAPÍTULO 7

Obesidade e Neoplasia Hepática

Helma Cotrim ▪ Kellyane Carvalho

INTRODUÇÃO

A prevalência de obesidade cresce em todo mundo, associada a diabetes melito tipo 2 (DM2), dislipidemias, doenças cardiovasculares, síndrome metabólica (SM) e doença hepática gordurosa não alcoólica (DHGNA/EHNA).[1] A DHGNA, considerada uma das mais frequentes enfermidades hepáticas da atualidade, tem uma prevalência estimada em 20 a 30% da população em geral e em torno de 70% nos obesos, seu principal fator de risco.[2]

O espectro da DHGNA inclui a esteatose e a esteato-hepatite (esteatose, inflamação e balonização), com potencial de evolução para fibrose, cirrose e carcinoma hepatocelular (CHC). O presente capítulo discutirá os principais aspectos desse tumor primário do fígado associado à obesidade e a DHGNA, que pode ser considerada um dos elos entre essas doenças.

OBESIDADE E CARCINOMA HEPATOCELULAR

A obesidade é frequentemente associada ao DM2, doença renal crônica, doenças gastrointestinais e cardiovasculares, contribuindo para diminuir a expectativa de vida da população.[3] O aumento do risco relativo de morte por câncer também está associado à obesidade, e esta relação está bem definida com câncer colorretal, câncer de mama, endométrio, rim e adenocarcinoma de esôfago.[4]

Estudos populacionais têm sugerido que a obesidade pode aumentar o risco de carcinoma hepatocelular, sendo considerada um fator de risco independente para essa neoplasia.[5-7] Uma metanálise, que incluiu 26 estudos prospectivos e 25.337 indivíduos com CHC, observou que a obesidade foi um fator de risco para esta neoplasia independente de gênero, localização geográfica, consumo de álcool, história de diabetes e infecção pelos vírus B e C da hepatite.[8]

Embora a relação do CHC com obesidade seja mais comumente avaliada pelo IMC em estudos epidemiológicos, a adiposidade central parece ter mais importância nos mecanismos fisiopatológicos dessa associação. Recentemente, uma coorte prospectiva e multicêntrica realizada na Europa mostrou que a obesidade central promove um elevado risco para o CHC, independente do peso corporal geral.[7]

A obesidade é também o principal fator de risco para a DHGNA principalmente no paciente com cirrose hepática. Entretanto, o CHC tem sido observado também em pacientes com esteato-hepatite não alcoólica (EHNA) não cirróticos.[9]

OBESIDADE, DHGNA E CARCINOMA HEPATOCELULAR

Um dos primeiros casos de CHC relacionado com DHGNA foi relatado no Brasil no ano 2000, e desde então esta associação vem sendo reportada em vários estudos (Quadro 7-1).[10-14]

Um inquérito realizado no Brasil envolvendo serviços de hepatologia de vários estados avaliou a relação entre CHC e a DHGNA, identificando 110 pacientes. Dos 52 pacientes que tiveram diagnóstico através de biópsia hepática, 31% apresentavam CHC associada a EHNA com fibrose, mas sem cirrose e em um dos casos observou-se EHNA sem fibrose. Neste estudo 52,7% eram obesos, 73,6% diabéticos, 41% dislipidêmicos e 41% hipertensos.[15]

Considerando o espectro da DHGNA, são poucos os estudos que avaliam associação entre esteatose hepática isolada e CHC, e esta relação parece ser mais frequente em pacientes com EHNA e/ou cirrose. Numa recente revisão sistemática, que incluiu estudos publicados entre 1989 e 2015, observou-se que a incidência anual de CHC em pacientes com esteatose foi de 0,44 por 1.000 pessoas/ano (IC 95%: 0,29-0,66), enquanto que em pacientes com EHNA foi de 5,3 por 1.000 pessoas/ano (IC 95%: 0,75-37,56).[9]

Os mecanismos fisiopatológicos envolvidos no desenvolvimento do CHC em pacientes com DHGNA ainda não são claros. No entanto, alguns eventos podem ser observados, e dentre esses estão a proliferação de células ovais consideradas progenitoras dos hepatócitos e implicadas na origem do CHC em pacientes com EHNA; aumento da produção de ROS (*reactive oxygen species*) e estresse oxidativo; mutação em genes reguladores, incluindo o p53 (gene supressor tumoral) e o PTEN (*phosphatase tensin homolog*).[16,17]

Quadro 7-1. Estudos que Relacionam o Carcinoma Hepatocelular com a DHGNA/NASH[14]

Autor	Nº de Casos	Idade (Anos)	Sexo	Doença de Base	Histologia Hepática	Nº de Nódulos	Tamanho do Tumor (cm)	Tratamento
Powell et al[1]	1	57	F	DM	LC	Mul	NR	Ope
Zen et al[17]	1	72	F	DM	LC	Mul	1,4	NR
Orikasa et al[18]	1	67	F	DM	LC	Sol	2,6	NR
Cotrim et al[19]	1	66	M	OB, DM	LC	Sol	3,0	PEI
Bencheqroun et al[1]	1	68	M	OB	Sem LC	NR	NR	NR
Mori et al[21]	1	76	M	OB, DM	LC	Sol	1,9	RFA
Bullock et al[22]	2	64, 74	M (2)	OB (2), DM (2)	Sem LC (2)	Sol (2)	NR	Ope (2)
Cuadrado et al[23]	2	69, 74	M (2)	OB (2), DM (2)	LC, Sem LC	Sol (2)	NR	RFA (2)
Sato et al[24]	1	64	M	OB, DL	Sem LC	Sol	13,0	Nenhum
Ichikawa et al[25]	2	60, 66	M, F	OB (1), DL (1)	Sem LC (2)	Sol (2)	1,5, 2,5	Ope (2)
Ikeda et al[26]	1	69	M	OB, DM	LC	Sol	4,5	Ope
Tsutsumi et al[27]	2	46, 68	M, F	NR	LC (2)	Sol (2)	NR	NR
Hashizume et al[2]	9	45-82	M (5), F (4)	OB (5), DM (7), DL (8)	LC (6), Sem LC (3)	Sol (8), Mul (1)	1,5-7,0	Ope (6), RFA (2), TAE (1)
Hai et al[28]	2	65, 72	M (2)	OB (2), DM (2)	LC, Sem LC	Sol (2)	4,0, 6,0	Ope (2)
Maeda et al[29]	3	52-68	M (2), F (1)	NR	LC (3)	Sol (3)	1,3-5,0	Ope (3)
Kawada et al[30]	6	59-81	M (3), F (3)	OB (2), DM (3), DL (1)	Sem LC (6)	Sol (6)	1,3-5,8	Ope (6)
Hashimoto et al[3]	34	54-89	M (21), F (13)	OB (62%), DM (74%), DL (29%)	F1-2 (22%), F3-4 (88%)	Sol (24), Mul (10)	NR	NR
Malik et al[4]	17	47-72	M (12), F (5)	OB (17), DM (12)	LC (17)	Sol (8), Mul (9)	1,1-8,0	LT (17)
Chagas et al[31]	7	35-77	M (4), F (3)	OB (7), DM (3), DL (2)	LC (6), Sem LC (1)	Sol (4), Mul (3)	2,8-5,2	Ope (2), PEI (1), TAE (3), LT (1)

DM: diabetes melito; OB: obesidade; LC: cirrose hepática; Sol: solitário; Ope: procedimento cirúrgico; PEI: injeção de etanol percutânea; RFA: ablação por radiofrequência; TAE: embolização transarterial; LT: transplante de fígado; NR: não reportado; Mul: múltiplos.

A resistência à insulina e hiperinsulinemia compensatória tem um papel relevante no desenvolvimento da DHGNA e evolução para CHC, principalmente em obesos. Tem sido sugerido que a insulina e o *insulin-like growth factor* (IGF), podem estimular o desenvolvimento do CHC através da ativação de vias oncogênicas em pacientes com DHGNA e principalmente com esteato-hepatite.[18,19]

Alterações na microbiota intestinal parecem também participar na progressão da DHGNA e no desenvolvimento do CHC em indivíduos obesos. Estudos experimentais têm sugerido que o lipopolissacarídeo (LPS), maior componente da membrana exterior de bactérias Gram-negativas, uma endotoxina que causa inflamação depois de entrar na circulação, pode também contribuir com a carcinogênese hepática.[20,21] No homem, o papel do LPS no desenvolvimento do CHC tem sido sugerido por estudos que demonstraram a redução do crescimento do tumor, em hepatopatas crônicos, após a esterilização da flora intestinal.[21]

CONSIDERAÇÕES FINAIS

- Os conhecimentos sobre a relação da obesidade, DHGNA e CHC são crescentes e contínuos, entretanto, muitos são os pontos que necessitam ser esclarecidos principalmente em pacientes não cirróticos.
- Conhecimentos futuros deverão orientar condutas terapêuticas e medidas preventivas mais efetivas para esses pacientes.
- Enquanto isto, programas de controle da obesidade, desde a infância e por toda vida adulta, podem contribuir com a redução da sua prevalência e suas complicações e também da DHGNA e do carcinoma hepatocelular.

REFERÊNCIAS BIBLIOGRÁFICAS

1. Williams CD, Stengel J, Asike MI et al. Prevalence of nonalcoholic fatty liver disease and nonalcoholic steatohepatitis among a largely middle-aged population utilizing ultrasound and liver biopsy: a prospective study. *Gastroenterology* 2011;140(1):124-31.
2. Chalasani N, Younossi Z, Lavine JE et al. The diagnosis and management of non-alcoholic fatty liver disease: Practice guideline by the American Association for the Study of Liver Diseases, American College of Gastroenterology, and the American Gastroenterological Association. *Am J Gastroenterol* 2012;107(6):811-26.
3. Berrington de Gonzalez A, Hartge P, Cerhan JR et al. Body-mass index and mortality among 1.46 million white adults. *N Engl J Med* 2010;363(23):2211-19.
4. Calle EE, Kaaks R. Overweight, obesity and cancer: epidemiological evidence and proposed mechanisms. *Nat Rev Cancer* 2004;4(8):579-91.
5. Calle EE, Rodriguez C, Walker-Thurmond K et al. Overweight, obesity, and mortality from cancer in a prospectively studied cohort of U.S. adults. *N Engl J Med* 2003;348(17):1625-38.
6. Tanaka K, Tsuji I, Tamakoshi A et al. Obesity and liver cancer risk: an evaluation based on a systematic review of epidemiologic evidence among the Japanese population. *Jpn J Clin Oncol* 2012;42(3):212-21.
7. Schlesinger S, Aleksandrova K, Pischon T et al. Abdominal obesity, weight gain during adulthood and risk of liver and biliary tract cancer in a European cohort. *Int J Cancer* 2013;132(3):645-57.
8. Chen Y, Wang X, Wang J et al. Excess body weight and the risk of primary liver cancer: an updated meta-analysis of prospective studies. *Eur J Cancer* 2012;48(14):2137-45.
9. Younossi ZM, Koenig AB, Abdelatif D et al. Global epidemiology of non-alcoholic fatty liver disease-meta-analytic assessment of prevalence, incidence and outcomes. *Hepatology* 2016 July;64(1):73-84.
10. Yasui K, Hashimoto E, Tokushige K et al. Clinical and pathological progression of non-alcoholic steatohepatitis to hepatocellular carcinoma. *Hepatol Res* 2012;42(8):767-73.
11. Wakai T, Shirai Y, Sakata J et al. Surgical outcomes for hepatocellular carcinoma in nonalcoholic fatty liver disease. *J Gastrointest Surg* 2011;15(8):1450-58.
12. Cotrim HP, Parana R, Braga E et al. Nonalcoholic steatohepatitis and hepatocellular carcinoma: natural history? *Am J Gastroenterol* 2000;95(10):3018-19.
13. Chagas AL, Kikuchi LO, Oliveira CP et al. Does hepatocellular carcinoma in non-alcoholic steatohepatitis exist in cirrhotic and non-cirrhotic patients? *Braz J Med Biol Res* 2009;42(10):958-62.
14. Takuma Y, Nouso K. Nonalcoholic steatohepatitis-associated hepatocellular carcinoma: our case series and literature review. *World J Gastroenterol* 2010;16(12):1436-41.
15. Cotrim HP, Parise ER, Oliveira CP et al. Nonalcoholic fatty liver disease in Brazil. Clinical and histological profile. *Ann Hepatol* 2011;10(1):33-37.
16. Roskams T, Yang SQ, Koteish A et al. Oxidative stress and oval cell accumulation in mice and humans with alcoholic and nonalcoholic fatty liver disease. *Am J Pathol* 2003;163(4):1301-11.
17. Hu W, Feng Z, Eveleigh J et al. The major lipid peroxidation product, trans-4-hydroxy-2-nonenal, preferentially forms DNA adducts at codon 249 of human p53 gene, a unique mutational hotspot in hepatocellular carcinoma. *Carcinogenesis* 2002;23(11):1781-89.
18. Margini C, Dufour JF. The story of HCC in NAFLD: from epidemiology, across pathogenesis, to prevention and treatment. *Liver Int* 2016;36(3):317-24.
19. Chettouh H, Lequoy M, Fartoux L et al. Hyperinsulinaemia and insulin signalling in the pathogenesis and the clinical course of hepatocellular carcinoma. *Liver Int* 2015;35(10):2203-17.
20. Zhao L. The gut microbiota and obesity: from correlation to causality. *Nat Rev Microbiol* 2013;11(9):639-47.
21. Yoshimoto S, Loo TM, Atarashi K et al. Obesity-induced gut microbial metabolite promotes liver cancer through senescence secretome. *Nature* 2013;499(7456):97-10.

CAPÍTULO 8

Cirurgia Bariátrica e Metabólica: Controle da Esteatose Hepática

Ângelo Zambam de Mattos ■ Ângelo Alves de Mattos

INTRODUÇÃO

A doença hepática gordurosa não alcoólica (DHGNA) pode ocorrer dentro de um espectro de apresentações, que inclui o fígado gorduroso não alcoólico (ou esteatose simples), a esteato-hepatite não alcoólica (EHNA) e até mesmo a cirrose ou o carcinoma hepatocelular (CHC). A prevalência populacional da esteatose simples é de cerca de 20%, e a da EHNA, de aproximadamente 3-5%.[1,2]

Entre obesos, a prevalência de DHGNA é de cerca de 75%, e a da EHNA, de aproximadamente 19%. Já entre obesos mórbidos, tais valores atingem 93% e 26-49%, respectivamente.[3] No início dos anos 2000, ao serem avaliados em nosso meio, 912 obesos sem diabetes e com alteração de provas hepáticas, a EHNA foi diagnosticada em 3,18%.[4]

Pouco mais de uma década depois, 250 obesos mórbidos submetidos à cirurgia bariátrica no mesmo hospital foram avaliados por biópsia hepática protocolar, sendo identificada esteatose em 90,4% deles, EHNA em 70,4%, fibrose hepática em 43,2% e cirrose em 1,6%.[5] Isto sugere a importância do tema, bem como indica que, possivelmente, a DHGNA seja subdiagnosticada, já que uma avaliação mais aprofundada é feita apenas em pacientes com alteração de aminotransferases.

A obesidade também poderia estar relacionada com o aumento da frequência de CHC. Em um recente estudo, 622 pacientes com CHC foram comparados a 660 controles, verificando-se um maior percentual de obesos entre os portadores de CHC (38,4% × 30,6%). Além disso, os autores identificaram uma razão de chances de desenvolvimento de CHC duas a quatro vezes maior entre pacientes com obesidade mais precoce, quando comparados aos pacientes que se tornaram obesos mais tardiamente. Os pacientes com obesidade precoce também desenvolveram CHC em faixa etária mais jovem que os demais.[6]

A relação entre obesidade e DHGNA pode estar associada, pelo menos em parte, ao fato de que o tecido adiposo aumentado leva a níveis elevados de resistina. Esta, por sua vez, promove regulação negativa do conteúdo e da função de mitocôndrias, responsáveis pela regulação da oxidação de ácidos graxos. Com isso, ocorre aumento da esteatose hepática, bem como elevação dos níveis de glicose, insulina, triglicérides e maior resistência insulínica, estimada pelo índice HOMA-IR.[7]

ASPECTOS CLÍNICOS

Ao analisar-se a história natural da DHGNA, verifica-se que a EHNA progride para cirrose em cerca de 20% dos casos, podendo também evoluir com o aparecimento de CHC e com outras complicações que levam ao óbito. Os principais fatores de risco para a progressão da fibrose em pacientes com EHNA parecem ser a presença de diabetes ou de resistência insulínica, o índice de massa corporal aumentado ou o aumento de 5 kg ou mais em relação ao peso basal (o que, mais uma vez, denota a importância da obesidade) e a elevação de aminotransferases.[2]

É tão evidente a possibilidade de a EHNA evoluir para cirrose, que muitos autores acreditam que parcela relevante dos casos de cirrose criptogênica associe-se, na verdade, à EHNA. No entanto, quando comparamos, em nosso meio, pacientes com cirrose criptogênica, pacientes com EHNA sem cirrose e pacientes com cirrose por hepatite C e/ou álcool, não verificamos uma relação epidemiológica entre a EHNA e a cirrose criptogênica.[8]

Não está claro se pacientes com esteatose simples também poderiam progredir para condições mais graves dentro do espectro da DHGNA. Recente metanálise avaliou 150 pacientes com esteatose simples e 261 com EHNA, todos com biópsias pareadas, verificando progressão de fibrose semelhante entre os grupos de pacientes (39,1% e 34,5% respectivamente), e que a maior diferença estava na taxa de progressão anual da fibrose (0,07 estágio/ano para pacientes com esteatose simples e 0,14 estágio/ano para aqueles com EHNA).[9] Podem-se fazer algumas críticas a esse trabalho, de modo que o assunto ainda requer mais estudos.

Ainda que não haja certeza quanto ao potencial evolutivo da esteatose simples, sabe-se que a mortalidade geral dos pacientes com DHGNA como um todo é maior que a da população. Entre os pacientes com EHNA, as principais causas de óbitos são as doenças cardiovasculares, as neoplasias extra-hepáticas e as causas relacionadas com a hepatopatia.[10] Assim, fica claro que medidas terapêuticas que diminuam os riscos cardiovascular e metabólico desses pacientes, como é o caso do tratamento da obesidade, têm potencial para aumentar sua sobrevida.

Em estudo retrospectivo que avaliou 289 pacientes com DHGNA comprovada por biópsia (59,2% com EHNA), acompanhados por cerca de 150 meses, a mortalidade foi de 39,8%, associada primeiramente a causas cardiovasculares e hepáticas e secundariamente a neoplasias extra-hepáticas. É interessante salientar que, neste estudo, a mortalidade geral e aquela de origem cardiovascular foram semelhantes entre pacientes com esteatose simples ou com EHNA. No entanto, pacientes com EHNA morreram de causas hepáticas com uma frequência 16 vezes maior que aqueles com esteatose simples (p = 0,0003).[11]

Já outro estudo, este de base populacional, com 11.154 pacientes com esteatose à ultrassonografia, mas sem comprovação histopatológica, seguidos por aproximadamente 14,5 anos, verificou que a mortalidade estava associada especialmente às causas cardiovasculares, seguidas pelas neoplásicas. Além disso, identificou a DHGNA com fibrose avançada como fator de risco independente para mortalidade.[12]

O diagnóstico da DHGNA exige a presença de esteatose macrogoticular em, pelo menos, 5% da amostra de uma biópsia hepática. Já a EHNA, pode ser diagnosticada pelos critérios de Brunt, que avaliam a presença de esteatose, inflamação lobular e fibrose perissinusoidal na zona 3.[13] Já Kleiner et al. propuseram o escore de atividade da DHGNA (NAS – *NAFLD activity escore*), que inclui apenas esteatose, inflamação lobular e balonização, características reversíveis a curto prazo, o que é especialmente útil na avaliação dos resultados de tratamentos.[14]

ESTEATOSE HEPÁTICA E CIRURGIA BARIÁTRICA

No que concerne à cirurgia bariátrica, as evidências em populações específicas de pacientes com EHNA são bastante restritas. Há autores que defendem a ideia de que a cirurgia bariátrica possa levar à melhora de parâmetros histológicos de esteatose, inflamação e fibrose, mas também há casos em que houve piora da fibrose.[15,16]

A cirurgia bariátrica sofreu uma revolução na década de 1990 com a introdução da laparoscopia, sendo as técnicas mais utilizadas o *bypass* gástrico em *Y de Roux* (BGYR), a banda gástrica e a gastrectomia vertical (*sleeve gastrectomy*). As demais técnicas por serem de caráter disabsortivo e pelos efeitos adversos foram ou estão sendo progressivamente abandonadas.[17] Até o presente momento, não há dados definitivos sugerindo que um tipo de procedimento seja superior ao outro para o tratamento da DHGNA, embora, recentemente, um estudo tenha demonstrado uma leve superioridade do BGYR, quando comparado à banda gástrica.[18]

As técnicas restritivas foram estudadas, por exemplo, por Stratopoulos *et al.*, que avaliaram uma coorte prospectiva de 51 obesos mórbidos, sem diabetes, submetidos à gastroplastia vertical. Foram comparadas às biópsias em cunha realizadas no intraoperatório e outras realizadas por agulha cerca de 18 meses mais tarde, identificando-se melhora da esteatose, da EHNA e da fibrose. No entanto, houve progressão da fibrose em 11,7% dos casos.[19] Quanto a esse estudo, é importante ressaltar que pode ter havido importante viés de aferição, uma vez que a biópsia em cunha poderia ter superestimado o grau de fibrose hepática inicial e que o resultado da biópsia de controle poderia, portanto, ter refletido a mudança no método diagnóstico e não o impacto da cirurgia.

Kral *et al.* avaliaram a derivação biliopancreática em um estudo de coorte prospectivo, conduzido em 104 obesos mórbidos. Foram comparadas a duas biópsias hepáticas separadas por cerca de 41 meses, detectando-se melhora da esteatose e uma clara tendência à piora da fibrose.[20]

Técnicas híbridas de cirurgia bariátrica também têm sido estudadas. Em avaliação de 26 obesos mórbidos submetidos a BGYR, com duas biópsias hepáticas separadas por 16,3 meses, houve redução da esteatose, da balonização, dos hialinos de Mallory, dos núcleos ricos em glicogênio, da inflamação lobular e portal e da fibrose. Além disso, enquanto 96% preenchiam critérios de EHNA na primeira biópsia, apenas 15,3% os preenchiam na segunda.[21] Em estudo de coorte retrospectivo brasileiro, também foi avaliado o papel do BGYR em 78 obesos mórbidos e verificou-se redução da balonização e da fibrose na biópsia de controle. O diagnóstico de EHNA estava presente em 57,7% dos pacientes na primeira biópsia e em apenas 26,9% na segunda. No entanto, ocorreu desenvolvimento de fibrose no pós-operatório em 11,6% dos casos.[22]

Um estudo de coorte prospectivo de grande porte avaliou 381 obesos mórbidos submetidos a diversas técnicas de cirurgia bariátrica. Os pacientes foram biopsiados no intraoperatório e após 1 e 5 anos. Houve redução da esteatose e da balonização no quinto ano, mas ocorreu piora da fibrose em 1 e em 5 anos. Considerando-se apenas os 99 pacientes com EHNA na biópsia inicial, detectou-se redução da esteatose, da balonização e do escore NAS em 5 anos, bem como diminuição do diagnóstico de EHNA (27,4% na biópsia inicial e 14,2% na de 5 anos). Nesse subgrupo, não se detectou modificação na fibrose a longo prazo (p = 0,77).[23]

Recente estudo prospectivo, também avaliando um substancial número de pacientes com EHNA (109 pacientes) submetidos à cirurgia bariátrica, demonstrou que a intervenção induziu ao desaparecimento dessa afecção em aproximadamente 85% dos casos. Também foi observada uma redução do escore Metavir de fibrose em 35% dos casos.[24]

A cirurgia bariátrica, ao ser avaliada em metanálise de 15 estudos com 766 pacientes, mostrou levar a uma melhora ou resolução da esteatose (93%), a uma melhora ou resolução da EHNA (82%) e a uma melhora da fibrose (73%). Em regra, não houve piora da doença hepática e a presença de cirrose compensada, sem hipertensão portal, parece não contraindicar o procedimento.[15] Deve ser ressaltado que não há estudos específicos para a EHNA, o que constitui um viés de relevância. Mais importante, no entanto, são os resultados da revisão sistemática e metanálise do grupo *Cochrane* que, ao avaliar 21 estudos, concluiu que nenhum dos ensaios cumpriu os critérios de inclusão, impedindo um posicionamento sobre os benefícios ou riscos que a cirurgia bariátrica poderia trazer aos pacientes com EHNA.[25] Ressalte-se que, nesta revisão, os estudos de coorte identificados sugeriram melhora dos escores de esteatose e de inflamação, embora quatro estudos tenham referido piora da fibrose.

Em linhas gerais, quando avaliados os estudos em que são analisadas biópsias pareadas, antes e após o procedimento cirúrgico, a despeito das limitações metodológicas dos mesmos, podemos referir que quase a totalidade reporta redução da esteatose e redução da inflamação lobular (embora a inflamação portal seja minimamente alterada). No entanto, o padrão de redução da fibrose é menos claro, sendo que a maioria mostra melhora, mas alguns referem que tal melhora é pouco significativa. Além disso, muitos estudos mostram melhora somente da fibrose lobular, sem efeito na fibrose portal. É interessante ressaltar que, quando há piora da fibrose, ela parece estar relacionada com o grau de perda de peso. Dessa forma, em geral, a piora ocorre no primeiro ano após a cirurgia com uma estabilização subsequente.[17]

Considerando todas as evidências discutidas anteriormente, a posição da *American Association for the Study of Liver Diseases* (AASLD) quanto à cirurgia bariátrica é que ainda é prematuro recomendá-la como tratamento específico da EHNA. No entanto, segundo essa importante entidade, ela não está contraindicada em obesos mórbidos com DHGNA/EHNA, sem cirrose.[1] Ressaltamos que a presença de cirrose compensada, sem hipertensão portal, parece não ser uma contraindicação absoluta para o procedimento em centros com *expertise* em cirurgia bariátrica.[26,27]

CONSIDERAÇÕES FINAIS

- A DHGNA é uma entidade da maior importância, tanto por sua prevalência, quanto pelo impacto negativo que pode trazer à saúde dos pacientes, inclusive com redução de sua sobrevida.
- A obesidade aumenta como uma epidemia em todo o mundo e está intimamente associada à DHGNA.
- O combate à obesidade é fundamental para o tratamento da DHGNA e de muitas outras doenças relacionadas, e é papel do médico priorizá-lo.
- Embora a cirurgia bariátrica tenha papel importante no tratamento da obesidade mórbida, não há evidências suficientes, no atual momento do conhecimento médico, para recomendá-la como tratamento específico da DHGNA.
- DHGNA não contraindica a realização da cirurgia bariátrica em pacientes em que ela esteja indicada por outro motivo.
- Alguns desses pacientes podem, inclusive, se beneficiar do ponto de vista hepático, mas todos devem ser atentamente seguidos pelo gastroenterologista ou hepatologista em função de um risco baixo, mas não negligenciável, de piora da fibrose hepática após o procedimento.

REFERÊNCIAS BIBLIOGRÁFICAS

1. Chalasani N, Younossi Z, Lavine JE et al. The diagnosis and management of non-alcoholic fatty liver disease: Practice guideline by the American Association for the Study of Liver Diseases, American College of Gastroenterology, and the American Gastroenterological Association. *Am J Gastroenterol* 2012;107(6):811-26.
2. Paredes AH, Torres DM, Harrison SA. Nonalcoholic fatty liver disease. *Clin Liver Dis* 2012;16(2):397-419.
3. Yilmaz Y, Younossi ZM. Obesity-associated nonalcoholic fatty liver disease. *Clin Liver Dis* 2014;18(1):19-31.
4. Zamin Jr I, de Mattos AA, Zettler CG. Nonalcoholic steatohepatitis in nondiabetic obese patients. *Can J Gastroenterol* 2002;16(5):303-7.
5. Losekann A, Weston AC, de Mattos AA et al. Non-Alcoholic Steatohepatitis (NASH): Risk Factors in Morbidly Obese Patients. *Int J Mol Sci* 2015;16(10):25552-59.
6. Hassan MM, Abdel-Wahab R, Kaseb A et al. Obesity Early in Adulthood Increases Risk but Does Not Affect Outcomes of Hepatocellular Carcinoma. *Gastroenterology* 2015;149(1):119-29.
7. Zhou L, Yu X, Meng Q et al. Resistin reduces mitochondria and induces hepatic steatosis in mice by the protein kinase C/protein kinase G/p65/PPAR gamma coactivator 1 alpha pathway. *Hepatology* 2013;57(4):1384-93.
8. Leite AB, Mattos AA, Mattos AZ et al. Risk factors for nonalcoholic steatohepatitis in cryptogenic cirrhosis. *Arq Gastroenterol* 2012;49(4):245-49.
9. Singh S, Allen AM, Wang Z et al. Fibrosis progression in nonalcoholic fatty liver vs nonalcoholic steatohepatitis: a systematic review and meta-analysis of paired-biopsy studies. *Clin Gastroenterol Hepatol* 2015;13(4):643-54 e1-9; quiz e39-40.
10. Pagadala MR, McCullough AJ. The relevance of liver histology to predicting clinically meaningful outcomes in nonalcoholic steatohepatitis. *Clin Liver Dis* 2012;16(3):487-504.
11. Stepanova M, Rafiq N, Makhlouf H et al. Predictors of all-cause mortality and liver-related mortality in patients with non-alcoholic fatty liver disease (NAFLD). *Dig Dis Sci* 2013;58(10):3017-23.
12. Kim D, Kim WR, Kim HJ et al. Association between noninvasive fibrosis markers and mortality among adults with nonalcoholic fatty liver disease in the United States. *Hepatology* 2013;57(4):1357-65.

13. Brunt EM, Janney CG, Di Bisceglie AM et al. Nonalcoholic steatohepatitis: a proposal for grading and staging the histological lesions. *Am J Gastroenterol* 1999;94(9):2467-74.
14. Kleiner DE, Brunt EM, Van Natta M et al. Design and validation of a histological scoring system for nonalcoholic fatty liver disease. *Hepatology* 2005;41(6):1313-21.
15. Vuppalanchi R, Chalasani N. Nonalcoholic fatty liver disease and nonalcoholic steatohepatitis: Selected practical issues in their evaluation and management. *Hepatology* 2009;49(1):306-17.
16. Hafeez S, Ahmed MH. Bariatric surgery as potential treatment for nonalcoholic fatty liver disease: a future treatment by choice or by chance? *J Obes* 2013;2013:839275.
17. Dixon JB. Surgical management of obesity in patients with morbid obesity and nonalcoholic fatty liver disease. *Clin Liver Dis* 2014;18(1):129-46.
18. Caiazzo R, Lassailly G, Leteurtre E et al. Roux-en-Y gastric bypass versus adjustable gastric banding to reduce nonalcoholic fatty liver disease: a 5-year controlled longitudinal study. *Ann Surg* 2014;260(5):893-8; discussion 8-9.
19. Stratopoulos C, Papakonstantinou A, Terzis I et al. Changes in liver histology accompanying massive weight loss after gastroplasty for morbid obesity. *Obes Surg* 2005;15(8):1154-60.
20. Kral JG, Thung SN, Biron S et al. Effects of surgical treatment of the metabolic syndrome on liver fibrosis and cirrhosis. *Surgery* 2004;135(1):48-58.
21. Vargas V, Allende H, Lecube A et al. Surgically induced weight loss by gastric bypass improves non alcoholic fatty liver disease in morbid obese patients. *World J Hepatol* 2012;4(12):382-88.
22. Moretto M, Kupski C, da Silva VD et al. Effect of bariatric surgery on liver fibrosis. *Obes Surg* 2012;22(7):1044-49.
23. Mathurin P, Hollebecque A, Arnalsteen L et al. Prospective study of the long-term effects of bariatric surgery on liver injury in patients without advanced disease. *Gastroenterology* 2009;137(2):532-40.
24. Lassailly G, Caiazzo R, Buob D et al. Bariatric Surgery Reduces Features of Nonalcoholic Steatohepatitis in Morbidly Obese Patients. *Gastroenterology* 2015;149(2):379-88; quiz e15-6.
25. Chavez-Tapia NC, Tellez-Avila FI, Barrientos-Gutierrez T et al. Bariatric surgery for non-alcoholic steatohepatitis in obese patients. *Cochrane Database Syst Rev* 2010(1):CD007340.
26. Mosko JD, Nguyen GC. Increased perioperative mortality following bariatric surgery among patients with cirrhosis. *Clin Gastroenterol Hepatol* 2011;9(10):897-901.
27. Shimizu H, Phuong V, Maia M et al. Bariatric surgery in patients with liver cirrhosis. *Surg Obes Relat Dis* 2013;9(1):1-6.

CAPÍTULO 9

Trombose e Hipertensão Portal após *B*ypass Gástrico e Gastrectomia Vertical

Francisco Sérgio Pessoa ▪ Juliana Lima
Juliano Canavarros ▪ Lyz Bezerra Silva

INTRODUÇÃO

Apesar do inquestionável benefício em relação à perda de peso e à melhoria das comorbidades relacionadas com a obesidade, a incidência de complicações decorrentes da cirurgia bariátrica pode variar entre 10-40%.[1,2]

Dentre elas, o tromboembolismo venoso representa a complicação pós-operatória mais comum, uma vez que a obesidade, por si só, seja considerada fator de risco para eventos tromboembólicos.[3,4] Isto deve-se a diversos fatores, incluindo a condição inflamatória crônica associada à obesidade, ao aumento da pressão abdominal, à estase venosa nos membros inferiores e ao sedentarismo.[5,6] A incidência de trombose venosa profunda (TVP) após cirurgia bariátrica videolaparoscópica gira em torno de 3%, enquanto a de tromboembolismo pulmonar é abaixo de 1%.[7]

Por sua vez, a trombose venosa portomesentérica (TVPM) é considerada uma complicação rara, mas potencialmente fatal, que exige um alto nível de suspeição e protocolos de abordagem pós-operatória para o seu reconhecimento precoce e estabelecimento da conduta terapêutica adequada.[3,8] Foi descrita pela primeira vez como complicação pós-cirúrgica de uma esplenectomia, em 1895, por Delatour e, desde 1991, existem várias publicações na literatura após procedimentos laparoscópicos, como colectomia, apendicectomia, fundoplicatura e colecistectomia.[8,9] Relatos de casos de TVPM após cirurgias bariátricas laparoscópicas, incluindo *bypass* gástrico em *Y de Roux* (BGYR), gastrectomia vertical (GV) e banda gástrica ajustável (BGA), têm sido reportados desde 2002.[8,10,11]

ETIOLOGIA

A etiologia é multifatorial, dependente de fatores sistêmicos e/ou locorregionais. Dentre os primeiros, podemos citar as trombofilias hereditárias: deficiência de proteína C (7-27% dos casos), S (2-43% dos casos), deficiência de antitrombina III (1-29% dos casos), mutação do fator V de Leiden (3-30%), mutação do gene da protrombina (3-40%), hiper-homocisteinemia, além de estados protrombóticos adquiridos (sepse abdominal, uso de contraceptivos orais, neoplasias, distúrbios mieloproliferativos e obesidade).[12,13]

Por sua vez, a TVPM pós-cirúrgica pode estar relacionada com o trauma direto das estruturas do sistema porto-mesentérico, redução do fluxo portal decorrente da ligadura de grandes tributárias (como ocorre na esplenectomia e transplante hepático) e resposta inflamatória local pelo próprio procedimento cirúrgico. Somado a esses fatores, a técnica laparoscópica apresenta um efeito trombogênico adicional que pode ser explicado pelos seguintes mecanismos:

- O aumento da pressão intra-abdominal, resultante do pneumoperitônio, leva a uma redução do fluxo venoso portomesentérico que pode variar entre 35-84%.[14] O efeito na estase venosa é dependente da pressão de insuflação. Ocorre redução de 50% no fluxo venoso portal, quando a pressão intra-abdominal é superior a 14 mmHg.[15]
- A difusão transperitoneal do dióxido de carbono, utilizado para induzir pneumoperitônio, pode levar à hipercapnia, que induz vasoconstrição mesentérica, reduzindo o fluxo sanguíneo no território esplâncnico.[16]
- A posição de proclive por tempo prolongado pode exacerbar a estase venosa portal.[17]
- A própria manipulação cirúrgica intraoperatória pode lesar o endotélio da vasculatura esplâncnica, levando à formação local de trombo, que pode migrar para o sistema venoso porta.

Alguns fatores relacionados especificamente com a cirurgia bariátrica podem favorecer a trombose porto-mesentérica, em adição aos já comentados anteriormente:[3]

- Na GV ocorre alteração do fluxo sanguíneo decorrente da ligadura dos vasos gástricos curtos, com aumento do retorno venoso do estômago.

- Ação de pinças de hemostasia, que fazem a selagem de vasos através da combinação única de pressão e força para criar uma fusão de vasos; e pinça de dissecção ultrassônica, com consequente lesão do endotélio de vasos da grande e pequena curvatura gástrica, e ativação da cascata de coagulação no interior dos vasos tributários do sistema portal.
- Tanto na GV quanto no BGYR pode ocorrer trauma inadvertido da veia esplênica durante a manipulação cirúrgica na cavidade do omento menor, predispondo a trombose.
- Dificuldade na ingestão hídrica adequada no pós-operatório precoce, levando a algum grau de desidratação, o que aumenta o risco de complicações trombóticas.
- A síndrome metabólica, geralmente presente nos pacientes submetidos à cirurgia bariátrica, gera um estado de hipercoagulabilidade, associado a aumento nos níveis plasmáticos de fibrinogênio, fatores VI e VII. Além disso, promove aumento dos níveis de PAI-1, que a reduz à conversão de plasminogênio em plasmina, resultando em hipofibrinólise.[18]

APRESENTAÇÃO CLÍNICO-LABORATORIAL

A TVPM abrange um amplo espectro de apresentações clínicas, que vão desde achado incidental em pacientes assintomáticos até quadros mais graves com necrose intestinal. Frequentemente, manifesta-se com dor abdominal inespecífica (presente em 90% dos pacientes), náuseas (54%), vômitos (77%) ou diarreia (36%).[8] Em nossa casuística de 10 casos de TVP, a manifestação clínica foi de desconforto ou peso na região abdominal e por vezes febrícula. Destes, quatro pacientes eram assintomáticos, tendo seu diagnóstico firmado por ultrassonografia (USG) com doppler do sistema porta, que em nosso serviço é solicitado de rotina entre os dias 25 e 30 dias de pós-operatório (Fig. 9-1).

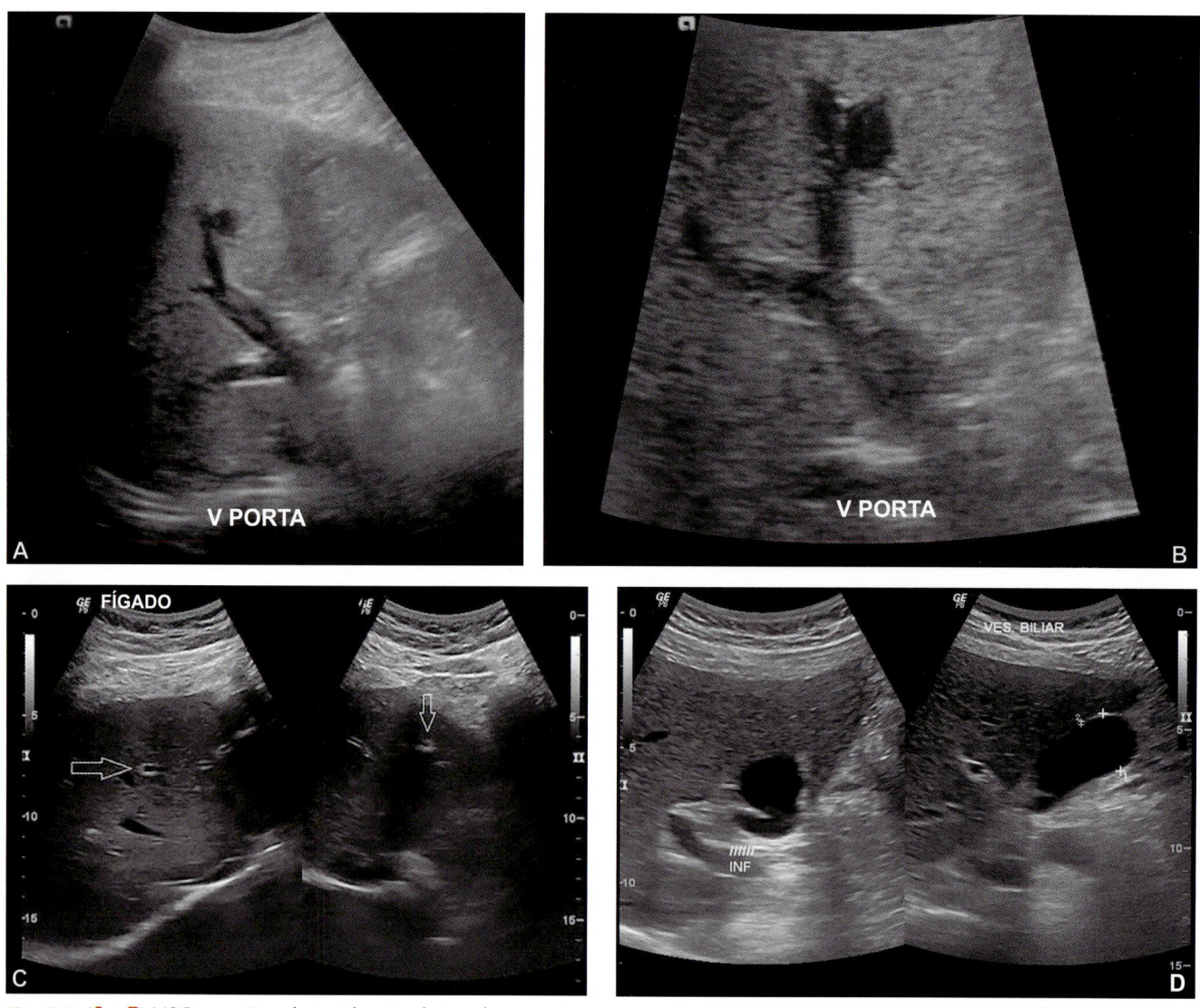

Fig. 9-1. (**A** e **B**) USG com Doppler evidenciando trombo em veia porta assintomática, no 30º dia de PO de gastrectomia vertical. (**C** e **D**) Após o tratamento e evidenciando a total resolução da TVPM.

Outros achados incluem anorexia e sangramento gastrointestinal. Em geral os pacientes retardam a busca à assistência médica em mais de 48 h do aparecimento dos sintomas. Um estudo retrospectivo, multicêntrico, envolvendo seis centros de referência em cirurgia bariátrica, mostrou um tempo médio de 10 dias para surgimento dos sintomas, sendo o diagnóstico realizado cerca de 2 dias após.[3]

O exame físico pode apresentar-se inocente ou incluir febre baixa e esplenomegalia congestiva, além de sinais de maior gravidade, como peritonismo, taquicardia e hipotensão, nos casos de choque séptico por isquemia intestinal. A dor abdominal desproporcional aos achados do exame físico deve aumentar a suspeita clínica de TVPM.[8]

A rotina laboratorial também é pouco específica. Leucocitose e discretas alterações da função hepática podem estar presentes, enquanto acidose metabólica pode ser sugestiva de isquemia intestinal.

DIAGNÓSTICO

A Tomografia Computadorizada de Abdome (TC) com contraste intravenoso é o método de escolha para o diagnóstico, com acurácia superior a 90%.[10,19] Além de identificar a trombose, é capaz de avaliar a extensão e gravidade da doença (Figs. 9-2 a 9-5). Alguns sinais observados incluem:[20]

- Falhas de enchimento intraluminal, com área de lucência central e realce periférico das paredes do vaso, sugestivo de trombose aguda.
- Presença de circulação colateral.

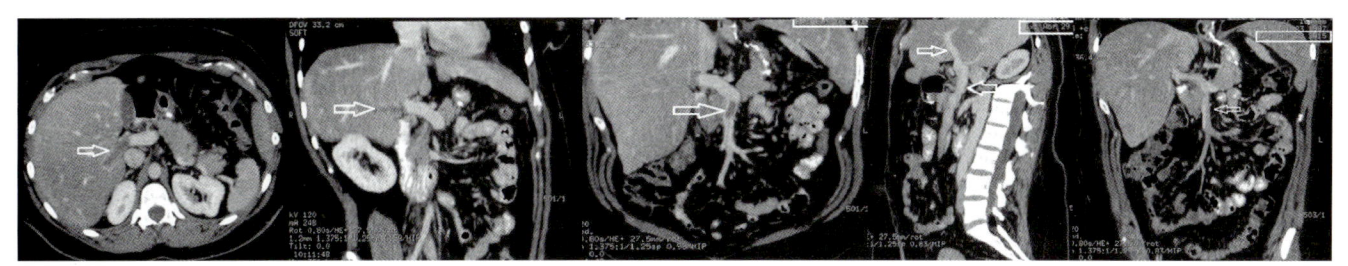

Fig. 9-2. TVPM de veia porta com completa resolução do quadro após 2 meses de terapia.

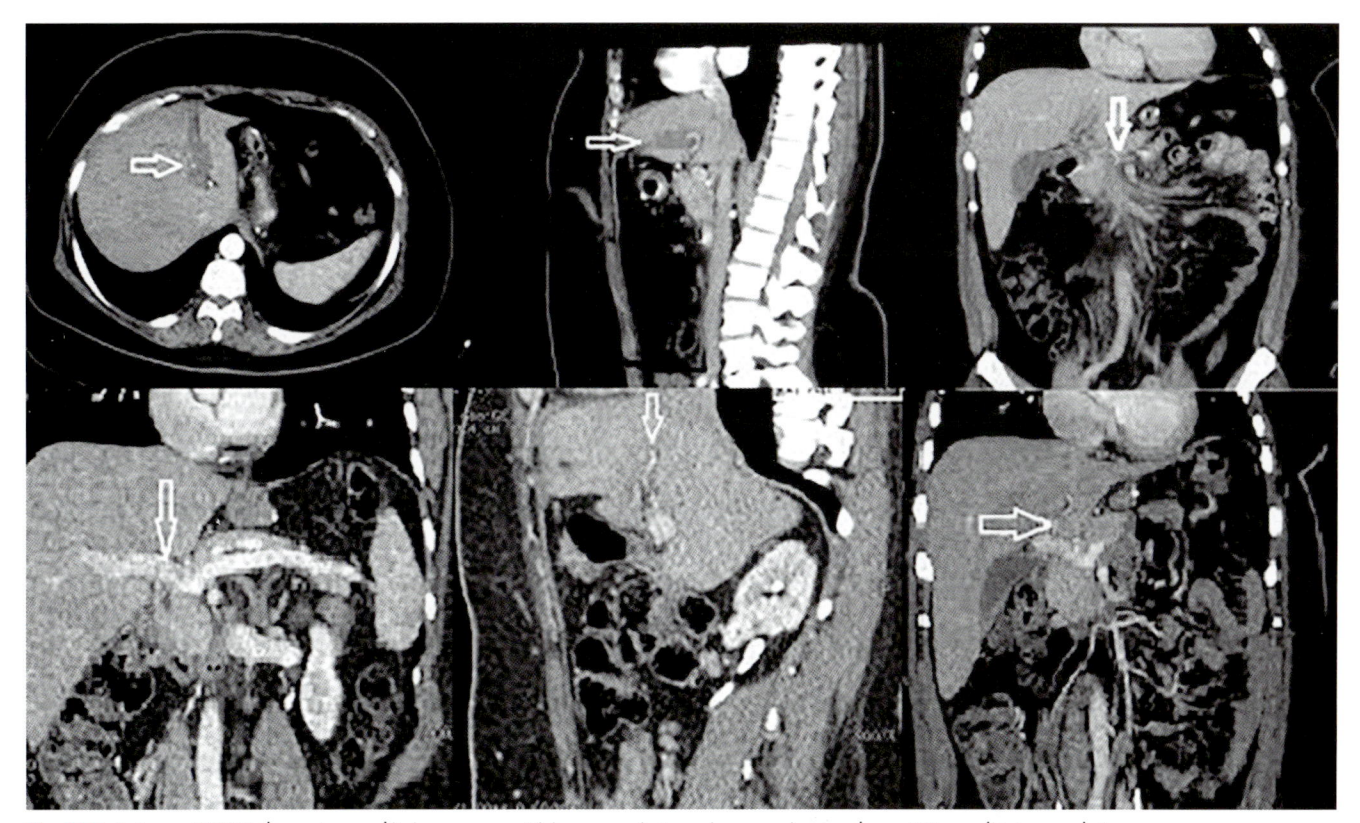

Fig. 9-3. Extensa TVPM de porta, esplênica e mesentérica, e após terapia com rivaroxabana 20 mg diárias evoluiu com apenas um ponto de mesentérica superior com trombo e circulação colateral. Na angiotomografia após 3 meses houve desaparecimento do trombo de veias porta e esplênica.

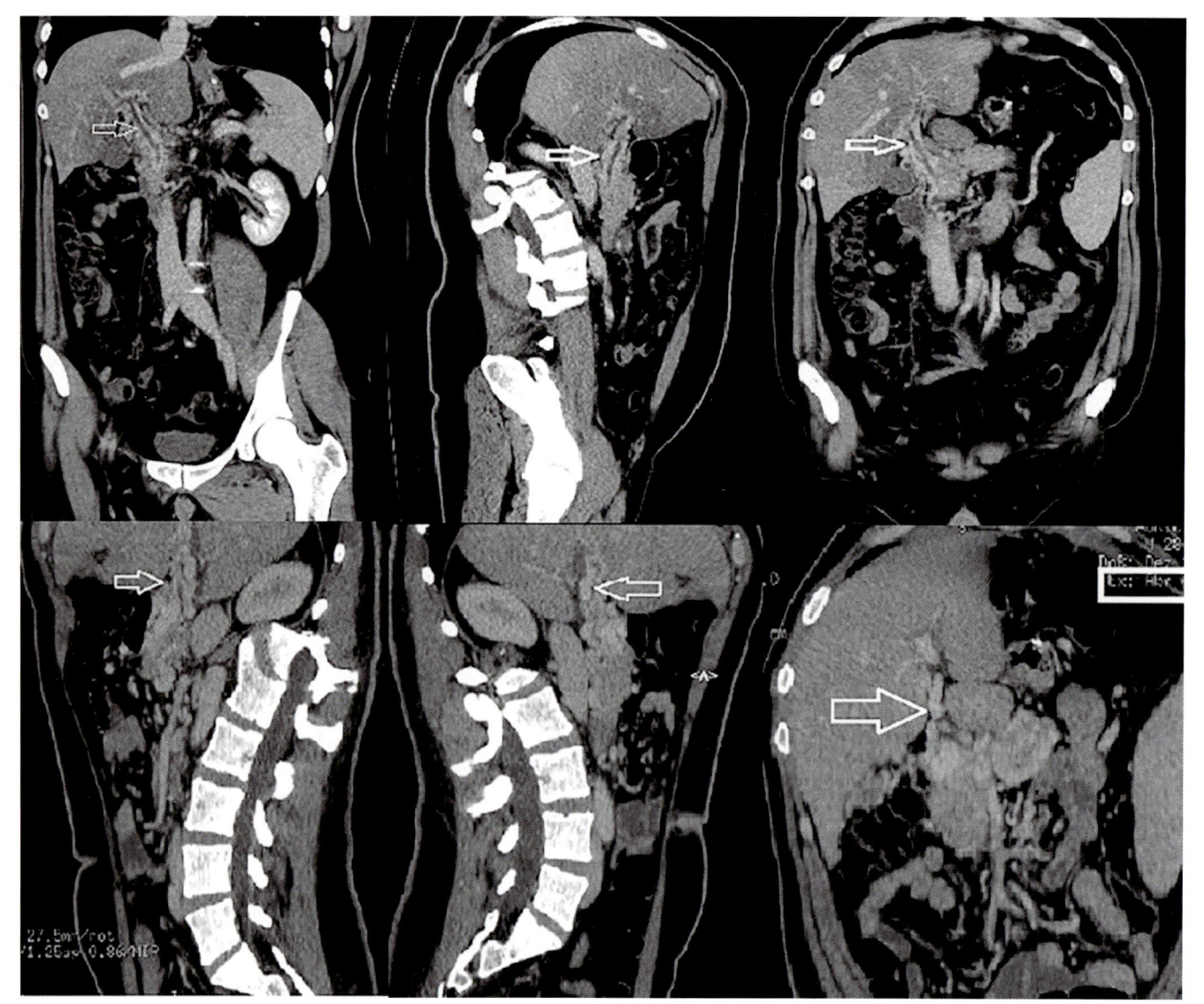

Fig. 9-4. Comparativo de angiotomografia de paciente submetido à GV com trombo em sistema porta e angiotomografia, evidenciando transformação cavernomatosa e circulação colateral. Este paciente teve diagnóstico de leucemia mieloide aguda 1 ano após.

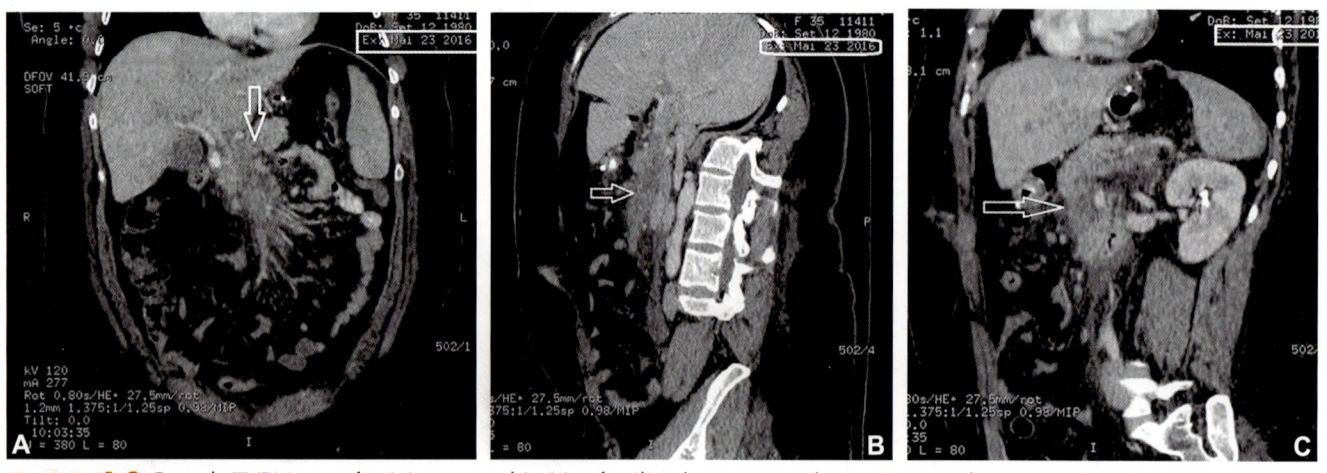

Fig. 9-5. (A-C) Caso de TVPM, sexo feminino e com histórico familiar de outras tromboses. Fez uso de enoxaparina 60 mg no intraoperatório e pós-operatório imediatos.

- Sinais de congestão/edema intestinal.
- Ascite.

Métodos adicionais, como a USG com Doppler, ressonância de abdome ou angiografia abdominal, também podem ser utilizados, sem maiores vantagens em relação à TC. A USG abdominal com Doppler, embora facilmente disponível, tem a menor especificidade se comparada aos demais exames, sendo em geral utilizada para documentar a restauração do fluxo venoso naqueles com diagnóstico prévio de trombose. A ressonância de abdome, apesar da alta sensibilidade e especificidade, tem um custo mais elevado e, assim como a angiografia, não se encontra amplamente disponível.[20]

Em alguns pacientes com apresentação mais grave e sinais de peritonite, torna-se necessária a realização de laparoscopia para confirmar a suspeita diagnóstica, determinar a extensão da doença e avaliar a necessidade de ressecção intestinal ou de um *second look* após 24-48 h.[20]

Acredita-se que alguns pacientes pós-bariátrica que se apresentam com dor epigástrica mal definida associada a algum grau de desidratação tenham, na realidade, uma forma mais leve de TVPM, com resolução espontânea, sem definição diagnóstica. Portanto, a real incidência da TVPM é subestimada.[3]

DIAGNÓSTICO DIFERENCIAL

- Fístula de Ângulo de His ou outra parte da bolsa gástrica.
- Fístula anastomótica.
- Hérnia interna.
- Peritonite biliar.
- Isquemia arterial mesentérica.[21]

PROFILAXIA

Até o momento não há consenso sobre a instituição de profilaxia contra eventos tromboembólicos em pacientes submetidos à cirurgia bariátrica, embora esta seja adotada por diversos centros de referência, com diferentes regimes de anticoagulação e posologia.

TRATAMENTO

A maior parte dos casos apresenta um curso clínico indolente, sem necessidade de cirurgia ou intervenções invasivas. As opções de tratamento variam de acordo com a gravidade de apresentação da doença e suas consequências. Cuidados clínicos iniciais incluem: hidratação, analgesia e repouso intestinal.[3]

O pilar do tratamento baseia-se na anticoagulação plena, que deve ser prescrita tão logo se estabeleça o diagnóstico, com o objetivo primário de promover a recanalização do sistema venoso portal e reduzir os riscos de novos eventos trombóticos.[22-24]

As drogas utilizadas rotineiramente são a heparina de baixo peso molecular (na dose de 1,0 a 2,0 mg/kg em duas aplicações diárias subcutâneas) ou a infusão intravenosa de heparina não fracionada (dose titulada para manter TTPa entre 60-90 s). Posteriormente, ocorre a substituição da heparina por anticoagulante oral (no caso da varfarina deve-se manter alvo do INR entre 2,5-3,0). O tempo recomendado de manutenção da terapia anticoagulante varia entre 6 e 12 meses, podendo ser *ad eternum* na presença de trombofilias hereditárias, que devem ser rotineiramente pesquisadas.[3,25]

Em casos selecionados, a trombólise endovascular, com cateterização trans-hepática da veia porta, tem-se mostrado efetiva.[26] Um estudo retrospectivo mostrou recanalização parcial ou completa em mais de 75% dos casos de trombose portal, refratários à terapia anticoagulante.[27] Entretanto, mais estudos são indispensáveis para melhor definição do seu papel. Outra ressalva é que tal procedimento exige um suporte técnico mais avançado, com profissionais experientes na área, que não estão disponíveis em todos os centros.[26]

EVOLUÇÃO E COMPLICAÇÕES

Estudos mostram resultados satisfatórios com o uso da anticoagulação plena, levando à recanalização parcial ou completa em mais de 90% dos casos.[28] Entretanto, 5-15% dos pacientes com TVPM podem desenvolver isquemia intestinal, com necrose transmural e perfuração. Nesses casos, a taxa de mortalidade chega a 40%.[19]

A história natural da TVPM não tratada ainda é pouco esclarecida. A escassez de estudos randomizados controlados inviabiliza a definição do melhor manejo para esta entidade. Raros são os casos de resolução espontânea da trombose portal.[4]

A detecção e o tratamento tardio desta condição podem levar às principais complicações da hipertensão portal, como ascite, encefalopatia e, principalmente, a hemorragia digestiva por ruptura de varizes esofagogástricas, podendo evoluir com perda de função hepática (Fig. 9-6).

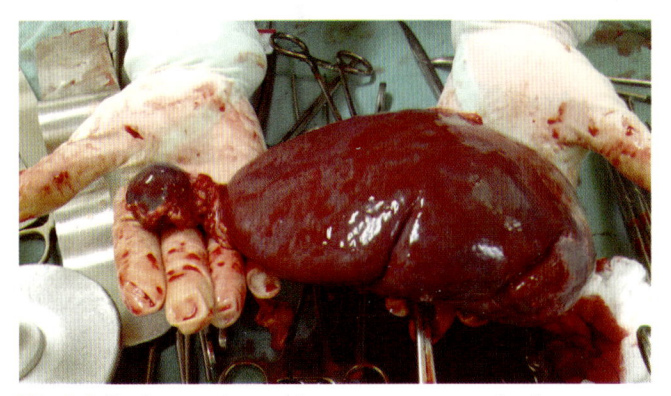

Fig. 9-6. Paciente assintomática que teve como primeira manifestação de TVPM ruptura de varizes do esôfago, tendo sido submetido à desconexão ázigo-porta e esplenectomia.

CONSIDERAÇÕES FINAIS

- A trombose portomesentérica é uma complicação pouco frequente após cirurgia bariátrica laparoscópica, mas potencialmente letal.
- A real incidência não está bem documentada e possivelmente é subestimada.
- A etiologia é multifatorial.
- Em geral manifesta-se com dor abdominal inespecífica e exame físico inocente.
- TC abdominal com contraste é um método de excelente acurácia para o diagnóstico.
- O tratamento deve ser individualizado.
- Alto nível de suspeição é fundamental para diagnóstico e terapia anticoagulante precoce, diminuindo o risco de complicações.

REFERÊNCIAS BIBLIOGRÁFICAS

1. Encinosa WE, Bernard DM, Du D et al. Recent improvements in bariatric surgery outcomes. Med Care 2009;47(5):531-35.
2. Flum DR, Belle SH, King WC et al. Perioperative safety in the longitudinal assessment of bariatric surgery. N Engl J Med 2009;361(5):445-54.
3. Goitein D, Matter I, Raziel A et al. Portomesenteric thrombosis following laparoscopic bariatric surgery: incidence, patterns of clinical presentation, and etiology in a bariatric patient population. JAMA Surgery 2013;148(4):340-46.
4. Salinas J, Barros D, Salgado N et al. Portomesenteric vein thrombosis after laparoscopic sleeve gastrectomy. Surg Endosc 2014;28(4):1083-89.
5. Rocha AT, de Vasconcellos AG, da Luz Neto ER et al. Risk of venous thromboembolism and efficacy of thromboprophylaxis in hospitalized obese medical patients and in obese patients undergoing bariatric surgery. Obes Surg 2006;16(12):1645-55.
6. Herron DM. C-reactive protein and adiposity: obesity as a systemic inflammatory state. Surg Obes Relat Dis 2005;1(3):385-86.
7. Alsina E, Ruiz-Tovar J, Alpera MR et al. Incidence of deep vein thrombosis and thrombosis of the portal-mesenteric axis after laparoscopic sleeve gastrectomy. J Laparoendosc Adv Surg Tec A 2014;24(9):601-5.
8. James AW, Rabl C, Westphalen AC et al. Portomesenteric venous thrombosis after laparoscopic surgery: a systematic literature review. Arch Surg (Chicago 1960) 2009;144(6):520-26.
9. Delatour HB. III. Thrombosis of the Mesenteric Veins as a Cause of Death after Splenectomy. Ann Surg 1895;21(1):24-28.
10. Bellanger DE, Hargroder AG, Greenway FL. Mesenteric venous thrombosis after laparoscopic sleeve gastrectomy. Surg Obes Relat Dis 2010;6(1):109-11.
11. Berthet B, Bollon E, Valero R et al. Portal vein thrombosis due to factor 2 leiden in the post-operative course of a laparoscopic sleeve gastrectomy for morbid obesity. Obes Surg 2009;19(10):1464-67.
12. Denninger MH, Chait Y, Casadevall N et al. Cause of portal or hepatic venous thrombosis in adults: the role of multiple concurrent factors. Hepatology (Baltimore) 2000;31(3):587-91.
13. Rosendaal FR. Venous thrombosis: a multicausal disease. Lancet (London, England) 1999;353(9159):1167-73.
14. Schafer M, Krahenbuhl L. Effect of laparoscopy on intra-abdominal blood flow. Surgery 2001;129(4):385-89.
15. Jakimowicz J, Stultiens G, Smulders F. Laparoscopic insufflation of the abdomen reduces portal venous flow. Surg Endosc 1998;12(2):129-32.
16. Epstein RM, Wheeler HO, Frumin MJ et al. The effect of hypercapnia on estimated hepatic blood flow, circulating splanchnic blood volume, and hepatic sulfobromophthalein clearance during general anesthesia in man. J Clin Invest 1961;40:592-98.
17. Gutt CN, Schmedt CG, Schmandra T et al. Insufflation profile and body position influence portal venous blood flow during pneumoperitoneum. Surg Endosc 2003;17(12):1951-57.
18. Dentali F, Romualdi E, Ageno W. The metabolic syndrome and the risk of thrombosis. Haematologica 2007;92(3):297-99.
19. Munoz S, Cubo P, Gonzalez-Castillo J et al. Superior mesenteric venous thrombosis: a retrospective study of thirteen cases. Rev Esp Enferm Dig 2004;96(6):385-90; 90-94.
20. Swartz DE, Felix EL. Acute mesenteric venous thrombosis following laparoscopic Roux-en-Y gastric bypass. JSLS 2004;8(2):165-69.
21. Cesaretti M, Elghadban H, Scopinaro N et al. Portomesenteric venous thrombosis: an early postoperative complication after laparoscopic biliopancreatic diversion. World J Gastroenterol 2015;21(8):2546-49.
22. Condat B, Pessione F, Hillaire S et al. Current outcome of portal vein thrombosis in adults: risk and benefit of anticoagulant therapy. Gastroenterology 2001;120(2):490-97.
23. Brunaud L, Antunes L, Collinet-Adler S et al. Acute mesenteric venous thrombosis: case for nonoperative management. J Vasc Surg 2001;34(4):673-79.
24. Sheen CL, Lamparelli H, Milne A et al. Clinical features, diagnosis and outcome of acute portal vein thrombosis. QJM 2000;93(8):531-34.
25. Kumar S, Sarr MG, Kamath PS. Mesenteric venous thrombosis. New Engl J Med 2001;345(23):1683-88.
26. Okazn U, Oguzkurt L, Tercan F et al. Percutaneous transhepatic thrombolysis in the treatment of acute portal venous thrombosis. Diagn Interv Radiol 2006;12(2):105-7.
27. Hollingshead M, Burke CT, Mauro MA et al. Transcatheter thrombolytic therapy for acute mesenteric and portal vein thrombosis. JVIR 2005;16(5):651-61.
28. Condat B, Pessione F, Helene Denninger M et al. Recent portal or mesenteric venous thrombosis: increased recognition and frequent recanalization on anticoagulant therapy. Hepatology (Baltimore) 2000;32(3):466-7.

CAPÍTULO 10

Helicobacter Pylori e Obesidade

Luiz Gonzaga Coelho ▪ Aloisio Carvalhaes

INTRODUÇÃO

O sobrepeso e a obesidade são parte de uma complexa rede de fatores biológicos, genéticos, ambientais e psicossociais, onde as causas básicas são ainda pouco conhecidas. No estômago, pode haver um papel de mudanças da fisiologia gástrica (hormonais, por exemplo) e infecção por *H. pylori*, com consequentes alterações ponderais.[1,2] Mais recentemente, estudos da microbiota intestinal têm demonstrado relação entre a especificidade de sua população e presença de obesidade.[3,4]

A grelina é um hormônio orexígeno composto de 28 aminoácidos, ligante endógeno para o receptor do hormônio do crescimento, descrita pela primeira vez por Kojima *et al.*, em 1999.[5] É um dos mais importantes sinalizadores para o início da ingestão alimentar, mantendo sua concentração alta no jejum e nos períodos que antecedem as refeições, caindo imediatamente após a alimentação.[6] É reconhecida como o único hormônio intestinal capaz de aumentar o apetite para ingestão de alimentos. Além desse efeito, estimula as secreções digestivas e a motilidade gástrica, podendo ter seu padrão secretório influenciado pelo sono.[7]

No estômago, a grelina é produzida e secretada quase exclusivamente pelas glândulas da mucosa oxíntica. As células produtoras de grelina já foram identificadas na mucosa gástrica humana normal, atrófica, hipertrófica e em tumores endócrinos gástricos, pancreáticos e pulmonares.[8] Estas células perfazem cerca de 20% da população de células endócrinas das glândulas oxínticas gástricas.[9]

O *H. pylori* é a principal causa de gastrite crônica, que pode evoluir com alterações atróficas – reversíveis ou não com a erradicação da bactéria – e, potencialmente capazes de interferir na produção e secreção de grelina e suas consequências no peso do indivíduo.[10] O objetivo deste capítulo é revisar os conhecimentos atuais sobre a relação entre a infecção por *H. pylori*, grelina e a presença de sobrepeso e obesidade.

HELICOBACTER PYLORI, SOBREPESO E OBESIDADE

Em 2014, uma revisão envolvendo 99.463 indivíduos provenientes de países desenvolvidos buscou elucidar uma potencial relação entre infecção por *H. pylori* e sobrepeso.[11] Como pode ser observado na Figura 10-1, a prevalência da obesidade foi inversamente correlacionada com a prevalência de *H. pylori* na mesma população. Foi especulado que a redução da infecção pela bactéria (ou os fatores associados a essa redução), descrita nas últimas décadas nos países desenvolvidos, estaria diretamente relacionada com a endemia de obesidade observada. A erradicação do *H. pylori* também tem sido associada a variações dos parâmetros nutricionais. Furuta *et al.*, analisando 609 pacientes submetidos ao tratamento para *H. pylori* e 152 controles não infectados, observaram que após a erradicação da bactéria, o IMC e os níveis séricos de colesterol total e proteínas séricas estavam significativamente aumentados.[12] Tais achados têm sido confirmados por outros estudos asiáticos.[13-15] Da mesma forma, um extenso estudo clínico, randomizado, envolvendo 1.558 pacientes, mostrou um aumento significativo do índice de massa corporal após erradicação da bactéria, atribuindo tal achado à possível resolução da dispepsia.[16]

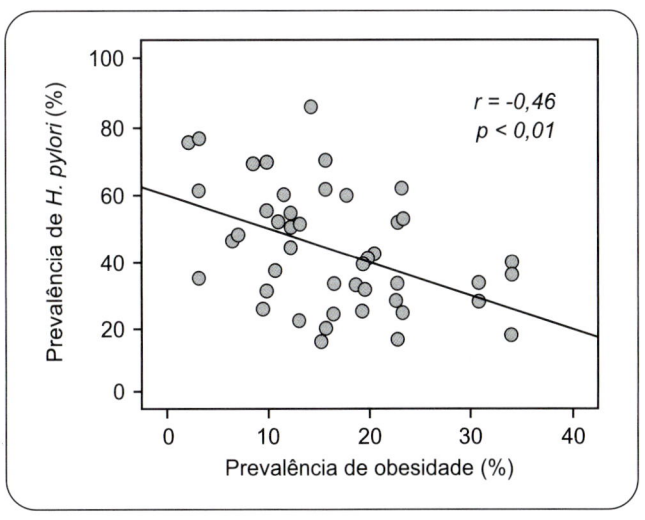

Fig. 10-1. Associação entre a prevalência de *H. pylori* (%) e a de obesidade (%) em países desenvolvidos. A prevalência da obesidade em uma dada população é inversamente correlacionada com a prevalência de *H. pylori* na mesma população. Modificada de Lender N *et al.* 2014.[11]

HELICOBACTER PYLORI E GRELINA

Uma revisão sistemática mostrou que os níveis de grelina circulante são significativamente maiores nos indivíduos não infectados por *H. pylori* (p = 0,00001).[17] Em Belo Horizonte, Nunes *et al.* analisaram a influência da infecção por *H. pylori* no número de células produtoras de grelina na mucosa antral e oxíntica de pacientes obesos e dispépticos não obesos.[18] Foi observado que a densidade de células produtoras de grelina na mucosa oxíntica dos pacientes *H. pylori* negativos era significativamente maior que aquela observada nos positivos, obesos e não obesos.

O comportamento dos níveis de grelina circulante após a erradicação do *H. pylori* ainda não é plenamente conhecido, e uma metanálise envolvendo 592 pacientes não demonstrou efeito da erradicação da bactéria sobre os níveis de grelina circulante.[17,19,20] Entretanto, estudos avaliando o comportamento da expressão de grelina mRNA na mucosa gástrica, através da técnica de PCR, demonstram sua elevação após a erradicação do *H. pylori*.[21,22] Um estudo controlado e randomizado analisou 30 indivíduos assintomáticos infectados por *H. pylori*, com implementação de tratamento em um dos grupos. Foi observado que a expressão de grelina mRNA na mucosa oxíntica aumentou significativamente no grupo erradicado, quando comparada ao grupo-controle (p = 0,009).[22]

Diferentes explicações têm sido levantadas para justificar tais discrepâncias. A região do estômago que foi biopsiada pode influenciar nos resultados, pois, após a erradicação, o nível de grelina pode se elevar na mucosa oxíntica, permanecendo inalterado ou reduzido na mucosa antral.[17] Também, a cepa infectante pode estar implicada, com estudos mostrando que cepas mais virulentas (CagA+ e VacA+) estão associadas a níveis de grelina circulantes menores que aqueles observados em indivíduos infectados por cepas menos virulentas.[23] Finalmente, a doença de base também tem sido implicada como capaz de afetar as determinações de grelina. Suzuki *et al.* analisaram pacientes com doença ulcerosa, mostrando que os níveis de grelina circulante eram significativamente maiores em pacientes com úlcera duodenal e úlcera gástrica, quando comparados a pacientes portadores de gastrite crônica.[24]

CONSIDERAÇÕES FINAIS

- São necessários mais estudos para melhor compreender a interação entre *H. pylori*, IMC e níveis de grelina. Apesar da possibilidade de após a erradicação do *H. pylori* ser observada uma elevação na secreção de grelina gástrica com consequente ganho ponderal, há, ainda, várias lacunas na compreensão deste fenômeno.[19,25]

- Da mesma forma, o papel da cepa infectante, a intensidade da gastrite crônica, o tempo de seguimento após a erradicação, o comportamento da grelina em outras condições patológicas e o eventual papel da obstatina, hormônio descrito em 2005 e derivado do mesmo precursor da grelina, porém com efeitos opostos a esta, constituem áreas a serem investigadas.[26]

REFERÊNCIAS BIBLIOGRÁFICAS

1. Nakazato M, Murakami N, Date Y et al. A role for ghrelin in the central regulation of feeding. *Nature* 2001;409(6817):194-98.
2. Ley RE, Turnbaugh PJ, Klein S et al. Microbial ecology: human gut microbes associated with obesity. *Nature* 2006;444(7122):1022-23.
3. Boltin D, Niv Y. Ghrelin, Helicobacter pylori and body mass: is there an association? *Isr Med Assoc J* 2012;14(2):130-32.
4. Turnbaugh PJ, Ley RE, Mahowald MA et al. An obesity-associated gut microbiome with increased capacity for energy harvest. *Nature* 2006;444(7122):1027-31.
5. Kojima M, Hosoda H, Date Y et al. Ghrelin is a growth-hormone-releasing acylated peptide from stomach. *Nature* 1999;402(6762):656-60.
6. Hosoda H, Kojima M, Kangawa K. Ghrelin and the regulation of food intake and energy balance. *Mol Interv* 2002;2(8):494-503.
7. Mishra AK, Dubey V, Ghosh AR. Obesity: an overview of possible role(s) of gut hormones, lipid sensing and gut microbiota. *Metabolism* 2016;65(1):48-65.
8. Leontiou CA, Franchi G, Korbonits M. Ghrelin in neuroendocrine organs and tumours. *Pituitary* 2007;10(3):213-25.
9. Zhao CM, Furnes MW, Stenstrom B et al. Characterization of obestatin- and ghrelin-producing cells in the gastrointestinal tract and pancreas of rats: an immunohistochemical and electron-microscopic study. *Cell Tissue Res* 2008;331(3):575-87.
10. Coelho LGV, Tolentino MM. Gastrites e Helicobacter pylori. In: Averbach M, Safatle A, Ferrari-Jr AP et al. (Eds.). *Endoscopia digestiva: diagnóstico e tratamento*. Rio de Janeiro: Revinter, 2013. p. 291-301.
11. Lender N, Talley NJ, Enck P et al. Review article: Associations between Helicobacter pylori and obesity—an ecological study. *Aliment Pharmacol Ther* 2014;40(1):24-31.
12. Furuta T, Shirai N, Xiao F et al. Effect of Helicobacter pylori infection and its eradication on nutrition. *Aliment Pharmacol Ther* 2002;16(4):799-806.
13. Fujiwara Y, Higuchi K, Arafa UA et al. Long-term effect of Helicobacter pylori eradication on quality of life, body mass index, and newly developed diseases in Japanese patients with peptic ulcer disease. *Hepatogastroenterology* 2002;49(47):1298-302.
14. Kamada T, Hata J, Kusunoki H et al. Eradication of Helicobacter pylori increases the incidence of hyperlipidaemia and obesity in peptic ulcer patients. *Dig Liver Dis* 2005;37(1):39-43.
15. Azuma T, Suto H, Ito Y et al. Eradication of Helicobacter pylori infection induces an increase in body mass index. *Aliment Pharmacol Ther* 2002;16(Suppl 2):240-24.
16. Lane JA, Murray LJ, Harvey IM et al. Randomised clinical trial: Helicobacter pylori eradication is associated with a significantly increased body mass index in a placebo-controlled study. *Aliment Pharmacol Ther* 2011;33(8):922-29.

17. Nweneka CV, Prentice AM. Helicobacter pylori infection and circulating ghrelin levels – a systematic review. *BMC Gastroenterol* 2011;11:7.
18. Nunes FA, Alves JS, Diniz MTC *et al*. Helicobacter pylori infection and density of gastric ghrelin-producing cells in obese and nonobese patients. *Helicobacter* 2006;11:368-68.
19. Nwokolo CU, Freshwater DA, O'Hare P *et al*. Plasma ghrelin following cure of Helicobacter pylori. *Gut* 2003;52(5):637-40.
20. Gokcel A, Gumurdulu Y, Kayaselcuk F *et al*. Helicobacter pylori has no effect on plasma ghrelin levels. *Eur J Endocrinol* 2003;148(4):423-26.
21. Osawa H, Nakazato M, Date Y *et al*. Impaired production of gastric ghrelin in chronic gastritis associated with Helicobacter pylori. *J Clin Endocrinol Metab* 2005;90(1):10-16.
22. Lee ES, Yoon YS, Park CY *et al*. Eradication of Helicobacter pylori increases ghrelin mRNA expression in the gastric mucosa. *J Korean Med Sci* 2010;25(2):265-71.
23. Isomoto H, Nishi Y, Ohnita K *et al*. The Relationship between Plasma and Gastric Ghrelin Levels and Strain Diversity in Helicobacter pylori Virulence. *Am J Gastroenterol* 2005;100(6):1425-27.
24. Suzuki H, Masaoka T, Nomoto Y *et al*. Increased levels of plasma ghrelin in peptic ulcer disease. *Aliment Pharmacol Ther* 2006;24:120-26.
25. Tatsuguchi A, Miyake K, Gudis K *et al*. Effect of Helicobacter pylori infection on ghrelin expression in human gastric mucosa. *Am J Gastroenterol* 2004;99(11):2121-27.
26. Hassouna R, Zizzari P, Tolle V. The ghrelin/obestatin balance in the physiological and pathological control of growth hormone secretion, body composition and food intake. *J Neuroendocrinol* 2010;22(7):793-80.

CAPÍTULO 11

Helicobacter Pylori e Cirurgia Bariátrica

Laercio Ribeiro ▪ James Marinho ▪ Maria do Carmo Passos

INTRODUÇÃO

A obesidade está relacionada com inúmeras condições patológicas, como hipertensão arterial, diabetes melito, artropatias e doenças cardiovasculares, além de maior risco de infecções e distúrbios do sono. Em relação ao sistema digestório, os obesos tendem a apresentar sintomas mais intensos e mais frequentes, como refluxo gastroesofágico, dor abdominal, síndrome do intestino irritável (SII), além de dor torácica/pirose, vômitos, evacuação incompleta e diarreia.[1,2] Ademais, a obesidade é associada à esteatose hepática e esteato-hepatite não alcoólica, maior prevalência de colelitíase, de adenomas do cólon e de câncer do sistema digestório. Esse conjunto torna a obesidade uma condição mórbida preocupante, principalmente quando avaliado seu atual caráter epidêmico.

O *Helicobacter pylori (H. pylori)* é uma das causas de infecção mais prevalentes no mundo, estando associado a várias condições patológicas, como úlcera péptica, câncer e linfoma MALT gástrico, púrpura trombocitopênica idiopática entre outras. Calcula-se que, no Brasil, cerca de 60% da população esteja infectada por este microrganismo, o que se supõe acontecer com aproximadamente 50% da população mundial, variando de 11 a 86%.[3] O *H. pylori* coloniza quase que exclusivamente a cavidade gástrica, havendo na literatura citação de outros nichos, como a cavidade oral, necessitando ainda de comprovação por outros estudos.[4]

Os dados sobre a prevalência da infecção pelo *H. pylori* no obeso são conflitantes, assim como sobre a relação entre as duas situações, isto é, a infecção pelo *H. pylori* como fator de risco para obesidade e outras condições mórbidas correlatas, o que está detalhado no capítulo anterior.[5-8]

ENDOSCOPIA E INVESTIGAÇÃO DO *H. PYLORI* ANTES DA CIRURGIA BARIÁTRICA

A cirurgia bariátrica envolve modificações na anatomia do sistema digestório que levam à perda de peso. As técnicas mais utilizadas implicam em redução da capacidade gástrica, seja por constrição da luz, ressecção ou exclusão de parte do estômago. A relação entre a infecção pelo *H. pylori* e vários distúrbios do estômago/duodeno torna obrigatória a suspeita de possível interferência nos pacientes submetidos à cirurgia bariátrica, que poderiam exigir a erradicação do microrganismo antes do procedimento cirúrgico.

O racional para a realização de exame endoscópico no pré-operatório de cirurgia bariátrica seria, principalmente, detectar e tratar lesões digestivas altas que poderiam causar sintomas ou complicações posteriores. Com base nessa premissa, o exame deveria ser realizado apenas naqueles com sintomas digestivos altos ou como uma rotina pré-operatória? Ainda há controvérsias a respeito deste questionamento. Korenkov *et al.*, em 2006, sugeriram não haver necessidade de gastroscopia no pré-operatório de todos os pacientes que iriam se submeter à colocação de banda gástrica, devendo ser restrita àqueles que apresentassem sintomas gastroesofágicos.[9] Igualmente, Azagury *et al.*, com base na escassez de achados patológicos gastroduodenais em exames endoscópicos de rotina para pacientes candidatos à cirurgia bariátrica, sugerem a estratégia de avaliar endoscopicamente apenas aqueles com sintomas digestivos altos.[10]

Em estudo avaliando exames endoscópicos realizados no pré-operatório de 626 pacientes, foram encontradas anormalidades endoscópicas em 46% deles, incluindo 6,3% de úlceras pépticas gástricas ou duodenais, 1,3% de pólipos gástricos, 0,16% de esôfago de *Barrett* e 0,16% de câncer gástrico, levando à conclusão de que a endoscopia pré-operatória deve ser realizada em todos os pacientes.[11] Da mesma maneira, em avaliação de 69 obesos candidatos à cirurgia bariátrica, com apenas 17,4% deles relatando algum sintoma digestivo alto ocasional antes do exame, foi detectado pelo menos um achado patológico em 79,4% deles, envolvendo úlceras pépticas gástricas e duodenais, pólipos, hérnias de hiato e tumores submucosos gástricos e duodenais.[12] O *H. pylori* estava presente em apenas 8,7% dos pacientes. Com base nestes dados, os autores sugerem que o exame endoscópico deve ser realizado rotineiramente em candidatos a esse procedimento cirúrgico. Fernandes et al. enfatizam a importância da realização do exame endoscópico no pré-operatório da cirurgia bariátrica, como forma de detectar condições patológicas que favoreçam complicações pós-operatórias.[13] Carabotti et al. avaliaram a utilização dos sintomas como guia para a realização de endoscopia no pré-operatório da cirurgia bariátrica. Encontraram lesões em 44,2% dos pacientes sintomáticos e em 49,4% dos assintomáticos, o que os fez concluir que não se pode utilizar a presença de sintomas como guia para a indicação do exame endoscópico. Neste grupo de 142 pacientes, 24% eram H. pylori positivo à histologia.[14]

Estes resultados controversos se refletem nas diretrizes relacionadas com o assunto. Em 2008, a Society of American Gastrointestinal and Endoscopic Surgeons (SAGES) publicou diretriz que indica a endoscopia quando há suspeita de doença gástrica, e que diante de infecção por H. pylori o tratamento pré-operatório é aconselhável.[15] A American Society for Gastrointestinal Endoscopy (ASGE) segue a mesma recomendação, afirmando que o exame endoscópico pode ser fundamentado, em parte, na presença ou ausência de sintomas. Enfatizam, no entanto, que sua indicação torna-se menos opcional quando o procedimento cirúrgico proposto dificulta o acesso pós-operatório à parte do estômago e/ou ao duodeno.[16] Em atualização de suas diretrizes, publicada em 2015, a ASGE mantém uma posição dúbia sobre a indicação da endoscopia no pré-operatório da cirurgia bariátrica, enfatizando que esta conduta modifica a abordagem cirúrgica ou retarda a cirurgia em apenas 1 a 9% dos casos. Quanto à pesquisa e erradicação do H. pylori no pré-operatório, sugere-se que a conduta seja individualizada.[17] Diretrizes de um grupo de especialistas de Sociedades de Endocrinologia, de Obesidade e de Cirurgias Bariátrica e Metabólica, indicam a endoscopia para sintomas gastrointestinais clinicamente significativos e sugerem que a pesquisa do H. pylori antes da cirurgia bariátrica deve ser considerada em áreas de prevalência elevada deste microrganismo.[18]

ERRADICAÇÃO DO H. PYLORI ANTES DE CIRURGIA BARIÁTRICA

As indicações para o tratamento do H. pylori são bem definidas nos vários consensos sobre o tema. Os conceitos a esse respeito mudaram, a erradicação do H. Pylori é considerada como tratamento de primeira linha para sintomas dispépticos, mesmo antes da investigação endoscópica. A proposta atual é erradicar a bactéria antes do surgimento de alterações pré-neoplásicas (gastrite atrófica e/ou metaplasia intestinal), uma vez que seja apenas nesse momento que se consegue a diminuição do risco de câncer gástrico.[19] Portanto, diante das indicações de tratamento e sabendo que os esquemas antibióticos utilizados atualmente têm níveis de erradicação entre 75 e 80%, parece evidente que se deve confirmar a erradicação. As indicações de pesquisa, tratamento e confirmação de erradicação do H. pylori são as mesmas para todos os pacientes nos indivíduos que serão submetidos à cirurgia bariátrica dependerá de possíveis interferências da infecção no pós-operatório da cirurgia bariátrica, o que será abordado no tópico a seguir.

H. PYLORI E COMPLICAÇÕES NO PÓS-OPERATÓRIO

Ainda há muita discussão sobre o que o H. pylori poderia provocar a longo prazo na mucosa gástrica dos indivíduos submetidos à cirurgia bariátrica, especialmente quando há permanência de estômago excluso, inacessível através da endoscopia digestiva alta convencional. A maioria dos estudos avalia resultados com a técnica laparoscópica de Bypass gástrico em Y de Roux (BGYR), com conclusões bastante divergentes. São levantadas várias possibilidades: menor prevalência de complicações pós-operatórias após erradicação do H. pylori, permanência do risco de úlceras marginais mesmo nos erradicados, possibilidade de as úlceras gástricas pós-cirúrgicas estarem relacionadas com os procedimentos cirúrgicos, e mudanças pós-operatórias no microambiente gástrico, tornando-o hostil à colonização pelo H. pylori, com uma possível eliminação espontânea da infecção.[20] Recente revisão sistemática, avaliando o desenvolvimento de câncer esofagogástrico após cirurgia bariátrica, relata 33 casos, diagnosticados em média 8,5 anos após a cirurgia. Foram 11 casos de neoplasia esofágica e 22 de neoplasia gástrica, sendo a maioria representada por adenocarcinoma (90,6%).[21]

Há poucos estudos publicados sobre a avaliação do estômago excluso após BGYR. Kuga et al., utilizando a enteroscopia com duplo balão, avaliaram 40 pacientes, em média 78 meses após a cirurgia, todos com achados endoscópicos normais no pré-operatório.[22] O estômago excluso foi alcançado em 35 deles (87,5%). Os achados endoscópicos foram normais em apenas nove pacientes, enquanto que, nos 26 restantes, foram identificados vários tipos de gastrite endoscópica, inclusive atrófica. Nenhum caso de câncer gástrico foi relatado.[22] Analisando esse mesmo grupo de 35 pacientes em relação aos achados histológicos da mucosa e à presença de H. pylori no estômago excluso, houve uma surpreendente constatação: todos os 35 pacientes apresentavam gastrite crônica, com pangastrite em 33 dos 35 (94,3%). Cinco casos (14,3%) apresentavam atrofia e em quatro deles também havia metaplasia intestinal. O H. pylori foi identificado no estômago excluso de sete pacientes (20%) e no coto gástrico de 12 dos 35 pacientes (34,3%). Todos os que foram positivos para o H. pylori no estômago excluso foram também positivos na mucosa do coto gástrico.[23] Essa constatação favorece a indicação de tratamento dos pacientes positivos para o H. pylori no coto gástrico em razão da concomitância da infecção no estômago excluso.

Analisando a técnica cirúrgica adotada e hábitos de vida, um estudo avaliou endoscopicamente 407 pacientes que, num seguimento de 5 anos, apresentaram queixas digestivas altas. Em 52 foram identificadas úlceras na anastomose gastrojejunal, entre os quais, 39 eram usuários de tabaco, álcool ou AINEs. Em 14 pacientes (27%) foi detectada gastrite associada ao *H. pylori*. Houve uma diferença significativa no achado de úlcera anastomótica em relação à técnica cirúrgica adotada: um total de 2,4% dos pacientes após cirurgia de BGYR (45/1.861) e 14,9% dos pacientes após a cirurgia de *mini-bypass* gástrico (7/47).[24] Os achados levam à conclusão de que o surgimento de úlceras ao nível da anastomose gastrojejunal é multifatorial, envolvendo infecção pelo *H. pylori,* uso de tabaco, AINEs e álcool e o tipo de procedimento cirúrgico adotado.

Em série de casos utilizando biópsia gástrica intraoperatória para identificar a relação do *H. pylori* com a ocorrência de úlcera anastomótica, foram acompanhados 694 pacientes, operados por BGYR, num seguimento médio de 2,2 anos. Um total de 66 pacientes (9,5%) era positivo para o *H. pylori* no momento da cirurgia e nenhum deles recebeu terapia de erradicação. Durante o seguimento, a incidência global de úlcera, ou suas complicações (estenose e perfuração), foi de 16,3%. No grupo *H. pylori* positivo, cinco pacientes (7,6%) apresentaram úlcera ou complicação, em comparação a 108 pacientes (17,1%) do grupo negativo. Diante desta constatação, os autores concluem que a colonização do estômago pelo *H. pylori* anterior à cirurgia pode ser protetora contra as complicações da úlcera anastomótica após BGYR, e põem em questão os esforços e custos para identificar e erradicar a infecção antes da cirurgia.[25]

Conclusão similar foi apresentada por Rawlins *et al.*, analisando retrospectivamente 228 pacientes submetidos a BGYR. O status do *H. pylori* não teve efeito sobre a ocorrência de úlcera marginal ou estenose. O grupo que não erradicou o *H. pylori* antes do procedimento cirúrgico não apresentou complicações, que ocorreram apenas em alguns pacientes que já eram negativos para o *H. pylori* ou que erradicaram o microrganismo no pré-operatório, sem diferença estatisticamente significativa entre os diversos grupos.[26]

Em relação à gastrectomia vertical (GV), em estudo retrospectivo, incluindo 682 pacientes, foram colhidas amostras da mucosa gástrica no intraoperatório para pesquisa do *H. pylori,* dos quais 92,2% foram negativas. Não foi observada relação entre complicações pós-operatórias e a presença da bactéria.[27]

Da mesma maneira, Rosseti *et al.* avaliaram amostras de mucosa gástrica de 184 pacientes, colhidas durante a cirurgia, das quais 39,1% eram *H. pylori* positivas, e concluíram que não houve influência no resultado pós-operatório, nem em relação às complicações, nem à perda de peso, com seguimento de até 24 meses.[28] Em acompanhamento de 480 pacientes operados pela técnica de GV, num seguimento de 3 anos, 52 foram *H. pylori* positivos, identificados na mucosa do estômago remanescente através de coloração imuno-histoquímica. Nenhum recebeu terapia antibiótica. Não foi observado nenhum caso de resultado adverso relacionado com a infecção pelo *H. pylori* nesse grupo não tratado.[29]

Considerando todas essas evidências, a indicação da endoscopia digestiva alta no pós-operatório dos pacientes submetidos à cirurgia bariátrica é relevante na avaliação de pacientes persistentemente sintomáticos (náuseas, vômitos, dor abdominal), na identificação e manejo das complicações e na avaliação de falha na perda de peso.[17,30] A pesquisa do *H. pylori* pós-cirurgia parece ter uma importância secundária. Entretanto, é importante a realização de endoscopia digestiva após um ano de BGYR, mesmo nos pacientes assintomáticos. Em estudo prospectivo 715 pacientes, operados por essa técnica e assintomáticos, identificaram anormalidades endoscópicas em 189 (26,5%), sem diferença estatisticamente significativa com relação à presença de *H. Pylori*.[31]

CONSIDERAÇÕES FINAIS

- Os dados disponíveis até o momento não permitem a afirmação inequívoca sobre a necessidade de endoscopia ou pesquisa de *H. pylori* no pré-operatório da cirurgia bariátrica.
- Não há evidências científicas que comprovem a associação de *H. Pylori* a complicações no pós-operatório.
- As diretrizes disponíveis sugerem que a endoscopia pré-operatória deve ser feita, e se detectada infecção pelo *H. pylori*, este deve ser erradicado antes da cirurgia, principalmente quando a técnica escolhida deixará o estômago e/ou duodeno inacessíveis à endoscopia convencional.
- Se for conduta do cirurgião investigar o *H. pylori* antes da cirurgia bariátrica, a erradicação deve ser confirmada, uma vez que cerca de 25% dos pacientes não conseguirão erradicar o microrganismo com o primeiro tratamento.

REFERÊNCIAS BIBLIOGRÁFICAS

1. Foster A, Richards WO, McDowell J et al. Gastrointestinal symptoms are more intense in morbidly obese patients. *Surg Endosc* 2003;17(11):1766-68.
2. Eslick GD. Gastrointestinal symptoms and obesity: a meta-analysis. *Obes Rev* 2012;13(5):469-79.
3. Eusebi LH, Zagari RM, Bazzoli F. Epidemiology of Helicobacter pylori infection. *Helicobacter* 2014;19 (Suppl 1):1-5.
4. Yee JK. Helicobacter pylori colonization of the oral cavity: A milestone discovery. *World J Gastroenterol* 2016;22(2):641-48.
5. Arslan E, Atilgan H, Yavasoglu I. The prevalence of Helicobacter pylori in obese subjects. *Eur J Intern Med* 2009;20(7):695-97.
6. Lender N, Talley NJ, Enck P et al. Review article: Associations between Helicobacter pylori and obesity—an ecological study. *Aliment Pharmacol Ther* 2014;40(1):24-31.
7. Wu MS, Lee WJ, Wang HH et al. A case-control study of association of Helicobacter pylori infection with morbid obesity in Taiwan. *Arch Intern Med* 2005;165(13):1552-55.
8. Zhang Y, Du T, Chen X et al. Association between Helicobacter pylori infection and overweight or obesity in a Chinese population. *J Infect Dev Ctries* 2015;9(9):945-53.
9. Korenkov M, Sauerland S, Shah S et al. Is routine preoperative upper endoscopy in gastric banding patients really necessary? *Obes Surg* 2006;16(1):45-47.

10. Azagury D, Dumonceau JM, Morel P *et al*. Preoperative work-up in asymptomatic patients undergoing Roux-en-Y gastric bypass: is endoscopy mandatory? *Obes Surg* 2006;16(10):1304-11.
11. Munoz R, Ibanez L, Salinas J *et al*. Importance of routine preoperative upper GI endoscopy: why all patients should be evaluated? *Obes Surg* 2009;19(4):427-31.
12. Kuper MA, Kratt T, Kramer KM *et al*. Effort, safety, and findings of routine preoperative endoscopic evaluation of morbidly obese patients undergoing bariatric surgery. *Surg Endosc* 2010;24(8):1996-2001.
13. Fernandes SR, Meireles LC, Carrilho-Ribeiro L *et al*. The role of routine upper gastrointestinal endoscopy before bariatric surgery. *Obes Surg* 2016.
14. Carabotti M, Avallone M, Cereatti F *et al*. Usefulness of upper gastrointestinal symptoms as a driver to prescribe gastroscopy in obese patients candidate to bariatric surgery. A Prospective Study. *Obes Surg* 2016;26(5):1075-80.
15. SAGES guideline for clinical application of laparoscopic bariatric surgery. *Surg Endosc* 2008;22(10):2281-300.
16. Anderson MA, Gan SI, Fanelli RD *et al*. Role of endoscopy in the bariatric surgery patient. *Gastrointest Endosc* 2008;68(1):1-10.
17. Evans JA, Muthusamy VR, Acosta RD *et al*. The role of endoscopy in the bariatric surgery patient. *Gastrointest Endosc* 2015;81(5):1063-72.
18. Mechanick JI, Youdim A, Jones DB *et al*. Clinical practice guidelines for the perioperative nutritional, metabolic, and nonsurgical support of the bariatric surgery patient—2013 update: cosponsored by American Association of Clinical Endocrinologists, the Obesity Society, and American Society for Metabolic & Bariatric Surgery. *Surg Obes Relat Dis* 2013;9(2):159-91.
19. Sugano K, Tack J, Kuipers EJ *et al*. Kyoto global consensus report on Helicobacter pylori gastritis. *Gut* 2015;64(9):1353-67.
20. Carabotti M, D'Ercole C, Iossa A *et al*. Helicobacter pylori infection in obesity and its clinical outcome after bariatric surgery. *World J Gastroenterol* 2014;20(3):647-53.
21. Scozzari G, Trapani R, Toppino M *et al*. Esophagogastric cancer after bariatric surgery: systematic review of the literature. *Surg Obes Relat Dis* 2013;9(1):133-42.
22. Kuga R, Safatle-Ribeiro AV, Faintuch J *et al*. Endoscopic findings in the excluded stomach after Roux-en-Y gastric bypass surgery. *Arch Surg* 2007;142(10):942-46.
23. Safatle-Ribeiro AV, Kuga R, Iriya K *et al*. What to expect in the excluded stomach mucosa after vertical banded Roux-en-Y gastric bypass for morbid obesity. *J Gastrointest Surg* 2007;11(2):133-37.
24. Scheffel O, Daskalakis M, Weiner RA. Two important criteria for reducing the risk of postoperative ulcers at the gastrojejunostomy site after gastric bypass: patient compliance and type of gastric bypass. *Obes Facts* 2011;4 (Suppl 1):39-41.
25. Kelly JJ, Perugini RA, Wang QL *et al*. The presence of Helicobacter pylori is not associated with long-term anastomotic complications in gastric bypass patients. *Surg Endosc* 2015;29(10):2885-90.
26. Rawlins L, Rawlins MP, Brown CC *et al*. Effect of Helicobacter pylori on marginal ulcer and stomal stenosis after Roux-en-Y gastric bypass. *Surg Obes Relat Dis* 2013;9(5):760-64.
27. Almazeedi S, Al-Sabah S, Alshammari D *et al*. The impact of Helicobacter pylori on the complications of laparoscopic sleeve gastrectomy. *Obes Surg* 2014;24(3):412-15.
28. Rossetti G, Moccia F, Marra T *et al*. Does helicobacter pylori infection have influence on outcome of laparoscopic sleeve gastrectomy for morbid obesity? *Int J Surg* 2014;12 (Suppl 1):S68-71.
29. Brownlee AR, Bromberg E, Roslin MS. Outcomes in Patients with Helicobacter pylori Undergoing Laparoscopic Sleeve Gastrectomy. *Obes Surg* 2015;25(12):2276-79.
30. De Palma GD, Forestieri P. Role of endoscopy in the bariatric surgery of patients. *World J Gastroenterol* 2014;20(24):7777-84.
31. Spinosa SR, Valezi AC. Endoscopic findings of asymptomatic patients one year after Roux-en-Y gastric bypass for treatment of obesity. *Obes Surg* 2013;23(9):1431-35.

CAPÍTULO 12

Alterações Funcionais Digestivas em Obesidade e Cirurgia Bariátrica

Antônio Carlos Moraes ▪ Fernando de Castro ▪ Joffre Rezende Filho

INTRODUÇÃO

A obesidade é uma doença crônica e de prevalência crescente no mundo, que afeta a qualidade de vida de crianças, adolescentes e adultos. Vários fatores contribuem para esta alta prevalência, como o aumento na ingestão calórica, alterações na composição das dietas básicas, diminuição da atividade física e alterações da microbiota intestinal. Existem diversas afecções que comprovadamente estão associadas à obesidade, como esteato-hepatite não alcoólica, diabetes tipo 2, doenças cardíacas, insuficiência renal crônica, disfunção sexual, acidente vascular cerebral, alguns tipos de câncer, osteoartrite, depressão, doença do refluxo gastroesofágico, distúrbios da motilidade gastrointestinal entre outros.[1-3] O risco de desenvolver tais afecções cresce com o aumento da adiposidade e diminui com a perda de peso.

A literatura ainda é escassa no que tange à relação entre sintomas gastrointestinais e obesidade, contudo, nos últimos anos, diversos estudos foram publicados na tentativa de elucidar esta relação.[4-11] Neste contexto, em metanálise recente foram avaliadas manifestações gastrointestinais específicas e sua associação à obesidade e aumento de IMC.[12] Associações à significância entre os sintomas e o aumento de IMC foram encontradas para dor em abdome superior, refluxo gastroesofágico, diarreia, pirose, vômitos e evacuações incompletas. Por outro lado, não foram evidenciadas relações para dor abdominal difusa, dor em abdome inferior, distensão abdominal, constipação, incontinência fecal e náuseas. Assim sendo, um maior conhecimento sobre os sintomas gastrointestinais associados à obesidade é de suma importância para o manejo adequado destes pacientes.

CIRURGIA BARIÁTRICA

A cirurgia bariátrica é recomendada para adultos com IMC maior ou igual a 40 kg/m² ou maior que 35 kg/m² nos pacientes com comorbidades.[13] Os procedimentos cirúrgicos mais comumente realizados podem ser divididos em predominantemente restritivos, predominantemente disabsortivos e aqueles que combinam componentes restritivos e disabsortivos (mistos). Contudo, conforme exposto a seguir, os mecanismos de ação das técnicas vão muito além destas definições.[14,15]

Procedimentos restritivos são caracterizados por diminuir o volume funcional do estômago. Na banda gástrica ajustável (BGA), uma banda de silicone é implantada no estômago superior no intuito de reduzir a capacidade gástrica e a ingestão calórica.[16]

A cirurgia de gastrectomia vertical (GV) ou *sleeve* gástrico é um procedimento não reversível que reduz permanentemente o tamanho do estômago através de uma gastrectomia parcial com preservação da pequena curvatura e do piloro. Embora este procedimento seja puramente restritivo do ponto de vista anatômico, seu mecanismo de ação é provavelmente muito mais complexo. Com esta cirurgia remove-se parte ou totalidade das células produtoras de um importante hormônio orexígeno, a grelina. Além disso, esta modalidade também resulta em alterações no tempo de trânsito dos nutrientes. Tais fatos podem justificar a superioridade deste método em relação a outras técnicas restritivas.

Avanços recentes e pesquisas em andamento sobre procedimentos restritivos realizados por via endoscópica têm o potencial de ampliar o papel do gastroenterologista no campo da intervenção bariátrica. Gastroplastia endoluminal e balão intragástrico demonstraram eficácia a curto prazo para induzir perda de peso, assim como na resolução ou melhora de comorbidades associadas à obesidade.[17]

Dentre as técnicas disabsortivas, a derivação biliodigestiva com *switch* duodenal apresenta componente restritivo similar ao da GV associado a desvio intestinal. Nesta cirurgia, parte do estômago é ressecada (com preservação do piloro), e o duodeno é anastomosado ao íleo, desviando o duodeno e o jejuno do trânsito alimentar, recebendo apenas bile e secreção pancreática. Estas alças convergem em uma alça comum no intestino delgado distal e a partir daí os seus conteúdos são transferidos normalmente pelo intestino grosso.

O *bypass* gástrico em Y de *Roux* (BGYR) é considerado uma técnica mista, onde um pequeno reservatório gástrico é criado e conectado ao intestino delgado, desviando a maior parte do estômago, todo o duodeno e parte do jejuno. Esta é a modalidade operatória mais realizada nos Estados Unidos e no Brasil.[18]

Convém ressaltar que estas classificações diferenciando as cirurgias entre restritivas e disabsortivas não refletem a complexidade das alterações endócrinas e metabólicas que ocorrem no intestino e em todo o organismo dos pacientes.[14]

FISIOPATOLOGIA GASTROINTESTINAL ANTES E DEPOIS DA CIRURGIA BARIÁTRICA: RESPOSTAS INTEGRADAS ÀS REFEIÇÕES

A cirurgia bariátrica atinge e altera diferentes órgãos e sistemas, como cérebro, estômago, intestino delgado, pâncreas, tecidos adiposo e muscular (Fig. 12-1). No intuito de compreender as possíveis alterações e as razões para tal, é de suma importância a revisão dos mecanismos básicos de fisiologia gastrointestinal.

Fase Cefálica

O processo absortivo e digestivo normal começa com a fase cefálica, que resulta da ativação de sentidos, como visão, olfato e paladar através do sabor ou até mesmo do pensamento sobre alguns alimentos. Nesta fase, diversos hormônios são liberados, como a grelina, insulina, polipeptídeo pancreático e gastrina.[19] A grelina é um hormônio orexígeno secretado pelo estômago em antecipação à comida e, quando administrado em humanos, estimula a ingestão de alimentos.[20]

De forma paradoxal, obesos têm níveis basais menores de grelina do que indivíduos magros e, com emagrecimento induzido por dietas, os níveis deste hormônio aumentam.[21,22] Inicialmente acreditava-se que os efeitos benéficos do BGYR fossem mediados pela supressão dos níveis de grelina.[22] Entretanto, outros estudos tiveram resultados diferentes, com aumento nos níveis de grelina após 1 ano do procedimento, que ocorreria em função do emagrecimento.[23] De forma geral, gastrectomias (incluindo a parcial realizada na GV) geram diminuição inicial nos níveis de grelina.[24] Porém, os níveis retornam após gastrectomias parciais e evi-

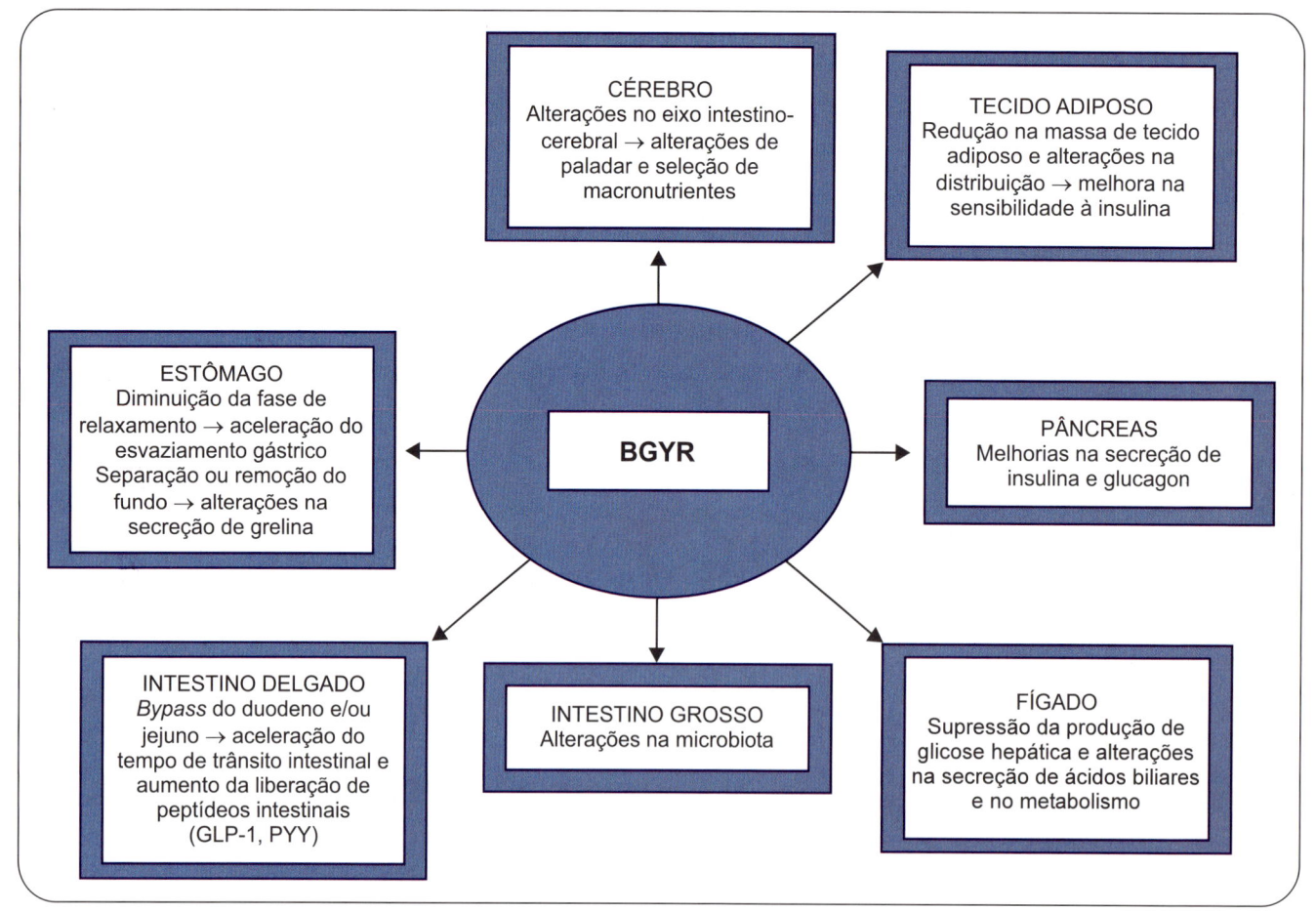

Fig. 12-1. Potenciais alterações gastrointesinais após o *bypass* gástrico em Y de Roux (técnica cirúrgica mais realizada no Brasil). Adaptada de Quercia *et al.*[14]

dências sugerem que anastomoses no duodeno levam à melhor recuperação dos níveis pré-procedimento do que às no jejuno.[25] Cirurgias de derivação biliodigestiva reduziram os níveis de grelina em jejum inicialmente, com retorno aos valores pré-operatórios meses após o procedimento.[26]

Assim, embora os níveis de grelina diminuam após diversas formas de cirurgia bariátrica, este efeito é, mais comumente, transitório e dependente tanto do balanço energético, quanto do período pós-operatório investigado.[14] Diferentemente do proposto nas hipóteses iniciais, é improvável que a grelina exerça papel central no controle da ingestão alimentar após cirurgia bariátrica.[14]

Ações da Grelina

A grelina é originada principalmente nas células endócrinas da mucosa oxíntica do estômago, mas pequenas quantidades também são encontradas tanto no intestino delgado, quanto no núcleo arqueado do hipotálamo.[27] A secreção deste hormônio é modulada pelas porções adrenérgica e colinérgica do sistema nervoso autônomo.[28] Os receptores para grelina são expressos igualmente em todas as partes do trato gastrointestinal, com níveis similares de expressão na mucosa e na camada muscular.[29]

Dentre as funções da grelina, a mais conhecida é o efeito liberador do hormônio de crescimento (GH) na pituitária, onde atua em sinergismo com o hormônio liberador de GH.[27,30] Além disso, a grelina apresenta outras funções, como um papel crucial no metabolismo energético e na composição corporal, mediação da resposta imunológica e do processo inflamatório e regulação da motilidade gastrointestinal.[31-35]

Os efeitos estimulantes da grelina na motilidade gástrica não parecem ser mediados via GH ou motilina, e sim pela inervação vagal ou receptores de grelina gástricos.[34] Além disso, há descrições destes efeitos sendo mediados por estimulação direta do plexo neural entérico e por neurônios aferentes sensíveis à capsaicina e também da ação da grelina em estimular a motilidade do intestino delgado e diminuir o tempo de trânsito colônico.[36-38] Portanto, uma vez que diversas doenças e distúrbios gastrointestinais apresentem dismotilidade e/ou inflamação, é possível que a grelina tenha um papel nestes casos.

Mastigação e Degustação

Cirurgias bariátricas podem modular o tempo de mastigação, a preferência de sabores e a percepção dos alimentos.[14] Após a realização de BGYR e BGA, as preferências de paladar e percepção alimentar foram modificadas.[39] Após o BGYR, apesar de a associação não ser bem estabelecida, estas alterações podem estar relacionadas com o aumento dos níveis de hormônios sacietógenos, como o peptídeo YY (PYY) e o GLP-1 (*glucagon-like peptide-1*).[40] O sistema gustatório e a sinalização da mucosa intestinal para o cérebro modulam a liberação de hormônios gastrointestinais que têm papel importante na homeostase energética, ingestão alimentar e saciedade.[41]

Fase Gástrica

O esvaziamento do estômago é regulado pelo conteúdo gástrico através de influências neurais e hormonais, e está alterado após cirurgias bariátricas.[14] Horowitz *et al.* demonstraram que após BGYR, o esvaziamento se torna acelerado para líquidos e lentificado para sólidos.[42] Além disso, em pacientes pós-gastrectomias não seletivas, Kotler *et al.* identificaram tempo de trânsito intestinal acelerado e maiores níveis de enteroglucagon em pacientes com maior perda de peso do que naqueles com peso estável.[43]

Estes achados foram corroborados por Morinigo *et al.*, que evidenciaram esvaziamento gástrico acelerado e tempo de trânsito intestinal mais curto, bem como correlação positiva entre o esvaziamento gástrico e GLP-1, 6 semanas após BGYR.[44] Convém destacar também que um esvaziamento gástrico mais acelerado também pode gerar síndrome de *dumping*, descrita em até 24% dos pacientes 1 ano após BGYR.[45]

Manipulações cirúrgicas do antro cursam com alterações correspondentes do esvaziamento gástrico. A ressecção parcial do antro, tipicamente realizada na GV, pode justificar as alterações no esvaziamento estomacal. Braghetto *et al.* demonstraram que, no terceiro mês de pós-operatório, pacientes submetidos à GV apresentavam esvaziamento gástrico significativamente mais acelerado tanto para líquido, quanto para sólidos.[46] Outro estudo apresentou esvaziamento gástrico acelerado para sólido em pacientes com 6 meses a 2 anos de pós-operatório de GV.[47] Entretanto, em estudo em que o antro foi poupado, os autores não encontraram, no terceiro mês de pós-operatório, aumento no esvaziamento gástrico para refeições semilíquidas.[48]

Assim sendo, o grau de ressecção antral aparenta ter impacto nas alterações de esvaziamento gástrico após a realização de GV. Este esvaziamento acelerado pode levar a uma rápida exposição de micronutrientes e secreções no intestino delgado distal, o que poderia acarretar em aumento na secreção de hormônios intestinais e contribuir para maior perda de peso e melhora na homeostase glicêmica.[14]

Fase Absortiva

Tendo em vista que o intestino delgado é sítio primário para absorção de nutrientes, déficits nutricionais são uma das complicações a longo prazo mais proeminentes da cirurgia bariátrica.[49] Tais deficiências podem incluir vitaminas A, C, D, K, tiamina, ácido fólico, vitamina B12 e minerais – como ferro, selênio, zinco e cobre. Em geral, estas deficiências ocorrem com maior gravidade após a derivação biliopancreática.[50]

Em relação à má absorção de carboidratos, existem poucas evidências após BGYR.[51,52] Contudo, a má absorção de gorduras, com ou sem aumento de excreção de gordura fecal, não ocorre após BGYR, segundo os estudos.[51,53,54]

Freio Ileal

Mecanismos neuroendócrinos podem mediar os efeitos dos hormônios intestinais no comportamento alimentar. Os "freios" jejunal e duodenal são sistemas de *feedback* negativo, ou seja, uma resposta fisiológica normal é ativada, quando o alimento entra em contato com estes segmentos, gerando uma redução da fome e da ingestão alimentar.[55] Freio ileal é um sistema de *feedback* negativo distal para proximal que influencia na motilidade jejunal, no tempo de trânsito intestinal, no esvaziamento gástrico e nas secreções pancreáticas e biliares.[55] A ativação do freio ileal resulta na lentificação do ritmo de esvaziamento gástrico e no aumento do tempo de trânsito intestinal associado à diminuição da contração jejunal, o que, por fim, culmina em uma saciedade prolongada. Os hormônios PYY, GLP-1 e, potencialmente, oxintomodulina, podem ser mediadores do freio ileal.[55] A oxintomodulina é um peptídeo anorexígeno secretado juntamente com o PYY e o GLP-1 pelas células L intestinais.[56]

Intestino Grosso e Microbiota

Normalmente o intestino grosso absorve predominantemente água e eletrólitos.[57] Entretanto, nos pacientes submetidos à ressecção de intestino delgado, o cólon sofre adaptações e pode atuar como órgão digestivo, utilizando-se da fermentação bacteriana para digerir carboidratos e algumas proteínas, possibilitando absorção e contribuição no suprimento energético.[58]

No intestino grosso existe uma enorme população e variedade de microrganismos, que exercem diversas funções metabólicas, como digestão de carboidratos, síntese de vitaminas e aminoácidos e biotransformação dos sais biliares.[59] Estudos em animais e humanos demonstraram que a microbiota intestinal é diferente entre indivíduos magros e obesos.[60,61] Além disso, estudos avaliando a microbiota em pacientes pós-BGYR encontraram um ambiente microbiano substancialmente diferente no período pós-operatório.[62,63] O impacto da microbiota nos resultados após BGYR, na obesidade e no metabolismo, não está totalmente compreendido, e, para sua melhor compreensão, mais estudos devem ser realizados.

Alterações Tróficas de Intestinos Delgado e Grosso

Estudos revelaram que a baixa incidência de má absorção de nutrientes pós-cirurgias bariátricas – incluindo derivações biliopancreáticas e BGYR – pode ser decorrente da hipertrofia de intestino delgado, mediada por GLP-2. Estas alterações seriam possíveis já que o GLP-2 promove divisão celular e inibe a apoptose da mucosa de intestino delgado.[64] Aumentos pós-operatórios dos níveis de PYY foram correlacionados com hipertrofia intestinal em indivíduos após derivação biliodigestiva e BGYR.[65]

OBESIDADE E OS DISTÚRBIOS FUNCIONAIS GASTROINTESTINAIS

Embora o trato gastrointestinal seja o principal sistema associado à ingestão alimentar, a relação entre os sintomas gastrointestinais e obesidade ainda não está completamente esclarecida.[66] Diversos estudos descrevem uma maior prevalência de sintomas que preenchem critérios para Síndrome do Intestino Irritável (SII) e para doença do refluxo gastroesofágico (DRGE) em pacientes com obesidade mórbida, quando comparados à população em geral.[67] Outros estudos demonstram relação positiva entre IMC e frequência de vômitos, dor em abdome superior, distensão abdominal e diarreia.[5] Contudo, em metanálise recente os autores não encontraram associação à significância entre constipação ou distensão abdominal e obesidade.[12] Além disso, dentre os pacientes gravemente obesos, foi encontrada uma maior prevalência de compulsão alimentar, que está associada a maior frequência a sintomas de trato gastrointestinal alto e baixo.[68,69]

Um estudo prospectivo avaliou a prevalência de distúrbios funcionais gastrointestinais, de acordo com os critérios de Roma III, em pacientes obesos mórbidos do sul da Itália e a associação entre estes distúrbios e comportamentos de compulsão alimentar.[66,70] Os autores encontraram que a frequência de distúrbios funcionais diagnosticados era a mesma entre pacientes obesos e os controles.[66] Estes resultados diferem, contudo, de outro estudo realizado em 2012 em que se demonstrou maior prevalência de distúrbios gastrointestinais alto e baixo nos pacientes obesos.[71] Este contraste pode ser explicado pelo fato de as populações terem raças e sexos com distribuições heterogêneas.

Nos últimos anos, foram encontrados resultados conflitantes sobre a prevalência de SII nos pacientes com obesidade mórbida em relação à população em geral.[67,71,72] Portanto, a associação entre obesidade e distúrbios funcionais intestinais ainda não está bem estabelecida. Possivelmente as diferenças de origem geográfica, de condições socioeconômicas e culturais poderiam contribuir para explicar essas discordâncias.[66]

Além disso, investigou-se também o possível papel da compulsão alimentar no desenvolvimento de sintomas gastrointestinais altos e baixos. Os autores encontraram associação positiva entre a síndrome de desconforto pós-prandial e os obesos com comportamento compulsivo. Por outro lado, não houve diferença estatística em relação à DRGE e aos distúrbios funcionais entre os pacientes com ou sem comportamento alimentar compulsivo.[66]

CONSIDERAÇÕES FINAIS

- Cada tipo específico de cirurgia afeta a morfologia, função endócrina e fisiologia do sistema digestório por vias específicas.

- Embora vários efeitos metabólicos benéficos possam ser resultantes da perda de peso em si, as rápidas alterações hormonais intestinais que ocorrem logo após o BGYR, associadas à melhora das comorbidades, sugerem que as alterações anatômicas e fisiológicas pós-operatórias também sejam importantes.[65]

- Mais estudos são necessários para elucidar o papel do trato gastrointestinal na fisiopatologia da obesidade, no diabetes tipo 2 e nas complicações digestivas desenvolvidas após estes procedimentos cirúrgicos.

REFERÊNCIAS BIBLIOGRÁFICAS

1. Bleich S, Cutler D, Murray C et al. Why is the developed world obese? Ann Rev Public Health 2008;29:273-95.
2. Astrup A, Brand-Miller J. Diet composition and obesity. Lancet (London, England) 2012;379(9821):1100; author reply-1.
3. Briefel RR, Johnson CL. Secular trends in dietary intake in the United States. Ann Rev Nutrition 2004;24:401-31.
4. Levy RL, Linde JA, Feld KA et al. The association of gastrointestinal symptoms with weight, diet, and exercise in weight-loss program participants. Clin Gastroenterol Hepatol 2005;3(10):992-96.
5. Delgado-Aros S, Locke GR, 3rd, Camilleri M et al. Obesity is associated with increased risk of gastrointestinal symptoms: a population-based study. Am J Gastroenterol 2004;99(9):1801-6.
6. Aro P, Ronkainen J, Talley NJ et al. Body mass index and chronic unexplained gastrointestinal symptoms: an adult endoscopic population based study. Gut 2005;54(10):1377-83.
7. van Oijen MG, Josemanders DF, Laheij RJ et al. Gastrointestinal disorders and symptoms: does body mass index matter? Netherlands J Med 2006;64(2):45-49.
8. Ebrahimi-Mameghani M, Saghafi-Asl M, Arefhosseini S et al. Is there any association between overweight, obesity and symptoms of reflux disease? Pak J Biol Sci 2008;11(3):443-47.
9. Dutta SK, Arora M, Kireet A et al. Upper gastrointestinal symptoms and associated disorders in morbidly obese patients: a prospective study. Digest Dis Sci 2009;54(6):1243-46.
10. El-Serag HB, Graham DY, Satia JA et al. Obesity is an independent risk factor for GERD symptoms and erosive esophagitis. Am J Gastroenterol 2005;100(6):1243-50.
11. Rey E, Moreno-Elola-Olaso C, Artalejo FR et al. Association between weight gain and symptoms of gastroesophageal reflux in the general population. Am J Gastroenterol 2006;101(2):229-33.
12. Eslick GD. Gastrointestinal symptoms and obesity: a meta-analysis. Obes Rev 2012;13(5):469-79.
13. NIH conference. Gastrointestinal surgery for severe obesity. Consensus Development Conference Panel. Ann Internal Med 1991;115(12):956-61.
14. Quercia I, Dutia R, Kotler DP et al. Gastrointestinal changes after bariatric surgery. Diabetes Metab 2014;40(2):87-94.
15. Matsuura B, Nunoi H, Miyake T et al. Obesity and gastrointestinal liver disorders in Japan. J Gastroenterol Hepatol 2013;28(Suppl 4):48-53.
16. Pories WJ. Bariatric surgery: risks and rewards. J Clin Endocrinol Metabol 2008;93(11 Suppl 1):S89-96.
17. Stimac D, Majanovic SK. Endoscopic approaches to obesity. Digest Dise 2012;30(2):187-95.
18. Angrisani L, Santonicola A, Iovino P et al. Bariatric Surgery Worldwide 2013. Obes Surg 2015;25(10):1822-32.
19. Power ML, Schulkin J. Anticipatory physiological regulation in feeding biology: cephalic phase responses. Appetite 2008;50(2-3):194-206.
20. Cummings DE, Purnell JQ, Frayo RS et al. A preprandial rise in plasma ghrelin levels suggests a role in meal initiation in humans. Diabetes 2001;50(8):1714-19.
21. Tschop M, Weyer C, Tataranni PA et al. Circulating ghrelin levels are decreased in human obesity. Diabetes 2001;50(4):707-9.
22. Cummings DE, Weigle DS, Frayo RS et al. Plasma ghrelin levels after diet-induced weight loss or gastric bypass surgery. New Engl J Med 2002;346(21):1623-30.
23. Bose M, Machineni S, Olivan B et al. Superior appetite hormone profile after equivalent weight loss by gastric bypass compared to gastric banding. Obesity (Silver Spring) 2010;18(6):1085-91.
24. Karamanakos SN, Vagenas K, Kalfarentzos F et al. Weight loss, appetite suppression, and changes in fasting and postprandial ghrelin and peptide-YY levels after Roux-en-Y gastric bypass and sleeve gastrectomy: a prospective, double blind study. Ann Surg 2008;247(3):401-7.
25. Wang HT, Lu QC, Wang Q et al. Role of the duodenum in regulation of plasma ghrelin levels and body mass index after subtotal gastrectomy. World J Gastroenter 2008;14(15):2425-29.
26. Adami GF, Cordera R, Marinari G et al. Plasma ghrelin concentratin in the short-term following biliopancreatic diversion. Obes Surg 2003;13(6):889-92.
27. Kojima M, Hosoda H, Date Y et al. Ghrelin is a growth-hormone-releasing acylated peptide from stomach. Nature 1999;402(6762):656-60.
28. Hosoda H, Kangawa K. The autonomic nervous system regulates gastric ghrelin secretion in rats. Regul Pept 2008;146(1-3):12-18.
29. Takeshita E, Matsuura B, Dong M et al. Molecular characterization and distribution of motilin family receptors in the human gastrointestinal tract. J Gastroenterol 2006;41(3):223-30.
30. Hataya Y, Akamizu T, Takaya K et al. A low dose of ghrelin stimulates growth hormone (GH) release synergistically with GH-releasing hormone in humans. J Clin Endocrinol Metabol 2001;86(9):4552.
31. Wren AM, Seal LJ, Cohen MA et al. Ghrelin enhances appetite and increases food intake in humans. J Clin Endocrinol Metabol 2001;86(12):5992.
32. Hosoda H, Kojima M, Kangawa K. Ghrelin and the regulation of food intake and energy balance. Mol Interv 2002;2(8):494-503.
33. Waseem T, Duxbury M, Ito H et al. Exogenous ghrelin modulates release of pro-inflammatory and anti-inflammatory cytokines in LPS-stimulated macrophages through distinct signaling pathways. Surgery 2008;143(3):334-42.
34. Levin F, Edholm T, Schmidt PT et al. Ghrelin stimulates gastric emptying and hunger in normal-weight humans. J Clin Endocrinol Metabol 2006;91(9):3296-302.
35. Tack J, Depoortere I, Bisschops R et al. Influence of ghrelin on interdigestive gastrointestinal motility in humans. Gut 2006;55(3):327-33.
36. Fukuda H, Mizuta Y, Isomoto H et al. Ghrelin enhances gastric motility through direct stimulation of intrinsic neural pathways and capsaicin-sensitive afferent neurones in rats. Scandinavian J Gastroenterol 2004;39(12):1209-14.

37. Edholm T, Levin F, Hellstrom PM et al. Ghrelin stimulates motility in the small intestine of rats through intrinsic cholinergic neurons. Regul Pept 2004;121(1-3):25-30.
38. Tebbe JJ, Mronga S, Tebbe CG et al. Ghrelin-induced stimulation of colonic propulsion is dependent on hypothalamic neuropeptide Y1- and corticotrophin-releasing factor 1 receptor activation. J Neuroendocrinol 2005;17(9):570-76.
39. Tichansky DS, Boughter Jr JD, Madan AK. Taste change after laparoscopic Roux-en-Y gastric bypass and laparoscopic adjustable gastric banding. Surg Obes Relat Dis 2006;2(4):440-44.
40. Bueter M, Miras AD, Chichger H et al. Alterations of sucrose preference after Roux-en-Y gastric bypass. Physiol Behav 2011;104(5):709-21.
41. Oliveira-Maia AJ, Roberts CD, Simon SA et al. Gustatory and reward brain circuits in the control of food intake. Adv Tech Stand Neurosurg 2011;36:31-59.
42. Horowitz M, Cook DJ, Collins PJ et al. Measurement of gastric emptying after gastric bypass surgery using radionuclides. Br J Surg 1982;69(11):655-57.
43. Kotler DP, Sherman D, Bloom SR et al. Malnutrition after gastric surgery. Association with exaggerated distal intestinal hormone release. Digest Dis Sci 1985;30(3):193-9.
44. Morinigo R, Moize V, Musri M et al. Glucagon-like peptide-1, peptide YY, hunger, and satiety after gastric bypass surgery in morbidly obese subjects. J Clin Endocrinol Metabol 2006;91(5):1735-40.
45. Padoin AV, Galvao Neto M, Moretto M et al. Obese patients with type 2 diabetes submitted to banded gastric bypass: greater incidence of dumping syndrome. Obes Surg 2009;19(11):1481-84.
46. Braghetto I, Davanzo C, Korn O et al. Scintigraphic evaluation of gastric emptying in obese patients submitted to sleeve gastrectomy compared to normal subjects. Obes Surg 2009;19(11):1515-21.
47. Melissas J, Daskalakis M, Koukouraki S et al. Sleeve gastrectomy-a "food limiting" operation. Obes Surg 2008;18(10):1251-56.
48. Bernstine H, Tzioni-Yehoshua R, Groshar D et al. Gastric emptying is not affected by sleeve gastrectomy—scintigraphic evaluation of gastric emptying after sleeve gastrectomy without removal of the gastric antrum. Obes Surg 2009;19(3):293-98.
49. Koch TR, Finelli FC. Postoperative metabolic and nutritional complications of bariatric surgery. Gastroenterol Clin N Am 2010;39(1):109-24.
50. Shankar P, Boylan M, Sriram K. Micronutrient deficiencies after bariatric surgery. Nutrition (Burbank, Los Angeles County, Calif) 2010;26(11-12):1031-37.
51. Odstrcil EA, Martinez JG, Santa Ana CA et al. The contribution of malabsorption to the reduction in net energy absorption after long-limb Roux-en-Y gastric bypass. Am J Clin Nutr 2010;92(4):704-13.
52. Wang G, Agenor K, Pizot J et al. Accelerated gastric emptying but no carbohydrate malabsorption 1 year after gastric bypass surgery (GBP). Obes Surg 2012;22(8):1263-67.
53. Kumar R, Lieske JC, Collazo-Clavell ML et al. Fat malabsorption and increased intestinal oxalate absorption are common after Roux-en-Y gastric bypass surgery. Surgery 2011;149(5):654-61.
54. Stemmer K, Bielohuby M, Grayson BE et al. Roux-en-Y gastric bypass surgery but not vertical sleeve gastrectomy decreases bone mass in male rats. Endocrinology 2013;154(6):2015-24.
55. Maljaars PW, Peters HP, Mela DJ et al. Ileal brake: a sensible food target for appetite control. A review. Physiol Behav 2008;95(3):271-81.
56. Vincent RP, le Roux CW. Changes in gut hormones after bariatric surgery. Clin Endocrinol 2008;69(2):173-79.
57. Bharucha AE. Lower gastrointestinal functions. Neurogastroenterol Motil 2008;20(Suppl 1):103-13.
58. Nordgaard I, Hansen BS, Mortensen PB. Importance of colonic support for energy absorption as small-bowel failure proceeds. Am J Clin Nutr 1996;64(2):222-31.
59. Salminen S, Bouley C, Boutron-Ruault MC et al. Functional food science and gastrointestinal physiology and function. Br J Nutr 1998;80(Suppl 1):S147-71.
60. Ley RE, Backhed F, Turnbaugh P et al. Obesity alters gut microbial ecology. Proc Nati Acad Sci USA 2005;102(31):11070-75.
61. Ley RE, Turnbaugh PJ, Klein S et al. Microbial ecology: human gut microbes associated with obesity. Nature 2006;444(7122):1022-23.
62. Zhang H, DiBaise JK, Zuccolo A et al. Human gut microbiota in obesity and after gastric bypass. Proc Nati Acad Sci USA 2009;106(7):2365-70.
63. Furet JP, Kong LC, Tap J et al. Differential adaptation of human gut microbiota to bariatric surgery-induced weight loss: links with metabolic and low-grade inflammation markers. Diabetes 2010;59(12):3049-57.
64. le Roux CW, Borg C, Wallis K et al. Gut hypertrophy after gastric bypass is associated with increased glucagon-like peptide 2 and intestinal crypt cell proliferation. Ann Surg 2010;252(1):50-56.
65. le Roux CW, Aylwin SJ, Batterham RL et al. Gut hormone profiles following bariatric surgery favor an anorectic state, facilitate weight loss, and improve metabolic parameters. Ann Surg 2006;243(1):108-14.
66. Santonicola A, Angrisani L, Ciacci C et al. Prevalence of functional gastrointestinal disorders according to Rome III criteria in Italian morbidly obese patients. Scientific World J 2013;2013:532503.
67. Clements RH, Gonzalez QH, Foster A et al. Gastrointestinal symptoms are more intense in morbidly obese patients and are improved with laparoscopic Roux-en-Y gastric bypass. Obes Surg 2003;13(4):610-14.
68. Stunkard AJ. Eating disorders and obesity. Psychiat Clin North Am 2011;34(4):765-71.
69. Cremonini F, Camilleri M, Clark MM et al. Associations among binge eating behavior patterns and gastrointestinal symptoms: a population-based study. Int J Obes (Lond) 2009;33(3):342-53.
70. Guidelines—Rome III Diagnostic Criteria for Functional Gastrointestinal Disorders. J Gastrointestin Liver Dis 2006;15(3):307-12.
71. Fysekidis M, Bouchoucha M, Bihan H et al. Prevalence and co-occurrence of upper and lower functional gastrointestinal symptoms in patients eligible for bariatric surgery. Obes Surg 2012;22(3):403-10.
72. Rey E, Talley NJ. Irritable bowel syndrome: novel views on the epidemiology and potential risk factors. Dig Liver Dis 2009;41(11):772-8.

CAPÍTULO 13

Microbiota e Obesidade

Eduardo Usuy Jr. ▪ Maria do Carmo Passos
Cinthia de Andrade ▪ Hoiti Okamoto

INTRODUÇÃO

A obesidade é resultado de uma complexa interação de vários fatores, entre eles a genética, meio ambiente, comportamento, condições socioeconômicas e, finalmente, a alimentação. A relação entre obesidade, resistência à insulina, diabetes, doenças cardiovasculares e microbiota intestinal está cada vez mais clara.[1] Entretanto, os exatos mecanismos fisiológicos dessa interação ainda precisam ser revelados.[2] A literatura científica apresenta algumas divergências sobre o papel da microbiota na obesidade.[3]

Estudos que compararam o metabolismo de camundongos *germ-free*, criados em ambientes estéreis, e camundongos criados em ambiente convencional demonstraram que os animais sem microbiota possuíam menos gordura corporal e menor resistência à insulina que os controles alimentados com a mesma dieta.[4] Depois de um transplante de microbiota normal, os ratos *germ-free* ganharam 57% de massa corporal, mesmo mantendo a mesma dieta. Esta foi uma das primeiras evidências da relação entre microbiota e a absorção e acúmulo de gordura corporal, demonstrando que o ecossistema microbiano pode ser transmitido e provocar alterações no fenótipo dos indivíduos.[5]

Os obesos possuem níveis mais elevados de etanol no ar expirado do que controles eutróficos, indicando uma maior fermentação intestinal e uma quantidade maior de ácidos graxos de cadeia curta na luz entérica.[6] Por outro lado, as alterações metabólicas atribuídas à obesidade estão presentes em graus variados em indivíduos obesos. Existe um grupo de pessoas que, apesar do excesso de gordura corporal, não apresentam complicações metabólicas, são os chamados "obesos metabolicamente saudáveis".[7] Os possíveis mecanismos protetores nesses casos são desconhecidos, e o estudo da microbiota poderá trazer conhecimentos para o desenvolvimento de novas estratégias de tratamento da obesidade.[1]

MICROBIOTA E A OBESIDADE

Os ratos geneticamente obesos, chamados também de camundongos *ob/ob*, são animais que possuem uma mutação no gene que expressa a produção de leptina, o hormônio que promove saciedade. Assim, eles são naturalmente hiperfágicos e, consequentemente, obesos. A microbiota desses animais contém mais bactérias do grupo *Firmicutes* e menos do grupo *Bacteroidetes* do que a de animais não obesos. Essa alteração também foi verificada na microbiota de humanos obesos.[8] Entretanto, esses achados foram questionados por estudos que utilizaram dados do Projeto Microbioma Humano.[9] Dessa forma, a utilidade clínica da relação *Firmicutes/Bacteroidetes* (F/B) ainda é incerta.

MECANISMOS ENVOLVIDOS

Ácidos Graxos de Cadeia Curta

Os ácidos graxos de cadeia curta (AGCC) são compostos orgânicos obtidos principalmente pela fermentação de carboidratos pelas bactérias da microbiota intestinal, sendo o acetato, butirato e propionato os principais produtos deste processo. A produção de propionato é atribuída principalmente aos *Bacteroidetes* e a de butirato, aos *Firmicutes*. Os AGCCs participam da composição do muco que age como barreira intestinal e na estimulação das *tight junctions*, sendo ainda parte importante de processos intestinais hormonais, como a produção de peptídeo semelhante ao glucagon 1 (GLP-1), peptídeo YY e ativação dos receptores de ácidos graxos, que regulam a saciedade.[10]

A evidência direta do papel da microbiota na absorção energética intestinal e a deposição corporal de gordura vem dos experimentos com camundongos *germ-free*, que possuem menores níveis intestinais de AGCC e o dobro das excreções urinária e fecal de calorias que os animais-controle.[11] Indivíduos com excesso de peso têm uma quantidade maior de AGCC nas fezes que os controles.[6] Um estudo demonstrou diferença de até 150 Kcal nas fezes de humanos que possuíam quantidade maior de *Bacteroidetes*, com presença menor de AGCC, o que poderia contribuir para a obesidade. Neste experimento a microbiota foi rapidamente afetada pela mudança do teor calórico da alimentação.[12]

A fermentação dos frutanos foi maior quando os camundongos foram colonizados por *Bacteroidetes Thetaiotaomicron* e *Methanobrevibacter Smithii*.[13] O resultado foi um aumento da absorção energética intestinal, elevando a deposição corporal de gordura. A composição da microbiota intestinal e as interações metabólicas entre as espécies bacterianas podem afetar a digestão dos nutrientes e a absorção calórica.[2]

Eixo Microbiota-Cérebro-Intestino

Existe uma complexa relação entre o sistema nervoso central e o entérico, mediada por via humoral através de moléculas sinalizadoras e componentes hormonais, onde a microbiota tem um papel importante.[14] Os AGCCs, especialmente o propionato e butirato, promovem a gliconeogênese intestinal. O butirato ativa a expressão de genes que regulam este processo nos enterócitos, e o propionato age como agonista direto do receptor de ácido graxo livre 3 (FFAR3) no sistema neural aferente periportal, que induz a gliconeogênese entérica e atua beneficamente no metabolismo da glicose e na produção de leptina.[15]

Sistema Endocanabinoide

Os endocanabinoides são lipídios bioativos, sintetizados no lúmen intestinal, que ativam receptores específicos (CB1 e CB2) presentes no fígado, pâncreas, tecido adiposo e em células nervosas periféricas. Estas substâncias têm um papel na regulação da motilidade intestinal e modulação do apetite.[14] Existe uma associação entre obesidade e aumento de endocanabinoides e expressão alterada de CB1.[16] O Rimonabanto, droga que age como agonista do receptor CB1, apresentou bons resultados no tratamento da obesidade, mas foi retirado do mercado por causa de efeitos colaterais psiquiátricos.[17]

Foi demonstrado que a microbiota regula a atividade do sistema endocanabinoide intestinal e do tecido adiposo, agindo sobre a adipogênese e a barreira intestinal. Ratos geneticamente obesos (ob/ob), alimentados com prebióticos que seletivamente aumentam as bifidobactérias, apresentaram uma diminuição de receptores CB1.[18]

Metabolismo dos Ácidos Biliares

Os ácidos biliares têm uma função conhecida de emulsificação dos lipídios, regulação do metabolismo do colesterol e absorção de vitaminas lipossolúveis. Também são reconhecidos como mediadores inflamatórios e da barreira intestinal, ativando receptores específicos, como o receptor de vitamina D (VDR), receptor Farsenoide C (FXR), receptor X do pregnano (PXR) e receptores de macrófagos TGR5.[19]

A microbiota metaboliza os ácidos biliares e sabe-se que os camundongos *germ-free* apresentam uma ativação diminuída dos receptores de ácidos biliares. Quando esses animais foram colonizados pela microbiota de animais gêmeos discordantes para a obesidade, foi demonstrado que a composição corporal pode estar relacionada com as diferenças no metabolismo dos ácidos biliares.[20]

Inflamação

Obesidade, resistência à insulina e diabetes estão associadas à inflamação sistêmica crônica de baixo grau.[21] Existe associação positiva entre a composição corporal e índices elevados de proteína C reativa, velocidade de hemossedimentação, inibidor 1 de plasminogênio ativado e citocinas inflamatórias.[22,23] Esta alteração provavelmente é decorrente de uma rede complexa de substâncias sinalizadoras que envolvem diversos órgãos e tecidos.

Em indivíduos obesos ocorre um aumento da permeabilidade intestinal e consequente translocação de macromoléculas tóxicas, bactérias e antígenos luminais, principalmente os lipopolissacarídeos (LPS), que são componentes pró-inflamatórios da parede celular de bactérias Gram-negativas.[24] Os níveis séricos de LPS estão aumentados em obesos e podem ser evidenciados em pacientes com dieta hiperlipídica.[14] Estes produtos derivados de bactérias intestinais no soro são reconhecidos por receptores do sistema imunológico (*receptores Toll-like*), que por sua vez ativarão células de defesa, como os macrófagos, que secretam citocinas pró-inflamatórias, adipocinas e miocinas.[1]

A endotoxemia secundária ao aumento da permeabilidade epitelial, e consequente aumento da inflamação sistêmica, pode ser comprovada pelo supercrescimento bacteriano no intestino delgado e tem sido relacionada com a esteato-hepatite não alcoólica.[25] As bifidobactérias foram associadas à redução dos níveis de LPS e fosfatase alcalina intestinal (regulada pela microbiota), que por sua vez está envolvida com a destoxificação dessas substâncias e está associada à obesidade.[26]

CIRURGIA BARIÁTRICA

A cirurgia de *bypass* gástrico em Y de *Roux* (BGYR) promove uma redução sustentada do peso e diminuição do risco de diabetes e de doenças cardiovasculares em pacientes obesos.[2] A presença de *Faecalibacterium Prausnitzii*, que é um microrganismo benéfico, é menos abundante em pacientes obesos e aumenta após a cirurgia bariátrica.[27] Os níveis desta bactéria estão associados negativamente a marcadores inflamatórios, o que pode sugerir um papel deste microrganismo na modulação da inflamação sistêmica.

Pacientes submetidos ao BGYR possuem uma menor quantidade de bactérias do filo *Bacteroidetes* e *Prevotella* na microbiota intestinal após a cirurgia.[27] Por outro lado, Schwiertz *et al.* observaram um aumento dessas cepas em obesos não operados.[8] Entretanto, outros estudos não conseguiram demonstrar a mesma alteração da microbiota de pacientes obesos.[6] É evidente que o metabolismo dos AGCCs (produzidos pela fermentação bacteriana intestinal) tem um papel considerável na obesidade, e, muito provavelmente, ocorrem profundas modificações na população bacteriana intestinal após a cirurgia bariátrica.[28]

Antibióticos

A administração de penicilina em baixa dosagem para filhotes de camundongos machos após o nascimento foi associada a um aumento da gordura corporal, deposição gordurosa ectópica, expressão hepática de genes envolvidos na adipogênese e diminuição óssea mineral. Entretanto, os animais do sexo feminino e os que receberam o antibiótico após a lactação tinham a composição corporal semelhante aos controles.[29]

Quando a microbiota desses animais obesos, alterada pela penicilina, foi transplantada para animais *germ-free*, houve um aumento do peso e percentual de gordura em velocidade maior. Estes achados sugerem que as anormalidades imunológicas e metabólicas, observadas em indivíduos obesos, podem ser causadas pelas alterações na própria microbiota e não por efeito direto dos antibióticos.[30]

CONSIDERAÇÕES FINAIS

- O papel da microbiota intestinal na absorção energética e acúmulo de gordura corporal foi demonstrado em ratos. Apesar de a maioria das evidências científicas ser indireta nos estudos em humanos, o conjunto dos achados nos permite concluir que existe uma forte relação entre microbiota intestinal e obesidade.

- A maior parte da literatura publicada até o momento é com base em trabalhos experimentais, envolvendo um número pequeno de animais ou indivíduos estudados. Não existem grandes ensaios clínicos, e esses vieses dificultam a utilização desses resultados para determinar condutas clínicas ou mudar estratégias do tratamento da obesidade.

- Podemos concluir que existe um papel determinante da microbiota na alteração da permeabilidade intestinal e consequentes alterações imunológicas, que foram diretamente associadas à obesidade.

- Finalmente, concluímos que estratégias de intervenção na microbiota intestinal, com o objetivo de modular a permeabilidade intestinal e diminuir a inflamação sistêmica, devem ser as chaves para o futuro do tratamento clínico da obesidade.

REFERÊNCIAS BIBLIOGRÁFICAS

1. Bleau C, Karelis AD, St-Pierre DH *et al*. Crosstalk between intestinal microbiota, adipose tissue and skeletal muscle as an early event in systemic low-grade inflammation and the development of obesity and diabetes. *Diabetes Metab Res Rev* 2015 Sept.;31(6):545-61.
2. Tremaroli V, Backhed F. Functional interactions between the gut microbiota and host metabolism. *Nature* 2012 Sept. 13;489(7415):242-49.
3. Andrade VLA, Regazzoni LAA, Moura MTRM *et al*. Obesidade e microbiota intestinal. *Rev Méd Minas Gerais* 2015;25(4).
4. Backhed F, Ding H, Wang T *et al*. The gut microbiota as an environmental factor that regulates fat storage. *Proc Nati Acad Sci USA* 2004 Nov. 2;101(44):15718-23.
5. Caricilli AM, Saad MJ. Gut microbiota composition and its effects on obesity and insulin resistance. *Curr Opin Clin Nutr Metab Care* 2014 July;17(4):312-18.
6. Schwiertz A, Taras D, Schafer K *et al*. Microbiota and SCFA in lean and overweight healthy subjects. *Obesity* 2010 Jan.;18(1):190-95.
7. Karelis AD, Rabasa-Lhoret R. Obesity: Can inflammatory status define metabolic health? *Nat Rev Endocrinol* 2013 Dec.;9(12):694-95.
8. Ley RE, Turnbaugh PJ, Klein S *et al*. Microbial ecology: human gut microbes associated with obesity. *Nature* 2006 Dec. 21;444(7122):1022-23.
9. Finucane MM, Sharpton TJ, Laurent TJ *et al*. A taxonomic signature of obesity in the microbiome? Getting to the guts of the matter. *PloS one* 2014;9(1):e84689.
10. Lin HV, Frassetto A, Kowalik Jr. EJ *et al*. Butyrate and propionate protect against diet-induced obesity and regulate gut hormones via free fatty acid receptor 3-independent mechanisms. *PloS one* 2012;7(4):e35240.
11. Hoverstad T, Midtvedt T. Short-chain fatty acids in germfree mice and rats. *J Nutr* 1986 Sept.;116(9):1772-76.
12. Jumpertz R, Le DS, Turnbaugh PJ *et al*. Energy-balance studies reveal associations between gut microbes, caloric load, and nutrient absorption in humans. *Am J Clin Nutr* 2011 July;94(1):58-65.
13. Samuel BS, Gordon JI. A humanized gnotobiotic mouse model of host-archaeal-bacterial mutualism. *Proc Nati Acad Sci USA* 2006 June 27;103(26):10011-16.
14. Moran CP, Shanahan F. Gut microbiota and obesity: role in aetiology and potential therapeutic target. *Best Pract Res Clin Gastroenterol* 2014 Aug.;28(4):585-97.
15. Delaere F, Duchampt A, Mounien L *et al*. The role of sodium-coupled glucose co-transporter 3 in the satiety effect of portal glucose sensing. *Mol Metab* 2012;2(1):47-53.
16. Izzo AA, Piscitelli F, Capasso R *et al*. Peripheral endocannabinoid dysregulation in obesity: relation to intestinal motility and energy processing induced by food deprivation and re-feeding. *Br J Pharmacol* 2009 Sept.;158(2):451-61.
17. Christensen R, Kristensen PK, Bartels EM *et al*. Efficacy and safety of the weight-loss drug rimonabant: a meta-analysis of randomised trials. *Lancet* 2007 Nov. 17;370(9600):1706-13.
18. Muccioli GG, Naslain D, Backhed F *et al*. The endocannabinoid system links gut microbiota to adipogenesis. *Mol Syst Biol* 2010 July;6:392.
19. Vavassori P, Mencarelli A, Renga B *et al*. The bile acid receptor FXR is a modulator of intestinal innate immunity. *J Immunol* 2009 Nov. 15;183(10):6251-61.
20. Sayin SI, Wahlstrom A, Felin J *et al*. Gut microbiota regulates bile acid metabolism by reducing the levels of tauro-beta-muricholic acid, a naturally occurring FXR antagonist. *Cell metabolism* 2013 Feb. 5;17(2):225-35.
21. Arslan N. Obesity, fatty liver disease and intestinal microbiota. *World J Gastroenterol* 2014 Nov. 28;20(44):16452-63.

22. Choi J, Joseph L, Pilote L. Obesity and C-reactive protein in various populations: a systematic review and meta-analysis. *Obes Rev* 2013 Mar.;14(3):232-44.
23. Cox AJ, West NP, Cripps AW. Obesity, inflammation, and the gut microbiota. *Lancet Diabetes Endocrinol* 2015 Mar.;3(3):207-15.
24. Kurashima Y, Goto Y, Kiyono H. Mucosal innate immune cells regulate both gut homeostasis and intestinal inflammation. *Eur J Immunol* 2013 Dec.;43(12):3108-15.
25. Duseja A, Chawla YK. Obesity and NAFLD: the role of bacteria and microbiota. *Clin Liver Dis* 2014 Feb.;18(1):59-71.
26. de La Serre CB, Ellis CL, Lee J et al. Propensity to high-fat diet-induced obesity in rats is associated with changes in the gut microbiota and gut inflammation. *Am J Physiol Gastrointest Liver Physiol* 2010 Aug.;299(2):G440-48.
27. Furet JP, Kong LC, Tap J et al. Differential adaptation of human gut microbiota to bariatric surgery-induced weight loss: links with metabolic and low-grade inflammation markers. *Diabetes* 2010 Dec.;59(12):3049-57.
28. Zhang H, DiBaise JK, Zuccolo A et al. Human gut microbiota in obesity and after gastric bypass. *Proc Nati Acad Sci USA* 2009 Feb. 17;106(7):2365-70.
29. Cox LM, Yamanishi S, Sohn J et al. Altering the intestinal microbiota during a critical developmental window has lasting metabolic consequences. *Cell* 2014 Aug. 14;158(4):705-21.
30. Jess T. Microbiota, antibiotics, and obesity. *New Engl J Med* 2014 Dec. 25;371(26):2526-2.

CAPÍTULO 14

Diarreia e Supercrescimento Bacteriano no Paciente Bariátrico

Sender Miszputen ▪ Hercio Cunha
Flávio Antônio Quilici ▪ Eduardo Usuy Jr.

INTRODUÇÃO

Apesar do aumento progressivo na frequência de realização de cirurgia bariátrica e da experiência adquirida, várias respostas sobre as mudanças metabólicas e fisiológicas ainda não se encontram totalmente elucidadas.[1] O *bypass* gástrico em Y de *Roux* (BGYR) e a gastrectomia vertical (GV) são os modelos mais empregados atualmente. O BGYR envolve grande redução da câmara gástrica e um rearranjo do canal alimentar superior, de forma que o conteúdo alimentar é desviado de 95% do estômago, de todo o duodeno e de parte do jejuno proximal. Já a gastrectomia vertical consiste na remoção de 80% do estômago, por sua secção na grande curvatura, sem necessidade de modificações anatômicas dos segmentos intestinais proximais.[1]

Embora diferentes como abordagem cirúrgica, ambas as técnicas têm nos seus objetivos resultados finais semelhantes, induzindo mudanças fisiológicas do tubo digestório, independente da restrição alimentar ou má absorção de nutrientes.

DIARREIA E CIRURGIA BARIÁTRICA

Fisiopatologia

O intestino delgado é uma víscera de grande plasticidade, com as células epiteliais que recobrem suas vilosidades mantendo rápida e constante renovação. Sua capacidade de adaptação, quando submetido à ressecção parcial de algum dos seus segmentos, já é bem conhecida. Estímulos mecânicos, hormonais, imunológicos, dietéticos e neurológicos interagem nesta adaptação.[2]

Estudos comprovam que diferenças morfológicas intestinais ocorrem entre os tipos de cirurgia bariátrica. No BGYR, diferentemente do que acontece com outras vísceras, observa-se marcante hipertrofia e hiperplasia da mucosa do intestino, à custa do aumento na espessura da sua parede, na altura das vilosidades e na profundidade das criptas, além da proliferação celular nas alças alimentar e comum, o mesmo não ocorrendo na alça biliopancreática.[3-7] Esta adaptação não ocorre na gastrectomia vertical.[8]

Além da previsão de menor ingestão alimentar e maior gasto energético como importantes fatores para atingir perda de peso, é preciso considerar a possibilidade da perda fecal de nutrientes mal digeridos e, consequentemente, mal absorvidos. Entretanto, mesmo que a anatomia gastroentérica tenha sido significativamente modificada no BGYR, a capacidade digestiva e absortiva do intestino rearranjado parece ser suficiente para a manutenção daquelas funções.[5,6] Experimentalmente, ratos submetidos a BGYR e alimentados com dieta rica em gordura apresentaram má digestão e má absorção de macronutrientes, na comparação a animais-controle pós-BGYR e dieta balanceada em gordura, o que levou os autores a admitir que sua excreção fecal aumentada fosse consequência direta desse tipo de cirurgia.[9,10] Publicações anteriores já haviam demonstrado esteatorreia no pós-operatório tardio de BGYR.[11,12] Dessa forma, o comportamento alterado do mecanismo digestão/absorção deve ser incluído entre as causas de diarreia, como uma das complicações observadas em parcela significativa nesta população, consequência do novo modelo anatômico definido pelas cirurgias.

Faz-se necessário também considerar que sempre há um prejuízo ao estímulo da secreção gástrica de *HCl*, elemento importante para desencadear o fluxo de bile e enzimas pancreáticas em direção ao duodeno. Esta condição é válida para ambos os procedimentos cirúrgicos, de forma mais pronunciada no BGYR em razão do fator disabsortivo, representado pelo trânsito rápido do alimento até o jejuno distal, o que compromete sua mistura com as secreções biliar e pancreática.[13]

O gatilho hormonal que, fisiologicamente, promove a produção de *HCl* pelas células parietais do fundo e corpo gástricos é representado pela gastrina, secretada pelas células G do antro. Na presença do alimento, este hormônio é responsável pelo estímulo às células enterocromafins para liberação da histamina, uma das vias de produção do ácido. Na gastrectomia vertical espera-se considerável redução da secreção ácida, devido à remoção da área de maior concentração das células parietais e enterocromafins, ao contrário das células G antrais, que permanecem em bom número no estômago remanescente. A hipocloridria que acompanha essa condição pós-operatória justifica a tendência ao aumento nos níveis de gastrina, sob efeito de dieta rica em proteínas, como demonstrado em um grupo pequeno de mulheres submetidas a este tipo de cirurgia.[14] Já no BGYR, o mesmo grupo observou redução na liberação de gastrina, uma vez que o antro gástrico encontre-se isolado do contato com os alimentos. Por seu lado, a síntese de *HCl* pelo coto gástrico, sem estímulo hormonal e poucas células enterocromafins e parietais residuais, fica muito distante das necessidades para cumprir seu papel fisiológico.

Pode-se concluir que má absorção e aceleração do trânsito dos nutrientes no canal digestivo superior se associem ao desenvolvimento de diarreia e também à perda de peso, maior objetivo desses procedimentos terapêuticos. De fato, a diarreia é um sintoma observado em 5 a 40% após cirurgias bariátricas, podendo ocorrer por várias causas.[15] É o principal efeito colateral das cirurgias disabsortivas (Scopinaro e derivação biliodigestiva com *Duodenal Switch* – DS), e nas técnicas mistas, como o BGYR.

Fezes amolecidas ou líquidas são reportadas quando os ácidos graxos passam diretamente para o cólon, por trânsito rápido. Como eles são normalmente absorvidos no intestino delgado, a grande mudança anatômica praticada pelas técnicas predominantemente disabsortivas favorece sua má absorção, promovendo alteração do ritmo evacuatório. A dieta também é importante nestes casos, visto que a ingestão de gordura está diretamente relacionada com mais movimentos intestinais e consequente aumento do número de evacuações e diminuição da consistência das fezes.

A ingestão de determinados carboidratos, tanto no DS, quanto no BGYR, pode ser causa de diarreia, e o maior exemplo diz respeito à intolerância à lactose.[16-18] Como todos os carboidratos, que precisam ser previamente digeridos para absorção na forma de monossacarídeos, a lactose sofre sua hidrólise no jejuno proximal, área de maior produção da sua enzima específica, lactase. A não persistência da atividade dessa enzima, conhecida como hipolactasia primária, que naturalmente apresenta um declínio fisiológico já a partir dos 20 anos de idade, responde pelos sintomas da intolerância ao açúcar, cuja incidência é muito variada (10-68%).[19,20]

A intolerância ao sorbitol, encontrado em frutas, alimentos dietéticos e em adoçantes artificiais, é menos frequente, mas pode contribuir para este sintoma. Quando não é absorvido pelo intestino delgado, chega ao cólon onde sofre fermentação, resultando num aumento dos gases, da frequência evacuatória e fezes liquefeitas.

Este quadro deve ser diferenciado da hipoglicemia pós-prandial, que também afeta número significativo dos pacientes operados. Os sintomas da síndrome de Dumping precoce ocorrem de 15 a 60 minutos após uma refeição rica em carboidratos e resultam do esvaziamento gástrico acelerado, com a ida de conteúdo mal digerido e hiperosmolar para o intestino delgado. Isto leva a uma rápida distensão desta víscera e aumento da frequência das contrações intestinais. Esta condição, em conjunto com a distensão, é responsável por sintomas, como dor abdominal em cólica, náusea, vômito, flatulência e diarreia, taquicardia, hipotensão arterial e, às vezes, hipoglicemia em períodos mais distantes, 2 a 3 horas após a alimentação.[21,22]

A Síndrome do Intestino Irritável (SII) também não pode ser descartada como causa de diarreia nestes pacientes. Dentre os distúrbios funcionais que afetam o canal alimentar, é uma das mais prevalentes, variando entre 9 a 23%, descrita em todo o mundo, atingindo todas as faixas etárias, predominante no gênero feminino.[23] Apesar de não ter sua fisiopatologia totalmente conhecida, as modificações causadas pela cirurgia bariátrica têm um fator traumático emocional importante, causando também mudanças da microbiota, presença de gordura nas fezes, interferência nas respostas hormonal e imunológica que, individualmente ou no seu conjunto, podem desencadear as manifestações clínicas da síndrome. Evidentemente, a SII deve ser considerada como causa dos sintomas, após exclusão de outros diagnósticos fisiopatológicos e anatômicos, visto que a gama de causas de diarreia pós-cirurgia bariátrica é muito ampla.

O *Clostridium difficile* tem sido apontado como um importante agente causador de doenças diarreicas associadas ao uso de antimicrobianos. Contudo, a fisiopatologia desta complicação ainda é apenas parcialmente esclarecida, muito embora, uma série de trabalhos científicos demonstre a importância da presença das toxinas A e B na patogênese da diarreia induzida por este microrganismo. Os mecanismos envolvidos nas atividades biológicas destas toxinas são complexos. A alteração das evacuações promovida pelo *Clostridium difficile* pode ocorrer depois de cirurgias predominantemente disabsortivas, restritivas ou mistas e se manifestar precocemente, no pós-operatório imediato ou até 2 a 3 meses depois. Sua etiologia, em geral, encontra-se relacionada com o uso de antibióticos, ou decorrente da mudança da microbiota intestinal, reconhecida após a cirurgia bariátrica.[24] Outro fator de risco para esta infecção diz respeito à supressão de ácido clorídrico, por medicamentos ou intervenções operatórias, situação claramente promovida pelas técnicas anteriormente descritas.[25]

A obesidade, por si só, já é considerada por alguns autores como fator predisponente para diarreia, por mecanismos ainda discutidos. Estudos sugerem que é condição para maior pressão intra-abdominal, podendo contribuir para alterações no assoalho pélvico.[26] A perda maciça de peso através da cirurgia também repercute na função do assoalho pélvico dos pacientes com obesidade mórbida.[27] Estas disfuncionalidades repercutiriam com incontinências urinária e fecal. Em conjunto com a alteração da absorção causada por cirurgias mistas ou disabsortivas, os distúrbios descritos chegam a cursar com diarreia.

Diagnóstico

Inicialmente, o diagnóstico de diarreia após cirurgia bariátrica será com base nos detalhes da história clínica: frequência das evacuações; consistência das fezes; observação da presença de produtos patológicos – muco, sangue, restos alimentares, esteatorreia; sintomas associados, como dor abdominal e seu comportamento pós-evacuação; perda de peso acima do previsto; relação ou piora com determinados alimentos.

A pesquisa fecal de elementos anormais é fundamental, lembrando sempre que as cirurgias restritivas reduzem drasticamente um dos maiores protetores da homeostase intestinal, o *HCl*. É necessária uma investigação ampliada nas fezes, pesquisando parasitas, bactérias e vírus, gordura, sangue e as toxinas A e B do *Clostridium difficile*.

A intolerância à lactose ou sorbitol tem investigação laboratorial específica, através de testes sanguíneos ou respiratórios após sobrecarga oral com estes açúcares. No sangue não haverá um aumento glicêmico nos diferentes momentos da prova, como esperado para indivíduos tolerantes, e uma tendência para apresentação dos sintomas – diarreia e distensão após a ingestão da solução contendo lactose ou frutose. O mesmo ocorre no teste respiratório: a chegada rápida desses açúcares não absorvidos ao cólon promove sua fermentação pela microbiota, e o hidrogênio formado acaba absorvido e eliminado na respiração, identificando-se um pico precoce na sua excreção. A nova anatomia introduzida pela cirurgia pode criar dificuldades para a interpretação dos resultados, mas, ainda assim, esta investigação será útil para orientação da conduta.

A hipótese de a diarreia estar relacionada com síndrome de *Dumping* ficará restrita aos dados da anamnese, tendo em vista que métodos complementares, relacionados com o tempo de esvaziamento gástrico, não são fáceis de interpretar. Seus sintomas clássicos encontram-se relacionados com a ingestão de alimentos, como açúcares refinados, carboidratos de alto índice glicêmico, produtos lácteos e algumas gorduras. Teste de tolerância à glicose e cintilografia para medida do tempo de esvaziamento do estômago encontram-se como sugestões para a confirmação diagnóstica desta complicação.[28,29]

O diagnóstico da síndrome do intestino irritável tipo diarreico é com base nos sintomas estabelecidos pelos chamados Critérios de Roma III.[30] Aqui também as mudanças anatômicas secundárias às cirurgias restritivas interferem com a hipótese da sua associação de um distúrbio funcional intestinal. Diferentemente da conduta diagnóstica aplicada em indivíduos sem cirurgias gastrointestinais com base apenas nos sintomas, nos pacientes bariátricos a SII passa a ser um diagnóstico de exclusão, afastadas todas as demais causas de diarreia.

Tratamento

Obviamente, as propostas terapêuticas para o controle da complicação diarreica no paciente bariátrico serão definidas de acordo com sua etiologia.

A intolerância à lactose poderá ser abordada por restrição dietética de laticínios ou utilização de produtos com baixo teor ou isentos de lactose. Suplemento enzimático para uso concomitante com alimentos que contenham lactose encontra-se disponível e poderá trazer maior conforto aos pacientes para elaboração do seu cardápio. Já em relação ao sorbitol, deve ser feita uma dieta isenta de produtos que o contenham.

O tratamento da síndrome de *Dumping* é um dos desafios a serem enfrentados no acompanhamento dos pacientes bariátricos. Medidas dietéticas, através da menor ingestão de carboidratos, já permitem reduzir os desagradáveis sintomas pós-prandiais e devem constar nas recomendações médicas. Análogos da somatostatina representam a proposta medicamentosa para esta complicação.[31]

Em relação à infecção pelo *Clostridium difficile*, o tratamento envolverá antimicrobianos com espectro de ação sobre anaeróbios e não absorvíveis, especialmente metronidazol ou vancomicina, ambos por via oral. Ressalte-se que, em alguns casos, esse microrganismo se mostrará suficientemente resistente, exigindo esquema terapêutico prolongado, em razão da recorrência precoce dos sintomas após a suspensão da medicação.

Outra situação complexa diz respeito à má absorção grave secundária à cirurgia, particularmente no BGYR. A reversão das mudanças anatômicas promovidas por essa técnica não fica totalmente descartada.

SUPERCRESCIMENTO BACTERIANO E CIRURGIA BARIÁTRICA

Fisiopatologia

A microbiota intestinal humana tem uma complexa ecologia polimicrobiana com alta densidade, diversidade e interação com o nosso organismo. A concentração dos microrganismos no canal alimentar tem grandes variações, segundo seus diferentes segmentos. O estômago e o duodeno são praticamente estéreis, com uma população bacteriana reduzida, que se mostra crescente a partir do jejuno, atingindo sua maior densidade no íleo distal e cólon. Mecanismos endógenos de defesa contribuem para que ocorra esta distribuição diferenciada, impedindo o supercrescimento bacteriano em áreas impróprias. Assim, nas alças do intestino delgado superior, a proliferação de microrganismos é controlada pela presença do ácido clorídrico, movimentos de propulsão do conteúdo luminal, válvula ileocecal intacta e secreção de imunoglobulinas, associadas à propriedade bacteriostática da bile e da secreção pancreática.

Por definição, supercrescimento bacteriano representa o aumento do número ou alterações do tipo de microrganismos que colonizam o trato gastrointestinal proximal.[32] Pacientes com esta complicação podem ser assintomáticos, sem queixas digestivas, ou manifestarem esta condição através de dor abdominal, diarreia e perda de peso.[33,34] A presença de bactérias fecais no intestino delgado superior, frequentemente espécies anaeróbias ou coliformes em concentração acima de 10^5, deve ser considerada como critério biológico para o diagnóstico de supercrescimento.[35]

A cirurgia bariátrica contribui para o aparecimento da síndrome do supercrescimento bacteriano. Dependendo do tipo, sua prevalência varia, segundo os especialistas entre 25 a 40%.[36] A análise do conteúdo obtido na bolsa gástrica e estômago remanescente, de 37 pacientes com BGYR sem queixas de sintoma sugestivo de supercrescimento bacteriano, detectou elevado número de bactérias e fungos em ambas as câmaras.[33]

Várias consequências nutricionais se relacionam com essa contaminação dos segmentos intestinais responsáveis pela transferência de nutrientes para o meio interno: má absorção de vitaminas lipossolúveis – A, D, E, K – e as hidrossolúveis, vitamina B12 e tiamina.

A vitamina A incluí carotenoides e retinóis. Sua absorção, que ocorre no jejuno proximal, requer prévia micelação com os sais biliares. As enzimas bacterianas dos microrganismos que proliferam nesta alça intestinal têm a propriedade de desconjugar os sais biliares que, nesta nova configuração, se tornam incapazes de formar as micelas, restringindo a transferência da vitamina para o meio interno.

Hiperparatireoidismo, deficiência de vitamina D e perda óssea ocorrem frequentemente após cirurgias para tratamento da obesidade.[37] Numa análise retrospectiva de 78 pacientes operados por BGYR, 80% deles mostraram taxas deficientes da vitamina D.[38] A técnica da GV pode também promover reduzidos níveis desse micronutriente.[39]

Também as vitaminas E e K podem estar deficientes nos indivíduos submetidos à cirurgia restritiva. Os estudos relacionados envolveram pequenas casuísticas, embora seja esperado que sua má absorção ocorra pelo mesmo mecanismo que as outras vitaminas lipossolúveis, por falha na sua incorporação nas micelas.[40]

A anemia que se desenvolve em razão dos baixos níveis de vitamina B12 é em parte decorrente do supercrescimento bacteriano. Os microrganismos são produtores de análogos da B12 biologicamente inativos, e esta deficiência, mesmo após o tratamento da contaminação, pode persistir, tornando-se mais prevalente com o passar do tempo de pós-operatório.

A tiamina (vitamina B1) é absorvida no duodeno e jejuno proximal, sendo sua deficiência descrita em cerca de 50% dos indivíduos pós-cirurgia bariátrica, na dependência da técnica empregada. É mais pronunciada nos modelos que excluem o duodeno do trânsito gastrointestinal. Tem papel importante no metabolismo dos carboidratos e na condução de impulsos nervosos.

Diagnóstico

A hipótese de supercrescimento bacteriano deve estar sempre incluída no diagnóstico diferencial dos casos de diarreia diferente do ritmo intestinal habitual do paciente, das mudanças das características das fezes e da perda de peso maior que a prevista para o tipo de cirurgia realizada. Alguns procedimentos laboratoriais, relativamente simples e não invasivos, permitem sua confirmação. São testes respiratórios, determinando os níveis de hidrogênio expirado após ingestão de soluções, contendo glicose, lactulose, ou utilizando $^{13}CO_2$ ou $^{14}CO_2$, evitando a medida direta da concentração bacteriana em aspirado da bolsa gástrica e/ou intestino proximal através de endoscopia ou intubação.[41] É importante considerar que a análise de resultados provenientes de vísceras reduzidas de tamanho e com deslocamento mais rápido do conteúdo intestinal pode repercutir na sua fidelidade. Uma forma mais prática e não criticável é submeter o paciente a um teste terapêutico, mesmo na ausência do diagnóstico definitivo.

Tratamento

A conduta medicamentosa para erradicação dos microrganismos participantes do supercrescimento bacteriano recomenda a utilização de antibióticos. Ainda que diferentes tipos de antimicrobianos tenham sido empregados nessa complicação, incluindo ciprofloxacina, metronidazol, clindamicina e rifaximina, não há consenso entre os especialistas sobre qual deles seja mais eficaz e qual a duração adequada do tratamento.[42,43] Redução dos sintomas da diarreia e até um ganho de peso refletirão o sucesso da conduta terapêutica. A expectativa, entretanto, é de novas contaminações bacterianas, pois as modificações anatômicas e fisiológicas impostas pela cirurgia bariátrica mantêm as condições para sua recorrência.

O tratamento das deficiências vitamínicas deverá ser decidido individualmente, na dependência da sua necessidade, de acordo com o já discutido em capítulo específico.

CONSIDERAÇÕES FINAIS

- As modificações anatômicas decorrentes da cirurgia bariátrica podem gerar uma gama de sintomas gastrointestinais, que devem ser adequadamente investigados.
- O diagnóstico de diarreia deve ser com base em sintomas clínicos, e, quando necessário, investigação complementar. O tratamento é fundamentado em mudanças dietéticas e abordagem medicamentosa e manejo de possível etiologia identificada.
- A hipótese de supercrescimento bacteriano deve ser sempre considerada e tratada adequadamente, avaliando a necessidade de reposição de nutrientes.

REFERÊNCIAS BIBLIOGRÁFICAS

1. Herron D, Roohipour R. Complications of Roux-en-Y gastric bypass and sleeve gastrectomy. *Abdom Imaging* 2012;37(5):712-18.
2. Shaw D, Gohil K, Basson MD. Intestinal mucosal atrophy and adaptation. *World J Gastroenterol* 2012;18(44):6357-75.

3. Bueter M, Lowenstein C, Olbers T et al. Gastric bypass increases energy expenditure in rats. *Gastroenterology* 2010;138(5):1845-53.
4. Cavin JB, Couvelard A, Lebtahi R et al. Differences in alimentary glucose absorption and intestinal disposal of blood glucose after Roux-en-Y gastric bypass vs sleeve gastrectomy. *Gastroenterology* 2016;150(2):454-64e9.
5. Hansen CF, Bueter M, Theis N et al. Hypertrophy dependent doubling of L-cells in Roux-en-Y gastric bypass operated rats. *PLoS One* 2013;8(6):e65696.
6. le Roux CW, Borg C, Wallis K et al. Gut hypertrophy after gastric bypass is associated with increased glucagon-like peptide 2 and intestinal crypt cell proliferation. *Ann Surg* 2010;252(1):50-56.
7. Taqi E, Wallace LE, de Heuvel E et al. The influence of nutrients, biliary-pancreatic secretions, and systemic trophic hormones on intestinal adaptation in a Roux-en-Y bypass model. *J Pediatr Surg* 2010;45(5):987-95.
8. Mumphrey MB, Hao Z, Townsend RL et al. Sleeve gastrectomy does not cause hypertrophy and reprogramming of intestinal glucose metabolism in rats. *Obes Surg* 2015;25(8):1468-73.
9. Canales BK, Ellen J, Khan SR et al. Steatorrhea and hyperoxaluria occur after gastric bypass surgery in obese rats regardless of dietary fat or oxalate. *J Urol* 2013;190(3):1102-9.
10. Shin AC, Zheng H, Townsend RL et al. Longitudinal assessment of food intake, fecal energy loss, and energy expenditure after Roux-en-Y gastric bypass surgery in high-fat-fed obese rats. *Obes Surg* 2013;23(4):531-40.
11. Kumar R, Lieske JC, Collazo-Clavell ML et al. Fat malabsorption and increased intestinal oxalate absorption are common after Roux-en-Y gastric bypass surgery. *Surgery* 2011;149(5):654-61.
12. Odstrcil EA, Martinez JG, Santa Ana CA et al. The contribution of malabsorption to the reduction in net energy absorption after long-limb Roux-en-Y gastric bypass. *Am J Clin Nutr* 2010;92(4):704-13.
13. Hammer HF. Medical complications of bariatric surgery: focus on malabsorption and dumping syndrome. *Dig Dis* 2012;30(2):182-86.
14. Grong E, Graeslie H, Munkvold B et al. Gastrin Secretion After Bariatric Surgery-Response to a Protein-Rich Mixed Meal Following Roux-En-Y Gastric Bypass and Sleeve Gastrectomy: a Pilot Study in Normoglycemic Women. *Obes Surg* 2015.
15. Lee CW, Kelly JJ, Wassef WY. Complications of bariatric surgery. *Curr Opin Gastroenterol* 2007;23(6):636-43.
16. Abell TL, Minocha A. Gastrointestinal complications of bariatric surgery: diagnosis and therapy. *Am J Med Sci* 2006;331(4):214-18.
17. Hammer HF, Hammer J. Diarrhea caused by carbohydrate malabsorption. *Gastroenterol Clin North Am* 2012;41(3):611-27.
18. Moreira Mde A, Espinola PR, de Azevedo CW. Food intolerances and associated symptoms in patients undergoing Fobi-Capella technique without gastric ring. *Arq Bras Cir Dig* 2015;28(1):36-39.
19. Di Rienzo T, D'Angelo G, D'Aversa F et al. Lactose intolerance: from diagnosis to correct management. *Eur Rev Med Pharmacol Sci* 2013;17(Suppl 2):18-25.
20. Usai-Satta P, Scarpa M, Oppia F et al. Lactose malabsorption and intolerance: What should be the best clinical management? *World J Gastrointest Pharmacol Ther* 2012;3(3):29-33.
21. Elrazek AE, Elbanna AE, Bilasy SE. Medical management of patients after bariatric surgery: Principles and guidelines. *World J Gastrointest Surg* 2014;6(11):220-28.
22. Morioka J, Miyachi M, Niwa M et al. Gastric emptying for liquids and solids after distal gastrectomy with Billroth-I reconstruction. *Hepatogastroenterology* 2008;55(84):1136-39.
23. World Gastroenterology Organization. Irritable bowel syndrome: a global perspective. World Gastroenterology Organization Global Guideline 2009. Disponível em: <http://www.jupiterpharma.in/journalpdf/IBS>
24. Johanesen PA, Mackin KE, Hutton ML et al. Disruption of the Gut Microbiome: Clostridium difficile Infection and the Threat of Antibiotic Resistance. *Genes (Basel)* 2015;6(4):1347-60.
25. Gordon D, Young LR, Reddy S et al. Incidence of Clostridium difficile infection in patients receiving high-risk antibiotics with or without a proton pump inhibitor. *J Hosp Infect* 2016;92(2):173-77.
26. Bharucha AE. Incontinence: an underappreciated problem in obesity and bariatric surgery. *Dig Dis Sci* 2010;55(9):2428-30.
27. Castro LA, Sobottka W, Baretta G et al. Effects of bariatric surgery on pelvic floor function. *Arq Bras Cir Dig* 2012;25(4):263-68.
28. Hejazi RA, Patil H, McCallum RW. Dumping syndrome: establishing criteria for diagnosis and identifying new etiologies. *Dig Dis Sci* 2010;55(1):117-23.
29. Tack J, Arts J, Caenepeel P et al. Pathophysiology, diagnosis and management of postoperative dumping syndrome. *Nat Rev Gastroenterol Hepatol* 2009;6(10):583-90.
30. Longstreth GF, Thompson WG, Chey WD et al. Functional bowel disorders. *Gastroenterology* 2006;130(5):1480-91.
31. Deloose E, Bisschops R, Holvoet L et al. A pilot study of the effects of the somatostatin analog pasireotide in postoperative dumping syndrome. *Neurogastroenterol Motil* 2014;26(6):803-9.
32. Bures J, Cyrany J, Kohoutova D et al. Small intestinal bacterial overgrowth syndrome. *World J Gastroenterol* 2010;16(24):2978-90.
33. Ishida RK, Faintuch J, Paula AM et al. Microbial flora of the stomach after gastric bypass for morbid obesity. *Obes Surg* 2007;17(6):752-58.
34. Ishida RK, Faintuch J, Ribeiro AS et al. Asymptomatic gastric bacterial overgrowth after bariatric surgery: are long-term metabolic consequences possible? *Obes Surg* 2014;24(11):1856-61.
35. Stein J, Stier C, Raab H et al. Review article: The nutritional and pharmacological consequences of obesity surgery. *Aliment Pharmacol Ther* 2014;40(6):582-609.
36. Machado JD, Campos CS, Lopes Dah Silva C et al. Intestinal bacterial overgrowth after Roux-en-y gastric bypass. *Obes Surg* 2008;18(1):139-43.
37. Signori C, Zalesin KC, Franklin B et al. Effect of gastric bypass on vitamin D and secondary hyperparathyroidism. *Obes Surg* 2010;20(7):949-52.
38. Mahlay NF, Verka LG, Thomsen K et al. Vitamin D status before Roux-en-Y and efficacy of prophylactic and therapeutic doses of vitamin D in patients after Roux-en-Y gastric bypass surgery. *Obes Surg* 2009;19(5):590-94.
39. Aarts EO, Janssen IM, Berends FJ. The gastric sleeve: losing weight as fast as micronutrients? *Obes Surg* 2011;21(2):207-11.

40. Ueda N, Suzuki Y, Rino Y *et al.* Correlation between neurological dysfunction with vitamin E deficiency and gastrectomy. *J Neurol Sci* 2009;287(1-2):216-20.
41. Andalib I, Shah H, Bal BS *et al.* Breath Hydrogen as a Biomarker for Glucose Malabsorption after Roux-en-Y Gastric Bypass Surgery. *Dis Markers* 2015;2015:102760.
42. Grace E, Shaw C, Whelan K *et al.* Review article: small intestinal bacterial overgrowth—prevalence, clinical features, current and developing diagnostic tests, and treatment. *Aliment Pharmacol Ther* 2013;38(7):674-88.
43. Shah SC, Day LW, Somsouk M *et al.* Meta-analysis: antibiotic therapy for small intestinal bacterial overgrowth. *Aliment Pharmacol Ther* 2013;38(8):925-3.

CAPÍTULO 15

Uso de Probióticos em Obesidade e Cirurgia Bariátrica

Ricardo Barbuti ▪ Eduardo Usuy Jr.
Maíra Souza ▪ Maria do Carmo Passos

INTRODUÇÃO

A Organização Mundial da Saúde define probióticos como organismos vivos que, em quantidades adequadas, promovem bem-estar à saúde.[1]

A influência benéfica dos probióticos sobre a microbiota intestinal humana inclui funções estruturais, metabólicas, protetoras e imunológicas. Estas bactérias do bem deslocam os patógenos e ocupam seus receptores, produzem substâncias com poder bactericida, mantêm a função estrutural da mucosa com estímulos para produção de muco e IgA, além de manter a eficácia dos *tight junctions*. Podem ainda secretar substâncias benéficas para o organismo, como ácido fólico e vitamina B12, além de neurotransmissores e seus precursores. Os probióticos promovem, através da fermentação de fibras ingeridas, produção de ácidos graxos de cadeia curta que reduzem o *pH* colônico, dificultando a multiplicação de cepas patobiontes, mantendo a integridade e a trofia da mucosa e interferindo de maneira positiva no metabolismo.

MECANISMOS DE AÇÃO E BENEFÍCIOS

Estes antígenos bacterianos são reconhecidos no intestino pelas células dendríticas ou por células M (apresentadoras de antígenos), através dos chamados *pattern recognition receptors* (PRR), como os *toll like receptors* (TR) e os receptores NOD, que vão determinar o tipo de resposta imunológica sistêmica desencadeada.[2,3]

Um produto que contenha bactérias não é considerado probiótico até que sua eficácia *in vitro* e *in vivo* tenha sido estudada e, mais importante, que sua segurança seja confirmada. É necessário que haja presença de cepas probióticas vivas e em quantidades adequadas no local de ação (intestino). Vários fatores podem interferir na ação de probióticos, como forma de cultivo e conservação, resistência aos efeitos bactericidas do *HCl*, pepsina, enzimas pancreáticas e sais biliares, influenciando na chegada das cepas ao seu local de ação em números adequados (10^9-10^{10} UFC/mL).[4,5]

O íleo terminal e o cólon parecem ser, respectivamente, o local de preferência para colonização intestinal dos lactobacilos e bifidobactérias. Entretanto, o efeito de uma bactéria é específico para cada cepa, não podendo ser extrapolado, inclusive para outras cepas da mesma espécie.[6] Probióticos apresentam também diferenças no que diz respeito à resistência ao ácido, à bile e habilidade para colonização da mucosa colônica. A estabilidade dos probióticos comercialmente disponíveis depende de manufaturamento sob as melhores condições possíveis, com armazenamento e empacotamento realizados de maneira extremamente cuidadosa. O não seguimento de protocolos estabelecidos nos seus mínimos detalhes pode fazer com que os microrganismos percam a sua viabilidade.[7]

Os benefícios à saúde atribuídos à ingestão de culturas probióticas que mais se destacam são:

- Estabilização da microbiota intestinal após o uso de antibióticos.
- Promoção de resistência gastrointestinal à colonização por patógenos.
- Diminuição da população de patógenos através da produção de ácidos acético e láctico, bacteriocinas e outros compostos antimicrobianos.
- Promoção da digestão da lactose em indivíduos intolerantes.
- Estímulo e modulação do sistema imune.
- Alívio da constipação.
- Aumento da absorção de minerais e produção de vitaminas.

Embora ainda não comprovados, outros efeitos atribuídos a essas culturas são a diminuição do risco de câncer de cólon e de doença cardiovascular, redução da atividade metabólica do *Helicobacter pylori* e controle da colite induzida por rotavírus e *Clostridium difficile*. Destaca-se ainda seu uso nas doenças inflamatórias gastrointestinais, intestino irritável, dispepsia funcional, diarreia e constipação funcional entre outras.[8]

Um dos efeitos atribuídos aos prebióticos é a modulação de funções fisiológicas-chave, como a absorção de cálcio e, possivelmente, o metabolismo lipídico, a modulação da composição da microbiota intestinal e redução do risco de câncer de cólon.[4,8]

Assim, pré, pró, simbióticos, e mesmo pós-bióticos, podem ser teoricamente utilizados em qualquer afecção onde a microbiota esteja desequilibrada. A grande dificuldade, entretanto, está na comprovação de que determinada cepa possui efeito benéfico em uma patologia específica, já que há número reduzido de trabalhos de qualidade científica suficiente para que se possa recomendar determinado microrganismo. Outro fator de relevância é a existência de vários estudos com associações de cepas ou simbióticos. Nem sempre o uso de várias cepas em conjunto é melhor do que cepas isoladas, já que pode haver competição entre elas por nutrientes e pelo mesmo receptor, com perda de seu efeito benéfico (cepas associadas precisam ser estudadas sempre em conjunto). No caso de simbióticos, sabe-se que para cada probiótico existe um prebiótico ideal, podendo inclusive ser medido, o que chamamos de índice prebiótico. Outros fatores a serem considerados são a variabilidade de resultados com uma mesma cepa, que pode mudar de acordo com medicação concomitante, tipo de dieta, temperatura ambiente, doenças associadas etc. Além disso, para efeito ideal, estes microrganismos precisam se ligar a PRR específicos, que, por sua vez, têm sua expressão geneticamente determinada. Se um probiótico se ligar a um receptor tipo TR2 e o indivíduo estudado não expressar este receptor, o probiótico não exercerá seu efeito da mesma maneira.[7]

PROBIÓTICOS E OBESIDADE

Recentemente várias pesquisas têm apontado para a relação da microbiota com o desenvolvimento da obesidade.[9-14] Dados epidemiológicos mostram provável relação entre a incidência de cesarianas e obesidade, especialmente se a mãe já é obesa. A formação da microbiota tem seu cerne nos primeiros 100 dias de vida da criança, assim, fatores que alterem estes microrganismos nesta época podem aumentar a predisposição à obesidade. Estudo americano evidenciou relação entre obesidade e uso de antibióticos nos primeiros anos de vida.

Quando estudamos a microbiota de obesos e não obesos parece haver diferença nítida entre estas duas populações. Somam-se a isto estudos experimentais em camundongos *germ-free*, onde se observa que o transplante de fezes de camundongos obesos leva à obesidade. O oposto acontecendo quando se transplantam fezes de animais magros.[14-16] A obesidade foi relacionada com aumento de *Firmicutes* em detrimento de *Bacteriodetes*, embora estes achados não sejam universais.[14] Recentemente, um gênero e espécie têm ganhado cada vez mais importância na fisiopatologia de processos inflamatórios intestinais e também na obesidade. O *Faecalibacterium prausnitzii* constitui um dos microrganismos mais prevalentes em nossa microbiota e se encontra diminuído em indivíduos obesos, voltando a aumentar quando existe perda de peso, seja por dieta ou após cirurgia bariátrica.[14,17]

A obesidade é associada a processo inflamatório crônico, notando-se aumento de citocinas pró-inflamatórias e alteração de proteínas de atividade inflamatória, como a proteína C reativa. Por outro lado, também pode ser considerada uma situação onde a imunidade se encontra prejudicada, predispondo a vários tipos de processos infecciosos. Macrófagos de obesos podem secretar grandes quantidades de TNF-alfa, IL-6, IL-12, IL-1beta e também óxido nítrico. Células Th17 se encontram aumentadas em número, aumentando a expressão de IL-17. Outro ponto de certeza é a influência que a dieta pode ter em nossa microbiota e vice-versa. Dietas saudáveis, como a mediterrânea, estão associadas à perda de peso e maior relação de IL-10/IL-17, ou seja, menos inflamação. O uso da chamada *junk food* tem resultados opostos, inclusive com aumento claro de estresse oxidativo, o que também se relaciona com a obesidade.[18]

Estudos demonstraram aumento dos níveis de adiponectina e leptina em obesos e asmáticos adultos, o que altera sobremaneira o tipo de resposta inflamatória visceral e naturalmente a fome e a saciedade. De tal modo que maiores níveis de leptina podem levar a aumento de resposta tipo Th1. A redução de adiponectina pode levar à menor liberação de IL-10, agravando a inflamação. A ação deletéria das bactérias intestinais predispondo a reação inflamatória depende, como visto anteriormente, do acoplamento destes microrganismos a receptores específicos *Toll-like* e NOD.[18]

Outro fator a ser considerado é o chamado sistema endocanabinoide. Este conjunto de receptores e peptídeos tem sido relacionado com o controle energético e do apetite. Nossa microbiota está diretamente relacionada com a expressão de vários receptores canabinoides e opioides, de tal modo que a obesidade aumenta o tônus deste sistema, com modulação clara da microbiota intestinal.[19]

USO CLÍNICO DE PROBIÓTICOS

Alterações da microbiota intestinal após a cirurgia bariátrica foram bem descritas, com aumento de Proteobactérias e diminuição proporcional dos *Firmicutes*.[20] Camundongos *germ-free* emagrecem após receber a microbiota transplantada de animais submetidos ao *bypass* gástrico em y de Roux, quando comparados aos que receberam de ratos submetidos a procedimento cirúrgico *sham*.[21]

Alguns estudos demonstraram benefícios do uso de probióticos no tratamento da obesidade. Ratos que receberam *L. curvatus* HY7601 e *L. plantarum* KY1032 perderam mais peso e tiveram menor expressão de genes pró-inflamatórios no tecido adiposo.[22] *B. Infantis* 35624 foi benéfico para modular a inflamação sistêmica quando administrado para diversos grupos.[23] O uso prolongado de *Lactobacilos gasseri* SBT2055 foi associado à redução do índice de massa corporal em japoneses adultos.[24] Esses exemplos mostram o potencial benéfico do uso de probióticos no tratamento da obesidade.

Um estudo prospectivo acompanhou 60 pacientes submetidos à cirurgia de *bypass* gástrico durante 6 meses, randomizados em três grupos que receberam *Clostridium butyricum MIYAIRI*, *Bifidobacterium longum BB536* ou um composto de enzimas digestivas (takadiastase, celulase, lipase e pancreatina). Todos os grupos mostraram melhora do escore de sintomas digestivos e de qualidade de vida, quando comparados ao questionário pré-intervenção.[25]

O estudo da microbiota certamente contribuirá para o desenvolvimento de novas estratégias clínicas para o tratamento da obesidade. Entretanto, em razão do enorme número de espécies microbianas que habitam o intestino humano, das complexas interações entre elas e das células do hospedeiro, ainda estamos distantes de recomendações científicas para o uso de probióticos em consensos e *guidelines*.[26]

CONSIDERAÇÕES FINAIS

- Probióticos são organismos vivos que, em quantidades adequadas, promovem bem-estar à saúde, através da influência benéfica sobre a microbiota intestinal humana, desempenhando funções estruturais, metabólicas, protetoras e imunológicas.
- A disbiose encontrada na obesidade está diretamente associada ao aumento da permeabilidade intestinal e à inflamação sistêmica crônica.
- A suplementação com probióticos pode interferir nos vários mecanismos responsáveis pelo ganho de peso, tornando-se estratégia lógica na condução dos pacientes obesos e após a cirurgia bariátrica. Entretanto, faltam ainda trabalhos científicos para indicar uma cepa específica para este fim.

REFERÊNCIAS BIBLIOGRÁFICAS

1. Joint FAO/WHO Working Group report on drafting guidelines for the evaluation of probiotics in food. London, Ontario, Canada; 2002 Apr. 30 to May 1.
2. O'Hara AM, Shanahan F. The gut flora as a forgotten organ. *EMBO Rep* 2006;7(7):688-93.
3. Dongarrà ML, Rizzello V, Muccio L et al. Mucosal immunology and probiotics. *Curr Allergy Asthma Rep* 2013;13(1):19-26.
4. Simrén M, Barbara G, Flint HJ et al. Intestinal microbiota in functional bowel disorders: a Rome foundation report. *Gut* 2013;62(1):159-76.
5. Jirillo E, Jirillo F, Magrone T. Healthy effects exerted by prebiotics, probiotics, and symbiotics with special reference to their impact on the immune system. *Int J Vitam Nutr Res* 2012;82(3):200-8.
6. Dobrogosz WJ, Peacock TJ, Hassan HM. Evolution of the probiotic concept from conception to validation and acceptance in medical science. *Adv Appl Microbiol* 2010;72:1-41.
7. Sanders ME, Klaenhammer TR, Ouwehand AC et al. Effects of genetic, processing, or product formulation changes on efficacy and safety of probiotics. *Ann N Y Acad Sci* 2014;1309(1):1-18.
8. Vitetta L, Briskey D, Alford H et al. Probiotics, prebiotics and the gastrointestinal tract in health and disease. *Inflammopharmacology* 2014 June;22(3):135-54.
9. Zhang H, DiBaise JK, Zuccolo A et al. Human gut microbiota in obesity and after gastric bypass. *Proc Nati Acad Sci USA* 2009;106(7):2365-70.
10. Turnbaugh PJ, Hamady M, Yatsunenko T et al. A core gut microbiome in obese and lean twins. *Nature* 2009;457(7228):480-84.
11. Turnbaugh PJ, Ley RE, Mahowald MA et al. An obesity-associated gut microbiome with increased capacity for energy harvest. *Nature* 2006;444(7122):1027-31.
12. Ley RE, Turnbaugh PJ, Klein S et al. Microbial ecology: human gut microbes associated with obesity. *Nature* 2006;444(7122):1022-23.
13. Schwiertz A, Taras D, Schafer K et al. Microbiota and SCFA in lean and overweight healthy subjects. *Obesity* 2010;18(1):190-95.
14. Patterson E, Ryan PM, Cryan JF et al. Gut microbiota, obesity and diabetes. *Postgrad Med J* 2016 May;92(1087):286-300.
15. Engelbrektson A, Korzenik JR, Pittler A et al. Probiotics to minimize the disruption of faecal microbiota in healthy subjects undergoing antibiotic therapy. *J Med Microbiol* 2009;58(Pt 5):663-70.
16. Petschow B, Doré J, Hibberd P et al. Probiotics, prebiotics, and the host microbiome: the science of translation. *Ann N Y Acad Sci* 2013;1306:1-17.
17. Remely M, Aumueller E, Merold C et al. Effects of short chain fatty acid producing bacteria on epigenetic regulation of FFAR3 in type 2 diabetes and obesity. *Gene* 2014;537(1):85-92.
18. Magrone T, Jirillo E. Childhood obesity: immune response and nutritional approaches. *Front Immunol* 2015;6:76.
19. Muccioli GG, Naslain D, Backhed F et al. The endocannabinoid system links gut microbiota to adipogenesis. *Mol Syst Biol* 2010;6:392.
20. Kong LC, Tap J, Aron-Wisnewsky J et al. Gut microbiota after gastric bypass in human obesity: increased richness and associations of bacterial genera with adipose tissue genes. *Am J Clin Nutr* 2013;98(1):16-24.
21. Liou AP, Paziuk M, Luevano Jr JM et al. Conserved shifts in the gut microbiota due to gastric bypass reduce host weight and adiposity. *Sci Transl Med* 2013;5(178):178ra41.
22. Park DY, Ahn YT, Park SH et al. Supplementation of Lactobacillus curvatus HY7601 and Lactobacillus plantarum KY1032 in diet-induced obese mice is associated with gut microbial changes and reduction in obesity. *PLoS One* 2013;8(3):e59470.
23. Groeger D, O'Mahony L, Murphy EF et al. Bifidobacterium infantis 35624 modulates host inflammatory processes beyond the gut. *Gut Microbes* 2013;4(4):325-39.
24. Kadooka Y, Sato M, Ogawa A et al. Effect of Lactobacillus gasseri SBT2055 in fermented milk on abdominal adiposity in adults in a randomised controlled trial. *Br J Nutr* 2013;110(9):1696-703.
25. Chen JC, Lee WJ, Tsou JJ et al. Effect of probiotics on postoperative quality of gastric bypass surgeries: a prospective randomized trial. *Surg Obes Relat Dis* 2016;12(1):57-61.
26. Nova E, Perez de Heredia F, Gomez-Martinez S et al. The role of probiotics on the microbiota: effect on obesity. *Nutr Clin Pract* 2016 June;31(3):387-400.

CAPÍTULO 16

Lesões Pré-Neoplásicas Gástricas no Pré-Operatório de Cirurgia Bariátrica

Ismael Maguilnik ■ Helenice Breyer
Jerônimo Oliveira ■ Maria do Carmo Passos

INTRODUÇÃO

A obesidade está relacionada com diversas neoplasias, incluindo adenocarcinoma gástrico de cárdia e de esôfago.[1-4] Essa associação não está bem estabelecida para adenocarcinoma gástrico de outras localizações.[1-5] A obesidade também se correlaciona indiretamente com esôfago de Barrett pelo aumento de doença do refluxo gastroesofágico.[6]

A endoscopia na avaliação do paciente candidato à cirurgia bariátrica pode revelar diversos achados, porém a incidência de lesões pré-neoplásicas ou neoplásicas é baixa.[7-9] Ainda assim, a endoscopia tem papel importante na avaliação pré-operatória, podendo alterar o plano terapêutico do paciente.

Nesse capítulo, serão abordadas as lesões pré-neoplásicas e neoplásicas incidentais, sua repercussão e o manejo recomendado, conforme a literatura vigente.

ESÔFAGO DE BARRETT

A obesidade correlaciona-se com esôfago de Barrett (EB), porém ainda não há certeza se de forma direta e independente ou indiretamente pela maior prevalência de esofagite péptica.[10] A incidência de EB em endoscopia pré-operatória é de 1,2 a 3,7%, sendo 80% de segmento curto, com raros casos de displasia de baixo grau.[7-9] Não há relatos de displasia de alto grau nesses estudos. Há descrição de melhora macroscópica do EB e displasia após bypass gástrico em Y de Roux (BGYR), em estudo retrospectivo com 5 pacientes.[11] Mais estudos são necessários para recomendar uma técnica cirúrgica específica nos pacientes com EB.

ADENOCARCINOMA DE ESÔFAGO

A correlação de obesidade com adenocarcinoma de esôfago está bem documentada, com risco relativo de 2,1 para mulheres e 2,4 para homens.[2-4,12] Estudo retrospectivo identificou dois casos de adenocarcinoma esofágico incidental em 371 endoscopias pré-operatórias, sendo ambos assintomáticos, e um deles necessitando esofagectomia, e outro submetido à ressecção endoscópica e posteriormente à colocação de banda gástrica.[13]

O diagnóstico de adenocarcinoma esofágico é considerado contraindicação à cirurgia bariátrica, porém deve haver avaliação caso a caso. Cirurgias que envolvam gastrectomia devem ser consideradas com cautela, por causa da possibilidade de complicações ou restrição à eventual esofagectomia futura. Felizmente há descrição bem-sucedida de esofagectomia pós-BGYR.[14]

GASTRITE

Apesar de não se constituir em lesão considerada pré-neoplásica, tem o potencial de evoluir para metaplasia intestinal (MI) e gastrite atrófica. A presença do *Helicobacter pylori* infectando a mucosa constitui ainda uma parcela importante dos achados endoscópicos da população brasileira. A gastrite antral, consequência mais frequente da infecção, deve ser detectada em exame endoscópico pré-cirurgia bariátrica e a infecção, erradicada. A exclusão de parte do estômago no procedimento cirúrgico dificulta ou pode impedir a visualização da progressão desta situação para lesões potencialmente de risco evolutivo.

METAPLASIA INTESTINAL E GASTRITE ATRÓFICA

A metaplasia intestinal e gastrite atrófica fazem parte da cascata de evolução do câncer gástrico descrita por Pelayo-Correa *et al.*[15] Entretanto é baixo o risco de evolução a câncer dos paciente portadores de MI isoladamente, sendo mais importante o seu papel em outros fatores de risco (p. ex., história familiar positiva).[16,17] A incidência de MI em endoscopias pré-operatórias de candidatos à cirurgia bariátrica variou entre 9-11%, porém com número muito inferior na análise patológica do segmento de estômago ressecado em BGYR.[9,18,19]

Gastrite atrófica (autoimune ou relacionada com a infecção por *H. pylori*) é fator de risco para neoplasia gástrica, principalmente se associada à anemia. A incidência de gastrite atrófica relatada é menor que de MI, porém quando associadas são motivo de aumento de atenção ao risco de neoplasia gástrica desses pacientes.[9]

Pesquisa de infecção por *H. pylori*, sabidamente associado a câncer gástrico, pode ser realizada na endoscopia. Quando presente, a infecção por *H. pylori* deve ser tratada se associada aos achados histopatológicos listados anteriormente.[20] Na ausência de MI ou atrofia gástrica, a erradicação do *H. pylori* é controversa.

Em relação à displasia, não há estudos específicos que norteiem a conduta no paciente candidato à cirurgia bariátrica. Os casos de displasia de baixo grau devem ser submetidos à vigilância endoscópica, enquanto na displasia de alto grau (com risco de 20% de desenvolvimento de câncer gástrico em um ano), é recomendada ressecção endoscópica ou cirúrgica.[17]

Deve-se avaliar o risco individual de câncer gástrico nos pacientes com as referidas alterações pré-neoplásicas, utilizando-se dessa informação para definir o tipo de cirurgia a ser realizada. Pacientes com risco elevado não devem manter segmento de estômago excluso, em razão da dificuldade de acesso ao órgão remanescente para vigilância endoscópica. Gastrectomia vertical ou BGYR com ressecção do remanescente gástrico são opções mais adequadas.[19]

ADENOCARCINOMA GÁSTRICO

A incidência de câncer gástrico de cárdia é aumentada nos obesos em relação a não obesos, não havendo essa correlação para outras localizações.[2-5] A dificuldade de acessar o segmento excluso de estômago após BGYR é um dos principais motivos da realização de endoscopia pré-operatória nos candidatos à cirurgia bariátrica. Relatos de adenocarcinoma gástrico após cirurgia bariátrica reforçam essa preocupação.[21-23] Felizmente, praticamente todas as séries apresentadas até o momento não demonstram incidência de câncer gástrico nessa avaliação.[7-9] Há apenas dois casos de adenocarcinoma gástrico diagnosticado incidentalmente na endoscopia de paciente candidato à cirurgia bariátrica.[24,25] No relato de caso, a lesão era precoce, moderadamente diferenciada e localizada na incisura, sendo realizada gastrectomia subtotal e linfadenectomia com reconstrução em Y de Roux, uma cirurgia oncológica mantendo intenção bariátrica.[25]

O tratamento da neoplasia gástrica deve ser endoscópico ou cirúrgico, de acordo com as diretrizes atuais e possibilidades terapêuticas de cada instituição. Novamente, caso mantida a condição de cirurgia bariátrica, deve-se dar preferência a técnicas que não deixem segmento de estômago excluído.

LINFOMA MALT

Deve haver cautela nos achados inespecíficos encontrados na endoscopia pré-bariátrica que devam ser biopsiados, podendo revelar outras patologias, como o Linfoma MALT. Podemos observar três tipos de achados endoscópicos no linfoma MALT: o mais comum são erosões e enantema da mucosa principalmente no antro, descrita como gastrite *like*, em que a atenção do endoscopista e o treinamento do patologista em distinguir estas situações levam ao diagnóstico. O segundo são os casos de pregas largas e ulceradas, e o terceiro, os achados de pregas gigantes. A natureza inespecífica dos sintomas e achados endoscópicos, aliados ao curso clínico indolente nos linfomas de baixo grau, retardam o diagnóstico desta entidade.

TUMOR ESTROMAL GASTROINTESTINAL (GIST)

GISTs são lesões submucosas frequentemente assintomáticas, que podem ser encontradas inadvertidamente na endoscopia. Estudos levantam a hipótese de a prevalência de GIST ser maior em pacientes submetidos à cirurgia bariátrica, mas mesmo assim são lesões raras (0,8% dos casos).[26,27] Por serem lesões submucosas, podem não ser visualizadas à endoscopia e ainda assim encontradas no transoperatório. Caso haja suspeita de GIST na endoscopia, recomenda-se realização de biópsias sobre biópsias ou avaliação adicional, se necessário. O tratamento padrão é a ressecção do segmento afetado durante a cirurgia.[19]

TUMOR CARCINOIDE

O tumor carcinoide é uma neoplasia rara, sendo mais comum no íleo, reto e apêndice. Apenas 5% dos tumores neuroendócrinos encontram-se no estômago, correspondendo a 1% dos tumores gástricos. Tumores carcinoides gástricos são divididos em três subtipos, sendo o mais comum o tipo 1, de melhor prognóstico e associado à gastrite atrófica; o tipo 2 está associado à síndrome de Zollinger-Ellison e tem bom prognóstico; enquanto o tipo 3 é lesão de mau prognóstico. Biópsia com análise de cromogranina A, dosagem de gastrina sérica e pesquisa de atrofia gástrica auxiliam no diagnóstico preciso desse tipo de lesão.[28,29]

Há diversos relatos de tumor carcinoide em pacientes obesos, descobertos na avaliação pré-operatória ou no transoperatório.[30-33] A abordagem terapêutica depende do seu subtipo, número de lesões e sua localização. Tumores únicos e de bom prognóstico podem ser ressecados endoscopicamente. Lesões múltiplas e/ou de pior prognóstico necessitam avaliação sistêmica, devendo ser considerada gastrectomia subtotal ou total. Nos casos em que a localização favorece ressecções parciais, gastrectomia vertical pode ser realizada.[32] É importante manter vigilância endoscópica pós-operatória nesse grupo de pacientes.

PÓLIPOS GÁSTRICOS

A incidência de pólipos gástricos em diferentes séries de casos foi de 0,6 a 5%, sendo todos benignos.[8,27] Em uma das séries, todos os pólipos eram hiperplásicos. Deve-se biopsiar ou excisar qualquer pólipo encontrado na endoscopia pré-operatória, com possível exceção dos pólipos de glândulas fúndicas, que têm baixíssimo potencial maligno. Pólipos adenomatosos necessitam de excisão endoscópica ou cirurgia que envolva gastrectomia da região acometida. Pacientes com pólipos devem ser acompanhados, evitando a realização de BGYR com remanescente gástrico, em razão da necessidade de vigilância endoscópica e possibilidade de hemorragia por pólipos hiperplásicos.

CONSIDERAÇÕES FINAIS

- As alterações endoscópicas pré-neoplásicas ou neoplásicas são raras nos pacientes candidatos à cirurgia bariátrica. Entretanto, quando encontradas, frequentemente geram mudança no plano terapêutico.

- Pacientes com alterações que aumentem risco neoplásico não devem ser submetidos a cirurgias que mantenham segmento gástrico excluso, devendo-se dar preferência a técnicas que mantenham possibilidade de vigilância endoscópica ou que envolvam gastrectomia do remanescente gástrico.

REFERÊNCIAS BIBLIOGRÁFICAS

1. Renehan AG, Tyson M, Egger M *et al*. Body-mass index and incidence of cancer: a systematic review and meta-analysis of prospective observational studies. *Lancet (London, England)* 2008;371(9612):569-78.
2. Kubo A, Corley DA. Body mass index and adenocarcinomas of the esophagus or gastric cardia: a systematic review and meta-analysis. *Cancer epidemiology, biomarkers & prevention: a publication of the American Association for Cancer Research, cosponsored by the American Society of Preventive Oncology* 2006;15(5):872-78.
3. O'Doherty MG, Freedman ND, Hollenbeck AR *et al*. A prospective cohort study of obesity and risk of oesophageal and gastric adenocarcinoma in the NIH-AARP Diet and Health Study. *Gut* 2012;61(9):1261-68.
4. Steffen A, Huerta JM, Weiderpass E *et al*. General and abdominal obesity and risk of esophageal and gastric adenocarcinoma in the European Prospective Investigation into Cancer and Nutrition. *Int J Cancer* 2015;137(3):646-57.
5. Yang P, Zhou Y, Chen B *et al*. Overweight, obesity and gastric cancer risk: results from a meta-analysis of cohort studies. *Eur J Cancer (Oxford, England: 1990)* 2009;45(16):2867-73.
6. Cook MB, Greenwood DC, Hardie LJ *et al*. A systematic review and meta-analysis of the risk of increasing adiposity on Barrett's esophagus. *Am J Gastroenterol* 2008;103(2):292-300.
7. Sharaf RN, Weinshel EH, Bini EJ *et al*. Endoscopy plays an important preoperative role in bariatric surgery. *Obes Surg* 2004;14(10):1367-72.
8. de Moura Almeida A, Cotrim HP, Santos AS *et al*. Preoperative upper gastrointestinal endoscopy in obese patients undergoing bariatric surgery: is it necessary? *Surg Obes Relat Dis* 2008;4(2):144-9; discussion 150-1.
9. Mong C, Van Dam J, Morton J *et al*. Preoperative endoscopic screening for laparoscopic Roux-en-Y gastric bypass has a low yield for anatomic findings. *Obes Surg* 2008;18(9):1067-73.
10. El-Serag HB, Kvapil P, Hacken-Bitar J *et al*. Abdominal obesity and the risk of Barrett's esophagus. *Am J Gastroenterol* 2005;100(10):2151-56.
11. Houghton SG, Romero Y, Sarr MG. Effect of Roux-en-Y gastric bypass in obese patients with Barrett's esophagus: attempts to eliminate duodenogastric reflux. *Surg Obes Relat Dis* 2008;4(1):1-4; discussion -5.
12. Kant P, Hull MA. Excess body weight and obesity—the link with gastrointestinal and hepatobiliary cancer. *Nat Rev Gastroenterol Hepatol* 2011;8(4):224-38.
13. Humphreys LM, Meredith H, Morgan J *et al*. Detection of asymptomatic adenocarcinoma at endoscopy prior to gastric banding justifies routine endoscopy. *Obes Surg* 2012;22(4):594-96.
14. Melstrom LG, Bentrem DJ, Salvino MJ *et al*. Adenocarcinoma of the gastroesophageal junction after bariatric surgery. *Am J Surg* 2008;196(1):135-38.
15. Correa P, Haenszel W, Cuello C *et al*. A model for gastric cancer epidemiology. *Lancet (London, England)* 1975;2(7924):58-60.
16. Lee TY, Wang RC, Lee YC *et al*. The Incidence of Gastric Adenocarcinoma Among Patients With Gastric Intestinal Metaplasia: A Long-term Cohort Study. *J Clin Gastroenterol* 2016 Aug.;50(7):532-37.
17. Evans JA, Chandrasekhara V, Chathadi KV *et al*. The role of endoscopy in the management of premalignant and malignant conditions of the stomach. *Gastrointest Endosc* 2015;82(1):1-8.
18. Azagury D, Dumonceau JM, Morel P *et al*. Preoperative work-up in asymptomatic patients undergoing Roux-en-Y gastric bypass: is endoscopy mandatory? *Obes Surg* 2006;16(10):1304-11.
19. Raghavendra RS, Kini D. Benign, premalignant, and malignant lesions encountered in bariatric surgery. *J Soc Laparoendosc Surg* 2012;16(3):360-72.
20. Coelho LG, Maguinilk I, Zaterka S *et al*. 3rd Brazilian Consensus on Helicobacter pylori. *Arq Gastroenterol* 2013;50(2).
21. Raijman I, Strother SV, Donegan WL. Gastric cancer after gastric bypass for obesity. Case report. *J Clin Gastroenterol* 1991;13(2):191-94.
22. Harper JL, Beech D, Tichansky DS *et al*. Cancer in the bypassed stomach presenting early after gastric bypass. *Obes Surg* 2007;17(9):1268-71.
23. Orlando G, Pilone V, Vitiello A *et al*. Gastric cancer following bariatric surgery: a review. *Surg Laparosc Endosc Percutan Tech* 2014;24(5):400-5.
24. Munoz R, Ibanez L, Salinas J *et al*. Importance of routine preoperative upper GI endoscopy: why all patients should be evaluated? *Obesity surgery* 2009;19(4):427-31.
25. Seva-Pereira G, Trombeta VL. Early gastric cancer found at preoperative assessment for bariatric surgery. *Obes Surg* 2006;16(8):1109-11.

26. Sanchez BR, Morton JM, Curet MJ et al. Incidental finding of gastrointestinal stromal tumors (GISTs) during laparoscopic gastric bypass. *Obes Surg* 2005;15(10):1384-88.
27. Zeni TM, Frantzides CT, Mahr C et al. Value of preoperative upper endoscopy in patients undergoing laparoscopic gastric bypass. *Obesity surgery* 2006;16(2):142-6.
28. Basuroy R, Srirajaskanthan R, Prachalias A et al. Review article: the investigation and management of gastric neuroendocrine tumours. *Aliment Pharmacol Ther* 2014;39(10):1071-84.
29. Kidd M, Gustafsson B, Modlin IM. Gastric carcinoids (neuroendocrine neoplasms). *Gastroenterol Clin North Am* 2013;42(2):381-97.
30. Moretto M, Mottin CC, Padoin AV et al. Gastric carcinoid tumor—incidental finding on endoscopy prior to bariatric surgery. *Obes Surg* 2008;18(6):747-49.
31. Mottin CC, Cruz RP, Gomes Thome G et al. Carcinoid tumors and morbid obesity. *Obes Surg* 2009;19(2):247-49.
32. Perryman S, Kaltenbach T, Eisenberg D. Preoperative finding of gastric neuroendocrine tumor (gastric carcinoid) in a patient evaluated for bariatric surgery. *Surg Obes Relat Dis* 2011;7(5):e18-20.
33. Al-Harbi O, Shakir M, Al-Brahim N. Gastric carcinoid and obesity: association or coincidence? Report of two cases and literature review. *Case Rep Gastrointest Med* 2013;2013:84807.

CAPÍTULO 17

Disfagia após *Bypass* e Gastrectomia Vertical

Luiz João Abrahão Junior ▪ Eponina Lemme

INTRODUÇÃO

A obesidade tornou-se uma epidemia mundial e, com o frequente insucesso de medidas dietéticas, medicamentosas e mudanças de estilo de vida, a cirurgia bariátrica tornou-se o método com maior eficácia na redução do peso.

Os diferentes procedimentos cirúrgicos empregados podem, no entanto, se associar a várias complicações decorrentes das modificações anatômicas produzidas, dentre elas, estenose de anastomose, úlcera de boca anastomótica, fístula, erosão de banda, bezoar, entre outras. Alterações anatômicas podem ainda provocar disfunções motoras nos órgãos envolvidos.[1] Neste capítulo abordaremos a disfagia após *bypass* gástrico em Y de *Roux* (BGYR) *e* gastrectomia vertical (GV).

CARACTERIZAÇÃO CLÍNICA DAS DISFAGIAS

O termo disfagia significa dificuldade de deglutição. A deglutição pode ser dividida em quatro fases:

- Preparatória oral, que é responsável pela insalivação, mastigação e posicionamento do bolo alimentar na cavidade oral para o transporte para a faringe.
- Fase oral, que é voluntária, em que ocorre a transferência do bolo até a faringe.
- Fase faríngea, responsável pelo transporte do bolo da faringe para o esôfago.
- Fase esofágica, em que ocorre o transporte do esôfago até o estômago.

Existem dois tipos básicos de disfagia, em relação à sua localização e mecanismos fisiopatológicos, que serão descritos a seguir.

Disfagia Orofaríngea (DOF)

Os sintomas se relacionam com o ato de deglutir, e a anamnese pode fazer o seu diagnóstico. Os pacientes referem dificuldade de deglutição apontando a região cervical. É frequentemente acompanhada de engasgos e algumas vezes de regurgitação de líquidos pelas fossas nasais. Por esta razão, as refeições são longas, o que frequentemente gera afastamento do convívio familiar. Com o prolongamento do quadro, ocorrem perda de peso e desnutrição. A possibilidade de aspiração leva ao desenvolvimento de pneumonias, podendo inclusive evoluir para o óbito. É frequente o paciente "se alimentar tossindo", o que sugere tentativa de proteção das vias aéreas. A retenção de saliva ou resíduos na faringe gera a alteração vocal conhecida como "voz molhada".

As causas mais frequentes de DOF são neurológicas, seguidas pelas alterações estruturais e doenças musculares (Quadro 17-1), além de diversos medicamentos através de mecanismos distintos (Quadro 17-2).

O diagnóstico clínico da DOF se inicia pela suspeição, por meio de uma história cuidadosa. As circunstâncias do início, duração e progressão da disfagia, na maioria das vezes, dão importantes subsídios. O início súbito e associado a outros sinais ou sintomas neurológicos, frequentemente sugere um evento cerebrovascular. Vertigens, náuseas, vômitos, soluços, rouquidão ou diplopia, ajudam a localizar a lesão quando no tronco cerebral. Sintomas neuromusculares mais amplos, como disartria, diplopia, fraqueza de membros ou fadiga, podem sugerir etiologia muscular ou comprometimento do neurônio motor. O paciente idoso com DOF necessita de uma cuidadosa investigação, que deve ter como objetivo:

- Identificar achados de doença sistêmica ou metabólica.
- Localizar, se possível, o nível neuroanatômico e a gravidade da lesão neurológica causadora, se presente.
- Detectar alterações, como possibilidade de aspiração, sepse pulmonar ou deficiência nutricional, que são importantes indicadores da gravidade da disfagia.

Na maioria das vezes, entretanto, o paciente se apresenta cronicamente doente, com diferentes graus de disfagia e, dependendo da duração e intensidade do quadro, comprometimento mais ou menos importante do estado geral.

Quadro 17-1. Causas de Disfagia Orofaríngea

Sistema Nervoso Central
■ Acidente vascular encefálico
■ Síndrome extrapiramidal (Parkinson, coreia de Huntington, doença de Wilson)
■ Tumores do tronco cerebral
■ Doença de Alzheimer
■ Esclerose lateral amiotrófica
■ Drogas (ver Quadro 17-2)

Sistema Nervoso Periférico
■ Atrofia muscular espinhal
■ Síndrome de Guillain-Barré
■ Síndrome pós-poliomielite
■ Drogas (toxina botulínica, procainamida, citotóxicos)

Miogênica
■ *Miastenia gravis*
■ Dermatomiosite, polimiosite
■ Miopatia tireotóxica
■ Síndrome paraneoplásica
■ Drogas (amiodarona, álcool, drogas redutoras de colesterol)

Alterações Estruturais
■ Divertículo de Zenker
■ Barra ou estenose do cricofaríngeo
■ Anel cervical
■ Tumores de orofaringe
■ Cirurgia de cabeça e pescoço
■ Radioterapia

Quadro 17-2. Causas Medicamentosas de Disfagia Orofaríngea

Medicamento	Mecanismo
Anticolinérgicos/Antimuscarínicos	Altera a função da musculatura lisa e coordenação esofágica
Inibidores da ECA; antiarrítmicos; bloqueadores de canais de cálcio; diuréticos; antieméticos; anti-histamínicos e descongestionantes; inibidores da recaptação da serotonina; antidepressivos tricíclicos	Xerostomia
Anestésicos locais	Perda do estímulo sensório aferente
Antipsicóticos e neurolépticos	Parkinsonismo
Antineoplásicos e imunossupressores	Efeitos citotóxicos na mucosa
Corticosteroides por tempo prolongado	Atrofia da musculatura esofágica
Benzodiazepínicos; narcóticos; relaxantes musculares	Sonolência e torpor (redução do controle voluntário)
AAS; AINEs; bifosfonados; antibióticos ácidos; ferro; vitamina C; antiarrítmicos; potássio	Irritação local
Estatinas	Miosite

Disfagia Esofagiana

Na disfagia esofagiana ou de transporte, a dificuldade de passagem do alimento ocorre após o ato da deglutição. As causas podem ser de natureza orgânica, quando existe um distúrbio obstrutivo ou de natureza funcional, quando a alteração responsável pelo sintoma é um distúrbio da motilidade esofágica. Estes distúrbios podem ser primários, quando a alteração motora esofagiana é a própria manifestação da doença, ou secundários, se a doença de base for sistêmica e o comprometimento esofagiano apenas uma de suas manifestações.[2] As causas mais frequentes de disfagia esofagiana estão listadas no Quadro 17-3.

O diagnóstico da disfagia esofagiana, como na DOF, se inicia pela suspeição, por meio de uma história cuidadosa. O início súbito de disfagia para sólidos, acompanhada de sensação de desconforto torácico e sialorreia, sugere impactação de corpo estranho em áreas estenosadas benignas ou anéis.

Na maioria das vezes, entretanto, o paciente se apresenta cronicamente doente. Disfagia progressiva com importante emagrecimento em curto espaço de tempo, antecedentes de tabagismo e etilismo sugerem lesão maligna. Disfagia exclusiva para sólidos de longa duração ou lentamente progressiva é característica das estenoses benignas. O paciente muitas vezes se adapta a outras consistências alimentares e mantém o estado geral. Antecedentes de pirose e regurgitação ácida apontam para estenose péptica.

Disfagia intermitente para sólidos e líquidos, entremeada por episódios de dor torácica, sugere alteração funcional, como, por exemplo, espasmo esofagiano difuso. Disfa-

Quadro 17-3. Causas mais Frequentes de Disfagia Esofagiana

Doenças Orgânicas	Doenças Funcionais
Intrínsecas	**Primárias**
■ Estenose péptica	■ Acalásia
■ Anel de *Schatzki*	■ Espasmo esofagiano
■ Tumores benignos e malignos	■ Esôfago em quebra-nozes
■ Membranas	■ Esfíncter inferior hipertenso
■ Divertículos	■ Distúrbio motor inespecífico
■ Impactação de corpo estranho	**Secundárias**
■ Esofagite por pílula	■ Esclerose sistêmica progressiva
■ Esofagite eosinofílica	■ Outras doenças do colágeno
Extrínsecas	■ Doença de Chagas
■ Compressão vascular (aorta, disfagia lusória)	■ Doença do refluxo gastroesofágico
■ Doenças do mediastino	

gia para sólidos e líquidos de longa duração, com estado geral relativamente conservado ou emagrecimento rápido apenas no início do quadro, sugere acalasia. A disfagia na acalasia é acompanhada de regurgitações, inicialmente espumosas, semelhantes à clara de ovo batida e, com o progredir do quadro, alimentares, surgindo até horas após as refeições, não raramente à noite, provocando tosse, engasgos e sensação de sufocamento. Nas fases iniciais da doença pode haver dor torácica espontânea que melhora com ingestão de líquidos, podendo preceder por meses ou anos o surgimento da disfagia.

Outros sintomas que podem acompanhar as disfagias, notadamente as funcionais, são a sialorreia e os soluços, por vezes em crises prolongadas. O exame físico é pobre, evidenciando-se emagrecimento acentuado e possíveis sinais metastáticos, em casos de lesão maligna e de doença sistêmica em portadores de colagenoses.

Nas doenças funcionais a disfagia também é de localização baixa em sua maioria, ocorrendo tanto para alimentos sólidos, como para alimentos líquidos, e na dependência da doença em questão ela é intermitente ou lentamente progressiva. Alguns pacientes a referem ao nível da fúrcula esternal (disfagia alta referida), diferenciando-se da disfagia orofaríngea por ocorrer após o ato da deglutição e não ser acompanhada de sintomas de disfunção oral ou faríngea.

DISFAGIA PÓS-CIRURGIA BARIÁTRICA

A disfagia mais frequentemente observada pós-cirurgia bariátrica é a esofagiana ou de transporte. Este sintoma não costuma vir isoladamente, frequentemente acompanhando náuseas, vômitos e dor abdominal. Podem ser consequentes a uma ou mais alterações estruturais e/ou funcionais do sistema digestório e com frequência são atribuídos a erros no volume da dieta, inadequação dos alimentos, ingestão rápida com mastigação deficiente. Persistindo os sintomas após correção dos possíveis erros alimentares, uma investigação específica deve ser realizada, iniciando pela endoscopia digestiva alta.

As principais causas de disfagia pós-operatória são a doença do refluxo gastroesofágico, úlcera de boca anastomótica e estenose da anastomose gastrojejunal. Outras causas menos frequentes são os distúrbios motores do esôfago, neoplasia de esôfago e disfagia *lusoria*.

Doença do Refluxo Gastroesofágico (DRGE)

A DRGE possui elevada prevalência no mundo ocidental, acometendo 10 a 20% da população americana, e no Brasil cerca de 12% referem sintomas de DRGE mais de uma vez por semana. A doença é mais prevalente em pacientes obesos, atingindo 61% dos casos.[3]

As diferentes técnicas cirúrgicas na obesidade mórbida exercem efeito distinto sobre a DRGE. Na GV, embora alguns estudos relatem melhora da DRGE após a cirurgia, a grande maioria refere piora dos seus sintomas no pós-operatório.

Um painel de especialistas em GV relatou prevalência de DRGE em até 31% dos casos, porém segundo a literatura esta prevalência está entre 2,1 e 34,9%.[4,5]

Um estudo demonstrou aumento significativo da incidência de sintomas, esofagite erosiva e hérnia de hiato um ano após a GV.[6] Vários mecanismos facilitadores de DRGE no pós-operatório são propostos, sendo o mais importante a formação de hérnia hiatal.[7] A ocorrência de DRGE pode levar à disfagia secundária, formação de hérnia hiatal, esofagite erosiva, estenose péptica ou mesmo dismotilidade esofágica (Figs. 17-1 e 17-2).[3]

Apesar de a relação entre piora da DRGE pós-GV ser controversa, a preexistência desta doença pode contraindicar este procedimento, sendo necessária avaliação meticulosa com endoscopia, esofagomanometria e pHmetria pré-operatória.[3]

Vários estudos descreveram a relação entre DRGE e o BGYR, tendo a maioria demonstrado melhora do refluxo no pós-operatório, sendo esta técnica recomendada, por alguns

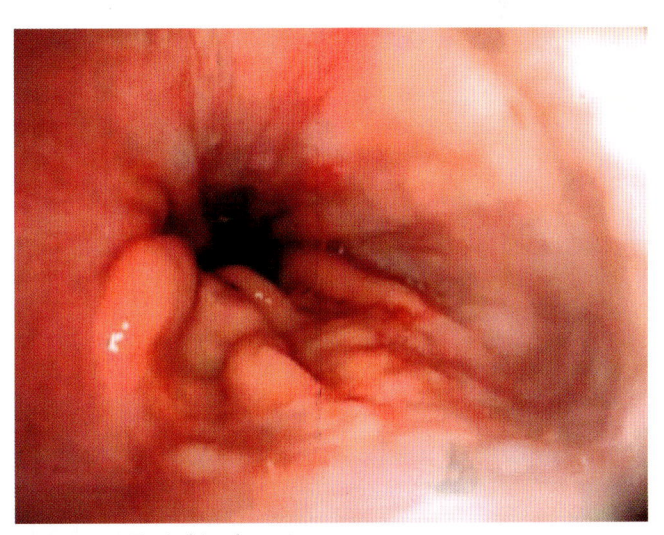

Fig. 17-1. Hérnia hiatal.

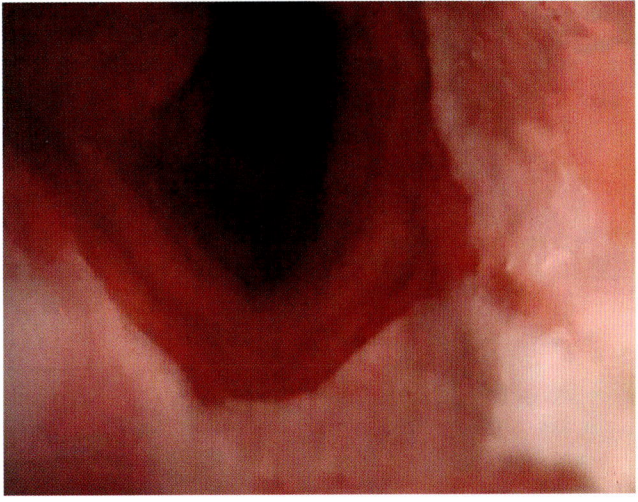

Fig. 17-2. Esofagite erosiva.

autores, para tratamento cirúrgico da DRGE em pacientes obesos mórbidos.[8,9]

Estenose de Anastomose Gastrojejunal

Complicação comum, após BGYR, tem incidência relatada entre 3 e 28% dos casos, podendo ocorrer associada a úlceras marginais.[10-13] Surge geralmente no primeiro ano de pós-operatório, sendo infrequente antes de 30 dias (Fig. 17-3). Manifesta-se por náuseas, vômitos e disfagia. Nestes casos a dilatação endoscópica com balões *through the scope* (TTS) com calibres gradualmente crescentes até 15 mm é eficaz na maioria dos casos.[14]

Distúrbios Motores do Esôfago

Distúrbios motores do esôfago são frequentes após os diferentes tipos de cirurgia bariátrica. Quadros de dilatação esofágica, pseudoacalásia, hipertensão do esfíncter esofagiano inferior (EEI), relaxamento incompleto do EEI e aumento da duração das ondas peristálticas são descritos após Banda Gástrica Ajustável. O quadro pode ser resolvido, reduzindo-se a pressão da banda ou com sua remoção e conversão para BGYR.[15]

Na GV é frequente a ocorrência de peristalse ineficaz, acarretando estase esofágica e maior ocorrência de regurgitação pós-prandial.[16] Um estudo demonstrou em 37 pacientes que a pressão basal do EEI se eleva após à GV (de 8,2 mmHg para 21,2 mmHg), enquanto outro descreveu a redução da pressão basal (17,1 mmHg para 12,4 mmHg).[17,18]

Estudo recente utilizando manometria de alta resolução descreveu, em 53 pacientes submetidos à GV, incidência de pressão intragástrica elevada em 77%, além de maior número de episódios de refluxo (52%), detectados pela impedância. Em 30 pacientes a motilidade de corpo era normal, em 20 havia motilidade ineficaz e em três havia o esôfago em "britadeira". Padrão de hérnia hiatal foi detectado em 14 pacientes.[19]

Poucos estudos avaliaram alterações motoras esofágicas após BGYR, e a grande maioria não identificou anormalidades manométricas no pós-operatório. A anormalidade mais frequente foi a hipotensão do EEI associada ou não à hipertensão do esfíncter superior.[20] Valezi *et al.* descreveram em 81 pacientes significativa redução na pressão basal do EEI, com aumento da amplitude e duração das contrações de corpo esofágico.[21] De uma forma geral, esta técnica pouco interfere na função esofágica, sendo recomendada em pacientes com dismotilidade esofágica pré-operatória.[22,23]

Há relatos, embora raros, de desenvolvimento de pseudoacalásia, com disfagia surgindo 2 a 4 anos após GV e também após BGYR.[24]

Diante do exposto, é recomendável que sejam realizadas manometria esofágica e pHmetria esofagiana prolongada no pré-operatório (esta última em caso de ausência de sinais de esofagite erosiva à endoscopia), de rotina quando disponível, para orientar a escolha da melhor técnica a ser empregada. O conhecimento do padrão motor pré-operatório seria de valor também, no caso de surgimento de disfagia funcional no pós-operatório.

Outras Causas

Neoplasia esofagogástrica, embora rara, deve ser considerada em um paciente com disfagia de característica mecânica e perda significativa de peso. Uma revisão recente identificou 33 casos relatados de câncer esofagogástrico após cirurgia bariátrica, sendo 11 esofágicos e 22 gástricos, em média 8,5 anos após a cirurgia. O tipo histológico mais comum foi o adenocarcinoma.[25]

Um caso de disfagia secundária à artéria subclávia direita aberrante (disfagia lusória) foi relatado após BGYR.[26] A presença de corpo estranho na anastomose, como grampos ou fios de sutura, podem causar disfagia, assim como a formação de bezoar gástrico (Fig. 17-4).

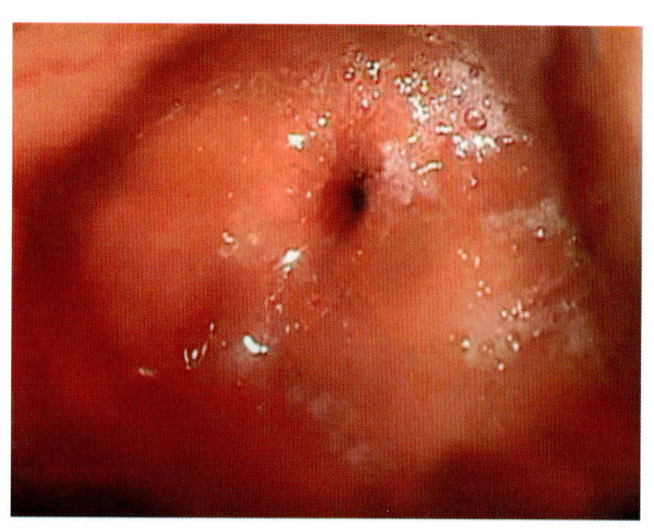

Fig. 17-3. Estenose da anastomose gastrojejunal, com diâmetro < 10 mm.

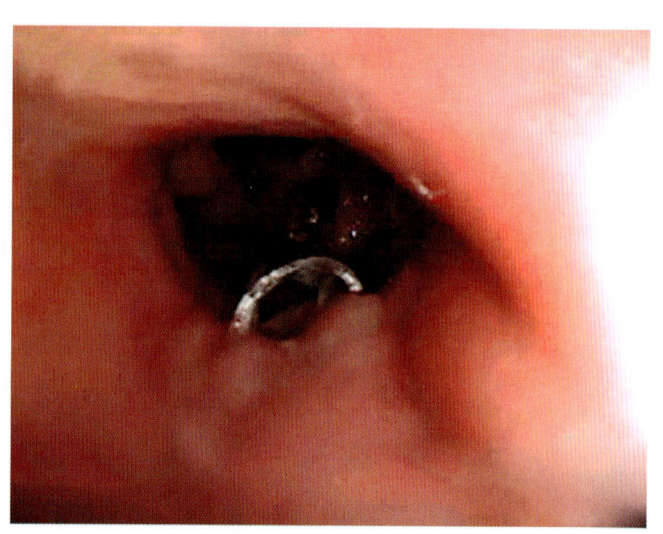

Fig. 17-4. Corpo estranho na anastomose (grampo).

CONSIDERAÇÕES FINAIS

- A disfagia mais frequentemente observada após cirurgia bariátrica é a esofagiana ou de transporte, que frequentemente acompanha náuseas, vômitos e dor abdominal.
- Uma das causas mais comuns de disfagia mecânica é a estenose de anastomose gastrojejunal, que costuma ocorrer precocemente e pode ser tratada por via endoscópica.
- Em pacientes com diagnóstico de DRGE no pré-operatório é importante que seja realizada uma avaliação criteriosa para melhor escolha de técnica cirúrgica.
- Neoplasia esofagogástrica, embora rara, deve ser considerada em um paciente com disfagia de característica mecânica e perda significativa de peso.

REFERÊNCIAS BIBLIOGRÁFICAS

1. Evans JA, Muthusamy VR, Acosta RD et al. The role of endoscopy in the bariatric surgery patient. American Society for Gastrointestinal Standards of Practice Committee. *Gastrointest Endosc* 2015;81:1063-72.
2. Spechler SJ, Castell DO. Classification of oesophageal motility abnormalities. *Gut* 2001;49(1):145-51.
3. Altieri MS, Pryor AD. Gastroesophageal reflux disease after bariatric procedures. *Surg Clin North Am* 2015;95(3):579-91.
4. Rosenthal RJ, Diaz AA, Arvidsson D et al. International Sleeve Gastrectomy Expert Panel Consensus Statement: best practice guidelines based on experience of > 12,000 cases. *Surg Obes Relat Dis* 2012;8(1):8-19.
5. Laffin M, Chau J, Gill RS et al. Sleeve gastrectomy and gastroesophageal reflux disease. *J Obes* 2013;2013:741097.
6. Tai CM, Huang CK. Increase in gastroesophageal reflux disease symptoms and erosive esophagitis 1 year after laparoscopic sleeve gastrectomy among obese adults. *Surg Endosc* 2013;27(10):3937.
7. Daes J, Jimenez ME, Said N et al. Improvement of gastroesophageal reflux symptoms after standardized laparoscopic sleeve gastrectomy. *Obes Surg* 2014;24(4):536-40.
8. Raftopoulos I, Awais O, Courcoulas AP et al. Laparoscopic gastric bypass after antireflux surgery for the treatment of gastroesophageal reflux in morbidly obese patients: initial experience. *Obes Surg* 2004;14(10):1373-80.
9. Frezza EE, Ikramuddin S, Gourash W et al. Symptomatic improvement in gastroesophageal reflux disease (GERD) following laparoscopic Roux-en-Y gastric bypass. *Surg Endosc* 2002;16(7):1027-31.
10. Podnos YD, Jimenez JC, Wilson SE et al. Complications after laparoscopic gastric bypass: a review of 3464 cases. *Arch Surg* 2003;138(9):957-61.
11. Carrodeguas L, Szomstein S, Zundel N et al. Gastrojejunal anastomotic strictures following laparoscopic Roux-en-Y gastric bypass surgery: analysis of 1291 patients. *Surg Obes Relat Dis* 2006;2(2):92-97.
12. Sanyal AJ, Sugerman HJ, Kellum JM et al. Stomal complications of gastric bypass: incidence and outcome of therapy. *Am J Gastroenterol* 1992;87(9):1165-69.
13. Schwartz ML, Drew RL, Chazin-Caldie M. Factors determining conversion from laparoscopic to open Roux-en-Y gastric bypass. *Obes Surg* 2004;14(9):1193-97.
14. Campos JM, Mello FS, Ferraz AA et al. Endoscopic dilation of gastrojejunal anastomosis after gastric bypass. *Arq Bras Cir Dig* 2012;25(4):283-89.
15. Naik RD, Choksi YA, Vaezi MF. Consequences of bariatric surgery on oesophageal function in health and disease. *Nat Rev Gastroenterol Hepatol* 2016;13(2):111-19.
16. Del Genio G, Tolone S, Limongelli P et al. Sleeve gastrectomy and development of "de novo" gastroesophageal reflux. *Obes Surg* 2014;24(1):71-77.
17. Petersen WV, Schneider JH. Functional importance of laparoscopic sleeve gastrectomy for the lower esophageal sphincter in patients with morbid obesity. *Obes Surg* 2012;22(6):949.
18. Gorodner V, Buxhoeveden R, Clemente G et al. Does laparoscopic sleeve gastrectomy have any influence on gastroesophageal reflux disease? Preliminary results. *Surg Endosc* 2015;29(7):1760-68.
19. Mion F, Tolone S, Garros A et al. High-resolution impedance manometry after sleeve gastrectomy: increased intragastric pressure and Reflux are frequent events. *Obes Surg* 2016.
20. Cassão BD, Herbella FA, Silva LC et al. Esophageal motility after gastric bypass in Roux-en-Y for morbid obesity: high resolution manometry findings. *Arq Bras Cir Dig* 2013;26(Suppl 1):22-25.
21. Valezi AC, Herbella FA, Junior JM et al. Esophageal motility after laparoscopic Roux-en-Y gastric bypass: the manometry should be preoperative examination routine? *Obes Surg* 2012;22(7):1050-54.
22. Merrouche M, Sabaté JM, Jouet P et al. Gastro-esophageal reflux and esophageal motility disorders in morbidly obese patients before and after bariatric surgery. *Obes Surg* 2007;17(7):894-900.
23. Weber M, Müller MK, Michel JM et al. Laparoscopic Roux-en-Y gastric bypass, but not rebanding, should be proposed as rescue procedure for patients with failed laparoscopic gastric banding. *Ann Surg* 2003;238(6):827-33; discussion 33-34.
24. Ravi K, Sweetser S, Katzka DA. Pseudoachalasia secondary to bariatric surgery. *Dis Esophagus* 2015 Sept. 10. doi: 101111/dote.12422.
25. Scozzari G, Trapani R, Toppino M et al. Esophagogastric cancer after bariatric surgery: systematic review of the literature. *Surg Obes Relat Dis* 2013;9(1):133-42.
26. Fabian T, Ilves R, Devejian NS. Dysphagia lusoria: a complication following gastric bypass surgery? *Obes Surg* 2004;14(7):1006-7.

CAPÍTULO 18

Doença Inflamatória Intestinal Pós-Cirurgia Bariátrica

Adérson Damião ▪ Andrea Vieira ▪ Paulo Gustavo Kotze

INTRODUÇÃO

A obesidade associa-se a alterações do sistema imunológico que resultam em um estado pró-inflamatório de baixo grau, mediado por interleucina-6 (IL-6), fator de necrose tumoral alfa (TNF-α), adipocinas, como leptina, adiponectina, resistina, e neuropeptideos, como a substância P. Todas estas moléculas são produzidas por adipócitos, macrófagos ou linfócitos que infiltram a gordura mesentérica. A leptina está relacionada com a obesidade, presente também na gordura mesentérica e parede intestinal de pacientes com Doença de Crohn (DC), participando do controle do apetite e metabolismo corpóreo. A adiponectina tem funções antidiabética e antiaterogênica, com papel na Doença Inflamatória Intestinal (DII) ainda obscuro. A resistina é principalmente produzida por macrófagos e contribui para o estado pró-inflamatório na obesidade, correlacionando-se positivamente com proteínas de inflamação, como a proteína C-reativa (PCR), em pacientes com DII. A substância P exerce ação pró-inflamatória tanto na obesidade quanto na DII. Tem papel importante na expansão do tecido gorduroso e está envolvida nas alterações típicas da gordura mesentérica em pacientes com DC (aumento, espessamento e endurecimento do mesentério).[1]

Considerando que tanto a obesidade quanto a DII crescem em frequência no mundo, e que existe uma condição pró-inflamatória em ambas as situações, é compreensível que os investigadores procurem correlacionar as duas enfermidades.[1] A obesidade tem sido associada ao diabetes tipo 2, doença cardiovascular, hipertensão arterial, acidente vascular cerebral, colelitíase, alguns tipos de câncer e osteoartrite entre outras condições.[2] No entanto, é controverso se a obesidade seria um fator de risco para o desenvolvimento da DII.[1-4]

FREQUÊNCIA DE OBESIDADE NA DII

A DII é uma doença crônica que cursa habitualmente com diarreia, emagrecimento e impacta o estado nutricional do paciente. Apesar disso, a frequência de excesso de peso na DII tem sido descrita, e tal fato parece acompanhar o aumento global da obesidade.[1,5] O sobrepeso/obesidade na DII tende a ocorrer principalmente na fase quiescente da doença, quando a inflamação é devidamente controlada, com prevalência entre 15-38%.[1,6] Na Escócia, 38% dos pacientes com DII apresentaram sobrepeso/obesidade, valor semelhante ao observado na população em geral; 18% dos pacientes foram considerados obesos *versus* 23% na população em geral. A obesidade foi mais prevalente na DC do que na Retocolite Ulcerativa (RCU).[1] Em uma população pediátrica, a prevalência de sobrepeso/obesidade foi de 23,6% (20,1% na DC e 30,1% na RCU).[5]

De maneira geral, pacientes obesos com DII são mais velhos no momento do diagnóstico, têm maior incidência de doença perianal, mais recaídas, mais doença colônica, hospitalizações mais frequentes e cirurgia mais precoce.[1,2,6,7] Admite-se que a condição pró-inflamatória do obeso soma-se à verificada na DII.[1,2,6] A situação inflamatória associada à possível menor resposta aos medicamentos pelo grande volume corpóreo (distribuição farmacológica prejudicada) são explicações plausíveis para a ocorrência de doença mais agressiva.[1,2,6] Semelhantemente, pacientes obesos com DC submetidos à cirurgia abdominal de grande porte apresentam maior morbidade pós-operatória e maior tempo de cirurgia.[8] Da mesma forma no caso da RCU, incluindo maior risco de sepse pélvica.[6]

OBESIDADE SERIA UM FATOR DE RISCO PARA DESENVOLVIMENTO DE DII?

Diante da condição inflamatória presente na obesidade, especula-se se a obesidade por si só seria um fator de risco para o desenvolvimento da DII. Em um estudo, o excesso de peso foi considerado fator de risco para DC em pacientes entre 50-70 anos de idade, quando comparado à RCU e um grupo-controle (OR 3,31; IC:1,62-6,75).[5] A associação neste caso foi superior à observada com o tabagismo. Houve ainda correlação com o grau de obesidade, de tal forma que quanto maior o peso, tanto maior o risco de DC.[4] Por outro lado, Chan et al., em uma subanálise do estudo EPIC *(European Prospective Investigation into Cancer and Nutrition)* salientaram vários pontos:

- Obesidade predispõe a um estado pró-inflamatório, e o tecido adiposo é a fonte de citocinas inflamatórias.
- Obesidade associa-se a aumento da permeabilidade intestinal, maior penetração de elementos antigênicos e disbiose.
- Obesidade, avaliada pelo IMC, não se associou ao desenvolvimento de RCU ou DC.
- Os autores sugerem que mais trabalhos sejam realizados, levando-se em conta a adiposidade mesentérica.[3]

Em suma, a questão permanece sem resposta convincente e definitiva e, até o presente, não temos respaldo científico para afirmar que a obesidade, de fato, constitui um fator de risco para o desenvolvimento da DII. Mas, certamente tem impacto na sua evolução.[1,8]

DII E CIRURGIA BARIÁTRICA

A cirurgia bariátrica é a opção mais efetiva para a perda de peso em pacientes com obesidade grave. Entretanto, gera riscos nutricionais por dois mecanismos: restrição da ingestão de macro e micronutrientes e derivação das áreas absortivas e secretoras do estômago e intestino delgado.[1,6,9,10] Por este motivo, o *bypass* gástrico em Y de *Roux* (BGYR) é bastante discutível nos pacientes com DII em razão das complicações.[9-11]

Alguns autores sugerem que o BGYR pode desencadear a DII. Ahn et al. relataram três casos de pacientes obesos jovens, sem antecedentes de afecções gastrointestinais que desenvolveram DC 11 a 60 meses após BGYR. Eles apresentaram diarreia aquosa, noturna e dor abdominal. Após avaliações endoscópica e histológica o diagnóstico da DC foi firmado. Os autores sugeriram que o supercrescimento bacteriano deflagrou a doença em pacientes geneticamente suscetíveis.[10]

Janczewska et al., também descreveram dois casos de DC após a cirurgia. A primeira paciente foi submetida a BGYR e desenvolveu diarreia, febre, desnutrição e múltiplas fístulas no reto e vagina 2 meses após a cirurgia, sem nunca antes ter apresentado sintomas gastrointestinais. A investigação diagnóstica demonstrou tratar-se de DC. O segundo caso era homem, tabagista, que foi submetido à derivação jejunoileal e desenvolveu diarreia alguns dias após a cirurgia. Tal sintoma piorou muito, e o paciente deu entrada na emergência com distúrbio hidreletrolítico várias vezes. Nesta ocasião, a colonoscopia foi normal. Dois anos após, o paciente evoluiu com múltiplas fístulas perineais, bem como fístula vesical. A investigação do cólon foi normal, porém no intestino delgado a DC foi bem demonstrada.[9] Kotze et al. relataram caso de paciente que desenvolveu DC 6 anos após BGYR.[11]

É natural e esperado que pacientes apresentem sintomas gastrointestinais após realização de cirurgia bariátrica com derivação em Y de Roux, como náuseas, vômitos e diarreia, esta última ocorrendo como uma resposta fisiológica ao procedimento cirúrgico ou por má absorção de sais biliares e síndrome de *dumping*.[1,6,9-11] Outras possibilidades para justificar a diarreia são síndrome do intestino irritável ou intolerância alimentar que podem desenvolver-se após a cirurgia.[1,6,9-11] Além disso, as alterações anatômicas que ocorrem após a derivação gástrica podem também levar à má absorção e supercrescimento bacteriano que, em pacientes geneticamente predispostos, poderia desencadear a DC.[1,6,9,10] Há uma intensa interação dos produtos bacterianos e os receptores do hospedeiro, bem como alteração do metabolismo celular do epitélio intestinal, ocasionado pela bactéria. Tudo isto estimula a superprodução de citocinas pró-inflamatórias que estão envolvidas na gênese da DII.[12-15]

Ao contrário do BGYR, a gastrectomia vertical (GV) parece segura e é a cirurgia mais recomendada em pacientes com DII.[16,17] Ungar et al., relataram sua experiência com quatro pacientes com DC obesos operados por via laparoscópica com técnica de GV. A evolução foi favorável e sem complicações.[16] Keidar et al. analisaram a evolução de dez pacientes submetidos à técnica restritiva por via laparoscópica (nove com GV e um com banda gástrica).[17] Apesar de comorbidades importantes (p. ex., diabetes, hipertensão, apneia, osteoartropatia etc.), todos perderam peso e evoluíram sem complicações em um seguimento médio de 46 meses (9-67 meses). Mais recentemente, Colombo et al. descreveram a evolução de seis pacientes obesos com DII (cinco com DC e um com RCU) operados por técnica restritiva (GV ou banda).[6] Em dois pacientes foi realizada ressecção ileocólica concomitante. A evolução foi favorável em todos os casos apesar de comorbidades. A ressecção intestinal não aumentou a taxa de complicações pós-operatórias. Houve redução da PCR e melhora considerável da DII; cinco dos seis pacientes descontinuaram o corticosteroide, estavam em remissão endoscópica um ano após a cirurgia e em remissão clínica até a última avaliação (57,8 ± 29,8 meses). Nenhum paciente desenvolveu má absorção intestinal. Os autores concluíram que nesse subgrupo de pacientes obesos a cirurgia bariátrica por técnica restritiva foi eficaz e permitiu um melhor controle da atividade da DII. Os autores também sugeriram que o efeito benéfico da cirurgia sobre a atividade da doença deveu-se à perda de peso e consequente redução da inflamação sistêmica e melhor distribuição farmacológica dos medicamentos.[6]

CONSIDERAÇÕES FINAIS

- Atualmente, a obesidade e as DII compartilham um perfil pró-inflamatório, e ambas são muito prevalentes.
- Apesar dessa semelhança, não foi possível, até o momento, reconhecer a obesidade como um fator de risco para o desenvolvimento da DII. O assunto permanece controverso com dados a favor e contra.

- Pacientes com DII apresentam prevalência de sobrepeso/obesidade semelhante à observada na população em geral, refletindo o aumento global da obesidade. Entretanto, esta agrava a DII e relaciona-se com maior taxa de complicações pós-operatórias.
- Há alguns relatos de pacientes obesos que foram submetidos a BGYR e que a seguir desenvolveram DC. Por outro lado, pacientes obesos com DII que foram submetidos à GV, preferencialmente por via laparoscópica, evoluíram bem, sem complicações e inclusive com redução da atividade da doença, a despeito da presença de comorbidades, o que torna esta técnica a ideal para pacientes obesos com DII e que necessitam de cirurgia bariátrica.

REFERÊNCIAS BIBLIOGRÁFICAS

1. Boutros M, Maron D. Inflammatory bowel disease in the obese patient. Clin Colon Rectal Surg 2011;24(4):244-52.
2. Rodriguez-Hernandez H, Simental-Mendia LE, Rodriguez-Ramirez G et al. Obesity and inflammation: epidemiology, risk factors, and markers of inflammation. Int J Endocrinol 2013;2013:678159.
3. Chan SS, Luben R, Olsen A et al. Body mass index and the risk for Crohn's disease and ulcerative colitis: data from a European Prospective Cohort Study (The IBD in EPIC Study). Am J Gastroenterol 2013;108(4):575-82.
4. Mendall MA, Gunasekera AV, John BJ et al. Is obesity a risk factor for Crohn's disease? Dig Dis Sci 2011;56(3):837-44.
5. Long MD, Crandall WV, Leibowitz IH et al. Prevalence and epidemiology of overweight and obesity in children with inflammatory bowel disease. Inflamm Bowel Dis 2011;17(10):2162-68.
6. Colombo F, Rizzi A, Ferrari C et al. Bariatric surgery in patients with inflammatory bowel disease: an accessible path? Report of a case series and review of the literature. J Crohn's Colitis 2015;9(2):185-90.
7. Nascimento AT, Rocha R, Coqueiro FG et al. Does obesity complicate inflammatory bowel diseases? J Crohn's Colitis 2012;6(10):1041.
8. Causey MW, Johnson EK, Miller S et al. The impact of obesity on outcomes following major surgery for Crohn's disease: an American College of Surgeons National Surgical Quality Improvement Program assessment. Dis Colon Rectum 2011;54(12):1488-95.
9. Janczewska I, Nekzada Q, Kapraali M. Crohn's disease after gastric bypass surgery. BMJ Case Rep 2011;2011.
10. Ahn LB, Huang CS, Forse RA et al. Crohn's disease after gastric bypass surgery for morbid obesity: is there an association? Inflamm Bowel Dis 2005;11(6):622-24.
11. Kotze PG, Bremer-Nones R, Kotze LM. Is there any relation between gastric bypass for morbid obesity and the development of Crohn's disease? J Crohn's Colitis 2014;8(7):712-3.
12. Di Sabatino A, Biancheri P, Rovedatti L et al. Recent advances in understanding ulcerative colitis. Int Emerg Med 2012;7(2):103-11.
13. Di Sabatino A, Rovedatti L, Vidali F et al. Recent advances in understanding Crohn's disease. Int Emerg Med 2013;8(2):101-13.
14. Sartor RB. Mechanisms of disease: pathogenesis of Crohn's disease and ulcerative colitis. Nat Clin Pract Gastroenterol Hepatol 2006;3(7):390-407.
15. Baumgart DC, Carding SR. Inflammatory bowel disease: cause and immunobiology. Lancet (London, England) 2007;369(9573):1627-40.
16. Ungar B, Kopylov U, Goitein D et al. Severe and morbid obesity in Crohn's disease patients: prevalence and disease associations. Digestion 2013;88(1):26-32.
17. Keidar A, Hazan D, Sadot E et al. The role of bariatric surgery in morbidly obese patients with inflammatory bowel disease. Surg Obes Relat Dis 2015;11(1):132-3.

PARTE II

BYPASS GÁSTRICO

CAPÍTULO 19

Fístula Gastrocutânea: Tratamento Endoscópico com *Patch* de Matriz Acelular

Luiz Claudio da Rocha ■ Maíra Souza
Helga Alhinho ■ Eduardo Usuy Jr. ■ Josemberg Campos

INTRODUÇÃO

A fístula no pós-operatório de cirurgia bariátrica é uma das complicações mais graves. Manifesta-se precocemente sob a forma de sepse abdominal, que costuma ser tratada por reintervenção cirúrgica e/ou drenagem cavitária, podendo evoluir para fístula gastrocutânea posteriormente.[1] A endoscopia digestiva alta (EDA) auxilia no diagnóstico e fornece detalhes sobre a correta posição e tamanho do orifício interno da fístula, possibilitando também a terapêutica.[1,2]

Este capítulo tem por objetivo relatar a experiência no tratamento endoscópico de fístula gastrocutânea após *Bypass* Gástrico em *Y de Roux* (BGYR) através de colocação de matriz acelular do tipo Surgisis®.

CASO CLÍNICO

Mulher de 52 anos, IMC de 43 kg/m², portadora de hipertensão arterial controlada e diabetes melito tipo 2. Foi submetida a BGYR com anel por laparotomia. No primeiro dia de pós-operatório (DPO) evoluiu com mal-estar, dor e distensão abdominal. Houve piora do quadro abdominal e no 2º DPO surgiram sinais clínicos de sepse, como taquicardia e hipotensão. A paciente foi transferida para unidade de terapia intensiva (UTI) para suporte clínico e antibioticoterapia endovenosa.

Ultrassonografia de abdome

- Moderada quantidade de líquido livre na cavidade peritoneal.

Abordagem cirúrgica: realizada laparotomia exploradora no 3º DPO.

- Aspiração e lavagem da cavidade abdominal.
- Sutura de área de provável fístula na porção proximal da bolsa gástrica.
- Colocação de dreno tubular.

Evoluiu com melhora lenta após reintervenção, apresentando débito moderado de secreção serosa pelo dreno. No 8º DPO foi realizada EDA para passagem de sonda nasoenteral (SNE) e avaliação da bolsa gástrica.

Diagnóstico endoscópico

- Pequena área ulcerada, com exsudato em porção proximal da bolsa gástrica, rente à transição esofagogástrica, sem identificação de orifício fistuloso.
- Anel cirúrgico bem posicionado.
- Anastomose gastrojejunal (AGJ) bem constituída, permitindo a passagem do aparelho.
- Realizado posicionamento de SNE distalmente na alça eferente.

Paciente permaneceu em UTI por mais 2 semanas, com melhora do quadro geral e diminuição lenta, mas progressiva da drenagem. Neste período, foi efetuada tração milimétrica do dreno, diariamente. No 23º DPO, paciente recebeu alta da UTI. Foi realizado teste oral com azul de metileno no 32º DPO, com resultado positivo.

Diagnóstico tomográfico

- Fístula gastrocutânea rente ao dreno, com trajeto curto e em forma de cone, sendo a base o orifício interno da fístula.

Terapêutica endoscópica (34º DPO)

- Anastomoses ampla e pérvia (Fig. 19-1).
- Anel bem posicionado, com calibre habitual.
- Área da fístula com orifício amplo, arredondado na porção proximal da bolsa (Fig. 19-2).
- Realizada escarificação das bordas do orifício fistuloso, usando ponta de alça de polipectomia e corrente de coagulação (Fig. 19-3).

- Seleção de fragmento (*patch*) de matriz acelular derivada da submucosa Porcina (Surgisis®, Wilson-Cook, Winston-Salem, NC, EUA), previamente embebida em solução salina, e uso de pinça de corpo estranho para posicionar o fragmento no orifício interno (Fig. 19-4A e B), procurando preenchê-lo e ocluí-lo (Fig. 19-4C).
- Fixação do *patch* com clipes (Fig. 19-5).

O procedimento foi repetido mais duas vezes, no 40º e 47º DPO. Após o terceiro procedimento, a SNE foi retirada e iniciada dieta líquida. Houve boa tolerância à dieta e alta hospitalar com boa evolução.

Cronologia dos eventos: Quadro 19-1.

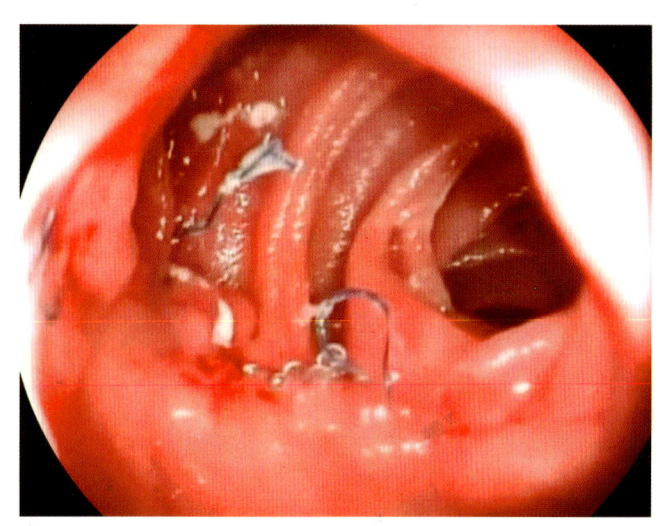

Fig. 19-1. Imagem endoscópica de anastomoses ampla e pérvia.

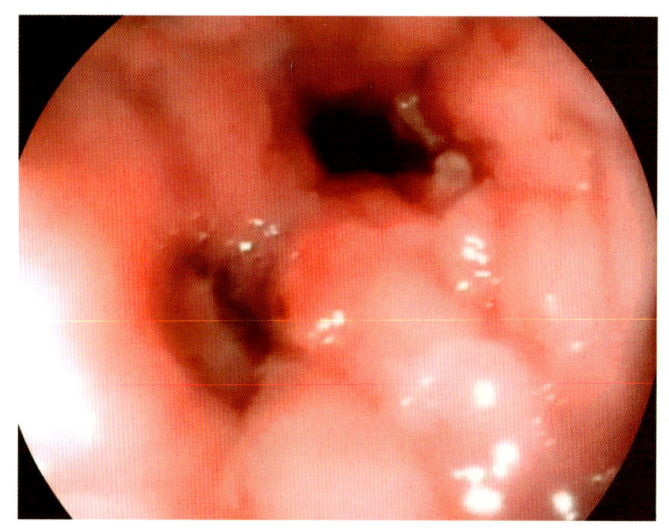

Fig. 19-2. Visualização de fístula com orifício amplo (à esquerda), na porção proximal da bolsa gástrica.

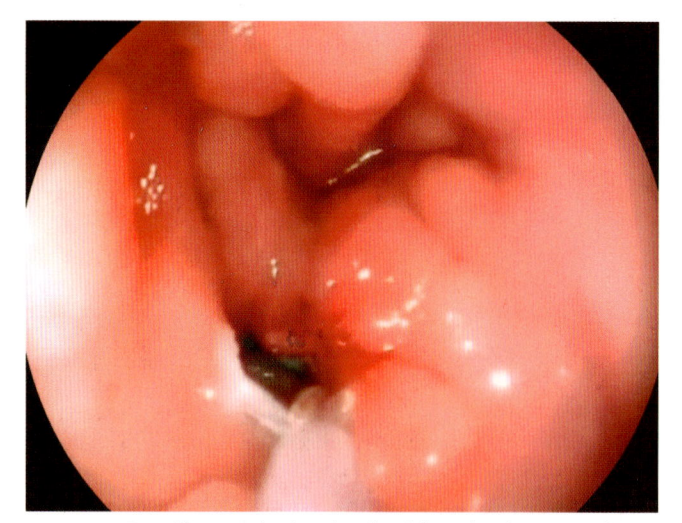

Fig. 19-3. Escarificação das bordas do orifício fistuloso usando ponta de alça de polipectomia e corrente de coagulação.

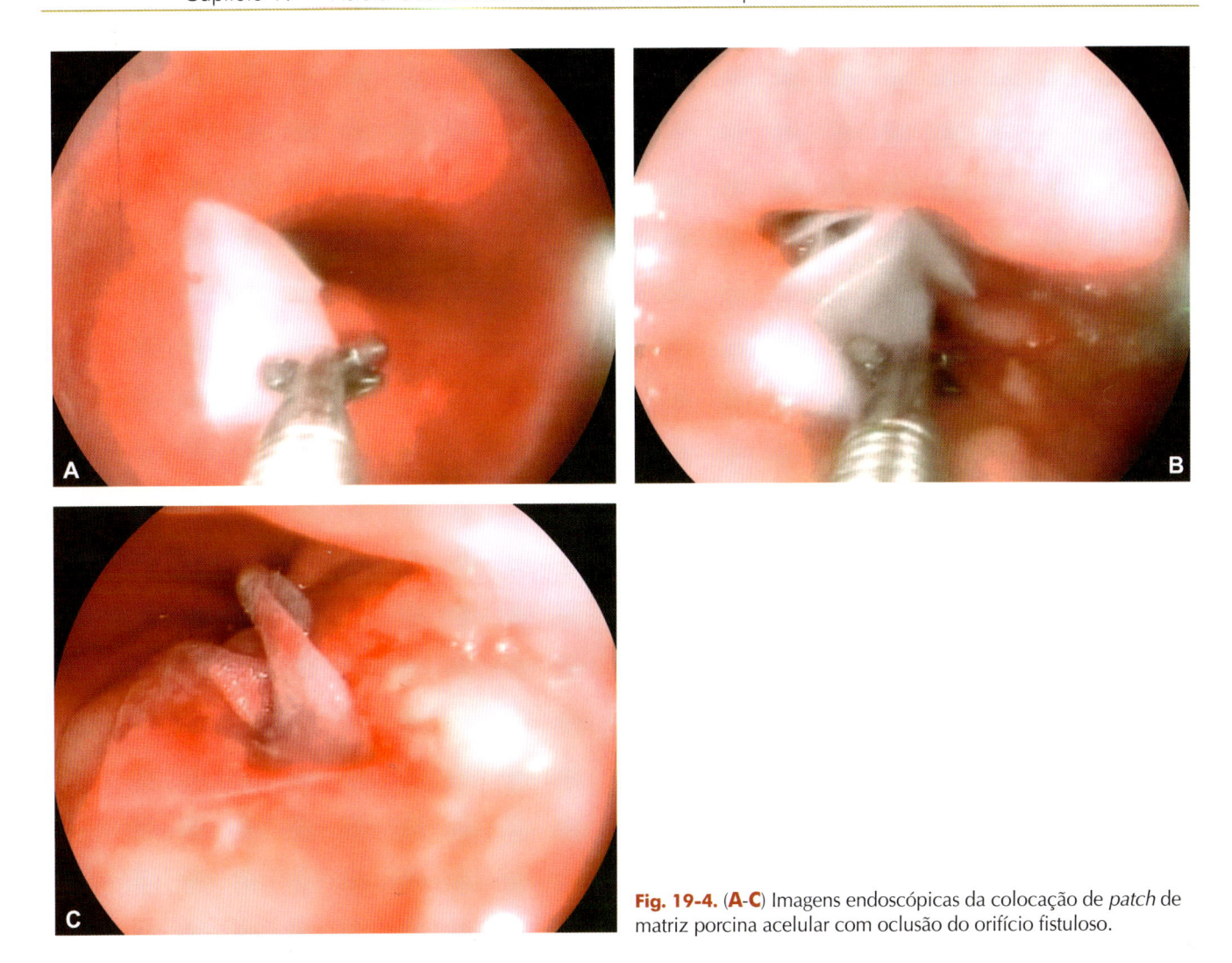

Fig. 19-4. (A-C) Imagens endoscópicas da colocação de *patch* de matriz porcina acelular com oclusão do orifício fistuloso.

Fig. 19-5. (A e B) Visualização da fixação do *patch* com clipes.

Quadro 19-1. Descrição Cronológica do Quadro Clínico e Tratamento

	Quadro clínico	Tratamento
Dia 0	• Obesidade mórbida • HAS + DM tipo 2	• BGYR com anel
Dia 1	• Mal-estar + dor e distensão abdominal	
Dia 2	• Piora da dor abdominal • Sepse	• Admissão em UTI: hidratação + drogas vasoativas + Antibioticoterapia
Dia 3	• USG: moderada quantidade de líquido intracavitário	• Laparotomia exploradora = fístula na porção proximal da bolsa gástrica → sutura + lavagem e drenagem cavitária
Dia 8	• Melhora lenta e gradual • Débito moderado pelo dreno • EDA: pequena área ulcerada próximo à TEG, ausência de orifício fistuloso	• EDA + passagem de SNE
Dia 23	• Melhora lenta e gradual do estado clínico • Diminuição lenta e progressiva da drenagem	• Alta da UTI
Dia 32	• Teste de azul de metileno positivo • TC abd: fístula gastrocutânea	• Mantida SNE
Dia 34	• EDA: orifício fistuloso amplo na porção proximal da bolsa + anel redutor bem posicionado	• EDA + escarificação das bordas da fístula + colocação e fixação de *patch* de Surgisis® com clipe
Dia 40	• Melhora clínica • Dieta por SNE	• Repetição do procedimento endoscópico
Dia 47	• Melhora clínica	• Repetição do procedimento endoscópico + retirada de SNE • Início de dieta líquida via oral
2 meses	• Boa tolerância à dieta oral	• Alta hospitalar
3 meses	• Assintomática • Boa aceitação da dieta	• Seguimento

DISCUSSÃO

A fístula gastrocutânea após BGYR ocorre mais comumente na AGJ e na porção alta da linha de sutura da bolsa gástrica, rente à transição esofagogástrica, provavelmente por deficiência na vascularização neste ponto.[2,3] A endoscopia pode auxiliar no diagnóstico de estenose distal, relacionada com o anel e com a anastomose, fatores considerados predisponentes e perpetuadores de fístulas.[4] O tratamento desta complicação, bem como de todas as fístulas do trato digestório, obedece alguns princípios que são: suporte nutricional, supressão das secreções gastrointestinais, tratamento da infecção, excisão cirúrgica do trajeto fistuloso e abordagem dos fatores causadores e perpetuadores.[4]

Além de ser método diagnóstico, a endoscopia digestiva também representa importante papel na terapêutica, visto que possibilita a execução de procedimentos como passagem de SNE para nutrição, excluindo o trânsito na região da fístula, remoção de corpo estranho e tratamento de eventuais estenoses distais.[4] Esta terapêutica de suporte tem apresentado resultados impressionantes, levando ao fechamento de até 85% das fístulas.[5] O tratamento endoscópico é factível e seguro, podendo levar ao fechamento ou contribuir para a resolução mais rápida da fístula, diminuindo o tempo de internação e a morbidade.[4] Para que haja sucesso no tratamento, é necessário que os fatores de manutenção da fístula, como infecção, corpo estranho e obstrução distal, sejam resolvidos.[5]

Dentre os procedimentos endoscópicos específicos que podem ser realizados, destacamos a passagem da SNE que permite a nutrição enteral precoce e a técnica de escarificação das bordas do orifício fistuloso e o uso da matriz acelular derivada da submucosa porcina, descrito em algumas séries de casos.[6-8] A matriz acelular estimula a proliferação de fibroblastos na região de feridas e se incorpora na cicatriz, sem estimular a formação de reação inflamatória a corpo estranho. Este material é utilizado para reparo de hérnias de parede abdominal, substituição de dura-máter, cicatrização de úlceras varicosas entre outros.

Sempre que possível, é realizado o cateterismo do trajeto da fístula e seu preenchimento com pequenas tiras de matriz, previamente embebidas em soro fisiológico, usando pinça de corpo estranho ou dispositivo usado para aplicação de clipes. Na impossibilidade de preenchimento do trajeto e, especialmente nos casos de fístula com formato de cone com a base representada pelo orifício interno (como no caso descrito), algumas manobras são efetuadas: escarificação das bordas, colocação de uma tira de maior diâmetro no orifício, com oclusão do mesmo e fixação do *patch* com clipes. Este procedimento deve ser associado à dilatação endoscópica de eventuais áreas de estenose que podem dificultar a drenagem distal ao orifício fistuloso, levando à manutenção da fístula.[9,10]

Atualmente esta técnica tem sido pouco descrita na literatura, sendo necessárias várias aplicações do material. Diante de uma fístula gástrica pós-BGYR devem ser levados em consideração os fatores perpetuadores, como septos e estenoses, e estes também devem ser abordados, de acordo com técnicas descritas em outros capítulos deste livro.

CONSIDERAÇÕES FINAIS

- A sepse abdominal é uma das principais manifestações da fístula gastrocutânea.
- A estenose distal é considerada fator predisponente e perpetuador de fístulas pós-cirurgia bariátrica.
- A matriz acelular de origem porcina é descrita em algumas séries de casos, sendo, no entanto, pouco empregada atualmente.
- Os fatores perpetuadores das fístulas, como estenoses, devem ser abordados apropriadamente, acelerando o processo de cura e evitando recidivas.

REFERÊNCIAS BIBLIOGRÁFICAS

1. Kumar N, Thompson CC. Endoscopic management of complications after gastrointestinal weight loss surgery. *Clin Gastroenterol Hepatol* 2013;11(4):343-53.
2. De Palma GD, Forestieri P. Role of endoscopy in the bariatric surgery of patients. *World J Gastroenterol* 2014;20(24):7777-84.
3. Evans JA, Muthusamy VR, Acosta RD *et al.* The role of endoscopy in the bariatric surgery patient. *Surg Obes Relat Dis* 2015;11(3):507-17.
4. Kumar N, Thompson CC. Endoscopic therapy for postoperative leaks and fistulae. *Gastrointest Endosc Clin N Am* 2013;23(1):123-36.
5. Thodiyil PA, Yenumula P, Rogula T *et al.* Selective nonoperative management of leaks after gastric *bypass*: lessons learned from 2675 consecutive patients. *Ann Surg* 2008;248(5):782-92.
6. Maluf-Filho F, Hondo F, Halwan B *et al.* Endoscopic treatment of Roux-en-Y gastric *bypass*-related gastrocutaneous fistulas using a novel biomaterial. *Surg Endosc* 2009;23(7):1541-45.
7. Toussaint E, Eisendrath P, Kwan V *et al.* Endoscopic treatment of postoperative enterocutaneous fistulas after bariatric surgery with the use of a fistula plug: report of five cases. *Endoscopy* 2009;41(6):560-63.
8. Darrien JH, Kasem H. Successful closure of gastrocutaneous fistulas using the Surgisis((R)) anal fistula plug. *Ann R Coll Surg Engl* 2014;96(4):271-74.
9. Zundel N, Hernandez JD, Galvao Neto M *et al.* Strictures after laparoscopic sleeve gastrectomy. *Surg Laparosc Endosc Percutan Tech* 2010;20(3):154-58.
10. Miranda da Rocha LC, Ayub Perez OA, Arantes V. Endoscopic management of bariatric surgery complications: what the gastroenterologist should know. *Rev Gastroenterol Mex* 2016;81(1):35-47.

CAPÍTULO 20

Deiscência em *Bypass* Gástrico: Cura através de Prótese

Eduardo Hourneaux de Moura ▪ Diogo de Moura
Flávio Ferreira ▪ Fernanda de Andrade ▪ Paulo Sakai

INTRODUÇÃO

A cirurgia bariátrica é um procedimento complexo, invasivo, associado a baixo índice de complicações, quando realizada em centros com experiência. No entanto, fístula e deiscência de anastomose podem ocorrer.[1] Nestas situações, a reoperação é frequentemente necessária para controle do foco de vazamento, estando relacionada com importante morbidade. O diagnóstico pode ser difícil por causa da inespecificidade dos sintomas e exame físico limitado pela obesidade.

O manejo da fístula e deiscência de anastomose é desafiante, particularmente nos casos mais complexos, pela limitação das opções de tratamento decorrentes de maior gravidade clínica. Objetiva-se neste capítulo relatar dois casos de deiscência após *bypass* gástrico em Y de *Roux* (BGYR), tratados por via endoscópica, através de colocação de prótese.

CASO CLÍNICO 1

Mulher de 32 anos, IMC de 43 kg/m², submetida a BGYR por videolaparoscopia, sem uso de anel redutor. Evoluiu com dor abdominal difusa, febre e sinais de sepse no 7º DPO.

Abordagem cirúrgica

Realizada laparotomia exploradora, evidenciando deiscência parcial da linha de sutura em bolsa gástrica, sendo realizada ressíntese e drenagem cavitária. Como houve persistência dos sinais de sepse, duas novas laparotomias foram realizadas, com tentativa de controle do foco através de drenagem cavitária, culminando em peritoneostomia (Fig. 20-1).

A paciente foi transferida para serviço de referência em endoscopia bariátrica, com quadro de sepse abdominal, sendo submetida a novo procedimento cirúrgico, evidenciando focos de vazamento de difícil acesso (75º DPO). Foi realizada troca dos drenos cavitários e aposição de curativo aspirativo contínuo a vácuo. Em razão da complexidade do caso, optou-se pela tentativa de tratamento endoscópico.

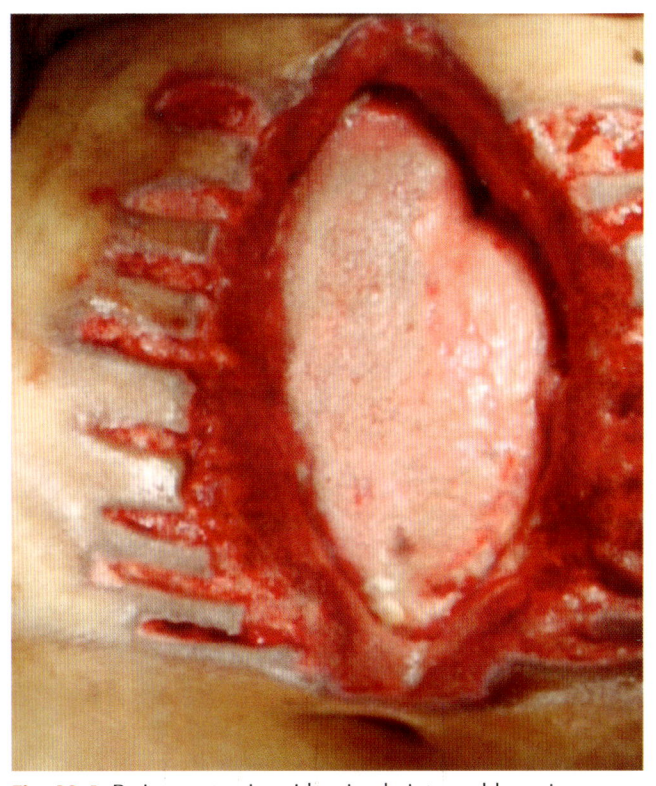

Fig. 20-1. Peritoneostomia evidenciando intenso bloqueio, limitando as opções de tratamento cirúrgico.

Diagnóstico endoscópico

- Deiscência completa da linha de sutura da bolsa gástrica e de grande extensão da anastomose gastrojejunal (AGJ), sendo possível acessar a cavidade abdominal com o endoscópio (Figs. 20-2 e 20-3).

Terapêutica endoscópica (75º DPO).

- Passagem de fio-guia metálico (Savary®, Cook Medical Inc., Winston Salem, NC, EUA) na alça alimentar.

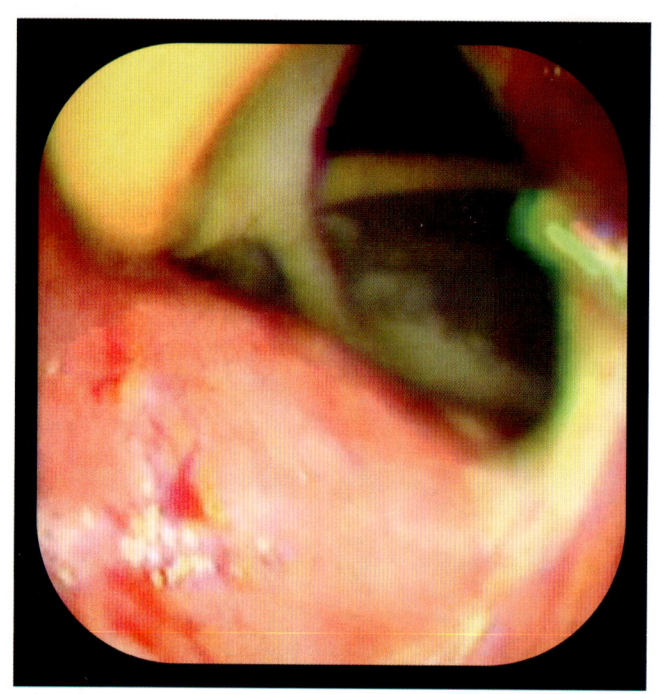

Fig. 20-2. Visão endoscópica da deiscência da linha de grampeamento.

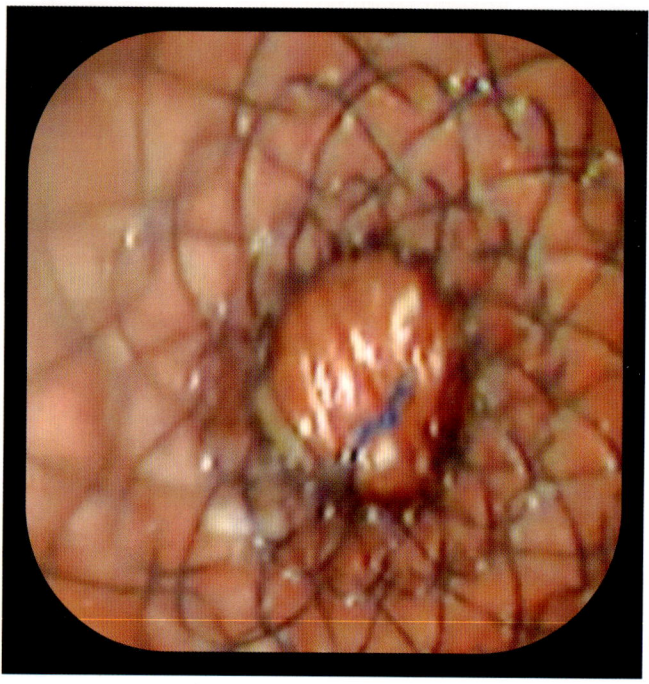

Fig. 20-4. Visão endoscópica da extremidade distal da prótese localizada na alça alimentar.

- Passagem de prótese metálica autoexpansível totalmente recoberta modificada, com 27 mm de diâmetro em sua porção proximal, 30 mm de diâmetro em sua extremidade distal e 15 cm comprimento (Plastimed S.R.L, Buenos Aires, Argentina) (Fig. 20-4).

- Passagem de sonda nasoenteral (SNE), com extremidade distal localizada na alça alimentar, 9 dias após a colocação da prótese.

Houve melhora expressiva dos quadros clínico e laboratorial com redução do débito diário do dreno, melhora hemodinâmica e dos parâmetros ventilatórios, sendo possível a retirada de ventilação mecânica assistida. Alta hospitalar para unidade de *home care,* posteriormente, com dieta por SNE e programação de remoção da prótese após 4 a 6 semanas.

Após 31 dias da passagem da prótese, a paciente foi admitida na unidade de emergência do serviço com queixa de dor abdominal, sendo realizada radiografia simples de abdome com evidência de migração parcial da prótese e ausência de pneumoperitônio.

A prótese foi removida por via endoscópica, sob anestesia geral, utilizando-se endoscópio de duplo canal com auxílio de pinça de corpo estranho e de radioscopia. Havia friabilidade da mucosa gástrica, não sendo possível identificar áreas de deiscência. Optado pela troca de SNE ao término do procedimento. Água por via oral foi iniciada após 48 horas, mantida por três dias. Em seguida, a dieta foi progredida para líquida total, durante uma semana. Após este período, a progressão da dieta seguiu o protocolo pós-operatório de cirurgia bariátrica. A SNE foi retirada após 15 dias.

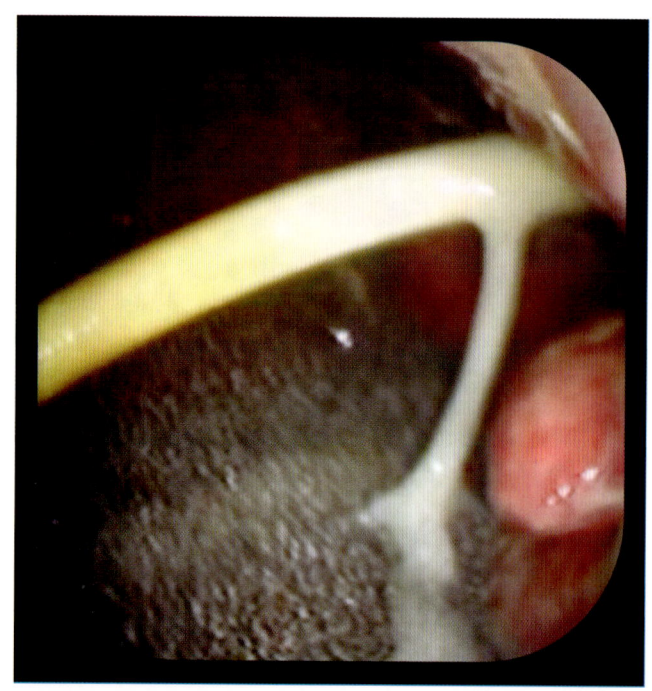

Fig. 20-3. Visão endoscópica da cavidade abdominal, sendo possível identificar a presença de drenos cavitários e do curativo aspirativo contínuo a vácuo.

Seguimento: EDA de controle, realizada após 29 dias, evidenciando anatomia pós-cirúrgica sem anormalidades e ausência de fístulas ou áreas de deiscência (Fig. 20-5).

Cronologia dos eventos: Quadro 20-1.

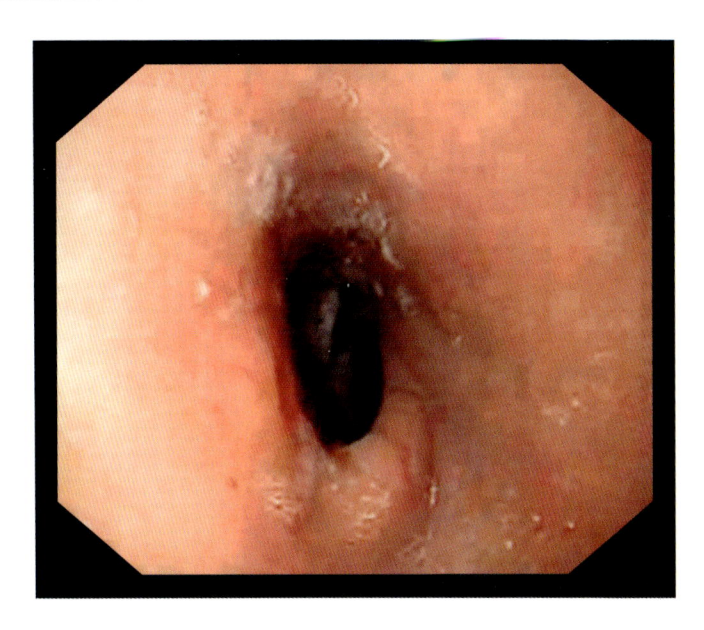

Fig. 20-5. Endoscopia de controle evidenciando anatomia pós-cirúrgica de *bypass* gástrico sem áreas de fístula, estenose ou deiscência.

Quadro 20-1. Descrição Cronológica do Quadro Clínico e Tratamento do Caso 1

	Quadro Clínico	**Tratamento**
Dia 0	▪ Obesidade	▪ BGYR
Dia 7	▪ Dor abdominal difusa + sepse	▪ Laparotomia: deiscência parcial da linha de sutura em bolsa gástrica + ressíntese + drenagem cavitária
	▪ Persistência de sepse ▪ Internamento em UTI	▪ 2 laparotomias + peritoneostomia
75º DPO	▪ Sepse ▪ EDA: deiscência completa da linha de sutura *na bolsa gástrica* e grande extensão da AGJ + acesso à cavidade abdominal com endoscópio + deiscência de linha de sutura na porção superior do estômago excluso	▪ Laparotomia: focos de vazamento de difícil acesso + troca de drenos cavitários + aposição de curativo aspirativo contínuo a vácuo ▪ EDA + passagem prótese metálica autoexpansível modificada
80º DPO	▪ Melhora clínica e lab. ▪ ↓ débito dreno abdominal	▪ Mantido
89º DPO	▪ Melhora clínica ▪ EDA: prótese bem posicionada	▪ EDA + passagem de SNE ▪ Dieta por SNE
	▪ Melhora clínica ▪ Alta para *home care*	▪ Dieta por SNE
115º DPO	▪ Exame de raio X: migração da prótese + ausência de pneumoperitônio ▪ EDA: friabilidade da mucosa gástrica + impossibilidade de identificar áreas de deiscência	▪ EDA + remoção de prótese + troca de SNE
2 dias pós-retirada de prótese	▪ Melhora clínica	▪ Início de água por via oral por 3 dias ▪ Mantida SNE
5 dias pós-retirada de prótese	▪ Melhora clínica ▪ Boa aceitação da água via oral	▪ Progressão para dieta líquida total
12 dias pós-retirada de prótese	▪ Boa aceitação da dieta líquida total	▪ Progressão da dieta conforme protocolo pós-op. de cirurgia bariátrica
15 dias pós-retirada de prótese	▪ Melhora clínica	▪ Retirada de SNE
29 dias pós-retirada de prótese	▪ EDA: anatomia pós-cirúrgica normal + ausência de fístula	▪ Seguimento

CASO CLÍNICO 2

Mulher de 37 anos, IMC inicial de 41 kg/m², com hipertensão arterial sistêmica e lombalgia. Submetida a BGYR por videolaparoscopia, sem anel. Após nove dias evoluiu com dor abdominal intensa, queda do estado geral, sendo indicada reoperação por suspeita de fístula.

Terapêutica cirúrgica: laparotomia (9º DPO).

- Diagnosticada deiscência total da bolsa gástrica.
- Realizada ressíntese da parede da bolsa gástrica, limpeza cavitária e aposição de dreno de Blake 24 Fr® (Ethicon Endo-Surgery, Cincinnati, Ohio, EUA).

Onze dias após a reoperação (20º DPO) evoluiu com dor importante em hemiabdome direito, febre e drenagem de secreção purulenta pelo dreno cavitário. No mesmo dia, foi submetida à drenagem percutânea de abscesso cavitário e endoscopia terapêutica.

Diagnóstico endoscópico

- Deiscência completa da linha de grampeamento da bolsa gástrica.
- Passagem do endoscópio para a cavidade peritoneal, visualizando grande abscesso com várias cavitações e bloqueio por órgãos adjacentes.

1ª Terapêutica endoscópica (20º DPO): colocação de prótese plástica autoexpansível.

- Procedimento realizado em ambiente hospitalar.
- Paciente em decúbito dorsal, sob anestesia geral.
- Uso de endoscópio padrão de um canal.
- Montagem da prótese plástica, conforme orientação do fabricante.
- Marcação da submucosa com 2 mL de Lipiodol na AGJ e na TEG.
- Passagem de fio-guia Savary® (Wilson-Cook Medical, Winston Salem, NC, EUA) e posicionamento do mesmo em alça alimentar.
- Introdução da prótese, através do fio-guia, avançada até o local desejado, com auxílio de radioscopia.
- Borda proximal da prótese posicionada 5 cm acima da TEG.
- Remoção do conjunto introdutor.
- Controle endoscópico do correto posicionamento da prótese.

A prótese permaneceu por seis semanas, com boa evolução: diminuição da secreção, melhora do estado geral, mantendo dieta por sonda nasoenteral, que foi passada oito dias após a colocação da prótese.

2ª Terapêutica endoscópica: retirada da prótese.

- Procedimento realizado em regime ambulatorial.
- Paciente em decúbito lateral esquerdo, sob sedação profunda realizada por anestesiologista.
- Uso de endoscópio padrão de um canal.
- Identificada borda proximal da prótese.
- Com auxílio de pinça "dente de rato"/corpo estranho, foi realizada pega da borda proximal, exercendo leve tração.
- Tração e rotação do aparelho sempre mantendo a pinça fixada.
- Prótese removida lentamente até a completa exteriorização por via oral.
- Revisão endoscópica.
- Trajeto fistuloso fechado com área de cicatriz, com cerca de 3,5 cm de extensão, em região prévia da fístula (sutura longitudinal da bolsa gástrica).
- Restante do exame sem alterações.

3ª Terapêutica endoscópica: dilatação com balão – uma semana após a remoção da prótese, com o objetivo de prevenir a recorrência da fístula.

- Procedimento em regime ambulatorial.
- Paciente em decúbito lateral esquerdo, sob sedação profunda, realizada por anestesiologista.
- Uso de endoscópio padrão de um canal.
- Passagem de fio-guia metálico e de balão Rigiflex® 30 mm (Boston Scientific, Natick, MA, EUA), cuja extremidade proximal foi posicionada logo abaixo da junção esofagogástrica.
- Insuflação do balão até 15 psi, usando insuflador tipo pera com manômetro.
- Visualização da dilatação através de endoscopia, sem uso de radioscopia.
- Permanência da insuflação durante cerca de 10 minutos.
- Desinsuflação e remoção do balão.
- Revisão endoscópica para diagnóstico de possíveis sinais de hemorragia ou perfuração.

Seguimento: paciente permanece assintomática.

Cronologia dos eventos: Quadro 20-2.

Quadro 20-2. Descrição Cronológica do Quadro Clínico e Tratamento do Caso 2

	Quadro Clínico	Tratamento
Dia 0	• Obesidade mórbida + comorbidades	• BGYR
Dia 9	• Dor abdominal intensa + queda do estado geral	• Laparotomia → deiscência *pouch* + ressíntese + drenagem cavitária
Dia 20	• Dor importante em hemiabdome direito + febre + pus pelo dreno • EDA: deiscência *pouch* + grande abscesso abdominal	• Drenagem percutânea guiada por USG • EDA → introdução de prótese plástica
Dia 28	• Melhora clínica	• EDA + passagem de SNE
Dia 60	• ↓ drenagem + melhora clínica + dieta por sonda	• EDA: retirada da prótese + visualização de cicatriz de fístula
2,5 meses	• Melhora clínica	• EDA → dilatação com balão de 30 mm
9 meses	• Assintomática	• Seguimento

DISCUSSÃO

Um grande estudo, envolvendo 38.501 pacientes submetidos à cirurgia bariátrica, identificou taxa de mortalidade após 30 dias de 0,24%, relacionada mais frequentemente com tromboembolismo pulmonar, complicações cardíacas e vazamento do trato gastrointestinal. A taxa de complicações graves foi de 3,4%, decorrente de: sangramento (0,44%), obstrução intestinal (0,4%) e vazamento do trato gastrointestinal (0,7%).[2] A segunda causa de óbito no pós-operatório de cirurgia bariátrica, depois de embolia pulmonar, é o vazamento de anastomose. Pacientes sintomáticos frequentemente requerem tratamento cirúrgico e podem atingir taxa de mortalidade de 10 a 16%.[3]

O tratamento das fístulas é difícil e depende de diversos fatores, como quadro clínico, sinais sistêmicos de infecção (sepse), efetividade de drenagem e tempo decorrido entre diagnóstico e tratamento. Pacientes sintomáticos ou sépticos, e com drenagem ineficaz do foco de vazamento, devem ser referidos para tratamento cirúrgico, visando ao controle do foco através de drenagem adequada, suporte com antibióticos de largo espectro e vigilância em unidade de terapia intensiva.[4-6] A maioria dos vazamentos em pacientes estáveis pode ser tratada por endoscopia, com passagem de sonda enteral para suporte nutricional, e procedimentos terapêuticos, como colocação de prótese, septotomia e dilatação.[4,5,7]

O emprego de próteses em grupos selecionados propicia o desvio do trânsito na área do vazamento, favorecendo a cicatrização, remodela possíveis estenoses, permite retorno precoce à dieta enteral, evita procedimentos de elevada morbidade e reduz o tempo de internamento hospitalar. É considerada uma alternativa eficaz, segura e menos invasiva que o tratamento cirúrgico, não sendo afetada pelo IMC do paciente (fator que dificulta o procedimento cirúrgico). Suas principais complicações são migração, lesão de alça intestinal, sangramento e intolerância, sendo assim recomendado que a permanência da prótese seja de aproximadamente três semanas.[8,9]

Estudos recentes sobre evolução a longo prazo do emprego de próteses nas complicações de cirurgia bariátrica (vazamento, estenose ou fístula) evidenciaram taxa de resolução que pode chegar a 100% dos casos, porém à custa de índice de migração considerável.[10,11] O emprego de próteses mais longas e/ou parcialmente recobertas parece reduzir o índice de migração.

CONSIDERAÇÕES FINAIS

- Diversas publicações têm mostrado sucesso no tratamento endoscópico de complicações da cirurgia bariátrica de elevada complexidade, como fístulas, estenoses ou até mesmo deiscência, como descrito neste capítulo.
- A endoscopia digestiva é de extrema importância no diagnóstico e tratamento das complicações bariátricas, sendo um procedimento reprodutível, seguro, não invasivo e eficaz mesmo em situações adversas e de extrema morbidade como no caso de deiscência de anastomose ou da bolsa gástrica.

REFERÊNCIAS BIBLIOGRÁFICAS

1. Buchwald H, Estok R, Fahrbach K et al. Trends in mortality in bariatric surgery: a systematic review and meta-analysis. *Surgery* 2007;142(4):621-32; discussion 32-35.
2. Mason EE, Renquist KE, Huang YH et al. Causes of 30-day bariatric surgery mortality: with emphasis on bypass obstruction. *Obes Surg* 2007;17(1):9-14.
3. Osland E, Yunus RM, Khan S et al. Postoperative Early Major and Minor Complications in Laparoscopic Vertical Sleeve Gastrectomy (LVSG) Versus Laparoscopic Roux-en-Y Gastric Bypass (LRYGB) Procedures: a meta-analysis and systematic review. *Obes Surg* 2016 Oct.;26(10):2273-84.
4. Ballesta C, Berindoague R, Cabrera M et al. Management of anastomotic leaks after laparoscopic Roux-en-Y gastric bypass. *Obesity Surgery* 2008;18(6):623-30.

5. Bege T, Emungania O, Vitton V *et al.* An endoscopic strategy for management of anastomotic complications from bariatric surgery: a prospective study. Gastrointest Endosc 2011;73(2):238-44.
6. Bellorin O, Abdemur A, Sucandy I *et al.* Understanding the significance, reasons and patterns of abnormal vital signs after gastric bypass for morbid obesity. *Obes Surg* 2011;21(6):707-13.
7. de Moura EG, Galvao-Neto MP, Ramos AC *et al.* Extreme bariatric endoscopy: stenting to reconnect the pouch to the gastrojejunostomy after a Roux-en-Y gastric bypass. *Surg Endosc* 2012;26(5):1481-84.
8. Griffith PS, Birch DW, Sharma AM *et al.* Managing complications associated with laparoscopic Roux-en-Y gastric bypass for morbid obesity. *Can J Surg* 2012;55(5):329-36.
9. Baretta G, Campos J, Correia S *et al.* Bariatric postoperative fistula: a life-saving endoscopic procedure. *Surg Endosc* 2014. July;29(7):1714-20.
10. Puli SR, Spofford IS, Thompson CC. Use of self-expandable stents in the treatment of bariatric surgery leaks: a systematic review and meta-analysis. *Gastrointest Endosc* 2012;75(2):287-93.
11. Quezada N, Maiz C, Daroch D *et al.* Effect of early use of covered self-expandable endoscopic stent on the treatment of postoperative stapler line leaks. *Obes Surg* 2015;25(10):1816-21.

CAPÍTULO 21

Estenose Recidivante após Fístula de Anastomose Gastrojejunal: Estenotomia e Dilatação com Balão

Luiz Gustavo Quadros ▪ Flávio Ferreira
Fernando de Mello ▪ Patrícia de Paula ▪ Horácio Ferreira

INTRODUÇÃO

O surgimento de fístula após cirurgia bariátrica está relacionado com diversos fatores, como: IMC elevado, comorbidades, estenose de anastomose, experiência do cirurgião, material utilizado entre outros. A incidência pode chegar até 8%, ocorrendo principalmente em áreas mais vulneráveis, como na anastomose gastrojejunal (AGJ), zonas de interseção da linha de grampeamento e no ângulo de *His,* sendo este um dos locais mais afetados após *bypass* gástrico em Y de *Roux* (BGYR).

Com frequência a fístula surge na bolsa gástrica, apresentando drenagem para fora da cavidade abdominal (gastrocutânea) ou intracavitária, que pode resultar na formação de abscesso ou peritonite. Raramente evolui na forma de fístulas complexas (gastrogástrica, gastroretroperitoneal, gastropleural, gastropericárdica ou gastrobrônquica). A avaliação por radioscopia tem alta sensibilidade para detecção e análise do trajeto fistuloso, fornecendo dados valiosos para definição terapêutica.

Estenose e fístula de AGJ podem ocorrer de forma isolada ou concomitante. A estenose distal pode determinar aumento da pressão na bolsa gástrica, acarretando o desenvolvimento ou agravamento da fístula, de difícil fechamento espontâneo.[1]

Objetivando minimizar a morbidade de uma reoperação, procedimentos endoscópicos têm sido realizados para a resolução das complicações, com boa eficácia. Neste capítulo descrevemos caso de fístula gástrica associada à estenose de anastomose gastrojejunal, tratada precocemente por via endoscópica.

CASO CLÍNICO

Mulher de 30 anos, IMC de 35,8 kg/m², diabética e hipertensa, submetida a BGYR sem anel, por laparotomia. Durante o procedimento houve sangramento de moderada intensidade, sem repercussão hemodinâmica, que foi controlado durante o ato cirúrgico.

Paciente evoluiu no 3º dia pós-operatório (DPO) com saída de secreção purulenta pelo dreno abdominal e taquicardia persistente apesar de analgesia, sugerindo a presença de fístula. Apresentava-se clinicamente estável, internada em ambiente hospitalar, sob antibioticoterapia venosa e com dieta oral zero. Encaminhada para setor de endoscopia para terapêutica precoce.

Achado endoscópico

- Estenose e pequeno orifício fistuloso na anastomose gastrojejunal.

1ª Terapêutica endoscópica: dilatação no 3º DPO.

- Procedimento realizado em ambiente hospitalar.
- Paciente em decúbito lateral esquerdo, sob sedação profunda, realizada por anestesiologista.
- Uso de endoscópio padrão de um canal.
- Identificação da estenose na AGJ e características da bolsa gástrica.
- Passagem de balão de 15 mm TTS – CRE® (Boston Scientific, Natick, MA, EUA), cujo centro foi posicionado no local da estenose da AGJ.
- Preenchimento do balão com líquido, utilizando insuflador com manômetro.
- Insuflação gradual para evitar deslocamento proximal ou distal do balão, reduzindo o risco de laceração e perfuração.
- Visualização endoscópica da dilatação, não sendo usada radioscopia.
- Permanência da insuflação em torno de 1-3 minutos.
- Desinsuflação e remoção do balão.

- Sangramento autolimitado de pequena intensidade.
- Revisão endoscópica para afastar sinais de sangramento ou perfuração.
- Paciente mantida em dieta zero.

Evolução: no 8º DPO, a paciente apresentava-se clinicamente estável, porém mantendo leucocitose e débito de secreção purulenta por dreno abdominal, sugerindo a persistência do trajeto fistuloso.

2ª Terapêutica endoscópica: passagem de prótese plástica autoexpansível.

- Procedimento realizado em ambiente hospitalar.
- Paciente em decúbito dorsal, sob anestesia geral realizada por anestesiologista.
- Uso de endoscópio padrão de um canal.
- Montagem da prótese, conforme orientação do fabricante.
- Marcação da submucosa com 2 mL de Lipiodol na AGJ e na transição esofagogástrica (TEG).
- Passagem de fio-guia metálico de Savary® (Wilson-Cook Medical Inc., Winston Salem, NC, EUA).
- Colocação de prótese plástica autoexpansível Polyflex® (diâmetro 25 × 21 mm. comprimento 90 mm, Boston Scientific, Natick, MA, EUA), através do fio-guia, sob radioscopia.
- Prótese posicionada com borda proximal ao nível da TEG.
- Liberação da prótese com auxílio de radioscopia e remoção do conjunto introdutor.
- Controle endoscópico do correto posicionamento da prótese.
- Passagem de sonda nasoenteral através da prótese, com extremidade na alça alimentar.

Paciente evoluiu com desconforto retroesternal, dor epigástrica e episódios de vômitos que cediam com uso de medicações (metoclopramida intercalada com ondansetrona, e inibidor de bomba de prótons em dose plena). A partir do 13º dia após a passagem da prótese, apresentou queixas persistentes apesar das medidas clínicas.

Diagnóstico radiológico: radiografia simples de tórax e abdome.

- Ausência de pneumoperitônio ou indícios de migração.

USG abdome: ausência de coleções ou outras anormalidades.

3ª Terapêutica endoscópica: remoção endoscópica da prótese no 22º DPO, havendo cura da fístula.

- Procedimento realizado em centro cirúrgico.
- Paciente em decúbito lateral esquerdo, sob sedação, realizada por anestesiologista.
- Uso de endoscópio padrão de um canal.
- Visualização da prótese e apreensão com pinça de corpo estranho, sem sucesso na remoção por este método, pois a prótese retornava à posição original após a tração pela ruptura da malha da mesma.
- Mobilização da prótese com pinça de corpo estranho.
- Apreensão da prótese com auxílio de alça de polipectomia seguida de tração contínua e lenta do conjunto endoscópio/alça/prótese, com movimentos intermitentes de torque.
- Revisão endoscópica sem sangramento ativo ou indícios de perfuração, existindo apenas lacerações superficiais.

Diagnóstico endoscópico

- Úlcera profunda em toda circunferência, áreas de fibrose e estenose extensa de AGJ, com diâmetro inferior a 8 mm (intransponível ao endoscópio).
- Cicatriz de fístula adjacente à anastomose gastrojejunal.

4ª Terapêutica endoscópica: oito sessões de dilatação e estenotomia, com intervalos entre 15 e 30 dias.

- Procedimento realizado em regime ambulatorial.
- Paciente em decúbito lateral esquerdo, sob sedação profunda, com uso de propofol, por anestesiologista.
- Uso de endoscópio padrão de um canal.
- Identificação da área estenótica e tentativa de visualização da área abaixo da mesma para evitar lesão inadvertida da alça jejunal. Não sendo possível se identificar claramente esta área, era realizada dilatação com balão de 20 mm (Fig. 21-1).
- Incisão na área estenótica, nos quatro quadrantes, com *Needle-Knife* (Boston Scientific, Natick, MA, EUA), com corrente mista, na potência de 30 W (Fig. 21-2).
- Passagem de fio-guia metálico e balão de acalasia de 30 mm ou passagem direta de balão TTS – CRE de 20 mm.
- Desinsuflação e remoção do balão.
- Revisão endoscópica para diagnóstico de possíveis sinais de hemorragia ou perfuração.

Abordagem cirúrgica: não houve.

Seguimento: cura da estenose 8 meses após o BGYR.

Cronologia dos eventos: Quadro 21-1.

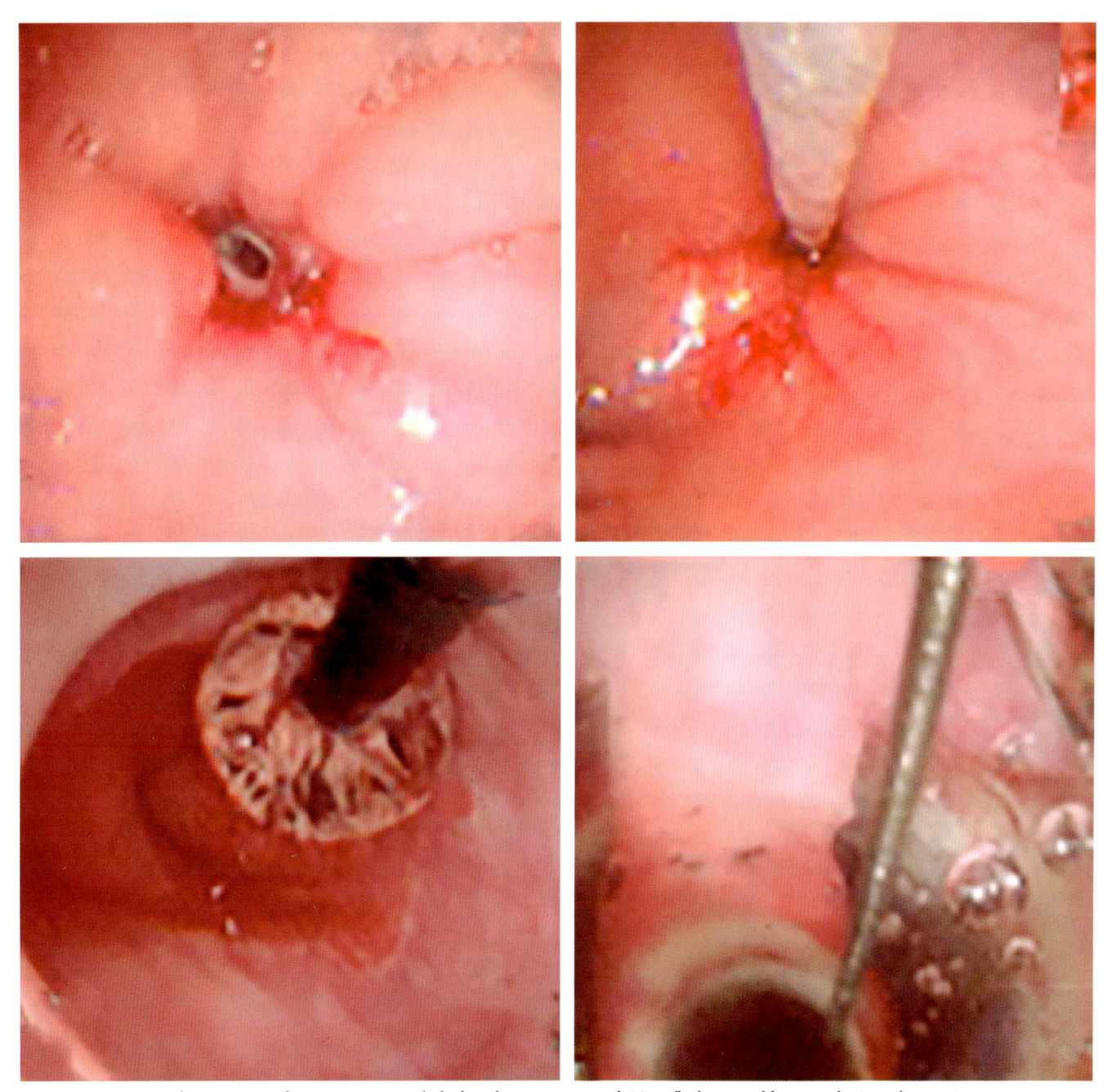

Fig. 21-1. Estenose de AGJ com úlcera, passagem de balão de 20 mm, que foi insuflado para dilatação da área de estreitamento com fibrose.

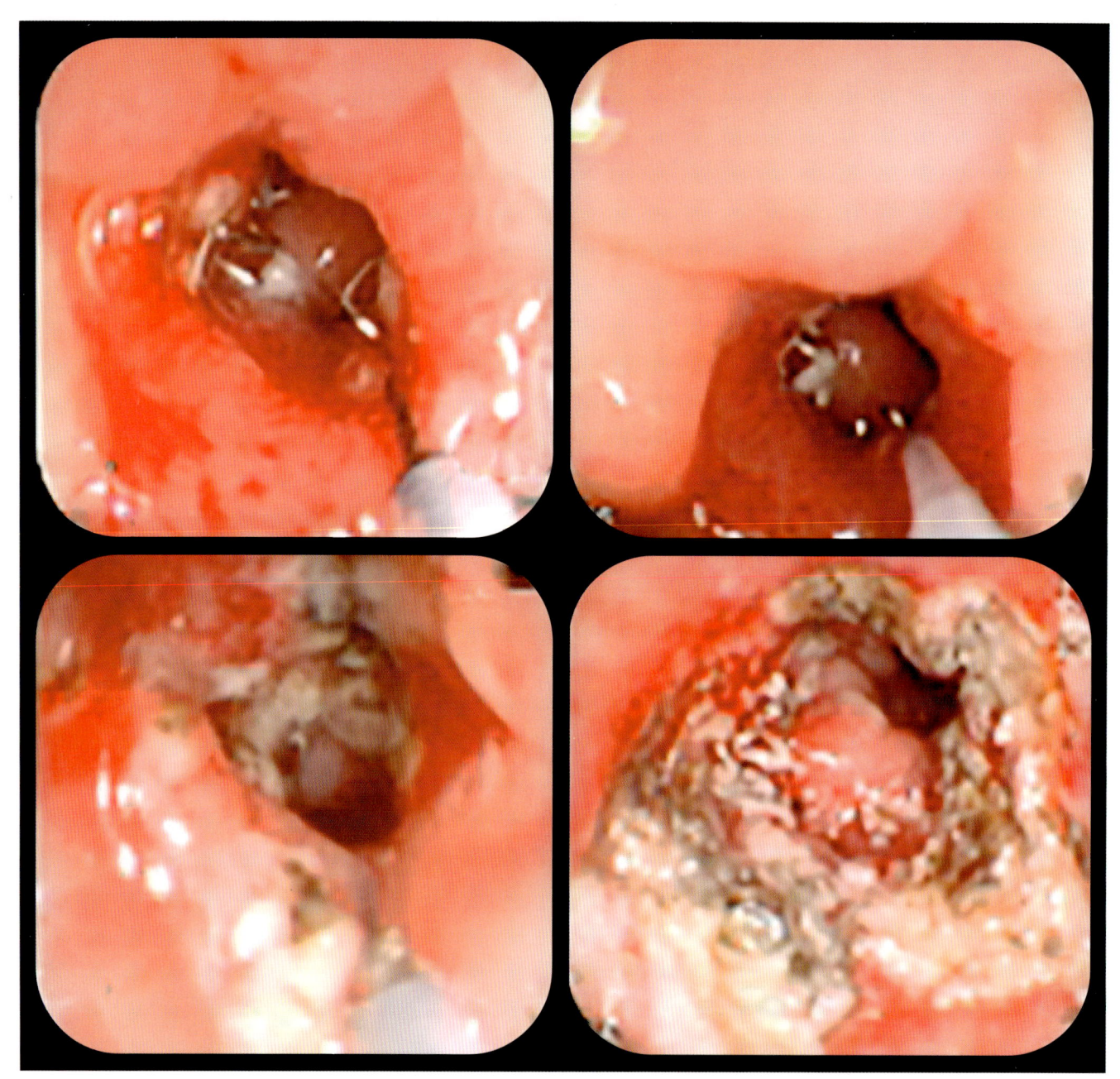

Fig. 21-2. Estenose de AGJ < 12 mm, sendo tratada por estenotomia em 4 quadrantes.

Capítulo 21 ▪ Estenose Recidivante após Fístula de Anastomose Gastrojejunal: Estenotomia e ...

Quadro 21-1. Descrição Cronológica do Quadro Clínico e Tratamento

	Quadro Clínico	Tratamento
Dia 0	▪ Obesidade grau II + HAS + DM2	▪ BGYR
Dia 3	▪ Secreção purulenta em dreno abdominal + taquicardia ▪ EDA: fístula + estenose na AGJ	▪ Dieta zero VO ▪ EDA + dilatação de balão 15 mm
Dia 8	▪ Clinicamente estável + leucocitose + dreno abdominal purulento	▪ EDA + aplicação de prótese plástica
Dias 8-13	▪ Clinicamente estável	
Dias 13-21	▪ Desconforto retroesternal + dor epigástrica + episódios de vômitos	▪ Analgésicos e antieméticos
Dia 22	▪ Intolerância à prótese ▪ RX abdome: sem pneumoperitônio, sem migração da prótese ▪ USG: ausência de coleções	▪ EDA + retirada da prótese ▪ Estenose importante da AGJ
1-4 meses	▪ Dor epigástrica moderada + sialorreia + dificuldade de ingesta ▪ EDA: estenose da AGJ (8 mm) (Fig. 21-1)	▪ EDA + sessões de estenotomia + dilatação de balão 20 e 30 mm + IBP + sucralfato
5 meses	▪ EDA: AGJ < 10 mm	▪ EDA + estenotomia + dilatação de balão 30 mm (Fig. 21-2)
6 meses	▪ EDA: AGJ < 12 mm (Fig. 21-2)	▪ EDA + mesma terapêutica
8 meses	▪ Assintomática	▪ Seguimento

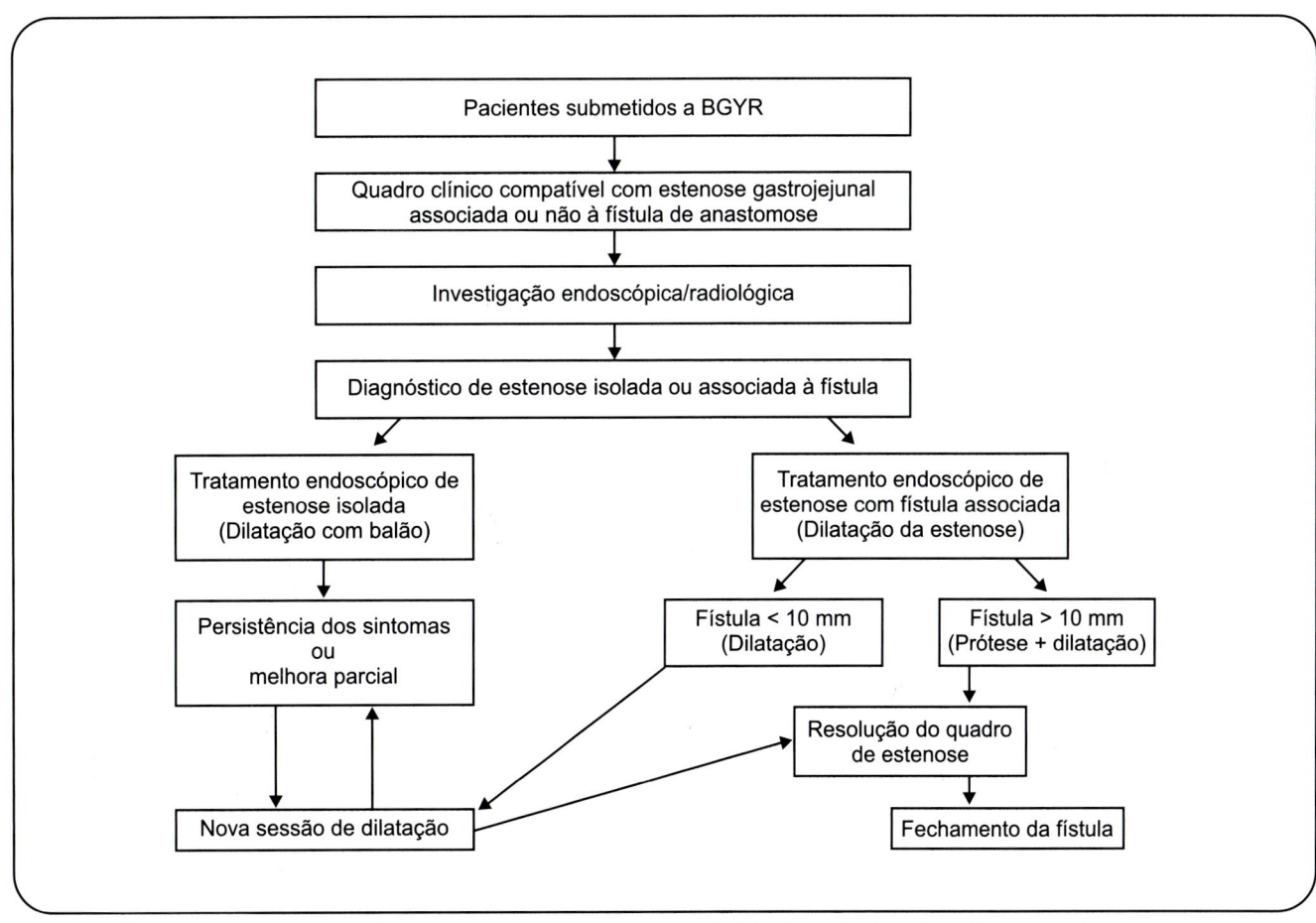

Fig. 21-3. Fluxograma do tratamento de estenose de anastomose associada à fístula após cirurgia bariátrica; conduta preconizada pelos autores. (Tese de mestrado Dr. Fernando Torres, UFPE, 2012.)

DISCUSSÃO

Diversas técnicas endoscópicas são descritas para o fechamento de fístulas após cirurgia bariátrica, desde o emprego de materiais biológicos, cola de fibrina, *endoclip* e prótese autoexpansível plástica ou metálica, com resultados variáveis.[2-4] Nos casos onde há estenose concomitante, a resolução desse estreitamento é essencial no tratamento, uma vez que o aumento do diâmetro da anastomose facilita o esvaziamento gástrico, reduz a pressão intragástrica e promova diminuição do débito da fístula.

Quando há estenose com diâmetro < 10 mm, o tratamento com dilatação usando balão de 20 e 30 mm é eficaz e seguro, e possibilita a resolução dessa grave complicação.[5] O emprego de prótese no tratamento da fístula de AGJ é indicado quando o diâmetro do orifício da fístula é maior do que 10 mm, principalmente em fase precoce (antes de 30 dias após BGYR), quando ainda não há intensa fibrose tecidual.[6] Todavia, pode ocorrer estenose recidivante de AGJ, de difícil tratamento, após o uso precoce de prótese, como descrito neste capítulo (Fig. 21-3).

Este fato decorre provavelmente do processo inflamatório e da intensa reação cicatricial promovida pela presença da prótese plástica, que leva à fibrose na área da AGJ. Apesar disso, o tratamento endoscópico (prótese, dilatação endoscópica e estenotomia) tem atingido elevadas taxas de sucesso, com baixa morbimortalidade, levando a rápido controle da fístula e sepse. O tratamento endoscópico ambulatorial possibilita que o paciente retorne a suas atividades habituais em menor espaço de tempo.[7]

O grande número de sessões de endoscopia terapêutica não compromete o resultado deste método, principalmente quando comparado às opções cirúrgicas, que possuem desvantagem de serem métodos invasivos e de elevada morbimortalidade.

CONSIDERAÇÕES FINAIS

- A fístula de AGJ associada à estenose pode ser tratada por dilatação endoscópica, que redireciona o fluxo de secreções, acelerando a cura da fístula.
- As próteses autoexpansíveis podem ser utilizadas precocemente em fístulas com diâmetro > 10 mm.
- A colocação de prótese é segura e eficaz no controle da fístula, mas pode determinar estenose recidivante de AGJ.
- A estenose recidivante pode ser tratada com sucesso por repetidas sessões de dilatação endoscópica associada à estenotomia (com balão de 20 e 30 mm).

REFERÊNCIAS BIBLIOGRÁFICAS

1. Campos JM, Pereira EF, Evangelista LF et al. Gastrobronchial fistula after sleeve gastrectomy and gastric bypass: endoscopic management and prevention. *Obesity Surg* 2011;21(10):1520-29.
2. Barba CA, Butensky MS, Lorenzo M et al. Endoscopic dilation of gastroesophageal anastomosis stricture after gastric bypass. *Surg Endosc* 2003;17(3):416-20.
3. Maluf-Filho F, Lima MS, Hondo F et al. Endoscopic placement of a "plug" made of acellular biomaterial: a new technique for the repair of gastric leak after Roux-en-Y gastric bypass. *Arq Gastroenterol* 2008;45(3):208-11.
4. Rabago LR, Ventosa N, Castro JL et al. Endoscopic treatment of postoperative fistulas resistant to conservative management using biological fibrin glue. *Endoscopy* 2002;34(8):632-38.
5. Campos JM, Mello FS, Ferraz AA et al. Endoscopic dilation of gastrojejunal anastomosis after gastric bypass. *Arq Bras Cir Dig* 2012;25(4):283-89.
6. Puli SR, Spofford IS, Thompson CC. Use of self-expandable stents in the treatment of bariatric surgery leaks: a systematic review and meta-analysis. *Gastrointest Endosc* 2012;75(2):287-93.
7. Baretta G, Campos J, Correia S et al. Bariatric postoperative fistula: a life-saving endoscopic procedure. *Surg Endosc* 2015 July;29(7):1714-20.

CAPÍTULO 22

Septotomia Endoscópica em Fístula da Anastomose Gastrojejunal após Bypass Gástrico

João Henrique Lima ■ Giorgio Baretta ■ Bruno Sander
Eduardo Pachu ■ Christopher Thompson

INTRODUÇÃO

A fístula gástrica está entre as mais graves complicações após *bypass* gástrico em Y de Roux (BGYR), com ocorrência média de 2,4%, sendo mais comum no segmento proximal, logo abaixo da junção gastroesofágica.[1-3] Apesar da verificação transoperatória de integridade da anastomose com teste de azul de metileno, a tensão local e isquemia tecidual contribuem para o surgimento de fístulas.[4]

Dentre as diversas formas de tratamento, destacam-se os procedimentos endoscópicos com objetivo de resolução definitiva.[5-7] Objetiva-se, então, relatar caso de fístula gastrocutânea tratada com sucesso por via endoscópica através de dilatação e septotomia.

CASO CLÍNICO

Mulher de 26 anos, IMC de 42,8 kg/m², sem comorbidades. Foi submetida a BGYR por videolaparoscopia, sem colocação de anel restritivo. Durante procedimento cirúrgico não foi realizada sobressutura do *pouch* gástrico e a anastomose feita de forma mecânica com grampeador de 45 mm. teste de azul de metileno negativo. Efetuada drenagem cavitária com dreno do tipo penrose nº 3.

No 3º DPO, a paciente apresentou elevação de temperatura (37,5°C), apesar de hemograma e radiografia de tórax normais, realizados antes da alta hospitalar. No 7º DPO, observou-se aumento do débito do dreno, com saída de secreção semelhante à dieta utilizada. O diagnóstico foi confirmado pela saída de azul de metileno pelo dreno após realização de novo teste através da ingestão oral desta solução.

Foi admitida ao hospital para antibioticoterapia, reposição eletrolítica e hidratação endovenosa, além de realização de exames.

Tomografia de abdome: não evidenciou coleções intra-abdominais.

Diagnóstico endoscópico: após 24 horas de internação.

- Orifício fistuloso pequeno (5 mm) em região da anastomose gastrojejunal (AGJ) (Fig. 22-1).
- Passagem de sonda nasoenteral (SNE) para suporte nutricional.

Admitida na unidade de terapia intensiva (UTI) por quadro de insuficiência renal (pré-renal), onde foi iniciada nutrição parenteral (NP) de forma conjunta para melhor aporte calórico-proteico. Porém, manteve débito fistuloso diário em torno de 30-60 mL por mais 18 dias.

1ª Terapêutica endoscópica: dilatação pneumática no 27º DPO.

- Aumento do orifício fistuloso.
- Formação de recesso e cavidade perigástrica com *debris*, com septo bem identificado (Fig. 22-2).

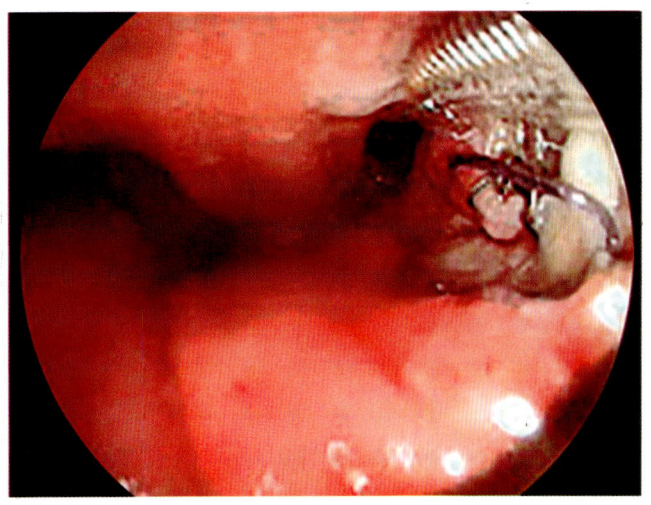

Fig. 22-1. Visualização endoscópica de pequeno orifício fistuloso (5 mm) em região da anastomose gastrojejunal.

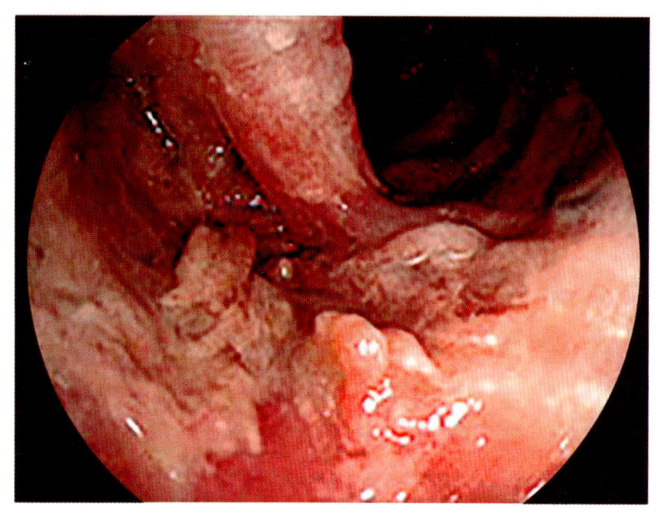

Fig. 22-2. Imagem endoscópica de recesso e cavidade perigástrica com *debris* e septo.

- Anastomose deslocada medial e discretamente estreitada.
- Realizada dilatação pneumática com balão de 12 mm.

2ª Terapêutica endoscópica: septotomia no 30º DPO, com objetivo de abertura do septo para drenagem de secreção fistulosa para o interior do próprio *pouch* (drenagem interna).

- Paciente em decúbito lateral esquerdo, sob anestesia geral e intubação orotraqueal.
- Reforço da dose antibiótica.
- Endoscopia diagnóstica inicial: maior retificação da anastomose em relação ao exame prévio.
- Dilatação pneumática da anastomose com balão de 14 mm.
- Irrigação e lavagem dos *debris* da cavidade perigástrica (abscesso).
- Abertura do septo entre a cavidade perigástrica e o *pouch*: septotomia com uso de alça de polipectomia semiaberta, sem intercorrências, como sangramento ou perfuração (Fig. 22-3).
- Revisão de hemostasia.
- Reposicionamento da sonda nasoenteral.
- Retirado o dreno de *penrose*, pois já existe um trajeto bem delimitado.

A ingestão de água via oral (VO) foi iniciada 24 horas após o procedimento, sendo observado débito de apenas 20 mL após a tomada de 500 mL. Ausência de drenagem externa no 4º dia pós-septotomia, recebendo alta na manhã seguinte.

Seguimento: nova endoscopia digestiva alta após 30 dias, com observação de resolução completa da fístula e presença de fibrina ao nível da anastomose (Fig. 22-4).

Cronologia dos eventos: Quadro 22-1.

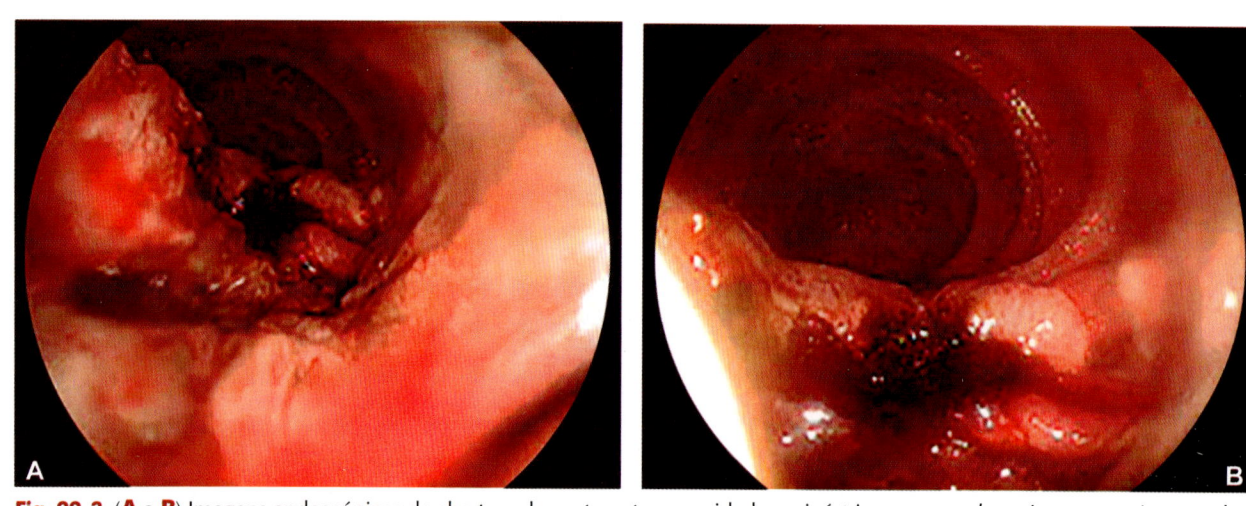

Fig. 22-3. (**A** e **B**) Imagens endoscópicas de abertura do septo entre a cavidade perigástrica e o *pouch*, após septotomia com alça de polipectomia semiaberta.

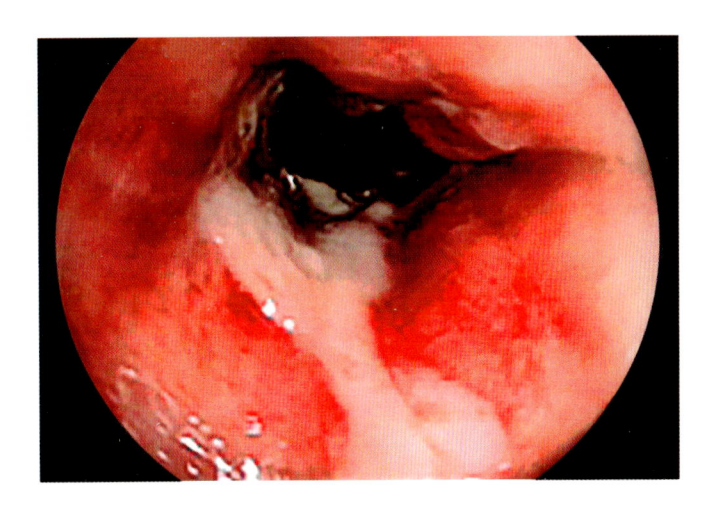

Fig. 22-4. Controle endoscópico, com visualização de fístula de AGJ cicatrizada, com fibrina residual sobre a anastomose.

Quadro 22-1. Descrição Cronológica do Quadro Clínico e Tratamento

	Quadro Clínico	**Tratamento**
Dia 0	▪ Obesidade Mórbida	▪ BGYR + drenagem cavitária
Dia 3	▪ Febre baixa	▪ Hemograma e RX de tórax normais
Dia 7	▪ Secreção no dreno com aspecto alimentar	▪ Teste de azul de metileno positivo ▪ Reinternamento ▪ TAC abdominal: sem coleções
Dia 8	▪ Insuficiência pré-renal ▪ EDA	▪ Fístula na AGJ ▪ Passagem de SNE ▪ Admissão na UTI
Dias 9-26	▪ Estabilização clínica	▪ Dieta enteral por sonda e NP ▪ Débito da fístula: 30-60 mL
Dia 27	▪ EDA	▪ Aumento do orifício fistuloso ▪ Desvio da anastomose do seu eixo com estreitamento = dilatação pneumática com balão de 12 mm
Dia 30	▪ Opção de tratamento endoscópico	▪ Septotomia + dilatação com balão de 14 mm
Dia 31	▪ Ingestão de água VO	▪ Débito de 20 mL/dia
Dias 32-33	▪ Mantida água VO	▪ Queda da drenagem
Dia 34	▪ Mantida água VO	▪ Sem drenagem cutânea da fístula
Dia 35	▪ Boa aceitação de água VO + início de dieta líquida restrita	▪ Alta hospitalar após débito zero pelo orifício cutâneo
Dia 65	▪ EDA de controle	▪ Resolução completa da fístula com fibrina residual sobre a anastomose ▪ Início de dieta plena

DISCUSSÃO

Com base na experiência adquirida no tratamento de fístulas no ângulo de His e de corpo gástrico após *bypass* gástrico e gastrectomia vertical, indica-se a septotomia endoscópica como terapêutica.[3,8] O referido procedimento conduziu ao fechamento da fístula anastomótica, permitindo o início de ingestão hídrica via oral, alta domiciliar da paciente e resolução definitiva do processo.

A septotomia representa uma inovação no tratamento endoscópico de fístulas digestivas após gastroplastia. Este procedimento é fundamentado no tratamento do divertículo de Zenker, permitindo drenagem interna de abscesso perigástrico, direcionamento do fluxo da secreção gástrica, diminuindo a contaminação cavitária, redução da pressão intragástrica e garantindo a patência do lúmen gástrico.[9,10] Pode ser realizada com bons resultados nos casos onde existe uma fístula com cavidade perigástrica, com acúmulo de secreções e *debris* e presença de septo fibroso entre essa cavidade e o *pouch* gástrico, seja no ângulo de His, no corpo gástrico ou na anastomose gastrojejunal.

O procedimento é realizado pelo corte do septo, com eletrocautério ou aplicação de plasma de argônio, visando a orientar a drenagem de secreção para o *pouch*. Idealmente deve ser associado à dilatação endoscópica, que permite o tratamento de possível estenose associada, facilita o escoamento de secreções e estimula a formação de tecido de granulação.

CONSIDERAÇÕES FINAIS

- O tratamento endoscópico de fístulas, através de combinação de septotomia e dilatação, possui altas taxas de sucesso.
- A abordagem precoce reduz a necessidade de tratamento cirúrgico, com menor tempo de internamento hospitalar.
- A cura da fístula se dá principalmente pela correção da estenose distal, redução da pressão intragástrica e controle local de abscesso e infecção.

REFERÊNCIAS BIBLIOGRÁFICAS

1. Baker RS, Foote J, Kemmeter P *et al*. The science of stapling and leaks. *Obes Surg* 2004;14(10):1290-8.
2. O'Rourke RW, Andrus J, Diggs BS *et al*. Perioperative morbidity associated with bariatric surgery: an academic center experience. *Arch Surg (Chicago, Ill: 1960)* 2006;141(3):262-68.
3. Baretta G, Campos J, Correia S *et al*. Bariatric postoperative fistula: a life-saving endoscopic procedure. *Surg Endosc* 2015;29(7):1714-20.
4. Podnos YD, Jimenez JC, Wilson SE *et al*. Complications after laparoscopic gastric bypass: a review of 3464 cases. *Arch Surg (Chicago, Ill: 1960)* 2003;138(9):957-61.
5. Yurcisin BM, DeMaria EJ. Management of leak in the bariatric gastric bypass patient: reoperate, drain and feed distally. *Journal of gastrointestinal surgery: official J Soc Surg Aliment Tract* 2009;13(9):1564-66.
6. Maluf-Filho F, Lima MSd, Hondo F *et al*. Experiência inicial no tratamento endoscópico de fístulas gastrocutâneas pós-gastroplastia vertical redutora através da aplicação de matriz acelular fibrogênica. *Arq Gastroenterol* 2008;45:208-11.
7. Haito-Chavez Y, Kumbhari V, Ngamruengphong S *et al*. Septotomy: an adjunct endoscopic treatment for post-sleeve gastrectomy fistulas. *Gastrointest Endosc* 2016;83(2):456-57.
8. Campos JM, Ferreira FC, Teixeira AF *et al*. Septotomy and Balloon Dilation to Treat Chronic Leak After Sleeve Gastrectomy: Technical Principles. *Obes Surg* 2016 Aug.;26(8):1992-93.
9. Adams J, Sheppard B, Andersen P *et al*. Zenker's diverticulostomy with cricopharyngeal myotomy: the endoscopic approach. *Surg Endosc* 2001;15(1):34-37.
10. Campos JM, Siqueira LT, Ferraz AA *et al*. Gastrobronchial fistula after obesity surgery. *J Am Coll Surg* 2007;204(4):711.

CAPÍTULO 23

Fístula em Ângulo de His após Bypass Gástrico: Septotomia e Dilatação Endoscópica

João Henrique Lima ▪ Francisco Felippe Rolim ▪ Luiz Gustavo Quadros
Josemberg Campos ▪ Gontrand López-Nava

INTRODUÇÃO

A presença de complicações pós-operatórias representa um desafio para o cirurgião bariátrico e sua equipe. O *bypass* gástrico em Y de Roux (BGYR) é um dos procedimentos bariátricos mais realizados no mundo, ocorrendo complicações em até 10%.[1] A deiscência, com consequente fístula digestiva, representa a complicação mais temida. Está presente em 0,6 a 8% dos casos, conforme a técnica empregada e experiência do cirurgião.[2,3]

O objetivo inicial da terapêutica é a estabilização clínica com jejum, reposição hidreletrolítica e antibioticoterapia, a fim de evitar agravamento do processo infeccioso. Abordagem cirúrgica para drenagem de coleções pode ser necessária em casos de sepse abdominal.[4] Uma vez controlados os eventos agudos, o tratamento endoscópico pode ser utilizado com o intuito de acelerar o fechamento da fístula, evitando reoperação.

Uma nova forma de tratamento minimamente invasivo trata-se da septotomia endoscópica, também conhecida como drenagem interna ou *cut* endoscópico.[5] Foi inicialmente indicada para fístulas do ângulo de His, com objetivo de ampliação do orifício fistuloso entre o reservatório gástrico e a loja abscedada ao seu redor, permitindo a drenagem do conteúdo infeccioso da fístula para dentro do próprio *pouch* e, consequentemente, fechamento gradual do trajeto fistuloso. Neste capítulo relatam-se dois casos de fístula após BGYR tratados por septotomia.

CASO CLÍNICO 1

Mulher de 37 anos, IMC de 44,2 kg/m², sem comorbidades. Foi submetida a BGYR por videolaparoscopia, sem anel. Não foi realizada sobressutura hemostática do *pouch* gástrico, e a anastomose gastrojejunal foi feita de forma mecânica com carga de 45 mm. Ao final do procedimento, efetuou-se drenagem cavitária com dreno do tipo *penrose*. Não houve intercorrências transoperatórias.

Apresentou boa evolução, com início de dieta líquida no segundo dia pós-operatório (DPO) e alta para o domicílio. No 8º DPO a paciente evoluiu com febre e aumento do volume e modificação do aspecto da secreção presente no dreno. A fístula foi diagnosticada após realização do teste de azul de metileno, com resultado positivo (saída de solução corada de azul através do dreno locado em hipocôndrio esquerdo).

Foi readmitida no hospital para estabilização clínica, reposição hidreletrolítica, jejum, antibioticoterapia e realização de exames.

Diagnóstico tomográfico: 9º DPO.

- Ausência de coleções.

Diagnóstico endoscópico (EDA): 9º DPO.

- Orifício fistuloso no ângulo de His.
- Passagem de sonda nasoenteral (SNE) para suporte nutricional até fechamento da fístula, evitando o uso de nutrição parenteral total (NPT).

Apesar desta medida, houve persistência de débito fistuloso diário em torno de 60-80 mL por mais 2 semanas, sendo realizada nova EDA. Após contato com cirurgião, indicou-se a abertura do trajeto fistuloso – septotomia endoscópica –, segundo técnica descrita a seguir:

Terapêutica endoscópica: controle endoscópico no 23º DPO, juntamente com septotomia.

- Pequeno aumento do orifício fistuloso e drenagem de secreção purulenta através do mesmo.
- Anastomose com diâmetro de 13 mm.
- Dilatação pneumática da anastomose gastrojejunal (AGJ) com balão de 14 mm, sem intercorrências (Fig. 23-1).
- Identificação e abertura do orifício fistuloso com ampliação do mesmo (Fig. 23-2).

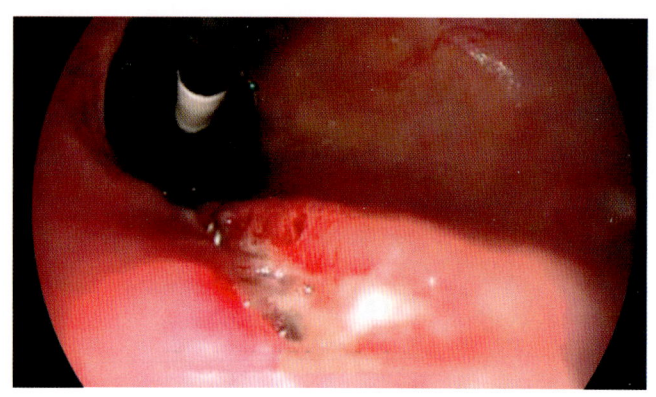

Fig. 23-1. Visualização endoscópica de dilatação de anastomose com balão de 14 mm.

- Identificação do septo entre a loja e o reservatório gástrico.
- Septotomia (abertura/corte) deste septo com uso de estilete tipo *Knife* (Fig. 23-3).
- Entrada na cavidade fistulosa perigástrica com aspiração dos *debris* e secreção, após secção do septo (Fig. 23-4).
- Revisão de hemostasia.
- Reposicionamento de sonda nasoenteral (Fig. 23-5).
- Retirada do dreno de *penrose*.

A paciente foi mantida em jejum oral por 24 horas, com dieta enteral iniciada seis horas após o procedimento. No dia seguinte à septotomia foi iniciada ingestão de água via oral com objetivo de irrigação precoce e lavagem constante da cavidade fistulosa aberta. Com estas medidas, houve aumento do débito da fístula nas primeiras 24 horas pós-procedimento. A partir daí, a quantidade de secreção drenada foi diminuindo progressivamente até a parada total, no terceiro dia após a terapêutica endoscópica (48 horas após o início da dieta líquida), não havendo drenagem externa através do trajeto existente para a pele.

Controle endoscópico: no 27º DPO, com lavagem da cavidade perigástrica e revisão do procedimento.

Alta hospitalar com dieta enteral por sonda e água via oral. No 7º dia pós-septotomia foi realizada nova EDA, sendo observada redução significativa da cavidade fistulosa perigástrica, já com presença de tecido de granulação local. Liberada dieta líquida total e retirada de SNE.

Seguimento: EDA 2 semanas após o procedimento, sendo observada cicatrização completa da mucosa. Progressão para dieta sólida 60 dias pós-cirurgia.

Cronologia dos eventos: Quadro 23-1.

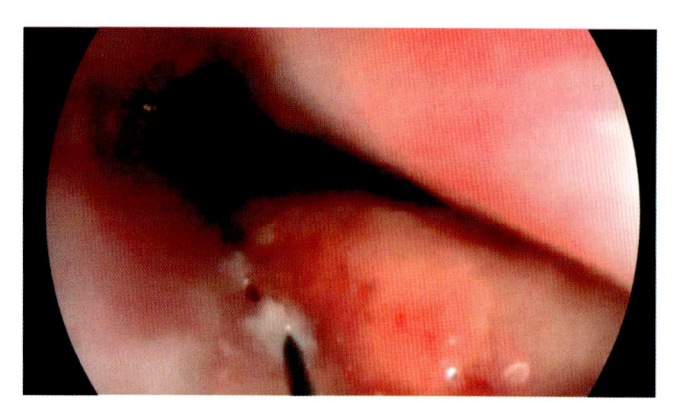

Fig. 23-2. Identificação de orifício fistuloso.

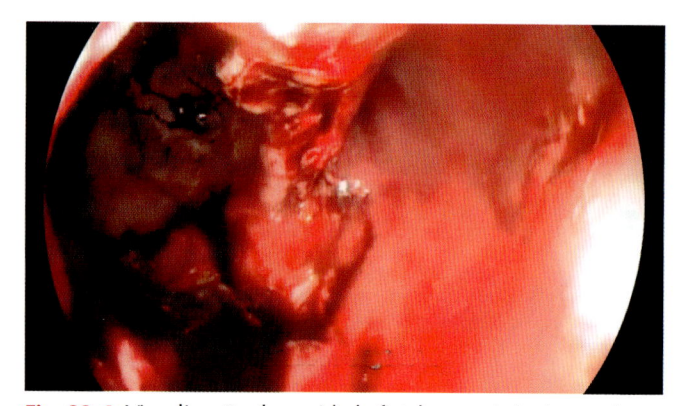

Fig. 23-4. Visualização de cavidade fistulosa perigástrica, após secção do septo.

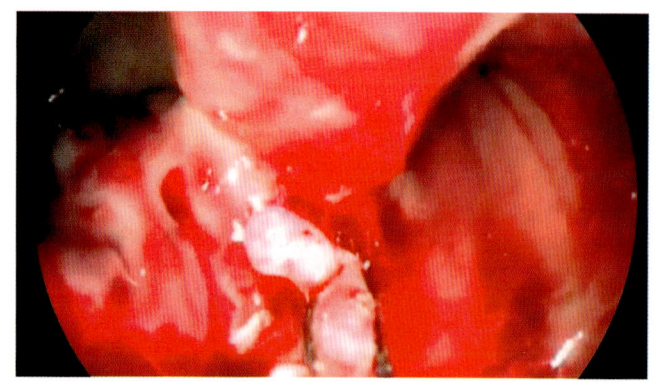

Fig. 23-3. Visualização endoscópica da septotomia com *knife*.

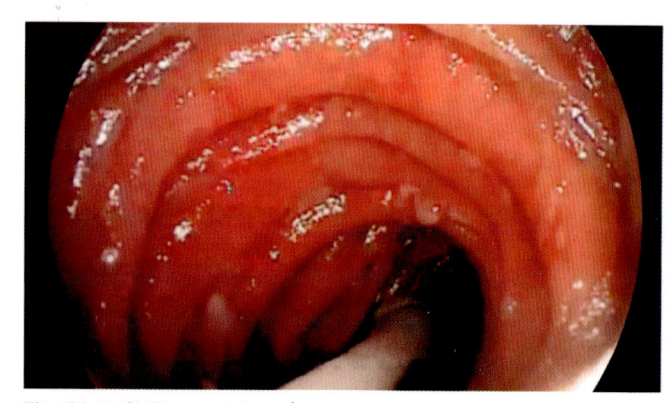

Fig. 23-5. SNE reposicionada.

Quadro 23-1. Descrição Cronológica do Quadro Clínico e Tratamento do Caso 1

	Quadro Clínico	Tratamento
Dia 0	• Obesidade mórbida	• BGYR sem anel e sem sobressutura + drenagem cavitária
8º DPO	• Febre e aumento de drenagem externa	• Reinternamento + suporte clínico + antibioticoterapia + exame de imagem
9º DPO	• TAC de abdome	• Ausência de coleções
9º DPO	• EDA	• Fístula no His + passagem de SNE
10-22º DPO	• Quadro clínico estável • Persistência de débito de 60-80 mL	• Jejum oral e dieta por SNE
23º DPO	• EDA • Septotomia	• Aumento do orifício fistuloso + drenagem de pus para dentro do *pouch* • Septotomia endoscópica + dilatação pneumática da anastomose
27º DPO	• Mantida água VO • EDA de revisão	• Sem drenagem cutânea da fístula • EDA + lavagem da cavidade perigástrica
28º DPO	• Boa aceitação de água VO + dieta enteral	• Alta com débito zero pelo orifício cutâneo
30º DPO	• EDA de controle: redução da cavidade perigástrica	• EDA de controle + retirada da SNE • Liberação de dieta líquida total
44º DPO	• EDA de controle: cicatrização completa da mucosa	
60º DPO	• Seguimento	• Início da dieta sólida

CASO CLÍNICO 2

Homem de 36 anos, IMC de 34,7 kg/m². Foi submetido a BGYR, sem anel. No 4º DPO teve início de quadro febril, que se manteve até a consulta de revisão. Durante a consulta (8º DPO), havia saída de secreção com saliva e odor fétido pelo dreno, sendo o paciente internado para tratamento clínico (suporte, antibióticos e NPT).

Diagnóstico e terapêutica endoscópica: no 8º DPO

- Procedimento realizado em regime ambulatorial.
- Uso de endoscópio padrão de um canal.
- Visualizado orifício interno da fístula situado no ângulo de His, com 2 cm de extensão.
- Septotomia com Microknife XL® (Boston Scientific, Natick, MA, EUA).
- Passagem de balão CRE® (Boston Scientific, Natick, MA, EUA), cuja extremidade proximal foi posicionada em torno de 3 cm acima da junção esofagogástrica (JEG).
- Preenchimento do balão com líquido, utilizando insuflador com manômetro.
- Visualização da dilatação somente através de endoscopia, não sendo usada radioscopia.
- Permanência da insuflação em torno de 1 a 3 minutos.
- Desinsuflação e remoção do balão.
- Revisão endoscópica para diagnóstico de possíveis sinais de hemorragia ou perfuração.
- Passagem de SNE.

2ª Terapêutica endoscópica: no 12º DPO foram realizadas septotomia e dilatação, seguindo mesma técnica relatada e reposicionamento de SNE (Figs. 23-6 e 23-7).

3ª Terapêutica endoscópica: estenotomia e dilatação no 19º DPO.

- Procedimento realizado em regime ambulatorial.
- Uso de endoscópio padrão de um canal.
- Retirada de SNE.
- Estenotomia com Microknife XL® nos quatro quadrantes.
- Passagem de balão CRE® cuja extremidade proximal foi posicionada em torno de 3 cm acima da JEG.
- Preenchimento do balão com líquido, utilizando insuflador com manômetro.
- Visualização da dilatação somente através de endoscopia, não sendo usada radioscopia.
- Permanência da insuflação em torno de 1 a 3 minutos.
- Desinsuflação e remoção do balão.
- Revisão endoscópica para diagnóstico de possíveis sinais de hemorragia ou perfuração.

Abordagem cirúrgica: não houve.

Seguimento: cicatrização da fístula no 28º DPO. Recebeu alta com dieta líquida e programação endoscópica agendada.

Foram realizadas mais duas sessões terapêuticas, uma de septotomia e outra de estenotomia, sendo ambas seguidas de dilatação com balão de 20 mm. Atualmente em acompanhamento ambulatorial.

Cronologia dos eventos: Quadro 23-2.

DISCUSSÃO

O objetivo principal da septotomia é a secção do septo formado entre o *pouch* e a loja fistulosa, sendo necessário usar

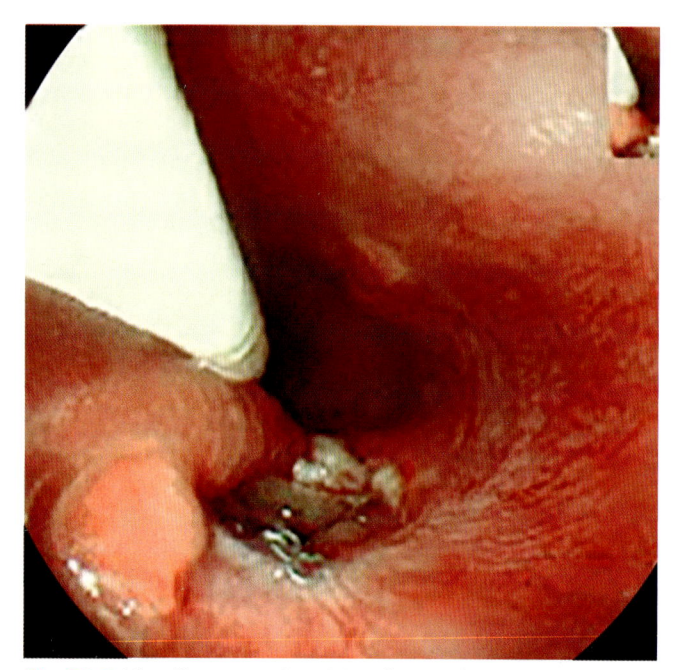

Fig. 23-6. Visualização endoscópica do *pouch* gástrico, com identificação de fístula e septo no ângulo de His; presença de SNE.

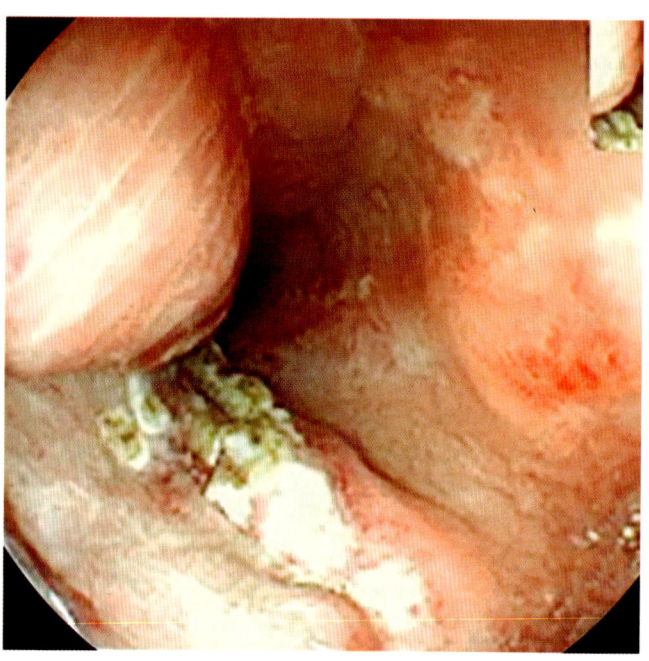

Fig. 23-7. Visualização do *pouch* após septotomia e retirada de SNE.

Quadro 23-2. Descrição Cronológica do Quadro Clínico e Tratamento do Caso 2

	Quadro Clínico	**Tratamento**
Dia 0	▪ Obesidade mórbida	▪ BGYR
2º DPO	▪ Assintomático	▪ Alta hospitalar ▪ Dieta líquida
4º DPO	▪ Início de quadro febril	▪ Antitérmico
8º DPO	▪ Febre + drenagem de secreção de odor fétido e saliva pelo dreno cavitário ▪ EDA: orifício interno fistuloso ao nível do ângulo de His	▪ Internamento hospitalar + suspensão da dieta oral + NPT ▪ ATB de amplo espectro ▪ EDA + septotomia + dilatação de AGJ e 1/3 distal da bolsa gástrica com balão de 20 mm + passagem de SNE
12º DPO	▪ EDA: bolsa gástrica de 4 cm, fístula gástrica em fundo cego, em ângulo de His, com extensão de 2 cm	▪ Suspensão de NPT ▪ Septotomia + dilatação de AGJ e 1/3 distal do *pouch* com balão de 20 mm + reposicionamento de SNE
19º DPO	▪ EDA: bolsa gástrica de 4 cm, fístula gástrica em fundo cego, em ângulo de His, com extensão de 2 cm	▪ Retirada de SNE + estenotomia + dilatação de AGJ e 1/3 distal do *pouch* com balão de 20 mm ▪ Dieta líquida
28º DPO	▪ Assintomática ▪ RX contrastado: fístula cicatrizada em fundo cego de 2 cm + septo	▪ Alta hospitalar + retirada de dreno cavitário ▪ Programação endoscópica
35º DPO	▪ EDA: fístula gástrica em fundo cego + septo	▪ Septotomia + dilatação de AGJ e 1/3 distal da bolsa gástrica com balão de 20 mm
42º DPO	▪ EDA: cicatriz de fístula gástrica + pequena cavidade perigástrica sem septo	▪ Estenotomia + dilatação com balão de 20 mm
60º DPO	▪ Assintomática	▪ Acompanhamento ambulatorial

material cortante e que promova a coagulação do local. Para isso podem ser usados os estiletes do tipo *knife* ou similar, alça diatérmica para polipectomias ou outras formas e sistemas de corte e coagulação, como o plasma de argônio (mais hemostático e permite aberturas maiores numa única sessão). A dilatação da AGJ é realizada sistematicamente, após a septotomia, com a finalidade de melhorar o esvaziamento do reservatório gástrico. Balões nos tamanhos 12, 14 e 16 são os mais usados. Uma sonda enteral de 12 F ou 14 F deve ser utilizada ao final do procedimento para suporte nutricional.[5]

A principal indicação do procedimento é para tratamento de fístulas do ângulo de His pós-BGYR, de qualquer diâmetro, que tenham mais de 14 dias de pós-operatório. A septotomia também pode ser aplicada em fístulas após a gastrectomia vertical do tipo *sleeve* com mais de 30 dias de evolução pós-cirúrgica. As principais contraindicações são fístulas precoces.

Enfatizamos que este procedimento pode ser feito, virtualmente, em todos os casos onde existe uma fístula com cavidade perigástrica, com acúmulo de secreções e *debris*, e presença de septo fibroso entre essa cavidade e o *pouch* gástrico, seja no ângulo de His, no corpo gástrico ou na anastomose gastrojejunal. O intuito é promover a drenagem interna do conteúdo purulento e facilitar o esvaziamento gástrico.

CONSIDERAÇÕES FINAIS

- A septotomia permite a parada completa da drenagem fistulosa externa, repercutindo no tempo de internamento e início da ingestão líquida oral.
- É um procedimento efetivo, que permite resolução precoce das fístulas digestivas após as gastroplastias.

REFERÊNCIAS BIBLIOGRÁFICAS

1. Lindsey ML, Patterson WL, Gesten FC *et al*. Bariatric surgery for obesity: surgical approach and variation in in-hospital complications in New York State. *Obes Surg* 2009;19(6):688-700.
2. O'Rourke RW, Andrus J, Diggs BS *et al*. Perioperative morbidity associated with bariatric surgery: an academic center experience. *Arch Surg* 2006;141(3):262-68.
3. Yurcisin BM, DeMaria EJ. Management of leak in the bariatric gastric bypass patient: reoperate, drain and feed distally. *J Gastrointest Surg* 2009;13(9):1564-66.
4. Campos JM, Pereira EF, Evangelista LF *et al*. Gastrobronchial fistula after sleeve gastrectomy and gastric bypass: endoscopic management and prevention. *Obes Surg* 2011;21(10):1520-29.
5. Campos JM, Ferreira FC, Teixeira AF *et al*. Septotomy and balloon dilation to treat chronic leak after sleeve gastrectomy: technical principles. *Obes Surg* 2016 Aug.;26(8):1992-93.

CAPÍTULO 24

Fístula Gastrobrônquica após Cirurgia Revisional: Dilatação e Septotomia Endoscópica sem Reoperação

Lyz Bezerra Silva ▪ Eduardo Godoy ▪ Eduardo Franca Pereira
André Teixeira ▪ Rena Moon ▪ Álvaro Ferraz

INTRODUÇÃO

A fístula gástrica após cirurgia bariátrica é uma complicação grave que comumente resulta em sepse abdominal e raramente evolui para fístula gastrobrônquica (FGB), a partir de uma infecção abdominal subfrênica, em decorrência da proximidade com o trato respiratório. O manejo da FGB pode ser desafiador, necessitando de cirurgias invasivas de grande porte com abordagem por via torácica.

Objetiva-se relatar um caso de FGB que surgiu após a conversão de Banda Gástrica Ajustável (BGA) em *bypass* gástrico em Y de Roux (BGYR) cujo tratamento foi realizado por via endoscópica, evitando reoperação.

CASO CLÍNICO

Homem, de 42 anos, submetido a implante laparoscópico de BGA há 6 anos, havendo adequado controle ponderal, com diminuição do IMC de 41,4 para 21 kg/m^2. Após 2 anos de BGA, surgiu refluxo gastroesofágico de difícil controle, com piora há 6 meses em decorrência de deslizamento de banda, sendo realizada a conversão em BGYR sem anel por videolaparoscopia. A cirurgia foi realizada em um único tempo, sem intercorrências. Na ocasião, apresentava IMC de 33 kg/m^2.

No segundo mês pós-operatório, apresentou disfagia e sialorreia de moderada intensidade, sendo indicada a realização de endoscopia digestiva alta (EDA).

Achados endoscópicos: 60 dias pós-conversão.

- Bolsa gástrica com áreas de retração cicatricial e fibrose situada em torno de 2 cm acima da anastomose gastrojejunal (AGJ).
- Estenose da AGJ (< 10 mm).

Terapêutica endoscópica: foram realizadas seis sessões de dilatação com balão de 15 a 20 mm, no serviço de endoscopia de origem, com intervalo entre 15 e 30 dias.

Ao final deste tratamento (8 meses após o BGYR), o paciente apresentou dor no ombro, com piora gradual.

Seriografia esôfago e estômago: 8 meses pós-BGYR.

- Preenchimento do estômago excluso com contraste – fístula gastrogástrica (Fig. 24-1).
- Visualização de contraste em região subfrênica esquerda (abscesso subfrênico?).

TAC de tórax e abdome: 8º mês pós-conversão.

- Abscesso subfrênico e imagem em pulmão esquerdo sugestiva de abscesso e de fístula gastrogástrica (FGG).

Abordagem cirúrgica

- Drenagem percutânea do abscesso.

Houve recidiva da dor no ombro, 10 meses após o BGYR, acompanhada de déficit de força em membro superior esquerdo, disfagia e dor torácica, de intensidade progressiva, ao ingerir alimentos sólidos. Vinha apresentando vômitos ocasionais por 2 meses, evoluindo com piora do quadro, dificuldade de ingestão de alimentos, diarreia, perda excessiva de peso, anemia e desnutrição, atingindo IMC de 15 kg/m^2.

Foi realizada colocação de prótese plástica através de endoscopia, no dia seguinte o paciente evoluiu com hemorragia digestiva, choque hemorrágico e rejeição da prótese, sendo necessário remoção da mesma, ressuscitação volêmica com cristaloides e coloides.

Após 14 meses da cirurgia de conversão, houve piora da dor torácica, e o paciente apresentava desnutrição e anemia importantes.

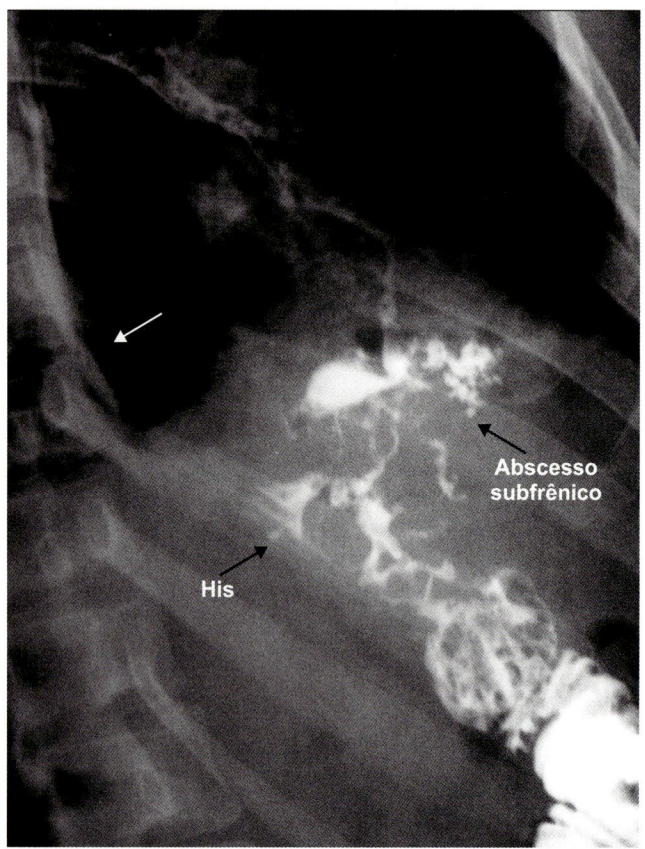

Fig. 24-1. Radiografia contrastada após BGYR evidenciando esôfago (*seta branca*), vazamento de contraste do ângulo de His para espaço subfrênico e diâmetro estreitado da bolsa gástrica.

TAC de tórax: 14 meses pós-conversão.

- Abscesso em base do pulmão esquerdo (Fig. 24-2).

Conduta: efetuou-se a internação hospitalar e iniciou-se antibioticoterapia de amplo espectro, associada à nutrição parenteral e enteral por SNE, havendo melhora do estado geral, nutricional e discreto ganho de peso.

Terapêutica endoscópica: em nosso serviço, foram realizadas seis sessões de estenotomia, associada à dilatação com balão de 30 mm, com intervalo de 3 a 5 dias (técnica descrita a seguir) (Figs. 24-3 a 24-5). Após a quarta sessão, foi iniciada dieta líquida por via oral, sem intercorrências.

Técnica endoscópica

- Os procedimentos foram realizados em unidade de endoscopia (ambulatorial), com sedação profunda por anestesiologista, usando propofol.
- Uso de endoscópio padrão de um canal.
- Princípio terapêutico: corrigir a estenose distal e o defeito anatômico próximo ao orifício interno da fístula, podendo ser um septo ou uma área de estenose do *pouch*.

Dilatação endoscópica: diante de BGYR sem anel, foi usado balão CRE® (Boston Scientific, Natick, MA, EUA), dilatando até 20 mm, durante três minutos. A partir da segunda sessão, foi utilizado balão pneumático de 30 mm Rigiflex® (Bos-

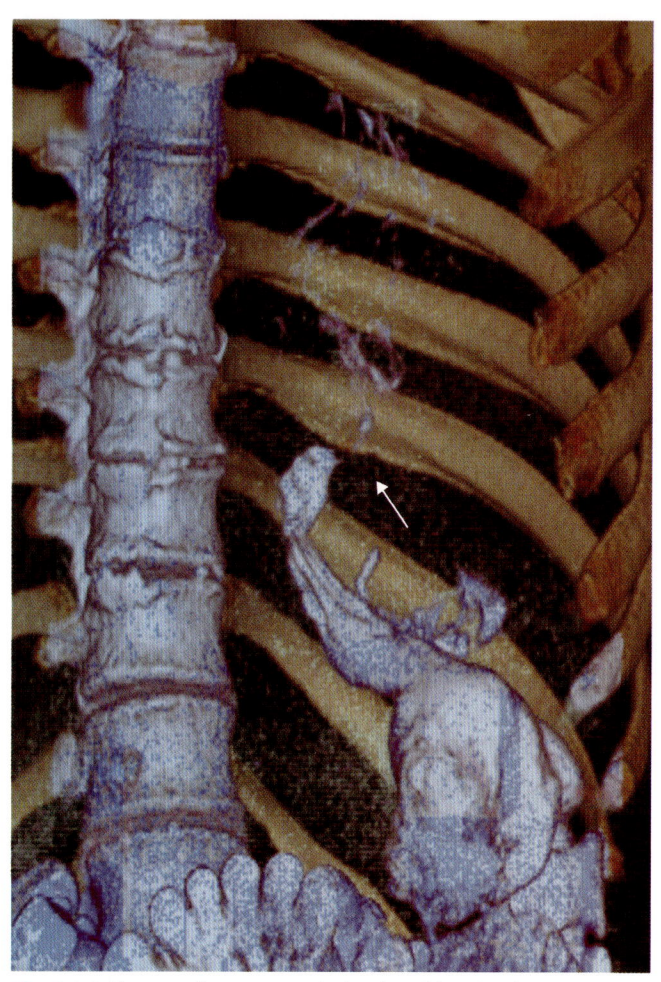

Fig. 24-2. Tomografia computadorizada evidenciando imagem mais clara da FGB e provável abscesso subfrênico.

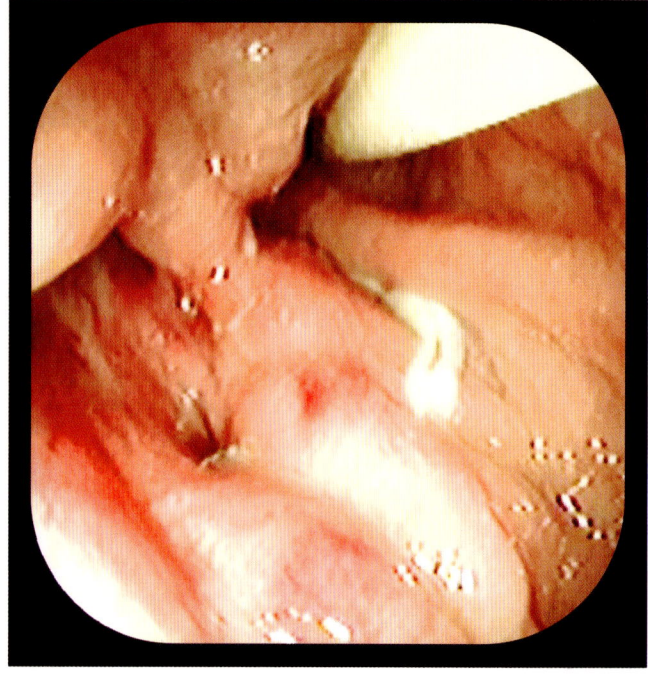

Fig. 24-3. Imagem endoscópica de orifício fistuloso em ângulo de His.

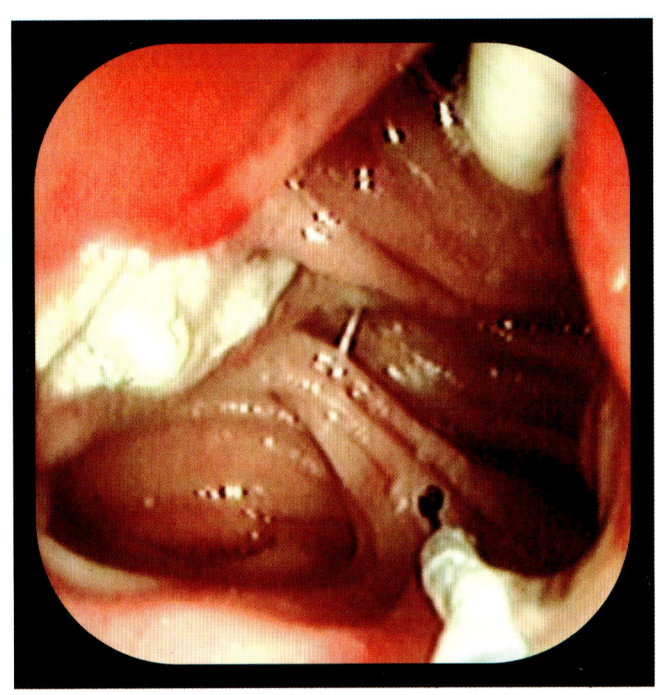

Fig. 24-4. Septotomia endoscópica com Microknife XL® (Boston Scientific, Natick, MA, EUA).

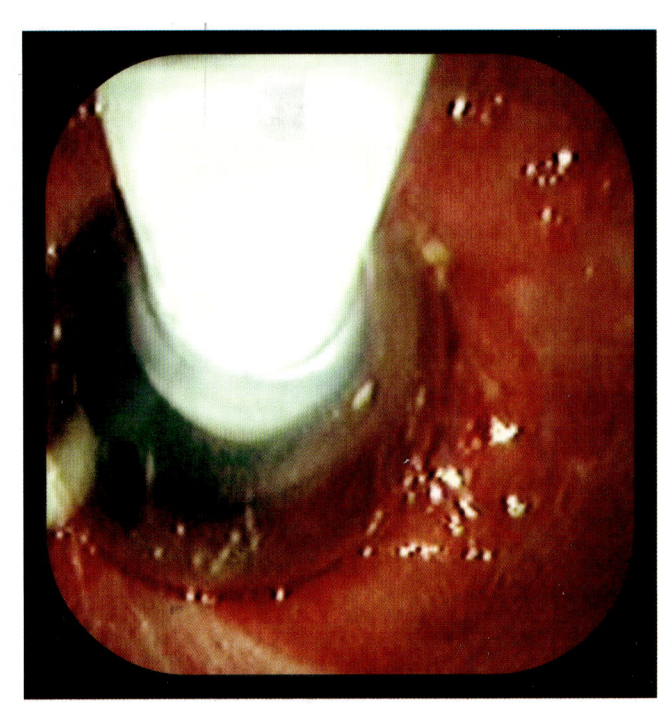

Fig. 24-5. Dilatação com balão 30 mm Rigiflex® (Boston Scientific, Natick, MA, EUA).

ton Scientific, Natick, MA, EUA), que é gradualmente insuflado até 19 psi.

Estenotomia: a área de estenose fibrótica da AGJ ou do *pouch*, com ou sem septo, foi tratada utilizando Microknife XL® (Boston Scientific, Natick, MA, EUA), seguida por dilatação com balão de 30 mm.

Endoscopia de controle: 16 meses pós-BGYR.

- Cicatriz de fístula gastrobrônquica.
- Resolução parcial de estenose da bolsa gástrica.
- Retirada da SNE.

Após o exame, foi iniciada dieta líquida por via oral. Mais três sessões terapêuticas de estenotomia e dilatação com balão de 30 mm foram efetuadas, objetivando a manutenção da passagem do alimento pelo tubo digestivo normal, como prevenção de recorrência da estenose e da fístula.

Seguimento: 6 meses após o último procedimento endoscópico.

O paciente encontra-se assintomático, se alimentando por via oral e sem recidiva da FGB.

Cronologia dos eventos: Quadro 24-1.

Quadro 24-1. Descrição Cronológica do Quadro Clínico e Tratamento

	Quadro clínico	Tratamento
Dia 0	• Obesidade mórbida	• BGA
8 anos	• Refluxo refratário a IBP • Deslizamento da BGA	• Conversão de BGA em BGYR por videolaparoscopia
2 meses pós-BGYR	• Disfagia intensa e rapidamente progressiva + sialorreia excessiva • EDA: áreas de retração cicatricial em *pouch* + fibrose 2 cm acima AGJ + AGJ < 10 mm	• EDA + 6 sessões de dilatação com intervalo de 15 dias entre cada uma
8 meses pós-BGYR	• Melhora da disfagia • Dor no ombro com piora gradual • Seriografia: fístula gastrogástrica + contraste em região subfrênica esquerda (abscesso?) • TC do tórax: abscesso subfrênico + abscesso pulmonar?	• Drenagem percutânea de abscesso subfrênico
10 meses pós-BGYR	• Recidiva da dor em ombro esquerdo + disfagia + diarreia + perda de peso excessiva + anemia + desnutrição (IMC de 15 kg/m²)	• EDA + introdução de prótese plástica
1º DPO prótese gástrica	• Hemorragia digestiva alta + choque hipovolêmico + rejeição da prótese	• Ressuscitação volêmica com cristaloides e coloide • EDA + remoção da prótese
14 meses pós-BGYR	• Piora da dor torácica • Desnutrição e anemia importantes • TC do tórax (abscesso pulmonar + FGB)	• Internamento hospitalar + antibioticoterapia de amplo espectro + NP + NE por SNE
15 meses pós-BGYR	• EDA: fístula gastrobrônquica + estenose de bolsa gástrica	• EDA 4 sessões de estenotomia + dilatação (intervalo de 3 a 5 dias as sessões)
16 meses pós-BGYR	• Melhora do estado nutricional + ausência de sintomas • EDA controle: cicatriz de FGB + resolução parcial de estenose da bolsa gástrica • Início de dieta líquida, em pequena quantidade, por via oral	• EDA + estenotomia + dilatação + retirada da SNE
16 meses e 15 dias pós-BGYR	• Dieta líquido-pastosa via oral	• EDA + 2 sessões de dilatação/estenotomia
18 meses pós-BGYR	• Assintomática • Dieta pastosa via oral	• EDA + estenotomia + dilatação
6 meses após última EDA	• Assintomática • Dieta sólida • EDA: ausência de recidiva da FGB	• Mantida

DISCUSSÃO

A cicatrização de fístula gástrica após BGYR e gastrectomia vertical pode ser dificultada pela presença de estenose distal e infecção abdominal. Alguns fatores podem predispor ao surgimento de FGB, como estenose na bolsa gástrica que causa dificuldade de esvaziamento, abscesso subfrênico recidivante sem drenagem adequada e/ou fístula gástrica crônica recidivante, como ocorreu no caso descrito neste capítulo. Os sinais e sintomas mais comuns da FGB são:

- Queda do estado geral, febre e calafrio.
- Tosse com expectoração purulenta (vômica).
- Dor torácica à inspiração profunda.
- Perda de peso excessiva.
- Antecedentes de tratamento de fístula gástrica e/ou abscesso pulmonar recidivante.
- Murmúrio vesicular diminuído em base pulmonar esquerda.
- Abscesso subfrênico recidivante.[1]

O diagnóstico pode ser realizado por exame de imagem com contraste iodado, devendo ser evitado o contraste baritado por causa da possibilidade de reação brônquica grave. A broncoscopia pode sugerir FGB pela observação de azul de metileno no brônquio após sua administração oral ou saída através de dreno, apesar de não localizar precisamente a fístula.

A endoscopia não diagnostica a FGB, mas identifica o orifício interno, avalia a anatomia do reservatório gástrico e pode ser um meio terapêutico, diminuindo a necessidade de procedimentos invasivos. Grandes cirurgias abdominais e torácicas apresentam alta complexidade, morbidade e comumente não são suficientes para fechar completamente a fístula.[2,3] A antibioticoterapia consegue controlar a infecção pulmonar na maior parte dos casos, desde que seja interrompida a contaminação a partir da bolsa gástrica. Quando há falha, drenagem da coleção guiada por tomografia é uma opção mais viável, sendo deixada a abordagem cirúrgica como último recurso.[4]

Esta abordagem específica das complicações pulmonares sem o estudo da estenose e da fístula gástrica pode retardar a resolução da infecção subfrênica e resultar em piora do quadro respiratório. A FGB é uma complicação pouco reportada na literatura.[1] O diagnóstico, na maioria dos casos, é tardio, e o tratamento pode ser efetivo com a endoscopia e abordagem cirúrgica.

O tratamento endoscópico visa a aumentar o diâmetro intraluminal gástrico, diminuir a pressão no *pouch* e reduzir a passagem de secreções e alimentos pelo trajeto fistuloso. A terapêutica se dá por colocação de prótese, septotomia, dilatação com balão e estenotomia, sendo os dois últimos utilizados neste relato de caso, considerando que era uma fístula crônica, com áreas de fibrose, limitando o uso de prótese gástrica.

Em série de casos publicada por Campos *et al.* foram analisados 15 casos de FGB após BGYR e gastrectomia vertical, tratados endoscopicamente, com uma média de 4,7 sessões por paciente. O tratamento endoscópico levou a 93,3% (14/15) de sucesso no fechamento da fístula, em tempo médio de 4,4 meses, sendo este tempo mais curto no grupo que usou prótese. Não houve recidiva após tempo de seguimento médio de 27,3 meses.

Em revisão sistemática, envolvendo 36 casos, foi observado que a maior parte dos casos apresenta histórico de fístula gástrica prévia, com evolução tardia para FGB, com tempo médio de diagnóstico de 7,2 meses após a cirurgia primária. O tratamento endoscópico obteve sucesso em 18 de 20 pacientes, com poucas complicações, como sangramento autolimitado e migração distal de prótese. A abordagem cirúrgica também apresenta sucesso, mas com maior agressividade e morbidade, envolvendo laparotomia, gastrectomia total, esplenectomia, pancreatectomia, toracotomia, segmentectomia pulmonar entre outros.[5,6]

A FGB possui alta morbidade, geralmente surgindo no pós-operatório tardio e com sintomatologia inespecífica, retardando seu diagnóstico. A terapêutica endoscópica é uma opção efetiva na resolução da fístula, devendo ser realizada precocemente para reduzir o tempo de cura.[4]

CONSIDERAÇÕES FINAIS

- Cirurgia revisional bariátrica é um dos fatores relacionadas com o aumento da incidência de fístula.
- Os principais fatores relacionados com o surgimento de FGB são: estenose no *pouch*, fístula gástrica crônica e abscesso subfrênico recidivante sem drenagem.
- Intervenção endoscópica precoce pode diminuir o tempo de cura da FGB, prevenir abscesso pulmonar, principalmente com o uso de prótese na fase inicial.
- A abordagem cirúrgica no tórax parece aumentar o tempo de cura.
- A recorrência de FGB pode ser evitada pela resolução da estenose com dilatação.
- A septotomia ou estenotomia deve ser indicada quando há estenose com fibrose no *pouch*.

REFERÊNCIAS BIBLIOGRÁFICAS

1. Silva LB, Moon RC, Teixeira AF *et al*. Gastrobronchial fistula in sleeve gastrectomy and roux-en-y gastric bypass-a systematic review. *Obes Surg* 2015;25(10):1959-65.
2. Campos JM, Siqueira LT, Meira MR *et al*. Gastrobronchial fistula as a rare complication of gastroplasty for obesity: a report of two cases. *J Bras Pneumol* 2007;33(4):475-79.
3. Campos JM, Siqueira LT, Ferraz AA *et al*. Gastrobronchial fistula after obesity surgery. *J Am Coll Surg* 2007;204(4):711.
4. Campos JM, Pereira EF, Evangelista LF *et al*. Gastrobronchial fistula after sleeve gastrectomy and gastric bypass: endoscopic management and prevention. *Obes Surg* 2011;21(10):1520-29.
5. Rebibo L, Dhahri A, Berna P *et al*. Management of gastrobronchial fistula after laparoscopic sleeve gastrectomy. *Surg Obes Relat Dis* 2014;10(3):460-67.
6. Sakran N, Assalia A, Keidar A *et al*. Gastrobronchial fistula as a complication of bariatric surgery: a series of 6 cases. *Obes Facts* 2012;5(4):538-45.

CAPÍTULO 25

Fístula Gastrogástrica: Tratamento Endoscópico e Cirúrgico

Thiago Vilaça ▪ Helga Alhinho ▪ Jones Lima
Eduardo Hourneaux de Moura ▪ Everson Luiz Artifon

INTRODUÇÃO

A fístula gastrogástrica (FGG) é uma comunicação anormal entre a bolsa gástrica e o estômago excluso (EE) que pode ocorrer após a realização de *bypass* gástrico em Y de Roux (BGYR).[1-3] A incidência é variável na literatura, mas em séries com quantidade representativa varia entre 1,2 a 1,8%.[4-7]

Neste capítulo objetiva-se descrever caso de paciente que apresentou FGG após BGYR, evoluindo com reganho de peso, sendo inicialmente tratado por endoscopia e resolução do quadro por abordagem laparoscópica. Além disso, apresenta-se uma revisão da literatura, que inclui novas alternativas minimamente invasivas para cura da FGG.

CASO CLÍNICO

Homem, de 46 anos, IMC de 50,5 kg/m², portador de hipertensão arterial sistêmica e diabetes melito tipo 2, submetido a BGYR por via laparotômica.

Tratamento cirúrgico da obesidade

- Confecção da bolsa gástrica a 4 cm da transição esofagogástrica com grampeador linear.
- Reforço de linha de grampeamento com fio de poliglicaprone 3-0 na bolsa gástrica e no EE.
- Jejunojejunoanastomose manual com fio de poliglicaprone 3-0.
- Anastomose gastrojejunal (AGJ) manual com fio de poliglicaprone 3-0, via pré-mesocólica, com interposição de alça de jejuno entre as duas câmaras gástricas.
- Ausência de vazamento no teste de azul de metileno.
- Cavidade abdominal não drenada.

Seguimento: o pós-operatório imediato transcorreu de modo satisfatório, recebendo alta hospitalar no 3º dia de pós-operatório (DPO), com adequada aceitação de dieta líquida. Apresentou perda de peso satisfatória, com perda de 50% de excesso de peso em 6 meses. No sexto mês de pós-operatório, passou a apresentar náuseas, vômitos e dor epigástrica pós-prandial. Foi iniciado tratamento clínico com inibidor de bomba de prótons (IBP), associado a sucralfato. No oitavo mês foi diagnosticada recidiva da obesidade.

Diagnóstico endoscópico da FGG: 8º mês pós-operatório.

- Orifício fistuloso de 10 mm entre bolsa gástrica e EE (Fig. 25-1).
- Úlcera marginal.
    Foi indicado tratamento endoscópico.

Terapêutica endoscópica

- Procedimento em caráter ambulatorial.
- Paciente sob sedação profunda com propofol e fentanil, realizada por anestesiologista.
- Ablação com plasma de argônio nas bordas do orifício fistuloso.
- Colocação de Surgisis® (Cook Medical Inc, Bloomington, IN, EUA) e clipe metálico (Fig. 25-2).

Controle endoscópico: após 6 semanas.

- Redução do diâmetro da fístula para 5 mm.
    Foi mantido tratamento clínico, porém decorridos 3 meses, em consulta de controle, não houve redução de peso.

Abordagem cirúrgica: via laparoscópica (12,5 meses pós-BGYR).

- Secção da fístula com grampeador linear, associada à interposição de alça jejunal entre bolsa gástrica e estômago excluso (Fig. 25-3).

Seguimento: em consulta de revisão com 3 e 6 meses de pós-operatório, o paciente permaneceu com adequada perda do excesso de peso.

Cronologia dos eventos: Quadro 25-1.

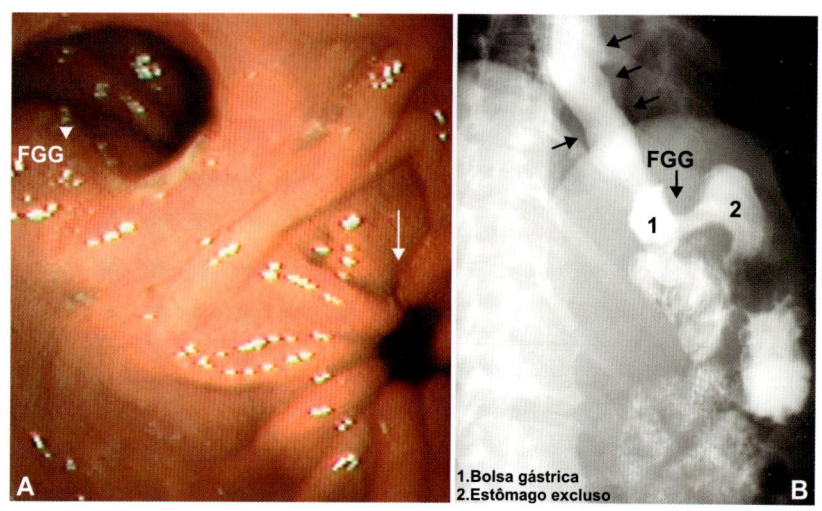

Fig. 25-1. (A) Endoscopia mostrando a bolsa gástrica com anel *(seta)* e o orifício da FGG *(ponta de seta)*. **(B)** Correlação com exame contrastado, evidenciando a comunicação entre os dois estômagos.[14]

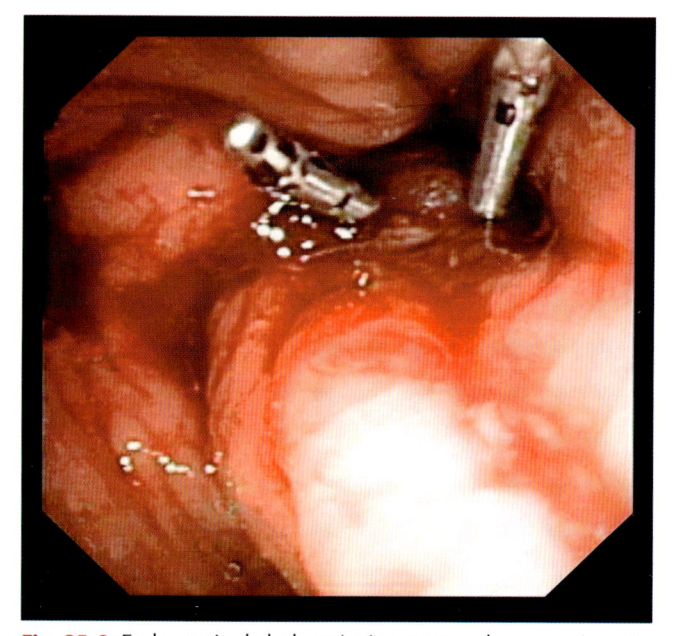

Fig. 25-2. Endoscopia da bolsa gástrica mostrando a aproximação das bordas da fístula com clipes.[14]

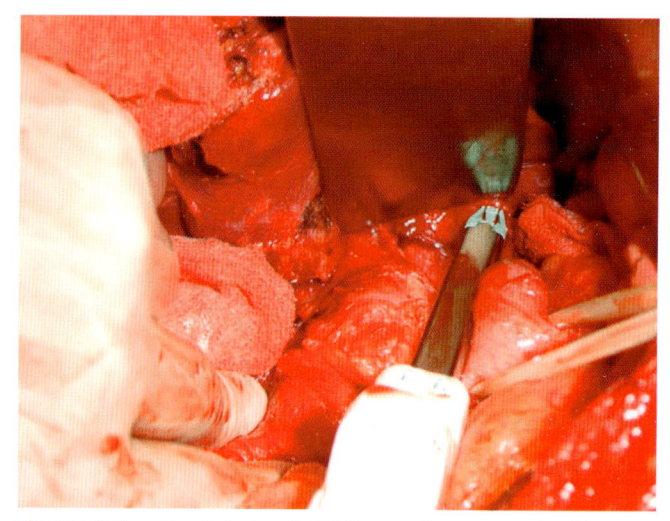

Fig. 25-3. Secção cirúrgica de FGG, usando grampeador linear, ao nível do ângulo de His.[14]

Quadro 25-1. Descrição Cronológica do Quadro Clínico e Tratamento

	Quadro Clínico	Tratamento
Dia 0	• Obesidade mórbida	• BGYR por laparotomia
6 meses	• Dor epigástrica + náuseas + vômitos	• IBP + sucralfato
8 meses	• Reganho de peso • EDA: FGG-orifício fistuloso de 10 mm que se conecta ao EE + úlcera marginal	• EDA + aplicação de plasma de argônio nas bordas da FGG + Surgisis + clipe
9,5 meses	• EDA de controle: redução do orifício fistuloso (5 mm)	• Mantido IBP + sucralfato
12,5 meses	• Persistência de reganho de peso	• Secção FGG por laparoscopia
15 meses	• Assintomático + perda peso	• Seguimento

DISCUSSÃO

A fístula gastrogástrica está relacionada com deiscência da linha de grampeamento, geralmente, de pequena proporção, que foi bloqueada pelo EE.[2,3,6,8] Deiscência de AGJ e úlcera marginal também são fatores que podem estar envolvidos no surgimento de FGG.[8-10] Perda de peso insuficiente ou recidiva da obesidade costumam ser as queixas mais prevalentes, podendo atingir mais de 60% dos pacientes com esta complicação, seguidas de sintomas dispépticos.[6,8,11]

Em uma série de casos, 80% dos diagnósticos de FGG foram realizados com a combinação de endoscopia digestiva alta e raio X contrastado do trato digestório superior. A tomografia computadorizada com contraste oral também pode ser utilizada.[8]

A programação terapêutica começa com administração de IBP em doses altas associado a sucralfato, e tratamento de infecção por *H. Pylori*, quando presente.[5,7] Com esta abordagem, o fechamento completo da fístula pode ser alcançado, embora não seja o habitual.[5,12] O tratamento clínico pode levar à remissão completa dos sintomas, mesmo na ausência do fechamento da fístula, não sendo indicado tratamento cirúrgico, se não houver outras queixas associadas, como ganho de peso.[11]

Diante de falha do tratamento clínico e nas fístulas de maior diâmetro (> 10 mm), a abordagem cirúrgica pode ser a melhor opção.[5,7,11] Rotineiramente, no tratamento cirúrgico, é realizada secção da fístula com grampeador e sobressutura das bordas de grampeamento.[5,7] Em alguns casos, pode ser colocado *patch* de omento ou cola de fibrina no defeito da fístula.[5] Quando a dissecção e identificação precisa da FGG se apresentam de forma laboriosa, pode-se optar pela gastrectomia do estômago excluso.[7,11]

Em série de casos submetidos a tratamento cirúrgico, houve resolução dos sintomas em 87%, cura da FGG e da úlcera marginal em todos os pacientes, além de tendência à perda ponderal.[11] Em outro estudo, 23 pacientes foram submetidos a tratamento cirúrgico, com gastrectomia do EE, por falha da terapêutica clínica inicial. O seguimento destes pacientes foi realizado por 4 meses, e não houve relato de recorrência dos sintomas.[7]

Terapias minimamente invasivas têm sido estudadas no tratamento de FGG, como manejo endoscópico através da aposição de endoclipes, desbridamento com pinça de biópsia ou plasma de argônio e uso de dispositivo de sutura endoscópica. Porém, os resultados não se mostram consistentes e duradouros.[1,13]

Em estudo de 31 pacientes com FGG localizada no ângulo de His, corpo gástrico e AGJ, o tratamento conservador foi aplicado em 11 casos, com cura em apenas dois. A terapia endoscópica foi realizada em seis casos, através de colocação de prótese, dilatação com balão e colocação de clipe, havendo cura em quatro pacientes. Não houve resolução em 25 casos, sendo proposta abordagem cirúrgica. Destes, 14 aceitaram o tratamento. A transecção da fístula foi realizada associada à gastrectomia do estômago excluso em alguns casos. A cura da FGG foi alcançada em 92,8% (13/14).[14]

CONSIDERAÇÕES FINAIS

- Na literatura a incidência de FGG varia entre 1,2 a 1,8% dos BGYR.
- Existem intervenções minimamente invasivas para a cura da FGG, porém, nas fístulas crônicas e de maior diâmetro, o tratamento cirúrgico é a melhor opção.
- A tendência atual é que a abordagem da FGG seja, preferencialmente, cirúrgica em razão dos melhores resultados apresentados na literatura.

REFERÊNCIAS BIBLIOGRÁFICAS

1. Fernandez-Esparrach G, Lautz DB, Thompson CC. Endoscopic repair of gastrogastric fistula after Roux-en-Y gastric *bypass*: a less-invasive approach. *Surg Obes Relat Dis* 2010;6(3):282-88.
2. Filho AJ, Kondo W, Nassif LS et al. Gastrogastric fistula: a possible complication of Roux-en-Y gastric *bypass*. *JSLS* 2006;10(3):326-31.
3. Cucchi SG, Pories WJ, MacDonald KG et al. Gastrogastric fistulas. A complication of divided gastric *bypass* surgery. *Ann Surg* 1995;221(4):387-91.
4. Keith JN. Endoscopic management of common bariatric surgical complications. *Gastrointest Endosc Clin N Am* 2011;21(2):275-85.
5. Gumbs AA, Duffy AJ, Bell RL. Management of gastrogastric fistula after laparoscopic Roux-en-Y gastric *bypass*. *Surg Obes Relat Dis* 2006;2(2):117-21.
6. Yao DC, Stellato TA, Schuster MM et al. Gastrogastric fistula following Roux-en-Y *bypass* is attributed to both surgical technique and experience. *Am J Surg* 2010;199(3):382-5; discussion 5-6.
7. Salimath J, Rosenthal RJ, Szomstein S. Laparoscopic remnant gastrectomy as a novel approach for treatment of gastrogastric fistula. *Surg Endosc* 2009;23(11):2591-95.
8. Carrodeguas L, Szomstein S, Soto F et al. Management of gastrogastric fistulas after divided Roux-en-Y gastric *bypass* surgery for morbid obesity: analysis of 1,292 consecutive patients and review of literature. *Surg Obes Relat Dis* 2005;1(5):467-74.
9. Capella JF, Capella RF. Gastrogastric fistulas and marginal ulcers in gastric *bypass* procedures for weight reduction. *Obes Surg* 1999;9(1):22-27; discussion 8.
10. Patel S, Szomstein S, Rosenthal RJ. Reasons and outcomes of reoperative bariatric surgery for failed and complicated procedures (excluding adjustable gastric banding). *Obes Surg* 2011;21(8):1209-19.
11. Tucker ON, Szomstein S, Rosenthal RJ. Surgical management of gastrogastric fistula after divided laparoscopic Roux-en-Y gastric *bypass* for morbid obesity. *J Gastrointest Surg* 2007;11(12):1673-79.
12. D'Hondt M, Vansteenkiste F, Van Rooy F et al. Gastrogastric fistula after gastric *bypass*—is surgery always needed? *Obes Surg* 2006;16(11):1548-51.
13. Bhardwaj A, Cooney RN, Wehrman A et al. Endoscopic repair of small symptomatic gastrogastric fistulas after gastric *bypass* surgery: a single center experience. *Obes Surg* 2010;20(8):1090-95.
14. Campos J, Galvão Neto M, Martins J et al. Endoscopic, conservative, and surgical treatment of the gastrogastric fistula: the efficacy of a stepwise approach and its long-term results. *Bariatric Surg Pract Patient Care* 2015 June;10(2):62-67.

CAPÍTULO 26

Drenagem Endoscópica Retrógrada de Abscesso Intracavitário

Marcelo Falcão ▪ Francisco Felippe Rolim ▪ Helga Alhinho
Luiz Gustavo Quadros ▪ João Caetano Marchesini

INTRODUÇÃO

A fístula após cirurgia bariátrica pode apresentar-se de forma precoce ou tardia, drenada ou livre na cavidade abdominal, determinando a abordagem terapêutica, assim como sua evolução clínica.[1-3] A fístula pode acarretar grande morbidade para o paciente, com necessidade de múltiplas reoperações.

O objetivo deste capítulo é relatar um caso de drenagem endoscópica da cavidade abdominal, em paciente com difícil acesso por causa de laparotomias prévias e extensa contaminação peritoneal.

RELATO DE CASO

Mulher de 49 anos, com IMC de 47 kg/m², apneia do sono grave, esteatose hepática, dislipidemia, hipertensão arterial e diabetes melito, submetida a *bypass* gástrico laparoscópico. No 3º DPO evoluiu com quadro de sepse por peritonite. Foi realizada laparoscopia com identificação e drenagem de fístula da anastomose gastrojejunal (AGJ) e toalete cavitária. Permaneceu em sepse abdominal grave e, no 7º DPO, foi realizada laparotomia com drenagem de abscesso intracavitário e nova toalete da cavidade, deixando a paciente em peritoneostomia. A programação de lavar o abdome a cada 48/72 horas foi mantida de acordo com a evolução do quadro clínico.

No 36º DPO foi realizada tomografia de abdome com identificação de abscesso em flanco direito de difícil abordagem laparotômica em razão de aderências decorrentes da peritoneostomia. A opção de punção guiada por método de imagem também foi descartada por causa do bloqueio de alças a jusante da coleção. Foi indicada endoscopia digestiva alta (EDA) para colocação de sonda nasoenteral (SNE).

Diagnóstico endoscópico

- Fístula na AGJ maior que 10 mm (Fig. 26-1).
- Coleção abdominal por fístula enterocutânea de trajeto definido.

- Exploração endoscópica do trajeto fistuloso, com exteriorização na parede abdominal, através do orifício de drenagem que existia em decorrência da punção laparoscópica (Fig. 26-2).
- Drenagem retrógrada da coleção intra-abdominal, conforme descrito a seguir.

Terapêutica endoscópica: drenagem endoscópica de abscesso intracavitário.

- Paciente sob anestesia geral, em centro cirúrgico.
- Realizada EDA com gastroscópio padrão.
- Identificação de orifício fistuloso > 10 mm na AGJ.

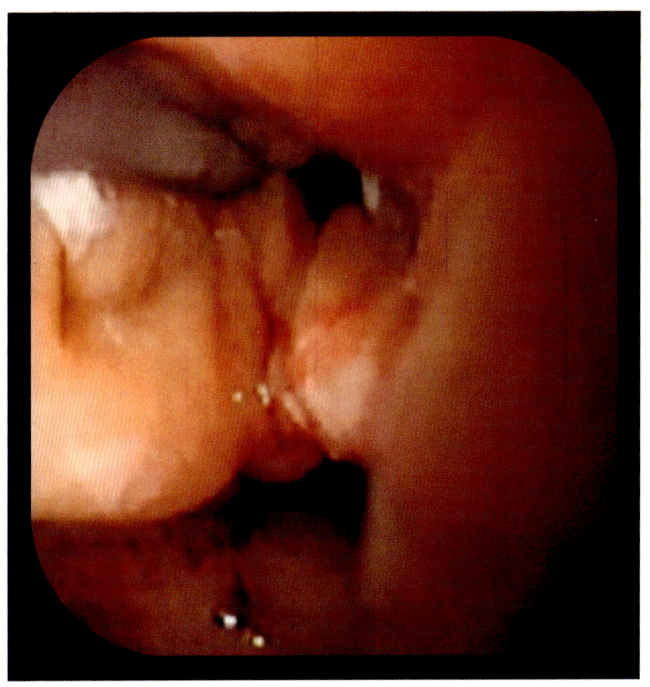

Fig. 26-1. Visualização endoscópica de orifício fistuloso na AGJ, maior que 10 mm.

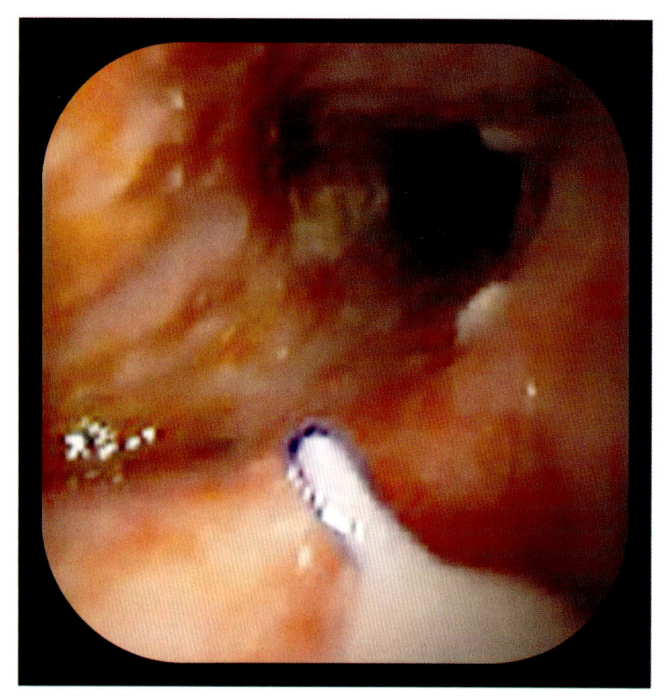

Fig. 26-2. Exploração endoscópica de trajeto fistuloso.

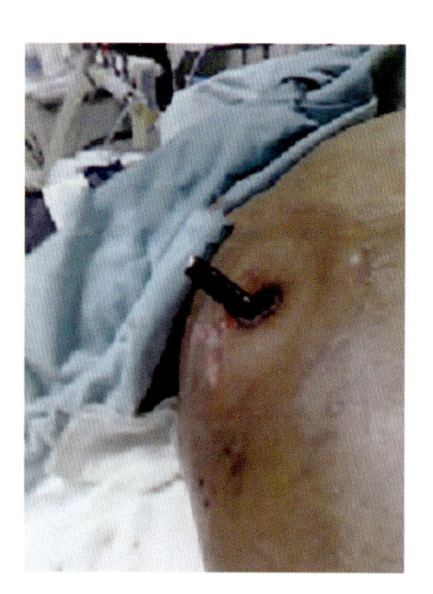

Fig. 26-3. Visualização de conteúdo purulento e *debris* da coleção ao longo do trajeto fistuloso.

- Exploração e desbridamento de trajeto fistuloso com gastroscópio, realizando lavagem sob pressão com soro fisiológico e aspiração do conteúdo (sistema de irrigação foi composto por SF a 0,9%, conectado num circuito com equipo, que foi, na outra extremidade, conectada ao canal de trabalho do gastroscópio, com um auxiliar fazendo compressão do soro fisiológico que chegava ao trajeto da fístula em jatos).
- Identificada loja cutânea a 85 cm da arcada dentária superior (ADS).
- Aspiração do conteúdo purulento e *debris* da coleção (Fig. 26-3).
- Exteriorização do gastroscópio na parede abdominal (Fig. 26-4).
- Através do canal de trabalho foi introduzida uma alça de polipectomia e exposta na extremidade do aparelho.
- A alça laça o segmento distal do dreno de Blake® 10Fr (Ethicon Endosurgery, Cincinnati, OH, EUA), com orientação na fixação por um cirurgião assistente.
- Fixação do conjunto formado pelo segmento do dreno + alça de polipectomia + gastroscópio.
- Realização de manobra retrógrada, deixando o dreno em todo trajeto desbridado da fístula (Fig. 26-5).

Fig. 26-4. Exteriorização do endoscópio através de orifício em parede abdominal, para inserção de dreno.

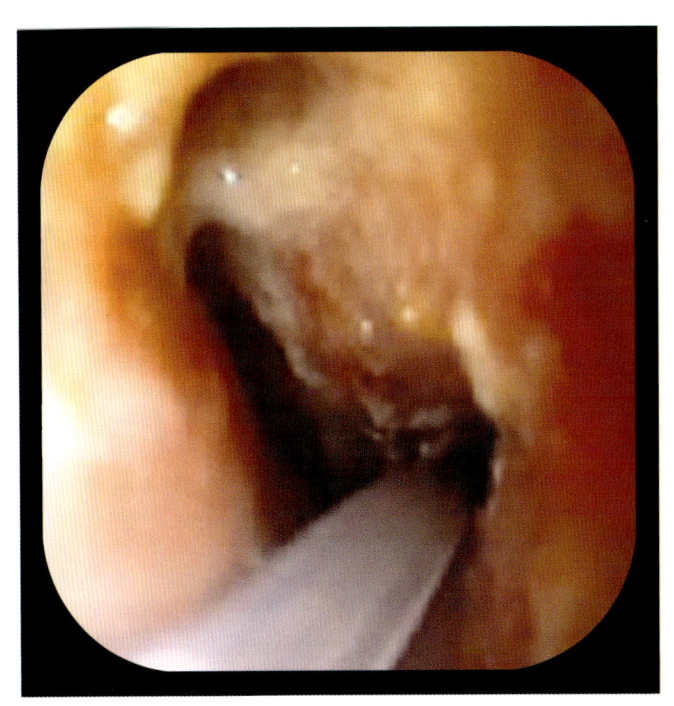

Fig. 26-5. Dreno posicionado no trajeto fistuloso.

- Montagem do sistema de aspiração do dreno e fixação na pele com fio de náilon.
- Duração do procedimento: 97 minutos.

Dreno permaneceu produtivo, esvaziando a coleção até o 10º DPO da drenagem endoscópica, quando a paciente evoluiu para óbito por infarto agudo do miocárdio.

Cronologia dos eventos: Quadro 26-1.

Quadro 26-1. Descrição Cronológica do Quadro Clínico e Tratamento

	Quadro Clínico	Tratamento
Dia 0	• Obesidade mórbida + comorbidades	• BGYR
3º DPO	• Sepse por peritonite • Fístula gástrica	• Laparoscopia + drenagem da cavidade
7º DPO	• Piora clínica • TC = múltiplas coleções intracavitárias	• Laparotomia com lavagem da cavidade + peritoneostomia
7º-35º DPO	• Clinicamente grave	• Lavagem cavitária a cada 48/72 horas, conforme necessidade
36º DPO	• TC: coleção intracavitária + fístula enterocutânea • EDA para passagem de SNE e drenagem cavitária	• Drenagem endoscópica + desbridamento do trajeto fistuloso + colocação de dreno de Blake no trajeto
46º DPO	• IAM extenso e óbito	• Óbito

DISCUSSÃO

O tratamento clássico das fístulas digestivas é a drenagem ampla para diminuição do fluxo de secreção no trajeto fistuloso, podendo esta conduta levar a um longo período de cicatrização e evolução com complicações infecciosas e até mesmo perpetuação da fístula.[4] A maioria das fístulas agudas é tratada com reoperações precoces e, em alguns casos, com seguidas reintervenções para limpeza da cavidade abdominal, através de acesso laparoscópico ou laparotômico.[1,5] As reoperações estão associadas a alta mortalidade e morbidade, chegando a 10 e 50% respectivamente, levando à busca por abordagens menos invasivas.[6]

Campos *et al.* relataram a drenagem endoscópica de um abscesso secundário à migração precoce de banda gástrica ajustável, com quadro clínico de peritonite localizada, utilizando endoscópio e materiais de uso comum na terapêutica endoscópica, resolvendo a urgência do quadro em questão.[7] Em outro relato, Campos *et al.* descreveram o tratamento endoscópico de dois casos de fístula gastrobrônquica complicada, com sucesso.[8,9]

Em série de casos de Lemmers *et al.*, é descrita abordagem endoscópica para drenagem de abscesso intracavitário pós-cirurgia bariátrica em pacientes sépticos e em estado grave, que contraindicava abordagem por via aberta. Foi realizada necrosectomia endoscópica e reposicionamento de dreno cirúrgico em nove casos, com sucesso em sete deles. Em alguns casos foi utilizada drenagem interna pela colocação de dreno *pigtail* associado a outros procedimentos endoscópicos, como dilatação e colocação de prótese. Os procedimentos foram bem tolerados pelos pacientes, com manutenção do *status* hemodinâmico, podendo inclusive ser realizado em UTI.[10]

Bége *et al.* reportaram o tratamento endoscópico de 27 pacientes com fístula através de drenagem interna, sutura e prótese. A drenagem do abscesso intracavitário foi realizada em 19 casos com auxílio de cesta de Dormia (Cook Medical, Winston-Salem, NC, EUA), para desbridamento de tecido necrótico, após passagem do endoscópio por orifício fistuloso. Foram realizadas lavagem exaustiva com soro fisiológico e aposição de drenos *pigtail*, para manter a drenagem do abscesso, e posterior abordagem da fístula, com colocação de prótese endoscópica, endoclipes e cola de cianoacrilato.[11]

No caso descrito neste capítulo, a opção da drenagem endoscópica surgiu por causa da solicitação de passagem de SNE e dificuldade de abordagem da cavidade abdominal. A exploração com exteriorização do gastroscópio e passagem de dreno, após desbridamento de todo o trajeto e da sua loja, evitou maior trauma pela laparotomia que poderia culminar em lesões iatrogênicas. Foi possível estabelecer uma drenagem eficaz do abscesso, apesar do desfecho desfavorável.

CONSIDERAÇÕES FINAIS

- A endoscopia terapêutica nas complicações de cirurgia bariátrica é teoricamente menos traumática, com objetivo específico que resultará em menor morbidade, acesso ao sítio especifico da lesão, possibilidades de reabordagens gradativas e recuperação precoce.[8,9,12,13]

- Nesta situação específica, a drenagem endoscópica após desbridamento do trajeto foi a melhor opção, apesar do desfecho final.

REFERÊNCIAS BIBLIOGRÁFICAS

1. Carrodeguas L, Szomstein S, Soto F et al. Management of gastrogastric fistulas after divided Roux-en-Y gastric bypass surgery for morbid obesity: analysis of 1,292 consecutive patients and review of literature. Surg Obes Relat Dis 2005;1(5):467-74.
2. Ballesta C, Berindoague R, Cabrera M et al. Management of anastomotic leaks after laparoscopic Roux-en-Y gastric bypass. Obes Surg 2008;18(6):623-30.
3. Spyropoulos C, Argentou MI, Petsas T et al. Management of gastrointestinal leaks after surgery for clinically severe obesity. Surg Obes Relat Dis 2012;8(5):609-15.
4. Yurcisin BM, DeMaria EJ. Management of leak in the bariatric gastric bypass patient: reoperate, drain and feed distally. J Gastrointest Surg 2009;13(9):1564-6.
5. Campos JM, Evangelista LFL, Siqueira LT et al. Endoscopia em cirurgia bariátrica. Diretriz SOBED, Sociedade Brasileira de Endoscopia Digestiva, 2008. Acesso em: 05 maio 2013. Disponível em: <http://www.sobed.org.br/web/arquivos_antigos/pdf/diretrizes/Endoscopia_e_cirurgia_bariatrica.pdf>
6. Gonzalez R, Sarr MG, Smith CD et al. Diagnosis and contemporary management of anastomotic leaks after gastric bypass for obesity. J Am Coll Surg 2007;204(1):47-55.
7. Campos JM, Evangelista LF, Neto MP et al. Translumenal endoscopic drainage of abdominal abscess due to early migration of adjustable gastric band. Obes Surg 2010;20(2):247-50.
8. Campos JM, Siqueira LT, Meira MR et al. Gastrobronchial fistula as a rare complication of gastroplasty for obesity: a report of two cases. J Bras Pneumol 2007;33(4):475-79.
9. Campos JM, Pereira EF, Evangelista LF et al. Gastrobronchial fistula after sleeve gastrectomy and gastric bypass: endoscopic management and prevention. Obes Surg 2011;21(10):1520-29.
10. Lemmers A, Tan DM, Ibrahim M et al. Translumenal or percutaneous endoscopic drainage and debridement of abscesses after bariatric surgery: a case series. Obes Surg 2015;25(11):2190-99.
11. Bege T, Emungania O, Vitton V et al. An endoscopic strategy for management of anastomotic complications from bariatric surgery: a prospective study. Gastrointest Endosc 2011;73(2):238-44.
12. de Moura EG, Galvao-Neto MP, Ramos AC et al. Extreme bariatric endoscopy: stenting to reconnect the pouch to the gastrojejunostomy after a Roux-en-Y gastric bypass. Surg Endosc 2012;26(5):1481-84.
13. Maluf-Filho F, Hondo F, Halwan B et al. Endoscopic treatment of Roux-en-Y gastric bypass-related gastrocutaneous fistulas using a novel biomaterial. Surg Endosc 2009;23(7):1541-45.

CAPÍTULO 27

Fístula após Cirurgia Bariátrica Revisional: Uso de Prótese Autoexpansiva

Flávio Ivano ▪ Ana Paula Nagabe ▪ Marco Aurélio D'Assunção
Manoel Galvão Neto

INTRODUÇÃO

Uma das possíveis complicações precoces e tardias da cirurgia bariátrica é a fístula, que se apresenta de variadas formas e podem tornar-se graves, com risco de sepse e aumento da morbimortalidade. Em alguns casos, o tempo de tratamento até alcançar a cura pode ser longo.[1-5]

A incidência de fístula após gastrectomia vertical varia de 0,6 a 7% dos casos.[5-7] Já no *bypass* gástrico, ela é muitas vezes subnotificada, mencionada em cerca de 1-16% dos pacientes.[8-10] Não existe ainda uma conduta padrão a ser realizada no diagnóstico e tratamento de fístulas, sendo um processo complexo que envolve toda a equipe multidisciplinar.[2,11] Diversos estudos têm demonstrado alternativas de tratamentos radiológico e endoscópico, sendo as próteses autoexpansivas uma opção bastante utilizada.[3,5,7,12]

Este capítulo tem por objetivo descrever dois casos de fístula no pós-operatório de cirurgia bariátrica pós-fundoplicatura gástrica, submetidos a tratamento endoscópico, com auxílio de prótese parcialmente recoberta autoexpansiva.

CASO CLÍNICO 1

Homem, de 36 anos, IMC de 44,2 kg/m², hipertenso, dislipidêmico, com história prévia de fundoplicatura gástrica à *Nissen*. Após insucesso no tratamento clínico da obesidade e queixa frequente de disfagia, observou-se em exame contrastado de esôfago e estômago migração parcial da válvula antirrefluxo para o tórax.

1ª Intervenção cirúrgica: a válvula antirrefluxo foi desfeita, e foi realizada uma gastrectomia vertical (GV) tipo *Sleeve* por videolaparoscopia.

Seguimento: no 30º dia pós-operatório (DPO) apresentou quadro febril e hemograma infeccioso. Uma tomografia computadorizada com contraste demonstrou pequena coleção subfrênica, com resolução clínica após tratamento conservador. Passados 13 dias do tratamento conservador, o paciente passou a apresentar vômitos após ingestão de líquidos e tosse irritativa.

Endoscopia digestiva alta (EDA): no 43º DPO.

- Orifício fistuloso na porção proximal do corpo gástrico, com drenagem de secreção purulenta.
- Subestenose da porção média do corpo gástrico.

1ª Terapêutica endoscópica

- Dilatação com balão tipo TTS – CRE® (Boston Scientific, Natick, MA, EUA) com insuflação até 18 mm, com pressão de 3 atm por 3 minutos.
- Desinsuflação, remoção do balão e revisão endoscópica.
- Passagem de sonda nasoenteral guiada por endoscopia até o piloro.

2ª Terapêutica endoscópica: no 46º DPO.

- Septotomia com estilete tipo *Needle-Knife*® (Olympus Corporation, Tokyo, Japão), sob corrente de corte pura, na potência de 40 W.
- Dilatação com balão tipo TTS – CRE® (Boston Scientific, Natick, MA, EUA) com insuflação até 18 mm, com pressão de 3 atm por 3 minutos.
- Desinsuflação, remoção do balão e revisão endoscópica.

Controle endoscópico: 50º DPO.

- Ulceração da epiglote (contato com SNE).
- Orifício fistuloso na porção proximal do *pouch*.
- Subestenose na porção média do corpo gástrico (18 mm).
- Gastrite enantematosa do antro discreta.

Controle endoscópico: 67º DPO.

- Úlcera na porção proximal do *pouch*.
- Subestenose na porção média do corpo gástrico.
- Retirada da sonda nasoenteral.

Mantido uso de inibidor de bomba de próton diariamente.

3ª Terapêutica endoscópica: 3,5 meses após a gastrectomia vertical.

- Terceira dilatação com balão Rigiflex® (Boston Scientific, Natick, MA, EUA) com insuflação até 35 mm com pressão de 2 atm por 3 minutos.
- Desinsuflação, remoção do balão e revisão endoscópica.
- Laceração e perfuração do antro gástrico.

2ª Intervenção cirúrgica

- Procedimento videolaparoscópico, sob anestesia geral.
- Realização de gastroenteroanastomose em "*Y de Roux*" na região do antro gástrico.

Seguimento: após diversas queixas de tosse após ingestão de líquido, paciente foi submetido a nova EDA e exame contrastado radiográfico do esôfago e estômago.

4ª Terapêutica endoscópica: 2,5 meses após a conversão da GV em gastroenteroanastomose em *Y de Roux*.

- Sinais de gastrectomia vertical, com linha de grampeamento na grande curvatura.
- Orifício fistuloso à esquerda na porção proximal do corpo gástrico.
- Subestenose na região proximal do *pouch*, após a fístula.
- Anastomose do antro com o jejuno permeável e sem lesões.
- Dilatação com balão tipo TTS – CRE® (Boston Scientific, Natick, MA, EUA) com insuflação até 18 mm com pressão de 3 atm por 3 minutos.

Exame contrastado de esôfago, estômago e duodeno

- Fístula gastrobrônquica abaixo da transição esofagogástrica à esquerda (Fig. 27-1).

5ª Terapêutica endoscópica: 3 meses após conversão.

- Dilatação com balão tipo TTS – CRE® (Boston Scientific, Natick MA, EUA) com insuflação até 20 mm com pressão de 3 atm por 3 minutos.
- Desinsuflação, remoção do balão e revisão endoscópica.
- Demarcação sob controle fluoroscópico do local da fístula a 39 cm da arcada dentária superior (ADS).
- Demarcação externa, 6 cm acima, ou seja, a 33 cm da ADS, para posicionar o orifício fistuloso na porção média da prótese.

   A prótese antes do disparo do seu *overtube* possui uma extensão maior e, portanto, deve ser posicionada de 2 a 3 cm acima da demarcação, pois após o disparo ela retorna ao seu tamanho original.

- Introdução de prótese de esôfago autoexpansiva Evolution® (Cook Medical, Bloomington, IN, EUA) de 12 centímetros de comprimento com auxílio de fluoroscópico. A copa superior foi posicionada a 33 cm da ADS, e a demarcação do orifício fistuloso posicionado na porção média da prótese (Figs. 27-2 a 27-5).

   Ofertada dieta líquida 48 horas após o procedimento e alta hospitalar no segundo dia de pós-operatório.

Controle endoscópico: 4 meses pós-conversão.

- Prótese recoberta de esôfago de 12 cm no esôfago distal e tubo gástrico proximal.
- Retirada da prótese com pinça de corpo estranho.

Seguimento: dois anos após a primeira cirurgia bariátrica, o paciente encontrava-se assintomático, com 85 kg, IMC de 27,44 kg/m².

Cronologia dos eventos: Quadro 27-1.

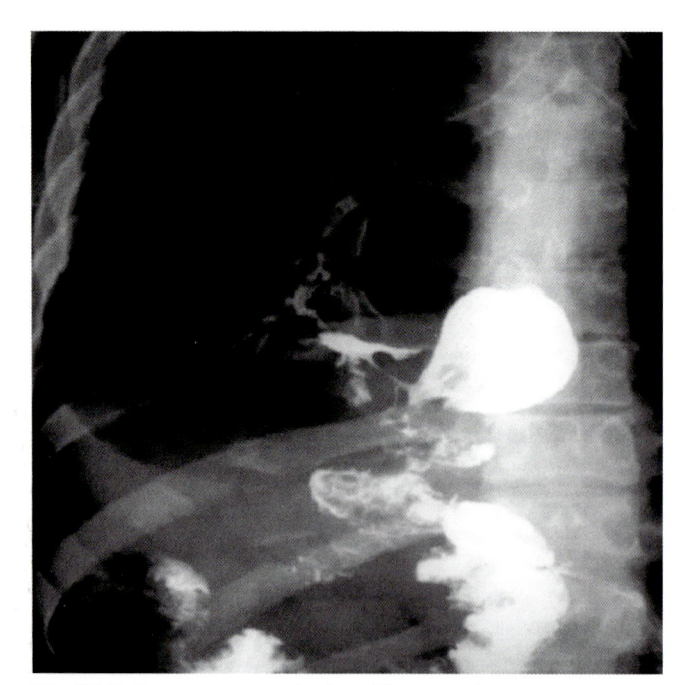

Fig. 27-1. Exame contrastado do esôfago e estômago evidenciando fístula gastrobrônquica.

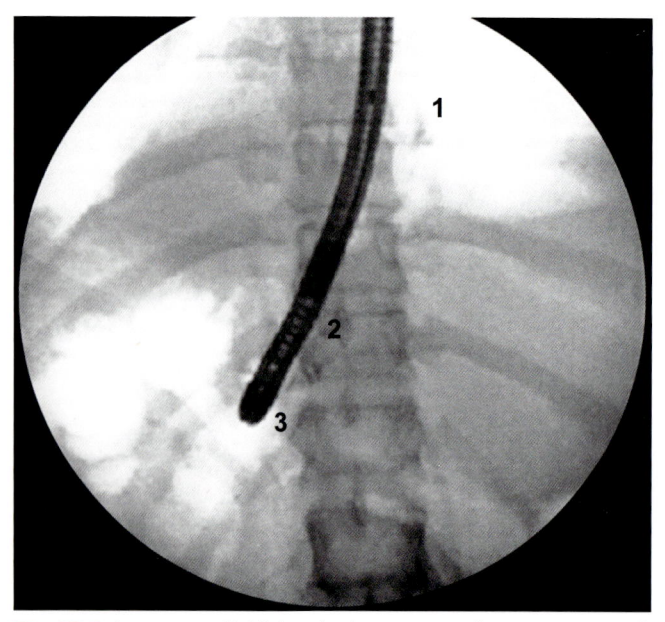

Fig. 27-2. Imagem radiológica da demarcação do ponto proximal da prótese autoexpansiva (1), da fístula (2) e do ponto distal (3).

Capítulo 27 ▪ Fístula após Cirurgia Bariátrica Revisional: Uso de Prótese Autoexpansiva 143

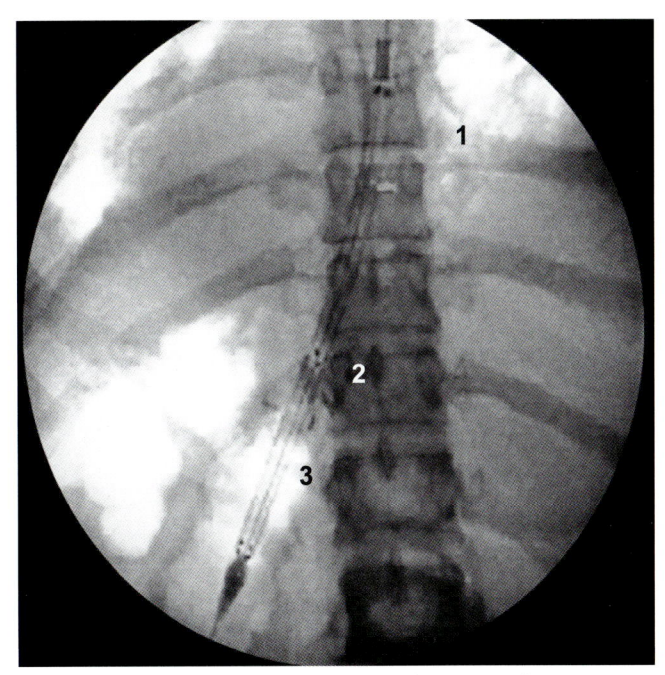

Fig. 27-3. Imagem radiológica da prótese posicionada pouco acima da demarcação proximal, imediatamente antes do disparo.

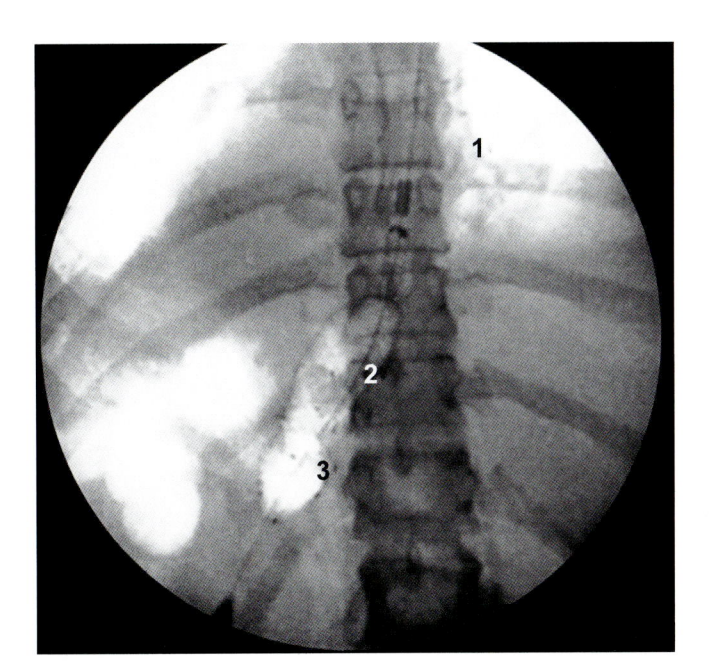

Fig. 27-4. Início do disparo da prótese.

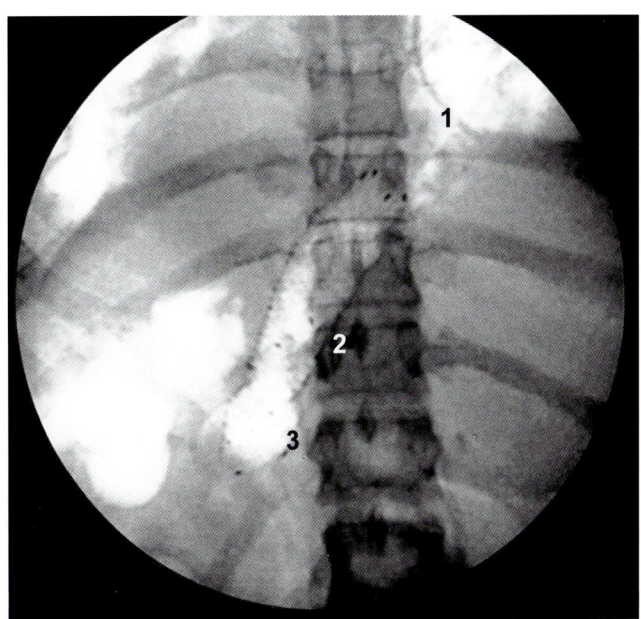

Fig. 27-5. Prótese liberada e posicionada, recobrindo a fístula.

Quadro 27-1. Descrição Cronológica do Quadro Clínico e Tratamento do Caso 1

	Quadro clínico	Tratamento
Dia 0	• Obesidade mórbida + HAS + dislipidemia + migração da válvula antirrefluxo para tórax	• GV + válvula antirrefluxo desfeita
30 dias	• Febre + hemograma infeccioso + coleção subfrênica	• Tratamento conservador com antibiótico
43 dias	• Vômitos + tosse irritativa • EDA: fístula em corpo gástrico + subestenose	• EDA + dilatação + passagem de SNE
46 dias	–	• EDA + septotomia + dilatação
50 dias	• EDA de controle: úlcera em epiglote + fístula da porção proximal do *pouch* + subestenose da porção média do corpo gástrico (18 mm) + gastrite leve	
67 dias	• Dor epigástrica • EDA: úlcera da porção proximal do *pouch*	• IBP diário
3,5 meses	• Vômitos + dor epigástrica • EDA: subestenose do corpo gástrico • Pneumoperitônio + dor abdominal	• EDA + dilatação com laceração e perfuração do antro gástrico • Laparoscopia + realização de gastroenteroanastomose em Y de Roux
2,5 meses pós-conversão	• Tosse após ingestão de líquidos • EDA + SEED: subestenose do reservatório + anastomose pérvia + fístula gastrobrônquica abaixo da TEG	• EDA + dilatação
3 meses pós-conversão	• EDA: fístula gastrobrônquica	• EDA + introdução de prótese autoexpansiva
4 meses pós-conversão	• Assintomático • EDA	• EDA + retirada da prótese
2 anos	• Assintomático • 85 quilos, IMC de 27,44 kg/m²	• Seguimento

CASO CLÍNICO 2

Mulher, de 42 anos, IMC de 35 kg/m², esteatose hepática grau II, hipertensa, com resistência insulínica e cirurgia antirrefluxo prévia, em 2001. Apresenta recidiva dos sintomas de refluxo gastroesofágico.

EDA: pré-operatória.

- Esofagite erosiva grau B de *Los Angeles*.
- Erosões na cárdia.
- Pangastrite enantematosa discreta.
- Sinais de fundoplicatura com válvula antirrefluxo de aspecto incontinente.

Indicada a videolaparoscopia para reintervenção da transição esofagogástrica (TEG) e realização de *bypass* gástrico em y de *roux* (BGYR).

1ª Intervenção cirúrgica: BGYR.

- Laparoscopia sob anestesia geral.
- Liberação da válvula prévia na TEG.
- Desconfecção da válvula do tipo Nissen.
- Confecção de reservatório gástrico com endogrampeador, calibrado com sonda de *Fouchet* nº 32.
- Realização de anastomose em *Y de Roux*.
- Realização de teste com azul de metileno após término do procedimento.
- Colocação de dreno de *Waterman* próximo à anastomose gastrojejunal (AGJ).

No 2º DPO apresentou dor abdominal tipo cólica com distensão, palidez, hipotensão, taquicardia e dispneia.

TAC abdomen: 2º DPO.

- Pequeno extravasamento do reservatório gástrico de 3 mm com pequena coleção retrogástrica.
- Coleção de 100 a 150 mL no estômago excluso (hematoma?), sem relação à fístula.

EDA: 2º DPO.

- Procedimento hospitalar.
- Esofagite erosiva grau B de *Los Angeles*.
- BGYR.
- Anastomose gastrojejunal (AGJ) permeável (1,5 cm de diâmetro), recoberta por fibrina e presença de clipes metálicos visíveis.
- Passagem de sonda nasoenteral (SNE), guiada por endoscopia para a alça eferente.

2ª Intervenção cirúrgica: 2º DPO.

- Laparoscopia.
- Drenagem de coleção.
- Realização de gastrostomia no estômago excluso (EE) com sonda de *Foley* para dieta enteral.
- Colocação de dois drenos de *Waterman* para controle.

Mantidos ceftriaxona e metronidazol endovenosos.

Seguimento: no 6º DPO da cirurgia bariátrica, os drenos passaram a apresentar secreção espessa, amarelada, em grande quantidade, semelhante à dieta enteral, que foi suspensa. Iniciou-se dieta parenteral com orientação da equipe da nutrologia. A paciente evoluiu com picos febris e piora do quadro laboratorial (37.000 leucócitos e 38% de bastões), assim foi transferida para a Unidade de Terapia Intensiva (UTI) para monitoramento e troca do antibiótico para Piperacilina sódica e Tazobactam sódico.

Controle tomográfico: 8º DPO.

- Ausência de coleções intra-abdominais importantes.
- Discreto derrame pleural esquerdo.
- Extravasamento de pequena quantidade de contraste através da fístula.

Alta da UTI para a enfermaria após 4 dias.

Controle endoscópico: 14º DPO

- Orifício fistuloso na porção proximal do reservatório gástrico que se comunica com a cavidade peritoneal.
- Gastroplastia redutora com derivação em *Y de Roux*.
- Passagem de sonda nasoenteral guiada por endoscopia.

1ª Terapêutica Endoscópica: 15º DPO

- Reservatório gástrico de 5 cm.
- Orifício fistuloso a 40 cm da ADS, logo abaixo da TEG, ao nível do ângulo de His, com comunicação com a cavidade peritoneal e visualização do dreno de *Waterman*.
- AGJ pérvia (1,5 cm de diâmetro), com fibrina e sem lesões.
- Demarcação do nível da fístula, sob controle fluoroscópico, e a 6 cm acima do ponto da fístula no esôfago (34 cm da ADS) para posicionamento da extremidade proximal da prótese.
- Introdução de prótese autoexpansiva recoberta Hanarostent® (M.I. Tech., Seul, Coreia) de 12 cm, posicionada cerca de 2 a 3 cm acima do ponto proximal demarcado (34 cm da ADS) e tracionado o *overtube* da prótese, sob controle fluoroscópico.

Antes da liberação total, conferida a posição proximal da prótese.

- Liberação da prótese e retirada do introdutor e do *overtube*.
- Fixação do fio que prende a prótese na sonda e extraído como uma sonda nasoenteral.
- Fixação externa no nariz (mecanismo de fixação que impede o deslocamento distal da prótese).
- Passagem de sonda nasoenteral através da prótese.

Suspensão da dieta parenteral, iniciada enteral via sonda nasoenteral, retirado um dos drenos de *Waterman* da região subcostal esquerda e da sonda de gastrostomia.

Controle endoscópico: 7º dia após a introdução da prótese.

- Prótese bem posicionada com granulação da copa superior.
- Secção do fixador da prótese.

Alta hospitalar no 25º DPO com dieta líquida restrita via oral.

Controle endoscópico: 52º DPO.

- Prótese bem posicionada no esôfago distal, sem sinais de deslizamento (Fig. 27-6).
- Retirada endoscópica da prótese com pinça de corpo estranho, pelo fio distal, com inversão da prótese com dificuldade (Figs. 27-7 e 27-8).
- Retração cicatricial no local da fístula (Figs. 27-9 e 27-10).

Controle endoscópico: 4 meses de pós-operatório.

- Esofagite erosiva grau A de *Los Angeles*.
- BGYR.
- Retração cicatricial no local da fístula.
- Úlcera marginal.

Seguimento: paciente pesando 58 kg, IMC de 24 kg/m² em uso de inibidor de bomba de próton e prescrição de sucralfato.

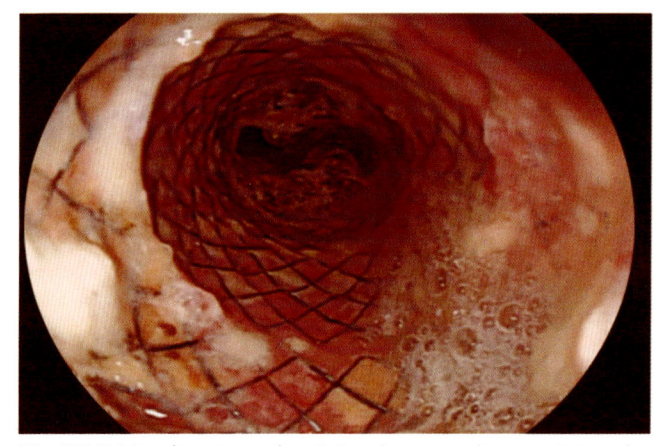

Fig. 27-6. Visualização endoscópica da prótese bem posicionada, antes da retirada.

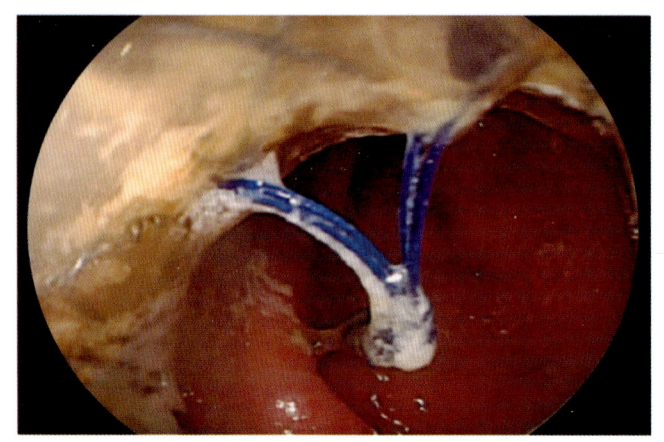

Fig. 27-7. Fio distal da prótese, através do qual é feita a manobra de tração e retirada da prótese.

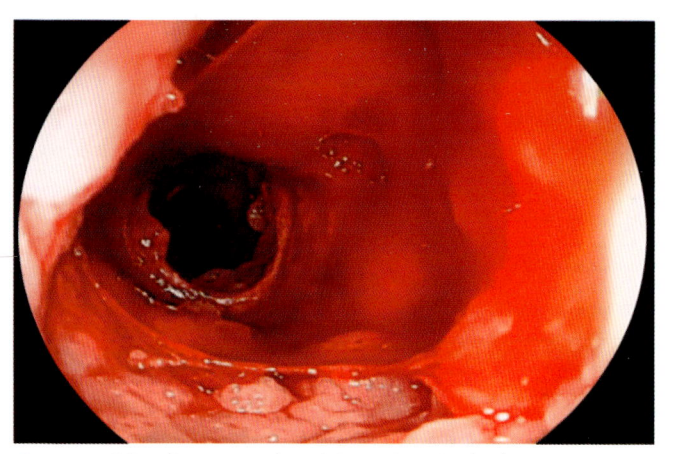

Fig. 27-9. Visualização endoscópica pós-retirada da prótese. Mucosa friável, hipertrófica e com sinais de sangramento leve.

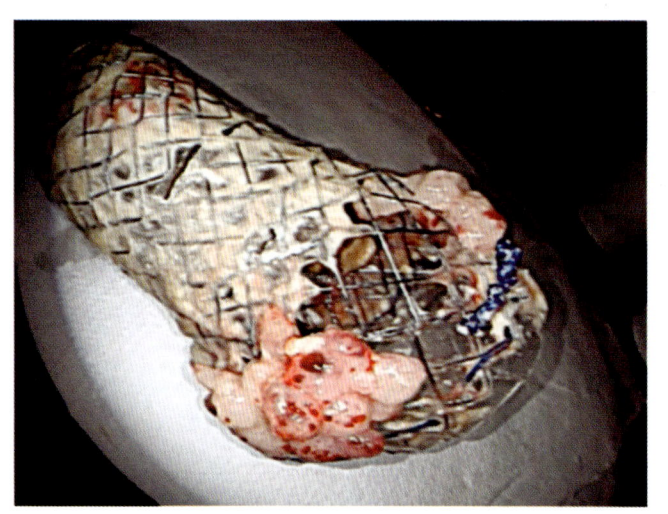

Fig. 27-8. Imagem da prótese retirada, com ressecção de pequeno segmento da mucosa esofágica na porção superior, no local da granulação da prótese.

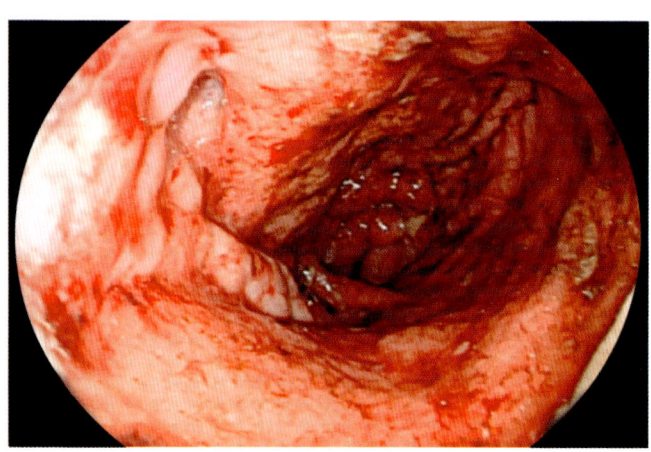

Fig. 27-10. Visualização do *pouch*, evidenciando retração cicatricial do local do orifício fistuloso após retirada da prótese.

Quadro 27-2. Descrição Cronológica do Quadro Clínico e Tratamento do Caso 2

	Quadro clínico	Tratamento
Dia 0	• IMC de 35 kg/m² + HAS + resistência insulínica + esteato-hepatite grau II + cirurgia antirrefluxo prévia	• Reintervenção na TEG + BGYR
2 dias	• Dor abdominal tipo cólica + distensão + palidez + hipotensão + taquicardia + dispneia • TC: fístula gástrica + hematoma? • EDA: AGJ permeável (1,5 cm) recoberta por fibrina e presença de clipes metálicos visíveis	• EDA + passagem SNE • Metronidazol e ceftriaxona IV • Laparoscopia + gastrostomia de EE + drenagem cavitária (2 drenos)
6 - 8 dias	• Drenos cavitários com saída de secreção amarelada espessa em grande quantidade – dieta enteral? • Picos febris • Piora do hemograma (leuc: 37.000 + 38% bastões)	• Suspensão da dieta enteral • NP • UTI • Troca do ATB: piperaciclina e tazobactam
8 dias	• TC de controle: ausência de coleções intra-abdominais importantes + discreto derrame pleural esquerdo + extravasamento de pequena quantidade de contraste pela fístula	• Mantido
13 dias	• Melhora do quadro	• Alta da UTI
14 dias	• Febre + drenos com secreção purulenta • EDA de controle: orifício fistuloso na porção proximal do reservatório gástrico	• EDA + passagem de SNE
15 dias	• EDA: *pouch* 5 cm + fístula no ângulo de His com comunicação para cavidade peritoneal + visualização do dreno intra-abdominal + AGJ 1,5 cm	• EDA + introdução de prótese Hanarostent® + passagem de sonda nasoenteral • Suspensão NP • Dieta SNE • Retirado um dreno (subcostal esquerdo) • Retirada sonda de gastrostomia
23 dias	• EDA de controle: prótese bem posicionada	• Dieta via SNE • EDA + secção do fixador da prótese • Retirada dos drenos
25 dias	• Assintomática	• Alta hospitalar • Dieta líquida via oral
52 dias	• Assintomática • EDA de controle: prótese sem sinais de deslizamento + retração cicatricial no local da fístula	• EDA + retirada da prótese com pinça de corpo estranho
4 meses	• 58 quilos, IMC de 24 kg/m² • Discreta epigastralgia • EDA de controle: esofagite grau A Los Angeles + úlcera marginal	• IBP + sucralfato

DISCUSSÃO

A tomografia axial computadorizada tem-se mostrado como excelente método não invasivo para confirmar o diagnóstico, avaliar a gravidade e direcionar o tratamento de fístulas que se seguem às cirurgias bariátricas. A endoscopia digestiva alta também desempenha importante papel no diagnóstico de fístula, principalmente, nas que surgem após gastrectomia vertical.[13,14]

Estudos demonstram que uma das condutas para reduzir o tempo de cicatrização de fístula é o uso de próteses autoexpansivas, como a Hanarostent® (M.I. Tech., Seul, Coreia), com fixação externa para evitar deslizamentos. Associado ao manejo endoscópico, o tratamento de suporte se faz necessário, sob a forma de drenagem de coleções intra-abdominais existentes, seja por videolaparoscopia ou via percutânea, nutrição enteral ou parenteral até o início da dieta oral e uso de antibioticoterapia de largo espectro. De acordo com a literatura, esta abordagem apresenta uma taxa de sucesso de 78%.[12] O sucesso do tratamento de fístula após cirurgia bariátrica tipo GV ou BGYR com prótese autoexpansiva foi de 100% na nossa casuística e de 85% na literatura (média de 50 a 100%).[3,7,12,15,16]

Simon *et al.* determinam que as próteses autoexpansivas reduzem o tempo de cicatrização quando utilizadas precocemente (menos de 3 semanas do diagnóstico da fístula), confirmando achados de outros estudos que mencionam que, se o tratamento for precoce, a cicatrização ocorre em menos de 6 semanas.[3-5,17]

Quando o paciente apresenta boa tolerância à prótese, esse tratamento pode ser prolongado até a sua cicatrização, trocando o *stent* a cada 4 semanas até a cicatrização da fístula. Um segundo *stent* pode ser inserido em casos de migração ou baixa tolerância, mas recomenda-se que a sua introdução seja o mais precoce possível.[5] Se o tratamento com a prótese for instituído após 4 semanas (tardio), o tempo de cicatrização costuma ser mais longo.[12,16] Quando a fístula é diagnosticada tardiamente, a prótese parece não funcionar de forma tão eficiente, isto pode dever-se a modificações crônicas celulares, como também a coleções encistadas ou um trajeto fistuloso fibrótico.[5]

As principais limitações do uso da prótese são sua intolerância e tendência à migração distal.[4,7,17,18] Isto pode ser evitado, utilizando a prótese Hanarostent® (M.I. Tech., Seul, Coreia) que possui um dispositivo de fixação externa, que previne a migração.[5,12] Essa fixação pode ser feita na asa do nariz como também no lóbulo da orelha, porém é uma técnica dolorosa, usada em pacientes que já se encontram debilitados pelo processo da doença fistulosa.

O uso de próteses revestidas está comprovado para o tratamento de fístulas gástricas, e as principais vantagens do tratamento são a possibilidade de nutrição oral e alta hospitalar precoces, redução das complicações hospitalares e dos custos.[15,17-20]

CONSIDERAÇÕES FINAIS

- As cirurgias revisionais propiciam uma maior tendência à formação de fístulas.
- A tomografia computadorizada é um bom exame para o diagnóstico da fístula após cirurgia bariátrica e de coleção intra-abdominal, orientando a melhor terapêutica.
- O uso de prótese autoexpansiva para o tratamento de fístula precoce após cirurgia bariátrica é eficaz, possibilita nutrição oral precoce, reduzindo o tempo de permanência hospitalar, as complicações e os custos.
- Quanto mais precoce a inserção da prótese, mais rápida será a cicatrização da fístula.
- Próteses inseridas após 4 semanas do diagnóstico apresentam um tempo de cicatrização significativamente maior em decorrência da fibrose do trajeto fistuloso ou da presença de coleções encistadas.

REFERÊNCIAS BIBLIOGRÁFICAS

1. Rosenthal RJ, Diaz AA, Arvidsson D et al. International Sleeve Gastrectomy Expert Panel Consensus Statement: best practice guidelines based on experience of > 12,000 cases. *Surg Obes Relat Dis* 2012;8(1):8-19.
2. El Mourad H, Himpens J, Verhofstadt J. Stent treatment for fistula after obesity surgery: results in 47 consecutive patients. *Surg Endosc* 2013;27(3):808-16.
3. Nguyen NT, Nguyen XM, Dholakia C. The use of endoscopic stent in management of leaks after sleeve gastrectomy. *Obes Surg* 2010;20(9):1289-92.
4. Tan JT, Kariyawasam S, Wijeratne T et al. Diagnosis and management of gastric leaks after laparoscopic sleeve gastrectomy for morbid obesity. *Obes Surg* 2010;20(4):403-9.
5. Simon F, Siciliano I, Gillet A et al. Gastric leak after laparoscopic sleeve gastrectomy: early covered self-expandable stent reduces healing time. *Obes Surg* 2013;23(5):687-92.
6. Fuks D, Verhaeghe P, Brehant O et al. Results of laparoscopic sleeve gastrectomy: a prospective study in 135 patients with morbid obesity. *Surgery* 2009;145(1):106-13.
7. Serra C, Baltasar A, Andreo L et al. Treatment of gastric leaks with coated self-expanding stents after sleeve gastrectomy. *Obes Surg* 2007;17(7):866-72.
8. Ying VW, Kim SH, Khan KJ et al. Prophylactic PPI help reduce marginal ulcers after gastric bypass surgery: a systematic review and meta-analysis of cohort studies. *Surg Endosc* 2015;29(5):1018-23.
9. Sverden E, Mattsson F, Sonden A et al. Risk factors for marginal ulcer after gastric bypass surgery for obesity: a population-based cohort study. *Ann Surg* 2016;263(4):733-37.
10. Coblijn UK, Goucham AB, Lagarde SM et al. Development of ulcer disease after Roux-en-Y gastric bypass, incidence, risk factors, and patient presentation: a systematic review. *Obes Surg* 2014;24(2):299-309.
11. Périssé LGS, Périssé PCM, Bernardo Jr C. Endoscopic treatment of the fistulas after laparoscopic sleeve gastrectomy and Roux-en-Y gastric bypass. *Revista do Colégio Brasileiro de Cirurgiões* 2015;42:159-64.
12. Oshiro T, Kasama K, Umezawa A et al. Successful management of refractory staple line leakage at the esophagogastric junction after a sleeve gastrectomy using the HANAROSTENT. *Obes Surg* 2010;20(4):530-34.
13. Aurora AR, Khaitan L, Saber AA. Sleeve gastrectomy and the risk of leak: a systematic analysis of 4,888 patients. *Surg Endosc* 2012;26(6):1509-15.
14. Csendes A, Braghetto I, Leon P et al. Management of leaks after laparoscopic sleeve gastrectomy in patients with obesity. *J Gastrointest Surg* 2010;14(9):1343-48.
15. Eisendrath P, Cremer M, Himpens J et al. Endotherapy including temporary stenting of fistulas of the upper gastrointestinal tract after laparoscopic bariatric surgery. *Endoscopy* 2007;39(7):625-30.
16. Casella G, Soricelli E, Rizzello M et al. Nonsurgical treatment of staple line leaks after laparoscopic sleeve gastrectomy. *Obes Surg* 2009;19(7):821-26.
17. de Aretxabala X, Leon J, Wiedmaier G et al. Gastric leak after sleeve gastrectomy: analysis of its management. *Obes Surg* 2011;21(8):1232-37.
18. Eubanks S, Edwards CA, Fearing NM et al. Use of endoscopic stents to treat anastomotic complications after bariatric surgery. *J Am Coll Surg* 2008;206(5):935-38; discussion 8-9.
19. Blackmon SH, Santora R, Schwarz P et al. Utility of removable esophageal covered self-expanding metal stents for leak and fistula management. *Ann Thorac Surg* 2010;89(3):931-36; discussion 6-7.
20. Salinas A, Baptista A, Santiago E et al. Self-expandable metal stents to treat gastric leaks. *Surg Obes Relat Dis* 2006;2(5):570-72.

CAPÍTULO 28

Megaesôfago após *Bypass* Gástrico em Y de Roux

Daniel Dutra ▪ Lucídio Leitão ▪ Juvenal de Sousa Neto
Marciu Costa ▪ João Antônio Schemberk Jr.

INTRODUÇÃO

O megaesôfago é uma doença definida pela ausência de peristalse do esôfago e incompleta abertura do esfíncter esofagiano inferior em resposta à deglutição, levando a alterações da motilidade. A cirurgia bariátrica, apesar de ser uma excelente ferramenta no controle da obesidade, também pode gerar dismotilidade gastrointestinal de forma importante. O tipo e a prevalência dos sintomas variam principalmente de acordo com a técnica cirúrgica utilizada.[1-3]

O presente capítulo apresenta um caso clínico e breve revisão da literatura sobre megaesôfago após *bypass* gástrico em Y de *Roux* (BGYR).

CASO CLÍNICO

Mulher, de 38 anos, com antecedentes de febre reumática na infância, submetida a valvuloplastia aos 25 anos, assintomática desde então.

Realizou cirurgia bariátrica há 8 anos, na época com IMC de 41,2 kg/m². A técnica utilizada foi o BGYR por videolaparoscopia, sem complicações imediatas ou precoces. A estabilização do peso ocorreu com IMC de 28 kg/m². Decorridos 6 anos da cirurgia bariátrica, a paciente iniciou quadro de regurgitação pós-alimentar e pirose.

Tratada inicialmente para doença do refluxo gastroesofágico (DRGE) com inibidores de bomba de prótons (IBP), sem sucesso terapêutico. No primeiro ano após o início dos sintomas houve piora progressiva do quadro, com queixa de disfagia para sólidos e vômitos pós-prandiais, sendo internada ao final deste período para tratamento de endocardite infecciosa. Após tratamento clínico bem-sucedido da endocardite, a paciente foi encaminhada para nosso serviço onde foi iniciada a investigação.

Diagnóstico endoscópico: 7 anos após o BGYR.

- Esôfago dilatado, tortuoso em seu terço distal, com estase líquida importante (Fig. 28-1).

- Bolsa gástrica remanescente medindo cerca de 3 cm, com anastomose gastrojejunal (AGJ) ampla e sem sinais de lesões ou estenoses.

Manometria esofágica

- Hipertonia do esfíncter esofágico inferior.
- Aperistalse de corpo esofágico.

Radiografia contrastada de esôfago e estômago

- Megaesôfago grau III (Fig. 28-2).

Diagnóstico sorológico: a pesquisa para Doença de Chagas por método ELISA foi negativa.

Terapêutica endoscópica: dilatação endoscópica da cárdia

- Paciente intubada e sob anestesia geral.
- Esôfago dilatado, com estase líquida importante.

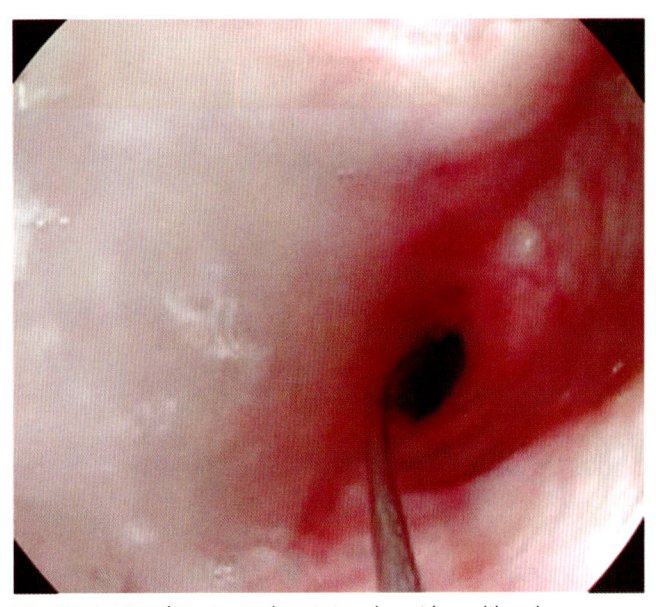

Fig. 28-1. Visualização endoscópica de esôfago dilatado, com estase líquida importante.

149

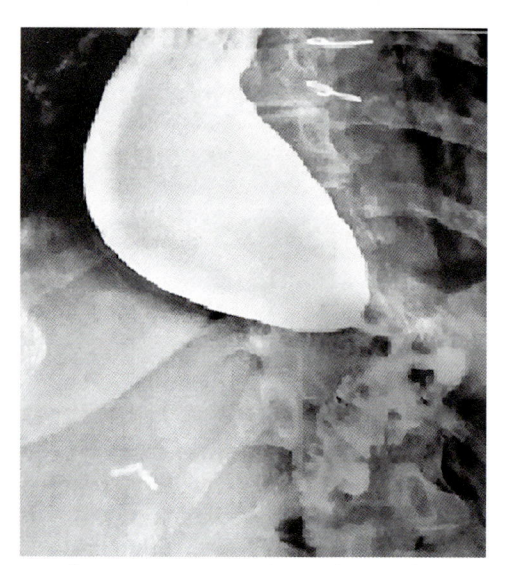

Fig. 28-2. Esofagograma contrastado, evidenciando megaesôfago grau III.

- Progressão até alça jejunal eferente, com resistência leve à moderada de passagem pela cárdia.
- Passagem de fio-guia e dilatação com balão hidrostático de 20 mm.
- Revisão endoscópica da cárdia ao final da terapêutica não mostrou diferença no que diz respeito à dificuldade de progressão do aparelho.
- Dilatação com balão pneumático de 30 mm sob fio-guia, com auxílio de radioscopia, após marcação externa com clipe de papel sob a pele da paciente, de forma a prevenir lesão da AGJ (Fig. 28-3).
- Endoscopia ao final do procedimento mostrou discreta laceração da mucosa da cárdia.
- Progressão menos laboriosa do aparelho através da cárdia, na avaliação do endoscopista.

Seguimento: alta hospitalar após o procedimento, com melhora imediata dos sintomas de regurgitação e disfagia. Atualmente aceita bem dieta sólida após mastigação adequada e mantém IMC de 27 kg/m². Encontra-se assintomática após seis meses da dilatação. Segue em acompanhamento ambulatorial.

DISCUSSÃO

Vários trabalhos na literatura mostram uma relação clara entre obesidade e distúrbios da motilidade esofágica.[4] Até 33% dos pacientes obesos apresentam alguma alteração na motilidade esofágica ao estudo manométrico do órgão, e cerca de 9% deles apresentam retardo no esvaziamento esofágico, segundo estudo realizado na Espanha.[5]

O megaesôfago é mais prevalente após banda gástrica do que nas outras técnicas cirúrgicas, com vários casos descritos na literatura. Nestes, a patologia é frequentemente reversível com a remoção da banda, sendo então denominado pseudoacalásia.[6,7] Sua incidência como complicação após BGYR é rara, resumindo-se a relatos de caso na literatura.

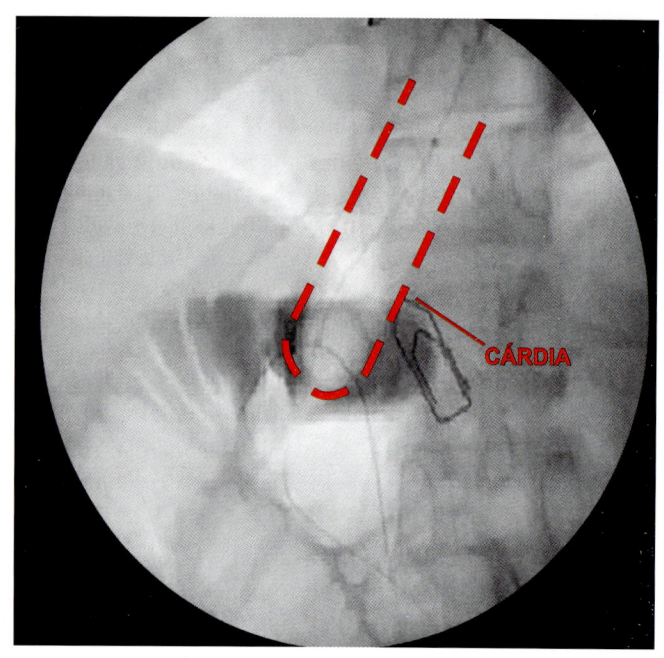

Fig. 28-3. Controle radiológico de dilatação endoscópica com balão pneumático de 30 mm, sob fio-guia, após marcação externa com clipe de papel.

Não se sabe ao certo a fisiopatologia do megaesôfago após BGYR, podendo envolver alterações anatômicas inerentes à técnica cirúrgica ou alterações neuro-hormonais causadas por má absorção ou pelo estômago excluso.[2,3]

Os sintomas comumente se confundem com DRGE nos estágios iniciais, onde predominam os distúrbios da motilidade esofágica, com pouca ou nenhuma dilatação.[8] Frequentemente, estes pacientes são tratados para DRGE antes do diagnóstico definitivo, assim como no caso apresentado.

O diagnóstico é firmado com exames complementares e, semelhante ao que acontece no megaesôfago por outras etiologias, a manometria é o exame de escolha. O esofagograma e a endoscopia digestiva alta são importantes ferramentas que auxiliam tanto no diagnóstico como na busca de complicações, como esofagite de estase e infecções oportunistas, além de classificar a gravidade dos achados.[5,8]

O diagnóstico diferencial com outras patologias é importante. A estenose da anastomose gastrojejunal é uma delas, que pode gerar quadro clínico semelhante e evoluir até mesmo com dilatação de esôfago nos casos avançados, simulando um megaesôfago.[3,9] O diagnóstico desta enfermidade pode ser realizado facilmente pela endoscopia digestiva alta. Em áreas epidêmicas para Doença de Chagas, deve-se realizar teste de sorologia específica.

As modalidades de tratamento descritas para o megaesôfago após BGYR são a dilatação endoscópica da cárdia e a cardiomiotomia, seja ela laparoscópica (miotomia à Heller) ou endoscópica (técnica POEM). A miotomia à Heller sem fundoplicatura é a técnica mais utilizada nos casos analisados.[9-12]

Em razão da raridade do achado, não existem estudos comparativos de sucesso terapêutico e complicações destas técnicas. Nos estudos comparando dilatação endoscópica e cardiomiotomia em megaesôfago de outras etiologias, as taxas de sucesso e recidiva são semelhantes, com alguns mostrando menor recidiva após abordagem laparoscópica.[13] Outras modalidades de tratamento incluem a injeção de toxina botulínica por endoscopia ou a terapia farmacológica com bloqueadores do canal de cálcio ou outras drogas.[14,15] Essas terapias têm taxas de sucesso inferiores e devem ser reservadas aos pacientes sem condições clinicas ou em recusa do tratamento endoscópico/cirúrgico.

Todavia, a abordagem depende da escolha e expectativa do paciente, sua idade e comorbidades, bem como da experiência da equipe local, sendo a conduta sempre individualizada para cada paciente.

CONSIDERAÇÕES FINAIS

- A cirurgia bariátrica pode gerar alterações na motilidade gastrointestinal de forma importante.
- A manometria é o exame de escolha para o diagnóstico de megaesôfago, sendo a endoscopia também essencial para diagnóstico, classificação e busca de complicações associadas.
- O tratamento deve ser individualizado para cada caso, envolvendo principalmente dilatação endoscópica da cárdia e cardiomiotomia.

REFERÊNCIAS BILBIOGRÁFICAS

1. Ardila-Hani A, Soffer EE. Review article: the impact of bariatric surgery on gastrointestinal motility. *Aliment Pharmacol Ther* 2011;34(8):825-31.
2. Naik RD, Choksi YA, Vaezi MF. Consequences of bariatric surgery on oesophageal function in health and disease. *Nat Rev Gastroenterol Hepatol* 2016;13(2):111-19.
3. Ravi K, Sweetser S, Katzka DA. Pseudoachalasia secondary to bariatric surgery. *Dis Esophagus* 2015.
4. Koppman JS, Poggi L, Szomstein S et al. Esophageal motility disorders in the morbidly obese population. *Surg Endosc* 2007;21(5):761-64.
5. Mora F, Cassinello N, Mora M et al. Esophageal abnormalities in morbidly obese adult patients. *Surg Obes Relat Dis* 2016;12(3):622-28.
6. Roman S, Kahrilas PJ. Pseudoachalasia and laparoscopic gastric banding. *J Clin Gastroenterol* 2011;45(9):745-47.
7. Lipka S, Katz S. Reversible pseudoachalasia in a patient with laparoscopic adjustable gastric banding. *Gastroenterol Hepatol (N Y)* 2013;9(7):469-71.
8. Frank P, Crookes PF. Short- and long-term surgical follow-up of the postbariatric surgery patient. *Gastroenterol Clin North Am* 2010;39(1):135-46.
9. Chapman R, Rotundo A, Carter N et al. Laparoscopic Heller's myotomy for achalasia after gastric bypass: A case report. *Int J Surg Case Rep* 2013;4(4):396-98.
10. Yang D, Draganov PV. Peroral endoscopic myotomy (POEM) for achalasia after Roux-en-Y gastric bypass. *Endoscopy* 2014;46 Suppl 1 UCTN:E11-2.
11. Torghabeh MH, Afaneh C, Saif T et al. Achalasia 5 years following Roux-en-y gastric bypass. *J Minim Access Surg* 2015;11(3):203-4.
12. Nguyen D, Dip F, Lo Menzo E et al. Heller oesophagomyotomy as treatment for achalasia after gastric bypass for morbid obesity. *Ann R Coll Surg Engl* 2016;98(1):e3-5.
13. Vaezi MF, Pandolfino JE, Vela MF. ACG clinical guideline: diagnosis and management of achalasia. *Am J Gastroenterol* 2013;108(8):1238-49; quiz 50.
14. Mukai Y, Kaji R. Use of botulinum neurotoxin therapy. *Brain Nerve* 2011;63(7):775-84.
15. Stavropoulos SN, Friedel D, Modayil R et al. Endoscopic approaches to treatment of achalasia. *Therap Adv Gastroenterol* 2013;6(2):115-35.

CAPÍTULO 29

Hemorragia Digestiva Alta em Pós-Operatório de *Bypass* Gástrico

Luiz Claudio da Rocha ■ Maíra Souza
Jimi Scarparo ■ Sergio Barrichello Jr.

INTRODUÇÃO

A cirurgia bariátrica, como qualquer outro procedimento cirúrgico, pode apresentar complicações intra ou pós-operatórias. Estas podem-se manifestar sob a forma de hemorragia, que geralmente ocorre a partir das linhas de grampo, e é relativamente rara. Fatores técnicos e o uso de algumas medicações podem influenciar no aparecimento desta complicação.[1]

Objetiva-se apresentar o relato de um paciente que evoluiu com hemorragia digestiva alta após cirurgia bariátrica.

CASO CLÍNICO

Homem, de 46 anos, IMC de 42 kg/m², portador de hipertensão arterial controlada, sem outras comorbidades. Submetido a *bypass* Gástrico em Y de *Roux* (BGYR) com anel por laparotomia. Apresentou boa evolução pós-operatória, recebendo alta hospitalar após 5 dias, em uso de enoxaparina, conforme protocolo da equipe. Retorna à emergência na noite do 8º dia pós-operatório (DPO) com relato de tontura e alguns episódios de melena.

Índices hematimétricos: Hb 9,2 g/dL, Ht 2,87 X 10⁶/mm, plaquetas e coagulograma dentro da normalidade.

O paciente foi internado, sendo realizada ressuscitação volêmica com cristaloides, com manutenção de dieta zero e inibidor de bomba de prótons por via parenteral. Foi indicada realização de endoscopia digestiva alta.

Endoscopia digestiva alta: no 9º DPO.

- Esôfago normal.
- Bolsa gástrica íntegra e sem lesões aparentes na mucosa.
- Anel bem posicionado.
- Anastomose gastrojejunal (AGJ) bem constituída.
- Mucosa intestinal em face da anastomose com erosões planas, pequenas, rasas e com exsudato, sem estigma de sangramento (Fig. 29-1).

Optou-se pela tentativa de abordagem da enteroenteroanastomose, insinuando-se o aparelho distalmente na alça eferente, com gastroscópio convencional:

- Ausência de sangue nas alças intestinais e enteroenteroanastomose bem constituída, com leve enantema (Fig. 29-2).
- Realizada aproximação do aparelho da linha de grampeamento da anastomose, com insuflação moderada, sendo identificada área ulcerada, ovalada, com exsudato e um vaso visível vermelho, correspondendo ao tipo IIa da classificação de *Forrest* para úlcera péptica sangrante (Fig. 29-3).

Terapêutica endoscópica: considerando os dados clínicos, hematimétricos e o achado endoscópico, optou-se por realizar hemostasia endoscópica da lesão.

- Injeção de 25 mL de solução de adrenalina a 1:10.000 com cateter injetor (Figs. 29-4 e 29-5).

Seguimento: paciente evoluiu bem, sem novos episódios de sangramento, com alta hospitalar no 10º DPO.

Cronologia dos eventos: Quadro 29-1.

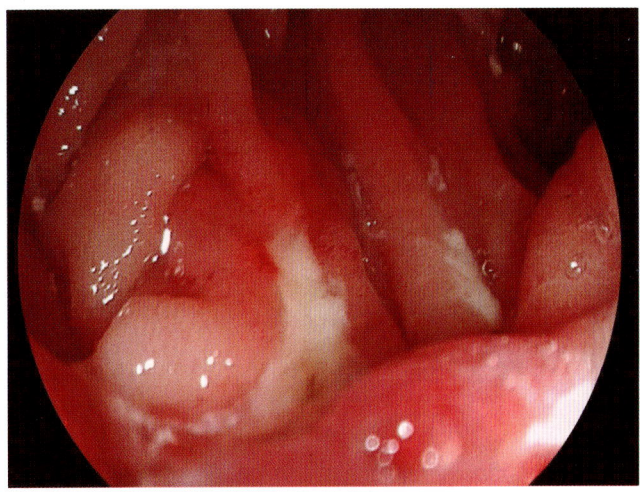

Fig. 29-1. Imagem endoscópica da mucosa intestinal em face da AGJ com erosões planas, pequenas, rasas e com exsudato, sem estigma de sangramento.

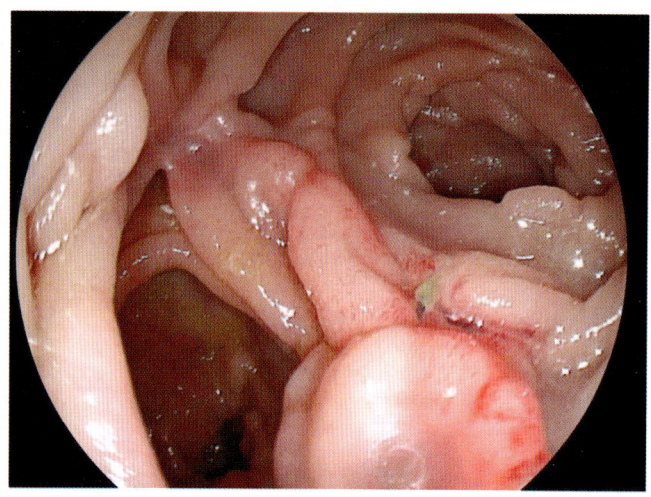

Fig. 29-2. Ausência de sangue nas alças intestinais e enteroenteroanastomose bem constituída, com leve enantema.

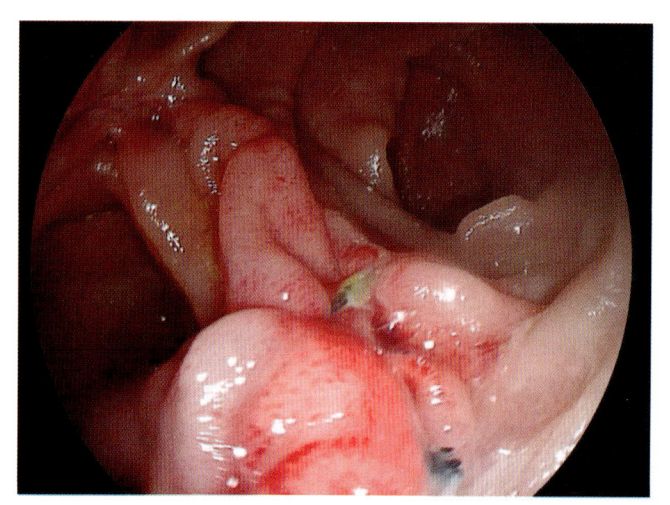

Fig. 29-3. Imagem endoscópica de área ulcerada, ovalada, com exsudato e um vaso visível vermelho, correspondente a úlcera péptica sangrante em enteroenteroanastomose.

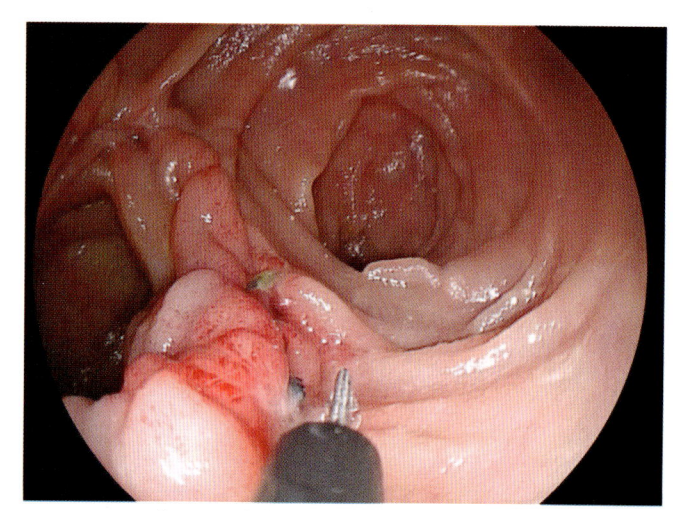

Fig. 29-4. Realização de hemostasia com solução de adrenalina.

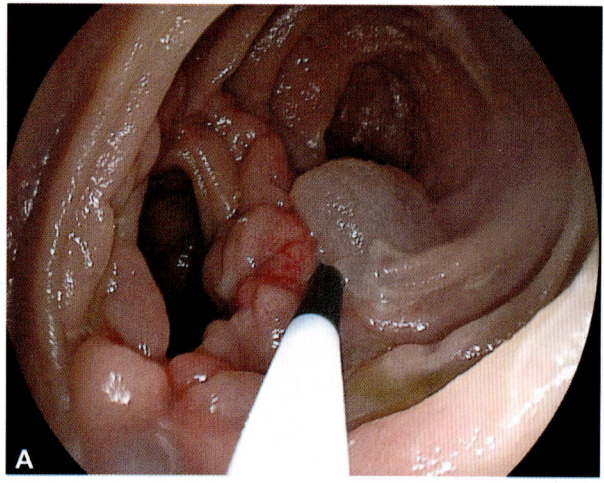

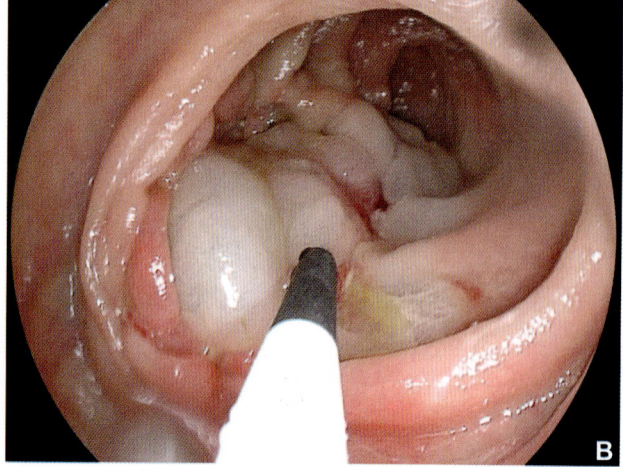

Fig. 29-5. (**A**) Imagem endoscópica mostrando o momento da injeção de adrenalina. (**B**) Aspecto final do procedimento.

Quadro 29-1. Descrição Cronológica do Quadro Clínico e Tratamento do Caso 1

	Quadro clínico	Tratamento
Dia 0	Obesidade mórbida + HAS	BGYR + anel
5º DPO	Alta hospitalar	Protocolo habitual: dieta líquida + enoxaparina profilática
8º DPO	Tontura + melena	Ressuscitação volêmica com cristaloides + dieta zero + IBP
9º DPO	EDA: esôfago, pouch gástrico e AGJ normais; Enteroenteroanastomose com lesão ulcerada com vaso visível (Forrest IIa)	Hemostasia endoscópica da lesão com adrenalina
10º DPO	Alta hospitalar	Evoluiu sem sangramentos

DISCUSSÃO

A hemorragia ocorre no pós-operatório imediato em 1 a 5% dos casos de BGYR, manifestando-se nas primeiras quatro horas em 70% dos casos. A taxa de sangramento pode ser maior na abordagem laparoscópica (5,1%) do que no acesso por laparotomia (2,4%), e o ressangramento também é maior no primeiro grupo.[1,2]

Em revisão de 933 pacientes no pós-operatório de BGYR, a taxa de sangramento foi de 3,2%. Destes, 47% tiveram um episódio, 43%, dois episódios e 10%, três episódios.[2]

O sangramento pode originar-se de qualquer porção do tubo digestivo. No entanto, nas primeiras horas ou dias de pós-operatório, a hemorragia comumente tem origem na AGJ, na linha de secção da bolsa gástrica, na mucosa jejunal próximo à AGJ e na enteroenteroanastomose. Raramente o estômago excluso é sede da hemorragia neste período de pós-operatório.[3-5]

A endoscopia é o principal método diagnóstico e terapêutico, e o seu papel nesta complicação é desafiador. Por vezes, o exame não é necessário, pois o sangramento pode ser leve e/ou autolimitado. Nos casos de sangramento grave, com grande repercussão clínica, ou se houver recidiva após abordagem conservadora, a endoscopia deve ser realizada.[3-4,6,7]

O endoscopista deve dar atenção à mucosa da bolsa gástrica, à linha da anastomose gastrointestinal e à mucosa jejunal. Como ocorreu no caso descrito, o exame da anastomose enteroentérica usando-se o gastroscópio convencional, colonoscópio ou enteroscópio deve ser tentado quando a origem do sangramento não é identificada na porção proximal. Em relação à terapêutica endoscópica, o uso de clipes é melhor opção comparada aos métodos térmicos, pois minimiza a lesão na região da anastomose e deve associar-se à injeção de solução de adrenalina, pois a terapia dupla tem melhor resultado.[8]

Em revisão de 89 pacientes com sangramento imediato pós-derivação, 77% foram tratados conservadoramente, e a endoscopia diagnóstica e terapêutica foi realizada em apenas seis (6,7%) e cinco (5,6%) desses pacientes, respectivamente.[7]

Em outro levantamento, a endoscopia foi realizada em 27 de 30 pacientes (90%), e a fonte do sangramento foi a anastomose gastrojejunal em todos os casos. Em 85% desses pacientes havia sangramento ativo ou estigma de sangramento, e a terapêutica endoscópica com injeção, coagulação térmica ou com clipes foi utilizada. O controle inicial ocorreu em todos os pacientes, mas cinco (17%) ressangraram e foram submetidos a nova terapêutica endoscópica.[2]

CONSIDERAÇÕES FINAIS

- A hemorragia digestiva alta é rara, quando comparada a outras complicações após a cirurgia bariátrica.
- A endoscopia terapêutica é o melhor método diagnóstico dessa complicação.
- O método escolhido para tratamento do sangramento depende de cada caso e sua evolução.

REFERÊNCIAS BIBLIOGRÁFICAS

1. Bakhos C, Alkhoury F, Kyriakides T et al. Early postoperative hemorrhage after open and laparoscopic roux-en-y gastric bypass. Obes Surg 2009 Feb.;19(2):153-57.
2. Jamil LH, Krause KR, Chengelis DL et al. Endoscopic management of early upper gastrointestinal hemorrhage following laparoscopic Roux-en-Y gastric bypass. Am J Gastroenterol 2008 Jan.;103(1):86-91.
3. De Palma GD, Forestieri P. Role of endoscopy in the bariatric surgery of patients. World J Gastroenterol 2014 June 28;20(24):7777-84.
4. Ferreira LE, Song LM, Baron TH. Management of acute postoperative hemorrhage in the bariatric patient. Gastrointest Endosc Clin N Am 2011 Apr.;21(2):287-94.
5. Rabl C, Peeva S, Prado K et al. Early and late abdominal bleeding after Roux-en-Y gastric bypass: sources and tailored therapeutic strategies. Obes Surg 2011 Apr.;21(4):413-20.
6. Evans JA, Muthusamy VR, Acosta RD et al. The role of endoscopy in the bariatric surgery patient. Surg Obes Relat Dis 2015 May-June;11(3):507-17.
7. Miranda da Rocha LC, Ayub Perez OA, Arantes V. Endoscopic management of bariatric surgery complications: what the gastroenterologist should know. Rev Gastroenterol Mex 2016 Jan.-Mar.;81(1):35-47.
8. Tang SJ, Rivas H, Tang L et al. Endoscopic hemostasis using endoclip in early gastrointestinal hemorrhage after gastric bypass surgery. Obes Surg 2007 Sept.;17(9):1261-67.

CAPÍTULO 30

Hemorragia Aguda após *Bypass* Gástrico: Tratamento Endoscópico

Josemberg Campos ▪ Eduardo Grecco ▪ Kaliana Maria de Almeida
Cinthia de Andrade ▪ João Caetano Marchesini

INTRODUÇÃO

O sangramento agudo (< 24 horas) na linha de grampeamento não é comum, ocorrendo após a cirurgia bariátrica em 1-3% dos casos. Este episódio costuma ser brando, podendo ser tratado de forma conservadora.

O tratamento endoscópico de sangramento agudo após *Bypass* Gástrico em Y de *Roux* (BGYR) é controverso, por causa do receio de ocorrer deiscência e/ou perfuração na linha de grampeamento. Portanto, é comum que seja feito diagnóstico laparoscópico para exploração e tratamento. Todavia, o manejo laparoscópico do sangramento agudo pode trazer desafio técnico, com alta taxa de morbidade e de conversão para a laparotomia.

Este capítulo objetiva apresentar um caso de hemorragia aguda após BGYR, cuja abordagem foi endoscópica.

CASO CLÍNICO

Mulher, de 46 anos, IMC de 47 kg/m², submetida a BGYR laparoscópico. Evoluiu com hematêmese de grande volume e melena, 12 horas após a cirurgia, não respondendo à ressuscitação volêmica, hemotransfusão e infusão endovenosa de inibidor de bomba de prótons. Assim, decidiu-se pela realização de endoscopia digestiva alta (EDA) de urgência.

Diagnóstico endoscópico: 12 horas após BGYR.

- Procedimento realizado em centro cirúrgico, sob anestesia geral com acompanhamento por anestesista.
- Utilização de endoscópio padrão de canal único, com baixa insuflação.
- Visualizada grande quantidade de coágulos, ocupando todo o esôfago.
- Mesmo assim foi possível efetuar a passagem do endoscópio para a bolsa gástrica, com segurança.

Terapêutica endoscópica

- Passagem de *overtube* esofágico (Guardus®, US Endoscopy®, EUA).
- Remoção de coágulos.
- Identificação de dois pontos de sangramento ativo na anastomose gastrojejunal (Fig. 30-1).
- Injeção de 6 mL de adrenalina (1:10.000) próximo à anastomose (Fig. 30-2).
- Aposição de cinco clipes endoscópicos nas regiões descritas anteriormente (Fig. 30-3).
- Remoção de coágulos residuais.
- Revisão de hemostasia, sem sinais de sangramento ativo (Fig. 30-4).

Evolução: a paciente foi extubada e monitorada em unidade de tratamento intensivo (UTI) por 12 horas. Após a alta da UTI foi transferida para enfermaria, permanecendo estável e sem evidências de novo sangramento. Foi iniciada dieta líquida pós-operatória de rotina.

Seguimento: repetição da EDA 4 dias após o início da dieta oral, que não revelou quaisquer sinais de sangramento ou ulceração, tendo recebido alta hospitalar com programação de acompanhamento ambulatorial.

Cronologia dos eventos: Quadro 30-1.

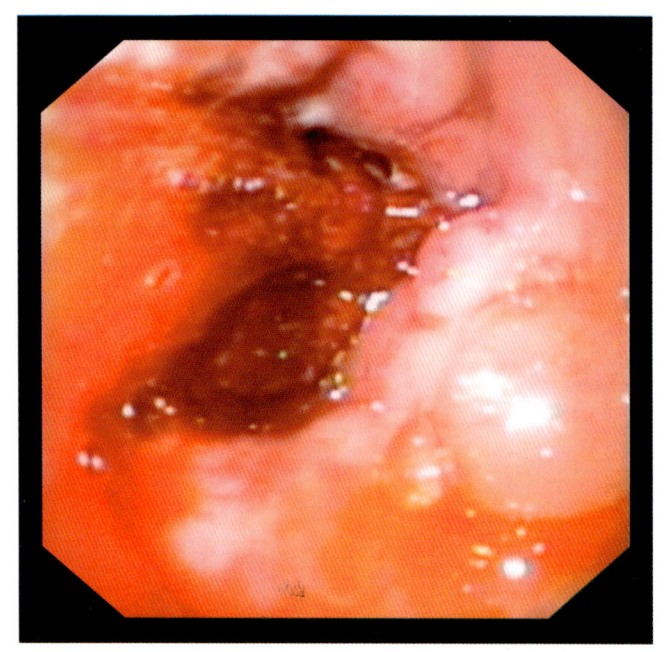

Fig. 30-1. Visualização endoscópica de sangramento ativo em anastomose gastrojejunal.

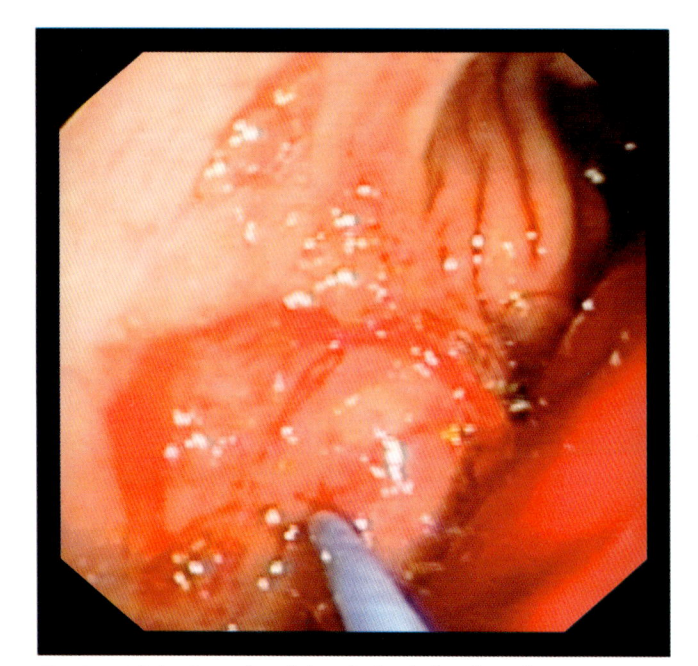

Fig. 30-2. Injeção endoscópica de 6 mL de adrenalina (1:10.000) próximo à anastomose gastrojejunal.

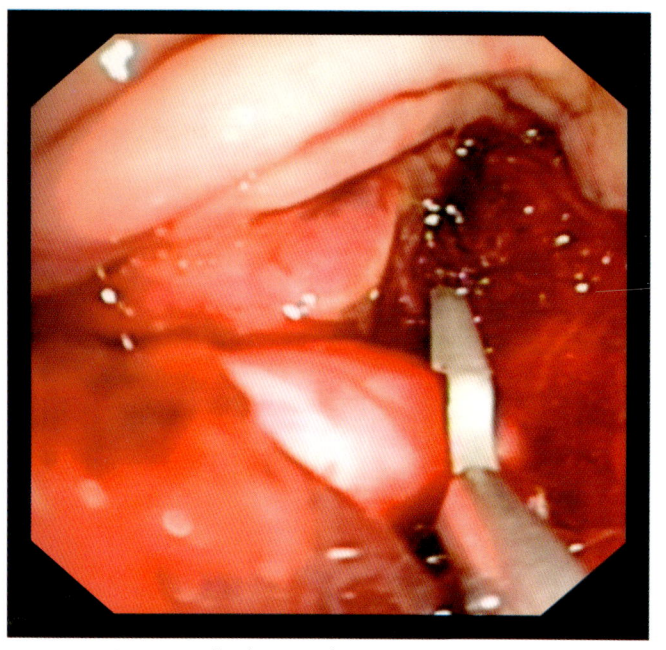

Fig. 30-3. Aposição de clipes endoscópicos, promovendo hemostasia adequada.

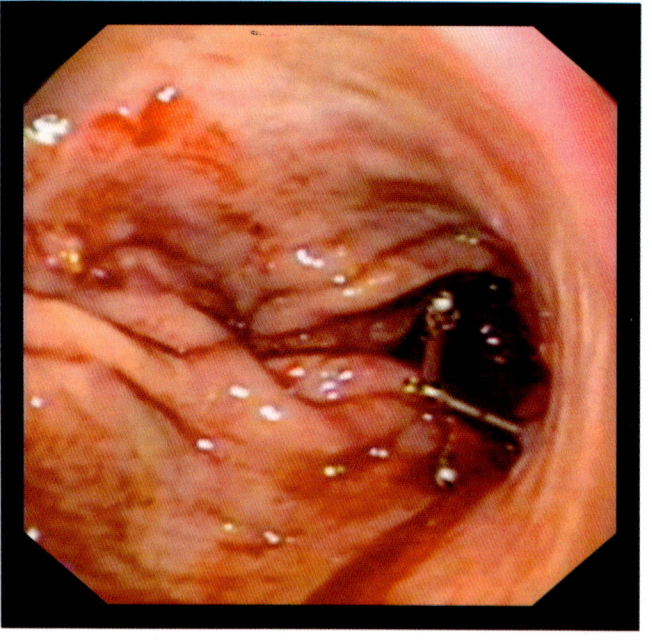

Fig. 30-4. Visualização de adequada hemostasia, com clipes bem posicionados, sem sinais de sangramento ativo.

Quadro 30-1. Descrição Cronológica do Quadro Clínico e Tratamento do Caso 1

	Quadro Clínico	Tratamento
Dia 0	• Obesidade	• BGYR
12 h	• Hematêmese de grande volume + melena	• Ressuscitação volêmica • EDA + retirada de coágulos + injeção de adrenalina + colocação de clipes • Monitorização em UTI
24 h	• Estável, sem evidências de sangramento	• Transferência para enfermaria • Início de dieta líquida
Dia 4	• Boa evolução	• EDA + ausência de sangramento • Alta hospitalar

DISCUSSÃO

O caso descrito reforça que a EDA, realizada de forma adequada, pode ser indicada para diagnóstico e tratamento de sangramento agudo intraluminal precoce após cirurgia bariátrica. Este exame deve ser realizado com o cirurgião presente, para eventual necessidade de abordagem cirúrgica de urgência. O endoscopista deve estar familiarizado com a anatomia do BGYR e entender o risco de deiscência na linha do grampeamento, sendo recomendada insuflação mínima durante todo o procedimento, preferencialmente com CO_2.

As opções de hemostasia endoscópica são injeção de adrenalina, termocoagulação e aplicação de clipe, que promovem controle do sangramento intraluminal. Todavia, não é recomendável o uso de técnicas térmicas na linha de grampeamento no pós-operatório imediato, sendo preferencial o uso de métodos mecânicos, como o clipe endoscópico, evitando reoperação.

Além disso, o uso de *overtube* permite entradas repetidas com o endoscópio, remoção segura dos coágulos, tratamento da área de sangramento com precisão e proteção da via aérea, prevenindo broncoaspiração.

CONSIDERAÇÕES FINAIS

• O sangramento agudo (< 24 horas) na linha do grampeamento é uma complicação pouco frequente.

• A EDA pode ser indicada para diagnóstico e tratamento desta complicação, mesmo em casos de sangramento maciço e precoce.

• É necessária a presença de cirurgião e endoscopista experientes, com equipamento adequado para realização das intervenções necessárias.

REFERÊNCIAS BIBLIOGRÁFICAS

1. Garcia-Garcia ML, Martin-Lorenzo JG, Torralba-Martinez JA et al. Emergency endoscopy for gastrointestinal bleeding after bariatric surgery. Therapeutic algorithm. *Cir Esp* 2015;93(2):97-104.
2. Heneghan HM, Meron-Eldar S, Yenumula P et al. Incidence and management of bleeding complications after gastric bypass surgery in the morbidly obese. *Surg Obes Relat Dis* 2012;8(6):729-35.
3. Moretto M, Mottin CC, Padoin AV et al. Endoscopic management of bleeding after gastric bypass – a therapeutic alternative. *Obes Surg* 2004;14(5):706.
4. Ferreira LE, Song LM, Baron TH. Management of acute postoperative hemorrhage in the bariatric patient. *Gastrointest Endosc Clin N Am* 2011;21(2):287-94.
5. Nguyen NT, Longoria M, Chalifoux S et al. Gastrointestinal hemorrhage after laparoscopic gastric bypass. *Obes Surg* 2004;14(10):1308-12.
6. Nguyen NT, Rivers R, Wolfe BM. Early gastrointestinal hemorrhage after laparoscopic gastric bypass. *Obes Surg* 2003;13(1):62-65.
7. Papakonstantinou A, Terzis L, Stratopoulos C et al. Bleeding from the upper gastrointestinal tract after Mason's vertical banded gastroplasty. *Obes Surg* 2000;10(6):582-84.
8. Tang SJ, Rivas H, Tang L et al. Endoscopic hemostasis using endoclip in early gastrointestinal hemorrhage after gastric bypass surgery. *Obes Surg* 2007;17(9):1261-67.
9. Campos JM, Moon R, Teixeira A et al. Endoscopic management of massive hemorrhage 12 h post laparoscopic roux-en-y gastric bypass. *Obes Surg* 2015;25(10):1981-83.

PARTE III

GASTRECTOMIA VERTICAL

CAPÍTULO 31

Gastrectomia Vertical: *Overview*

Almino Ramos ▪ Patrícia de Paula ▪ André Teixeira ▪ Álvaro Antônio Ferraz

INTRODUÇÃO

O *bypass* gástrico em Y de Roux (BGYR) já está bem estabelecido como tratamento cirúrgico da obesidade grave, com satisfatória perda de peso a longo prazo e resolução de comorbidades. Mais recentemente, a gastrectomia vertical (GV) vem ganhando popularidade e se tornando um dos procedimentos mais realizados para tratamento cirúrgico da obesidade.[1]

Inicialmente a GV era realizada como primeiro tempo cirúrgico da derivação biliopancreática (*switch duodenal*) ou derivação gastrojejunal em Y de Roux em pacientes superobesos, a fim de diminuir o risco cirúrgico através da perda de peso.[2] A efetiva perda ponderal após o primeiro tempo cirúrgico, e a resolução de comorbidades observadas a curto prazo, levaram à consolidação desta técnica como tratamento definitivo.[3] Em adição, o procedimento apresenta: menor dificuldade técnica; tempo cirúrgico reduzido (não há confecção de anastomoses); menor custo atrelado e menor incidência de efeitos adversos decorrentes da disabsorção.[4]

TÉCNICA

A GV consiste na confecção de uma bolsa gástrica de volume reduzido (15 a 20% do volume inicial), com a finalidade de criar uma restrição alimentar importante. É feita uma desvascularização de toda grande curvatura gástrica a aproximadamente 6 cm do piloro no sentido cranial até próximo ao ângulo de His (Fig. 31-1A). O estômago é, então, seccionado verticalmente com grampeador linear, até o ângulo de His (Fig. 31-1B). A penetração dos vasos da pequena curvatura na parede gástrica deve ser observada por ser a principal referência para posicionamento do grampeador, sendo também realizada calibração com sonda de Fouchet (32 a 36 Fr).[5] A linha de grampeamento costuma ser reforçada com sutura.[6] Aspectos como o calibre da sonda e tipo de grampeador não são padronizados, podendo variar de acordo com as preferências do cirurgião.[7]

Algumas áreas devem receber atenção especial, como a *incisura angularis*, em que a sonda deve ser posicionada precisamente a fim de se evitar estenose, e a incisura esplênica, local de maior risco de sangramento intraoperatório pela possibilidade de lesão do baço. A grande curvatura deve ser tracionada de forma a incluir as paredes anterior e posterior do estômago, no entanto, a tração não deve ser excessiva devido ao risco de estreitamento por retração elástica após o grampeamento.

Além disso, o grampeamento próximo ao ângulo de His é etapa delicada da GV por ser uma região de irrigação mais

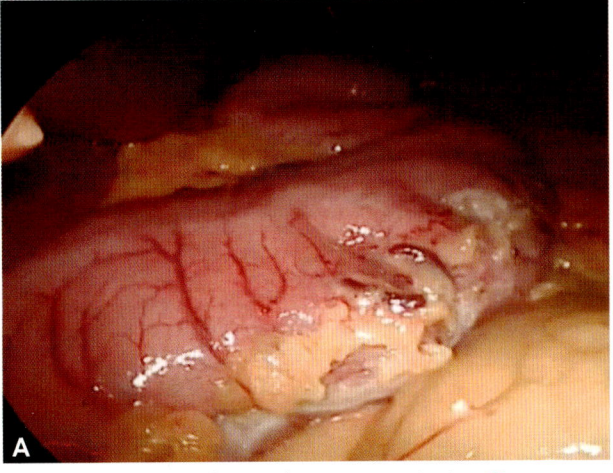

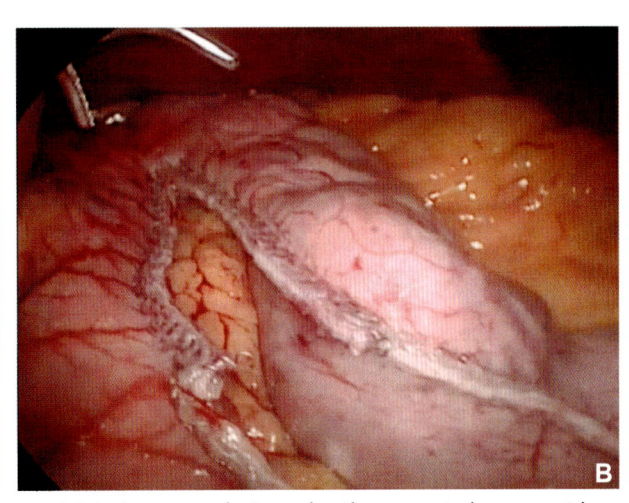

Fig. 31-1. Liberação da grande curvatura gástrica (**A**); grampeamento iniciado a cerca de 6 cm do piloro, seguindo em sentido cranial, até o ângulo de His (**B**).

pobre, sujeita a maior risco de isquemia e dificuldade de cicatrização, comprometendo a linha de sutura e levando à possível formação de processo fistuloso. Deve-se ainda atentar para o fato de que, como a GV consiste na confecção de uma bolsa gástrica com alta pressão, qualquer área de estenose ou obstrução deve ser evitada para que a integridade da linha de grampos e sutura seja mantida.[8,9]

INDICAÇÕES E CONTRAINDICAÇÕES

A GV era classicamente indicada como primeiro tempo cirúrgico do *switch duodenal*, com o objetivo de diminuir o risco operatório em casos de superobesidade.[10] Na atualidade, vem-se consolidando como uma das técnicas mais realizadas de cirurgia bariátrica. Representa boa alternativa nos casos em que o BGYR está contraindicado, como anemia crônica e doença inflamatória intestinal.[2,3]

A perda ponderal após GV é satisfatória, assim como a normalização de níveis glicêmicos decorrente da provável ação hormonal e efeito incretínico, mas em níveis menores do que no BGYR. Por este motivo, a GV tem sido indicada para obesos grau II com comorbidades, sendo realizada com cautela em diabéticos graves.[3,11] Nos casos de IMC 30-35 kg/m^2 e Diabetes Melito tipo 2 (DM2), a GV ainda não está bem estabelecida e não tem respaldo na legislação brasileira.

BENEFÍCIOS

Restrição e Esvaziamento Gástrico

O aspecto restritivo da gastrectomia vertical é fator fundamental na perda de excesso de peso. Um tubo gástrico que pode variar de 80 a 150 mL remanesce, após a ressecção de aproximadamente 85% do volume gástrico inicial (Fig. 31-2). A contribuição de um esvaziamento gástrico acelerado após a GV no processo de perda ponderal vem sendo bastante discutida. Mas, apesar de trazer benefícios evidentes, pode levar a complicações, como doença do refluxo gastroesofágico e síndrome de *dumping*.[12]

A rápida chegada do alimento ainda pouco digerido ao íleo seria responsável por estimular a liberação de *Glucagon-like peptide-1* (GLP-1) pelas células L neuroendócrinas da mucosa intestinal, levando a aumento da secreção de insulina pelo pâncreas e normalização dos níveis glicêmicos. Esse peptídeo encontra-se aumentado no período pós-prandial de pessoas com peso normal, o que não ocorre nos obesos mórbidos. As células L são ainda responsáveis pela liberação do peptídeo YY (PYY), responsável por induzir a sensação de saciedade. Sua secreção é também estimulada pela chegada de alimentos pouco digeridos ao íleo terminal.[2,11]

Modulação Hormonal

Apesar de ser técnica fundamentalmente restritiva, mecanismos de regulação hormonal após a GV vêm sendo amplamente estudados. A grelina é um hormônio produzido principalmente no fundo gástrico, responsável por estimular a

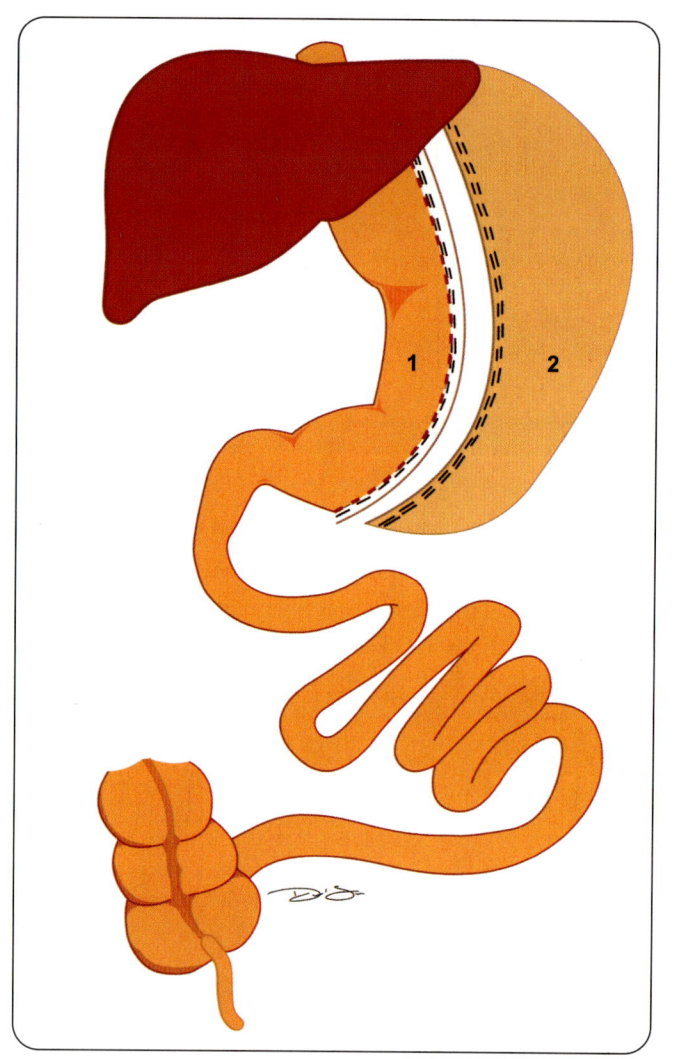

Fig. 31-2. Esquema da gastrectomia vertical: o segmento 1 é o tubo gástrico remanescente, sendo o segmento 2 ressecado.

liberação de GH, com ação na regulação do peso corporal. Quando em altos níveis, inibe a secreção de insulina, estimulando a ingestão alimentar e redução do metabolismo de gorduras.

Durante o período pós-prandial os níveis séricos de grelina encontram-se baixos em pessoas com peso normal, levando à sensação de saciedade. Na obesidade, este mecanismo encontra-se comprometido. Como a GV compreende a excisão do fundo gástrico, o efeito anti-insulínico da grelina é reduzido, estimulando a produção pancreática de insulina, inibindo o apetite.[13]

Diabetes Melito Tipo 2

A perda de peso alcançada após a GV era inicialmente atribuída ao caráter restritivo desta técnica cirúrgica, sendo o aspecto metabólico envolvido ainda pouco discutido. O mecanismo pelo qual a GV contribui com a normalização de níveis glicêmicos e consequente remissão ou melhora importante do DM2 ainda não está bem definido.

O aumento de GLP-1 e PYY decorrente da presença de alimento no íleo terminal é a teoria que explica a melhora dos níveis glicêmicos e normalização da hemoglobina glicada em pacientes submetidos à GV.[11,13] A diminuição dos níveis de grelina leva à queda do efeito anti-insulínico sobre o pâncreas, exercendo forte influência na resolução do DM2.

O PYY é fundamental para o controle glicêmico. Apesar de não apresentar atividade incretínica, é o hormônio mais associado ao aspecto de saciedade e gasto energético após a GV. O GLP-1, por sua vez, apresenta atividade incretínica sobre as células beta do pâncreas. O *Gastric inhibitory polypeptide* (GIP) também parece exercer atividade incretínica, entretanto, seu mecanismo de ação ainda não está bem definido.

A atuação do BGYR na remissão da DM2 em pacientes obesos já foi muito discutida na literatura, e estudos com seguimento a longo prazo já demonstraram a eficácia do componente metabólico. Estudos comparativos têm demonstrado que o BGYR apresenta eficácia superior à GV no controle de níveis glicêmicos.

Em 2011, Lee *et al.* avaliaram 60 pacientes submetidos à GV ou BGYR em estudo duplo-cego randomizado. Após seguimento de 1 ano, os dois grupos apresentavam significativa redução do IMC, circunferência abdominal, pressão arterial e hemoglobina glicada. O grupo submetido ao *bypass* gástrico apresentou maior remissão de DM2 quando comparado ao grupo submetido à GV, assim como maior resolução de síndrome metabólica (apenas 7% dos pacientes submetido ao BGYR persistiam com síndrome metabólica, contra 60% dos submetidos à GV). A exclusão do duodeno parece exercer ação fundamental na regulação da tolerância à glicose alcançada pelo BGYR.[13,14]

COMPLICAÇÕES

As complicações mais documentadas relacionadas com a GV são sangramentos intra e pós-operatório, frequentemente autolimitados e sem repercussão sistêmica. Outra complicação que vem sendo muito discutida na literatura é a formação de fístulas na bolsa gástrica, em especial na região referente ao ângulo de His, por ser uma região de menor vascularização, e, consequentemente, mais sujeita à isquemia. Além da etiologia vascular, em casos onde há estenose da bolsa gástrica, especialmente na incisura *angularis*, ocorre aumento da pressão intragástrica capaz de vencer a integridade da linha de grampeamento, levando a vazamentos.[15]

A apresentação clínica é variável, incluindo taquicardia, desconforto respiratório, dor abdominal e/ou em ombro esquerdo ou, por vezes, pode ser oligossintomática (taquicardia ou desconforto respiratório). Exames de imagem, como radiografia contrastada e TC, podem indicar o trajeto fistuloso ou coleção intracavitária, podendo ser em alguns casos pouco elucidativos. O orifício fistuloso pode ser identificado durante a endoscopia digestiva alta.[15,16] A abordagem endoscópica emerge como possibilidade terapêutica minimamente invasiva tanto nos casos de fístula aguda quanto crônica. Procedimentos, como a colocação de prótese autoexpansível, vêm sendo cada vez mais adotados como primeira escolha, por ser menos invasiva e com bons resultados.[17,18]

Estenose é outra possível complicação após GV, embora menos descrita que a fístula. Sua ocorrência está associada à confecção de um *pouch* gástrico delgado após calibragem com sonda de menor diâmetro. Ocorre mais frequentemente na área correspondente à incisura *angularis* e sua gravidade está relacionada com a associação a surgimento de fístula gástrica. Por ter sido pouco descrita, ainda não há terapêutica bem estabelecida para os casos de estenose, variando de acordo com a etiologia. Umas das alternativas é a endoscopia terapêutica através da dilatação pneumática ou colocação de prótese autoexpansível.

A doença do refluxo gastroesofágico (DRGE) é comorbidade muito prevalente na população obesa. A resolução da DRGE após BGYR já foi descrita. Entretanto, resultados após a GV foram menos estudados e apresentam-se ainda controversos, com resultados heterogêneos. Há estudos que indicam que a incidência de DRGE após GV é de aproximadamente 20%.[19] Revisão sistemática publicada em 2011 indicou que não há consenso com relação à incidência da DRGE após GV.[20]

Além dessas complicações inerentes ao procedimento, o paciente deve ser sempre alertado quanto à irreversibilidade do procedimento.

CONSIDERAÇÕES FINAIS

- A gastrectomia vertical tem sido cada vez mais adotada como tratamento definitivo para a obesidade grave.
- A perda de peso alcançada nos primeiros 5 anos é satisfatória e semelhante à alcançada com o BGYR, assim como a resolução de comorbidades associadas, como hipertensão arterial sistêmica.
- Seu efeito metabólico, apesar de ainda não ter mecanismo bem estabelecido, é responsável pelo aumento da sensação de saciedade, queda dos níveis glicêmicos e da hemoglobina glicada.
- Embora sejam alcançadas melhorias nos níveis glicêmicos, a resolução da DM2 ainda parece ser mais significativa após o BGYR, segundo estudos recentes.[21]
- Como mais uma vantagem, a gastrectomia vertical apresenta menor dificuldade técnica, diminuindo, assim, o tempo cirúrgico e o custo do procedimento.

REFERÊNCIAS BIBLIOGRÁFICAS

1. Sleeve gastrectomy as a bariatric procedure. *Surg Obes Relat Dis* 2007;3(6):573-76.
2. Cottam D, Qureshi FG, Mattar SG *et al*. Laparoscopic sleeve gastrectomy as an initial weight-loss procedure for high-risk patients with morbid obesity. *Surg Endosc* 2006;20(6):859-63.
3. Tucker ON, Szomstein S, Rosenthal RJ. Indications for sleeve gastrectomy as a primary procedure for weight loss

in the morbidly obese. *J Gastrointest Surg* 2008;12(4):662-67.

4. Shi X, Karmali S, Sharma AM *et al.* A review of laparoscopic sleeve gastrectomy for morbid obesity. *Obes Surg* 2010;20(8):1171-77.

5. Zilberstein B, Silveira-Filho ASd, Ferreira JA *et al.* Gastroplastia vertical com desvio jejunoileal: novo procedimento técnico. *ABCD Arquivos Brasileiros de Cirurgia Digestiva (São Paulo)* 2011;24:242-45.

6. Dapri G, Cadiere GB, Himpens J. Reinforcing the staple line during laparoscopic sleeve gastrectomy: prospective randomized clinical study comparing three different techniques. *Obes Surg* 2010;20(4):462-67.

7. Rosenthal RJ, Diaz AA, Arvidsson D *et al.* International Sleeve Gastrectomy Expert Panel Consensus Statement: best practice guidelines based on experience of > 12,000 cases. *Surg Obes Relat Dis* 2012;8(1):8-19.

8. Yehoshua RT, Eidelman LA, Stein M *et al.* Laparoscopic sleeve gastrectomy—volume and pressure assessment. *Obes Surg* 2008;18(9):1083-88.

9. Serra C, Baltasar A, Andreo L *et al.* Treatment of gastric leaks with coated self-expanding stents after sleeve gastrectomy. *Obes Surg* 2007;17(7):866-72.

10. Eisenberg D, Bellatorre A, Bellatorre N. Sleeve gastrectomy as a stand-alone bariatric operation for severe, morbid, and super obesity. *JSLS* 2013;17(1):63-67.

11. Gill RS, Birch DW, Shi X *et al.* Sleeve gastrectomy and type 2 diabetes melito: a systematic review. *Surg Obes Relat Dis* 2010;6(6):707-13.

12. Melissas J, Koukouraki S, Askoxylakis J *et al.* Sleeve gastrectomy: a restrictive procedure? *Obes Surg* 2007;17(1):57-62.

13. Rubino F, Forgione A, Cummings DE *et al.* The mechanism of diabetes control after gastrointestinal *bypass* surgery reveals a role of the proximal small intestine in the pathophysiology of type 2 diabetes. *Ann Surg* 2006;244(5):741-49.

14. Lee WJ, Chong K, Ser KH *et al.* Gastric *bypass* vs. sleeve gastrectomy for type 2 diabetes melito: a randomized controlled trial. *Arch Surg* 2011;146(2):143-48.

15. Campos JM, Pereira EF, Evangelista LF *et al.* Gastrobronchial fistula after sleeve gastrectomy and gastric *bypass*: endoscopic management and prevention. *Obes Surg* 2011;21(10):1520-29.

16. Silva LB, Moon RC, Teixeira AF *et al.* Gastrobronchial Fistula in Sleeve Gastrectomy and Roux-en-Y Gastric *Bypass*—A Systematic Review. *Obes Surg* 2015;25(10):1959-65.

17. Puli SR, Spofford IS, Thompson CC. Use of self-expandable stents in the treatment of bariatric surgery leaks: a systematic review and meta-analysis. *Gastrointest Endosc* 2012;75(2):287-93.

18. Aurora AR, Khaitan L, Saber AA. Sleeve gastrectomy and the risk of leak: a systematic analysis of 4,888 patients. *Surg Endosc* 2012;26(6):1509-15.

19. Himpens J, Dapri G, Cadiere GB. A prospective randomized study between laparoscopic gastric banding and laparoscopic isolated sleeve gastrectomy: results after 1 and 3 years. *Obes Surg* 2006;16(11):1450-56.

20. Chiu S, Birch DW, Shi X *et al.* Effect of sleeve gastrectomy on gastroesophageal reflux disease: a systematic review. *Surg Obes Relat Dis* 2011;7(4):510-15.

21. Li P, Fu P, Chen J *et al.* Laparoscopic Roux-en-Y Gastric *Bypass* vs. Laparoscopic sleeve gastrectomy for morbid obesity and diabetes melito: a meta-analysis of sixteen recent studies. *Hepatogastroenterology* 2012;60(121).

CAPÍTULO 32

Manejo Endoscópico de Estenose após Gastrectomia Vertical: Estenotomia e Dilatação com Balão de Acalasia

Josemberg Campos ▪ Edith Galicia ▪ George Augusto Lima
Ricardo Fernandez ▪ Natan Zundel

INTRODUÇÃO

A gastrectomia vertical laparoscópica (GV) tornou-se um procedimento importante entre as diversas técnicas da cirurgia bariátrica praticadas atualmente.[1-4] Mesmo com seus bons resultados e segurança, assim como qualquer outro procedimento cirúrgico, a GV pode apresentar complicações.[5] Como o estômago é reformulado propositalmente na configuração de um tubo estreito, consequentemente, pode ocorrer estenose e/ou aderência do *pouch* gástrico, que pode manifestar-se como intolerância alimentar ou obstrução.[6]

Esta complicação raramente é mencionada em séries clínicas, mas o conhecimento da sua existência e de sua fisiopatologia é fundamental.[7]

DIAGNÓSTICO E FATORES ETIOLÓGICOS

O diagnóstico pode ser feito por meio de radiografia contrastada e endoscopia. O paciente costuma apresentar sintomas obstrutivos, como salivação, intolerância a alimentos e dor abdominal. A endoscopia é uma boa opção pois permite identificar as características de uma estenose e, simultaneamente, tratar o problema.

Esta complicação pode resultar de um estreitamento anatômico do tubo gástrico, por desalinhamento dos grampos no mesmo plano, ou de uma aderência nesse segmento, em período pós-operatório posterior. Outra causa relatada é o recuo da incisura *angularis* dentro do lúmen gástrico, o que cria uma válvula oscilante que produz uma obstrução funcional. A estenose anatômica pode ser produzida por angulações agudas do grampeador, reforçando o posicionamento das suturas sobre a linha de grampo, por hematomas, por edema ou por ressecção de forma assimétrica das paredes anterior e posterior do estômago.[8,9]

A sintomatologia geralmente é apresentada da primeira semana até os 6 primeiros meses após a cirurgia.

CASO CLÍNICO

Paciente do sexo feminino, IMC de 35 kg/m², submetida a GV. No pós-operatório evoluiu com refluxo importante, incapacidade de ingerir sólidos e emagrecimento excessivo. Quatro meses após a cirurgia o IMC era de 23,7 kg/m², e os sintomas persistiam.

Diagnóstico endoscópico

- Presença de septo e grampos metálicos ao nível do ângulo de His.
- Desvio de eixo.
- Dificuldade de passagem do endoscópio pelo eixo corpo-antro mais evidente ao nível da incisura.

Terapêutica endoscópica: foram realizadas duas sessões de dilatação pneumática, com intervalo de 15 dias entre elas.

Técnica endoscópica

- Decúbito dorsal.
- Anestesia geral e intubação orotraqueal.
- Passagem de fio-guia de *Savary*® (Wilson-Cook Medical Inc., NC, EUA) até a terceira porção duodenal (Fig. 32-1).
- Passagem de balão de dilatação pneumática Rigiflex® (Boston Scientific, MA, EUA) de 30 mm sobre o fio-guia.
- Posicionamento do balão com auxilio radiológico entre corpo e antro (Fig. 32-2).
- Insuflação do balão até 17 *psi* por cerca de 5 min (pode ser alcançado um nível de até 20 *psi*) (Fig. 32-3).
- Desinsuflação do balão com retirada do mesmo.
- Inspeção endoscópica demonstrando dilatação efetiva (Fig. 32-4).

Seguimento: após a segunda sessão de dilatação a paciente encontra-se assintomática, com IMC de 28 kg/m².

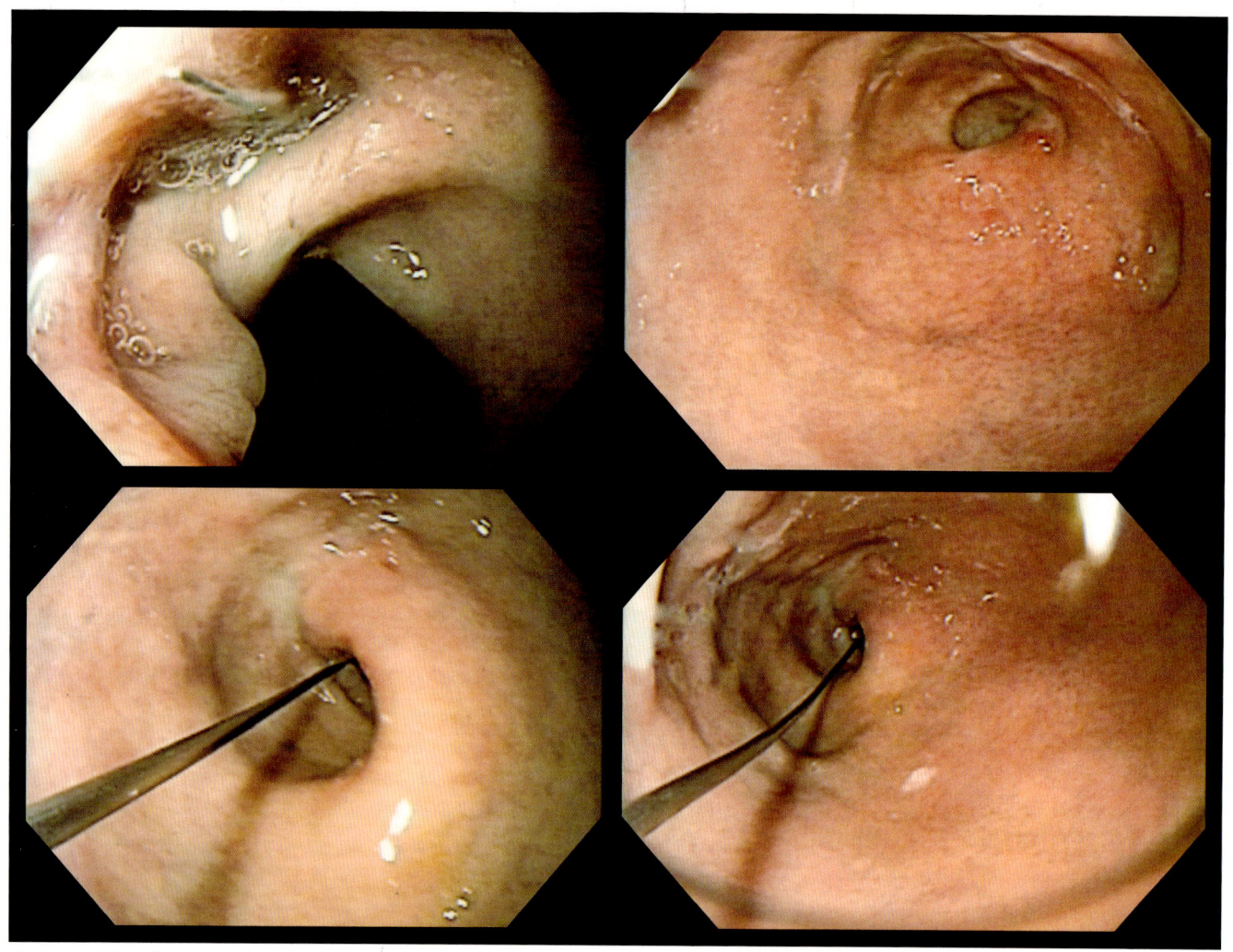

Fig. 32-1. Visualização endoscópica de estenose em corpo gástrico e passagem de fio-guia de *Savary®* até bulbo duodenal.

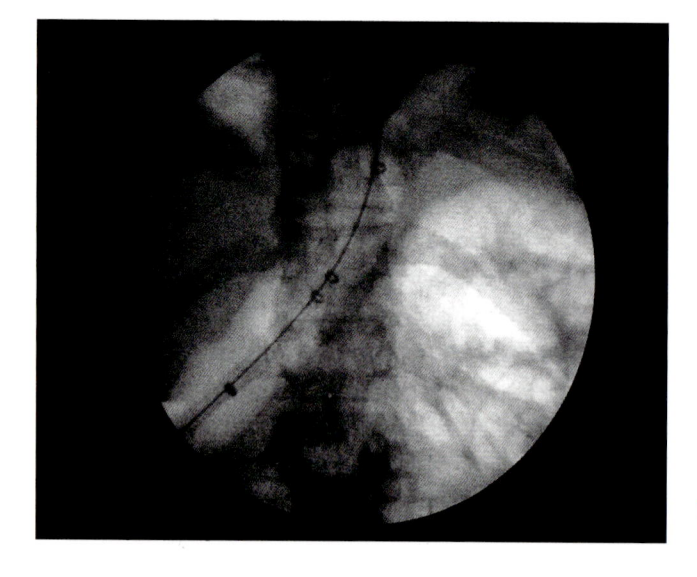

Fig. 32-2. Controle radiológico de passagem de balão de acalasia.

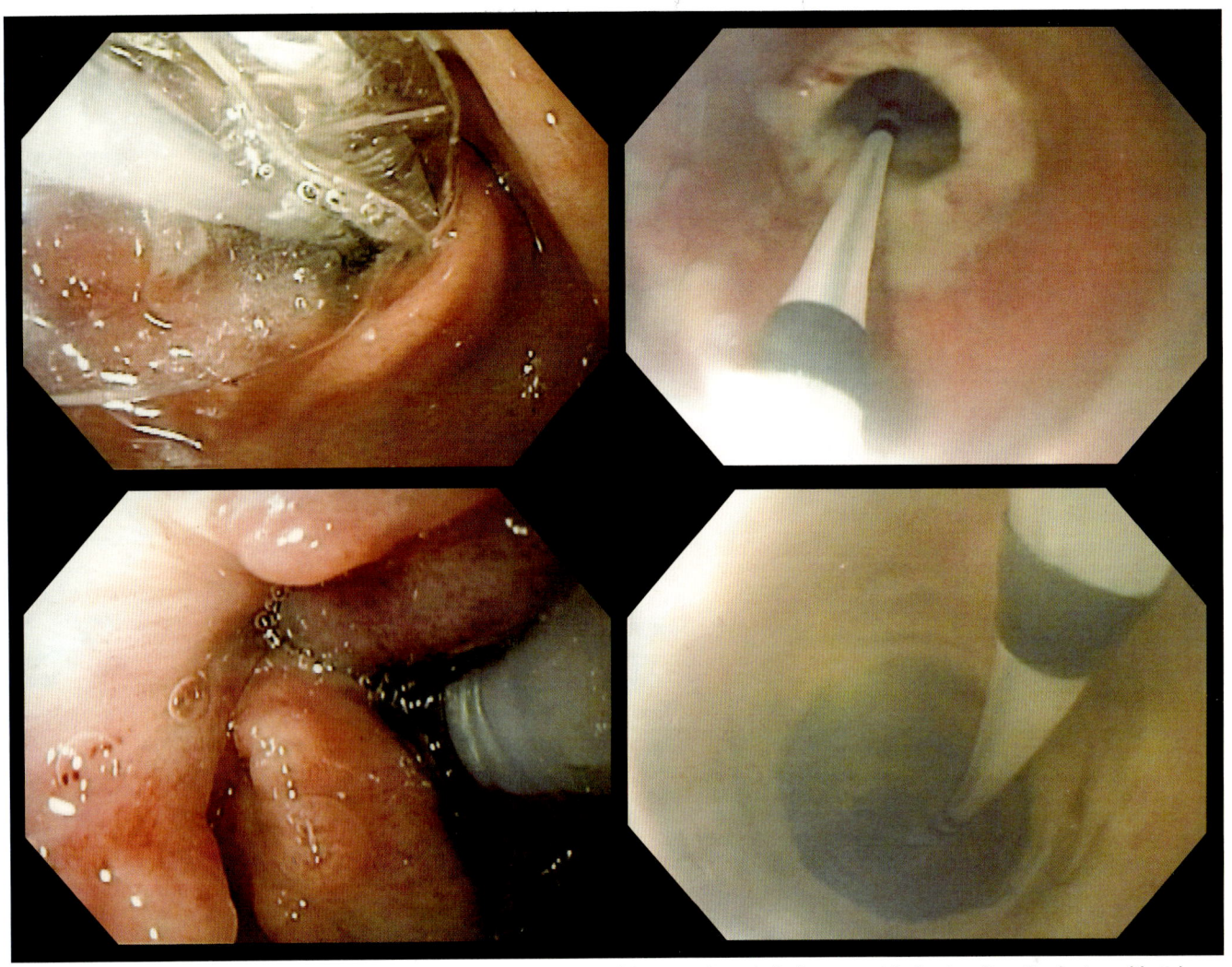

Fig. 32-3. Controle endoscópico de dilatação: o aparelho é encostado à superfície do balão, permitindo visualização da área dilatada.

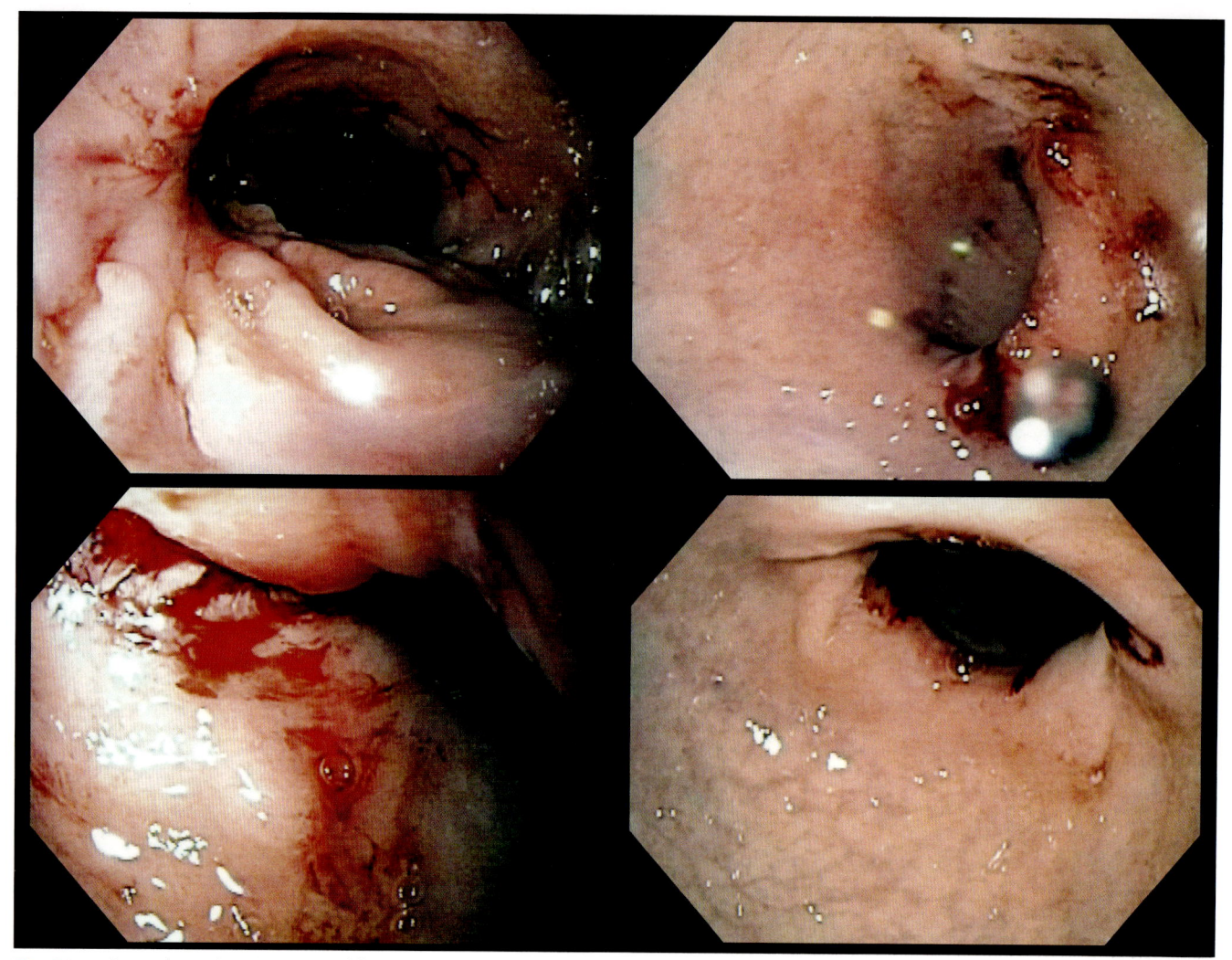

Fig. 32-4. Controle endoscópico pós-dilatação: aumento do diâmetro gástrico com resolução da estenose, e sangramento de pequena monta em local de dilatação.

DISCUSSÃO

Na realização da cirurgia é importante seguir cuidadosamente as características técnicas, a fim de se evitarem as possíveis complicações. A estenose pode ser prevenida mantendo-se uma distância segura entre a incisura *angularis* e a borda de secção e grampeamento. O mesmo princípio se aplica à linha de grampos, quando a mesma é reforçada pela sutura.

Quando necessário, pode ser realizada uma estenotomia endoscópica concomitante à dilatação com balão, para potencializar os resultados. O procedimento é feito com eletrocautério ou plasma de argônio de 40 a 60 *watts*, sendo a estenose incisada ao longo do eixo longitudinal, em três ou quatro quadrantes, abrangendo todo o comprimento da estenose.[10] Logo após, então, é realizada a dilatação pneumática.

O procedimento de estenotomia endoscópica é análogo à seromiotomia laparoscópica, podendo ser tecnicamente considerado uma "mucoso-miotomia".[11-13] A dilatação com balão de acalasia permite uma reconformação do *pouch* gástrico, levando a alívio de sintomas. O procedimento deve ser realizado com cautela, pelo risco de perfuração, podendo ser monitorado por radioscopia. Normalmente não deve ser utilizado o balão *through the scope* (TTS), por apresentar menor calibre e menor força radial, atingindo pouco sucesso na dilatação em GV.[14,15]

CONSIDERAÇÕES FINAIS

- A estenotomia endoscópica é viável e pode ser útil em casos selecionados para o tratamento de estenose após gastrectomia vertical.

- O procedimento deve ser realizado com cautela, preferencialmente utilizando balão de acalasia de 30 mm.

REFERÊNCIAS BIBLIOGRÁFICAS

1. Cottam D, Qureshi FG, Mattar SG *et al.* Laparoscopic sleeve gastrectomy as an initial weight-loss procedure for high-risk patients with morbid obesity. *Surg Endosc* 2006;20(6):859-63.
2. Felberbauer FX, Langer F, Shakeri-Manesch S *et al.* Laparoscopic sleeve gastrectomy as an isolated bariatric procedure: intermediate-term results from a large series in three Austrian centers. *Obes Surg* 2008;18(7):814-18.
3. Lemanu DP, Srinivasa S, Singh PP *et al.* Single-stage laparoscopic sleeve gastrectomy: safety and efficacy in the super-obese. *J Surg Res* 2012;177(1):49-54.
4. Kasalicky M, Michalsky D, Housova J *et al.* Laparoscopic sleeve gastrectomy without an over-sewing of the staple line. *Obes Surg* 2008;18(10):1257-62.
5. Aurora AR, Khaitan L, Saber AA. Sleeve gastrectomy and the risk of leak: a systematic analysis of 4,888 patients. *Surg Endosc* 2012;26(6):1509-15.
6. Sarkhosh K, Birch DW, Sharma A *et al.* Complications associated with laparoscopic sleeve gastrectomy for morbid obesity: a surgeon's guide. *Can J Surg* 2013;56(5):347-52.
7. Burgos AM, Csendes A, Braghetto I. Gastric stenosis after laparoscopic sleeve gastrectomy in morbidly obese patients. *Obes Surg* 2013 Sept.;23(9):1481-86.
8. Frezza EE, Reddy S, Gee LL *et al.* Complications after sleeve gastrectomy for morbid obesity. *Obes Surg* 2009;19(6):684-87.
9. Zundel N, Hernandez JD, Galvao Neto M *et al.* Strictures after laparoscopic sleeve gastrectomy. *Surg Laparosc Endosc Percutan Tech* 2010;20(3):154-58.
10. Wang YG, Tio TL, Soehendra N. Endoscopic dilation of esophageal stricture without fluoroscopy is safe and effective. *World J Gastroenterol* 2002;8(4):766-68.
11. Dapri G, Cadiere GB, Himpens J. Laparoscopic seromyotomy for long stenosis after sleeve gastrectomy with or without duodenal switch. *Obes Surg* 2009;19(4):495-99.
12. Lacy A, Ibarzabal A, Pando E *et al.* Revisional surgery after sleeve gastrectomy. *Surg Laparosc Endosc Percutan Tech* 2010;20(5):351-56.
13. Bellorin O, Lieb J, Szomstein S *et al.* Laparoscopic conversion of sleeve gastrectomy to Roux-en-Y gastric bypass for acute gastric outlet obstruction after laparoscopic sleeve gastrectomy for morbid obesity. *Surg Obes Relat Dis* 2010;6(5):566-68.
14. Campos JM, Ferreira FC, Teixeira AF *et al.* Septotomy and balloon dilation to treat chronic leak after sleeve gastrectomy: technical principles. *Obes Surg* 2016 Aug.;26(8):1992-93.
15. Shnell M, Fishman S, Eldar S *et al.* Balloon dilatation for symptomatic gastric sleeve stricture. *Gastrointest Endosc* 2014;79(3):521-24.

CAPÍTULO 33

Deiscência Gástrica em Gastrectomia Vertical: Colocação de Prótese no Transoperatório

Amador Garcia ▪ Jordi Pujol ▪ Josemberg Campos
Eduardo Pachu ▪ Manoel Galvão Neto

INTRODUÇÃO

A gastrectomia vertical (GV) é um dos tipos de cirurgia bariátrica mais realizados no mundo, possivelmente em razão de sua relativa facilidade técnica e bons resultados cirúrgicos.[1-3] No entanto, não está isenta de complicações, entre elas a fístula gástrica, estenose e deiscência de bolsa gástrica.

O presente capítulo tem o objetivo de relatar um caso de deiscência gástrica após gastrectomia vertical, com abordagem endoscópica através da colocação de prótese.

CASO CLÍNICO

Homem de 37 anos, IMC de 35,8 kg/m² e suspeita de tumor estromal gastrointestinal (GIST) em região proximal do corpo gástrico. Foi submetido a GV laparoscópica, recebendo alta hospitalar no 3º dia de pós-operatório (DPO) com dreno cavitário. No 5º DPO evoluiu com febre, dor abdominal com irradiação para dorso, sialorreia e saída de secreção purulenta pelo dreno abdominal. O paciente retornou ao hospital no 7º DPO, sendo indicada tomografia computadorizada de abdome.

Diagnóstico tomográfico: 7º DPO.

- Achados sugestivos de peritonite.

Abordagem cirúrgica: laparotomia exploradora no 7º DPO.

- Deiscência da linha de sutura em região proximal da bolsa gástrica.
- Presença de secreção purulenta de forma difusa na cavidade peritoneal.
- Realização de toalete cavitário.

1ª Terapêutica endoscópica: endoscopia realizada no **intraoperatório**, com introdução de prótese, após confirmação da deiscência (Fig. 33-1).

- Uso de endoscópio padrão de um canal.
- Montagem da prótese conforme orientação do fabricante.
- Marcação na submucosa com 2 mL de lipiodol na região da transição esofagogástrica (TEG), visto que a prótese plástica possui um comprimento de 150 mm.
- Passagem de fio-guia Savary® (Wilson-Cook Medical Inc., Winston Salem, NC, EUA).
- Colocação de prótese plástica autoexpansível Polyflex® (diâmetro, 25 × 21 mm; comprimento, 150 mm) (Boston Scientific, Natick, MA, EUA), através do fio-guia, avançada até o local desejado, sob controle radiológico e visualização externa da equipe cirúrgica.
- Remoção do conjunto introdutor.
- Controle endoscópico do correto posicionamento da prótese.

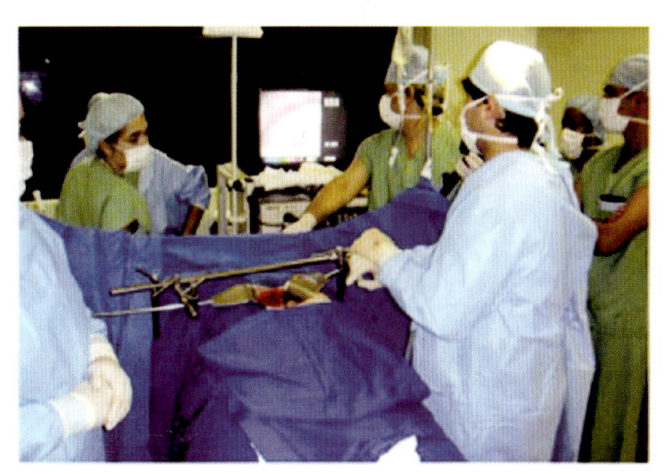

Fig. 33-1. Realização simultânea de laparotomia e endoscopia para colocação de prótese.

Controle endoscópico: 2 semanas após a colocação da prótese.

- Esôfago normal.
- Fístula gástrica.
- Estenose gástrica.
- Prótese implantada no local da fístula (Fig. 33-2).
- Optado por realizar dilatação endoscópica.

2ª Terapêutica endoscópica: dilatação.

- Procedimento em ambiente hospitalar.
- Paciente em decúbito lateral esquerdo, sob sedação profunda com propofol e fentanil e acompanhamento de anestesiologista.
- Uso de endoscópio padrão de um canal.
- Passagem de fio-guia metálico Savary® (Wilson-Cook Medical Inc., Winston Salem, NC, EUA) e de balão Rigiflex® de 30 mm (Boston Scientific, Natick, MA, EUA), cuja extremidade proximal foi posicionada logo abaixo da TEG.
- Insuflação do balão até 15 psi, usando insuflador com pera e manômetro.
- Visualização da dilatação somente através de endoscopia, sem uso de radioscopia.
- Permanência da insuflação por 10 minutos.
- Desinsuflação e remoção do balão.
- Revisão endoscópica para diagnóstico de possíveis sinais de sangramento ou perfuração.
- Passagem de sonda nasoenteral (SNE) para alimentação.

3ª Terapêutica endoscópica: remoção da prótese plástica após 3 semanas de sua colocação.

- Procedimento realizado em ambiente hospitalar.
- Paciente em decúbito lateral esquerdo, sob sedação profunda com propofol e fentanil, em acompanhamento de anestesiologista.
- Uso de endoscópio padrão de um canal.
- Identificada borda proximal da prótese.
- Preensão da borda proximal da prótese com auxílio de pinça "dente de rato" para corpo estranho, exercendo leve tração distal de todo o conjunto.
- Tração e rotação do aparelho, mantendo sempre a pinça fixada.
- Remoção da prótese lentamente até completa exteriorização.
- Revisão endoscópica: evidenciada estenose da bolsa gástrica e ausência de sangramentos.

Evolução: posteriormente, foram efetuadas quatro sessões de dilatação com balão Rigiflex® de 30 mm (nos mesmos moldes que a primeira), com intervalo de 5 dias entre elas (Fig. 33-3). Uma sessão de estenotomia com Microknife XL® (Boston Scientific, Natick, MA, EUA) foi necessária. A última dilatação endoscópica foi realizada no terceiro mês de pós-operatório.

Controle endoscópico: no 5º mês de pós-operatório.

- Visualização de cicatriz da fístula.

Seguimento: paciente evoluiu assintomático, com endoscopia de controle, mostrando esôfago e estômago normais e fístula gástrica cicatrizada.

Cronologia dos eventos: Quadro 33-1.

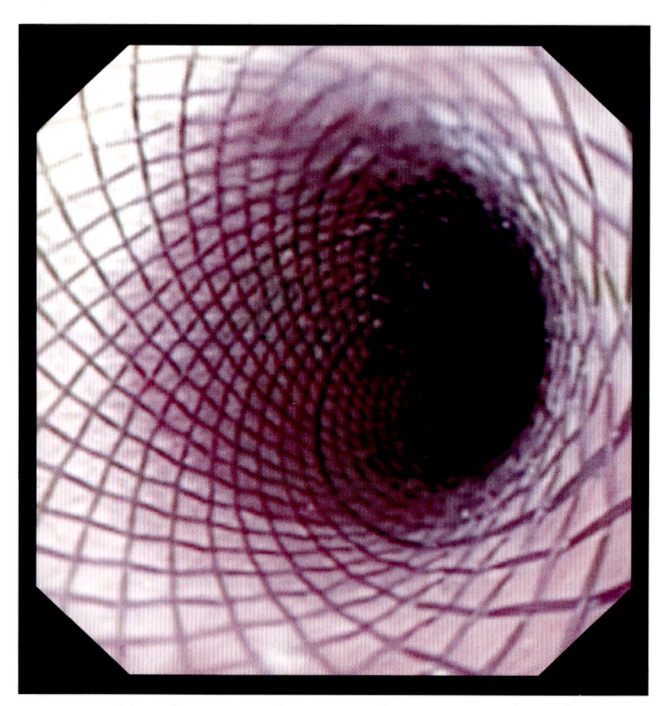

Fig. 33-2. Visualização endoscópica de prótese implantada no local da fístula.

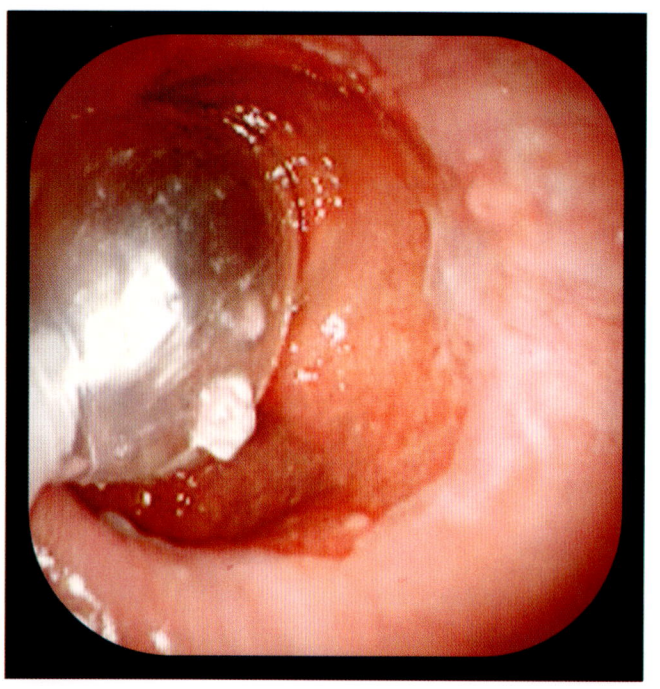

Fig. 33-3. Controle endoscópico de dilatação da região estenótica da bolsa gástrica.

Quadro 33-1. Descrição Cronológica do Quadro Clínico e Tratamento

	Quadro Clínico	Tratamento
Dia 0	• Obesidade grau II + GIST	• GV
Dia 3	• Assintomático	• Alta hospitalar com dreno cavitário
Dia 5	• Febre + dor abdominal com irradiação para dorso + sialorreia + saída de secreção purulenta pelo dreno	
Dia 7	• TC de abdome: peritonite • LE: deiscência de linha de grampos em região proximal da bolsa gástrica + abundante de secreção purulenta • EDA simultânea: deiscência de parede gástrica	• LE + toalete cavitário + drenagem cavitária • Introdução endoscópica de prótese plástica
Dia 21	• EDA: estenose gástrica + prótese plástica bem posicionada	• Dilatação com balão de 30 mm + passagem de SNE
Dia 30	• EDA: fístula gástrica + estenose gástrica + prótese plástica	• Remoção de prótese + dilatação
Dia 35	• EDA: estenose gástrica + fístula gástrica	• Três sessões de dilatação
3º Mês	• EDA: estenose gástrica + fístula	• Estenotomia + dilatação
4º Mês	• EDA: esôfago e estômago normais + cicatriz de fístula gástrica	• Retirada de SNE • Dieta oral
5º Mês	• Assintomático • EDA: esôfago e estômago normais + cicatriz de fístula gástrica	• Acompanhamento ambulatorial

DISCUSSÃO

A fístula gástrica é uma das complicações que podem ocorrer após cirurgia bariátrica. O diagnóstico deve ser suspeitado diante de taquicardia, taquipneia e/ou febre no pós-operatório. A avaliação laboratorial através de marcadores biológicos, como a contagem de leucócitos e proteína C reativa, deve ser efetuada.[4]

A incidência de fístula após a GV é semelhante à do *bypass* gástrico em *Y de Roux* (BGYR), contudo a primeira pode ser mais resistente ao tratamento.[4] O ponto de maior ocorrência de fístulas é o ângulo de His, a partir do qual o abscesso formado pode drenar para o espaço subfrênico, levando ao surgimento de fístulas mais complicadas, como a gastrobrônquica.[5]

A abordagem tradicional é cirúrgica e consiste na realização de drenagem e lavagem da cavidade abdominal. O manejo endoscópico desponta como opção de tratamento minimamente invasivo, reduzindo o tempo de internação hospitalar. Spyropoulos *et al.* apresentam oito casos de fístula gastrocutânea após gastrectomia vertical, que não obtiveram sucesso com tratamento cirúrgico, sendo então realizada introdução de prótese gástrica por via endoscópica, obtendo cura.[6] Eubanks *et al.* relatam série de 13 fístulas pós-BGYR e GV, tratadas com prótese plástica e de nitinol, com cura em tempo médio de 34,8 dias.[7]

A estenose distal na bolsa gástrica representa um dos fatores perpetuadores de fístula, que deve ser abordada para evitar complicações. A combinação de dilatação por balão com estenotomia/septotomia parece ser bastante eficaz para melhorar o quadro de fístula secundária à estenose.[8,9] O fechamento da fístula é facilitado pela septotomia, que permite a drenagem interna do abscesso perigástrico, seguida de dilatação com balão, com o intuito de se tratar a estenose e facilitar o trânsito normal. O abscesso não drenado pode promover reação inflamatória importante, dificultando a cicatrização e fechamento da fístula. O septo entre o abscesso e a bolsa gástrica, formado a partir da reação inflamatória, também promove um aumento na pressão intraluminal na área da fístula, impedindo o processo de cicatrização.[5,9,10]

A colocação precoce de prótese é importante para reduzir o tempo de tratamento e prevenir a formação de abscesso, bloqueando o vazamento de secreção para a cavidade peritoneal, além de proporcionar a reintrodução precoce de alimentação por via enteral.[5,11] A melhor ocasião é na reoperação, por permitir controle visual da localização da prótese. O tempo ideal de permanência da prótese é em torno de 15 dias, pois em um tempo menor não há sinais de melhora da estenose. Quando mantida além deste tempo, a reação inflamatória pode reestabelecer a estenose, com dificuldade de remoção da prótese e possível migração distal da mesma.[5,12]

Recentemente foram desenhadas próteses específicas para cirurgia bariátrica, mais modernas e de maior comprimento, que permitem o isolamento da fístula e redução da contaminação da cavidade abdominal pelo vazamento de secreção gástrica e/ou entérica. Assim, a prótese plástica no tratamento de fístula gástrica pós-cirurgia bariátrica, especialmente gastrectomia vertical, está caindo em desuso.[13]

CONSIDERAÇÕES FINAIS

- A GV não está isenta de complicações, sendo uma das mais temidas a fístula gástrica.
- O tratamento endoscópico surgiu como uma opção de tratamento minimamente invasivo, com menor tempo de internação hospitalar.
- Idealmente, a utilização da prótese deve ser de forma precoce, de forma a reduzir o tempo de tratamento, possibilitando a reintrodução da dieta enteral e prevenindo maiores complicações.

REFERÊNCIAS BIBLIOGRÁFICAS

1. Brethauer SA. Sleeve gastrectomy. *Surg Clin North Am* 2011;91(6):1265-79, ix.
2. Tucker ON, Szomstein S, Rosenthal RJ. Indications for sleeve gastrectomy as a primary procedure for weight loss in the morbidly obese. *J Gastrointest Surg* 2008;12(4):662-67.
3. Zachariah SK, Chang PC, Ooi AS et al. Laparoscopic sleeve gastrectomy for morbid obesity: 5 years experience from an asian center of excellence. *Obes Surg* 2013 July;23(7):939-46.
4. Jurowich C, Thalheimer A, Seyfried F et al. Gastric leakage after sleeve gastrectomy-clinical presentation and therapeutic options. *Langenbecks Arch Surg* 2011;396(7):981-87.
5. Campos JM, Pereira EF, Evangelista LF et al. Gastrobronchial fistula after sleeve gastrectomy and gastric *bypass*: endoscopic management and prevention. *Obes Surg* 2011;21(10):1520-29.
6. Spyropoulos C, Argentou MI, Petsas T et al. Management of gastrointestinal leaks after surgery for clinically severe obesity. *Surg Obes Relat Dis* 2012;8(5):609-15.
7. Eubanks S, Edwards CA, Fearing NM et al. Use of endoscopic stents to treat anastomotic complications after bariatric surgery. *J Am Coll Surg* 2008;206(5):935-38; discussion 8-9.
8. Cai JX, Schweitzer MA, Kumbhari V. Endoscopic Management of Bariatric Surgery Complications. *Surg Laparosc Endosc Percutan Tech* 2016;26(2):93-101.
9. Campos JM, Ferreira FC, Teixeira AF et al. Septotomy and Balloon Dilation to Treat Chronic Leak After Sleeve Gastrectomy: Technical Principles. *Obes Surg* 2016.
10. Yehoshua RT, Eidelman LA, Stein M et al. Laparoscopic sleeve gastrectomy—volume and pressure assessment. *Obes Surg* 2008;18(9):1083-88.
11. Simon F, Siciliano I, Gillet A et al. Gastric leak after laparoscopic sleeve gastrectomy: early covered self-expandable stent reduces healing time. *Obes Surg* 2013;23(5):687-92.
12. Serra C, Baltasar A, Andreo L et al. Treatment of gastric leaks with coated self-expanding stents after sleeve gastrectomy. *Obes Surg* 2007;17(7):866-72.
13. Galloro G, Magno L, Musella M et al. A novel dedicated endoscopic stent for staple-line leaks after laparoscopic sleeve gastrectomy: a case series. *Surg Obes Relat Dis* 2014;10(4):607-11.

CAPÍTULO 34

Drenagem Interna de Abscesso Perigástrico após Fístula

Giorgio Baretta ■ Flávio Ferreira
Lyz Bezerra Silva ■ Manoel Galvão Neto ■ André Teixeira

INTRODUÇÃO

Atualmente, a terapêutica endoscópica vem sendo utilizada como principal método para o tratamento de fístulas gástricas em cirurgia bariátrica, por se tratar de abordagem minimamente invasiva. Isto acontece por levar a menor morbimortalidade quando comparada à abordagem cirúrgica tradicional.[1] A combinação do suporte clínico, antibioticoterapia e drenagem interna de secreções oriundas da fístula favorece o esvaziamento gástrico e controle da infecção, levando à cura do vazamento.[2]

Este capítulo tem por objetivo relatar a técnica de drenagem endoscópica de abscesso através de septotomia, evitando a reintervenção cirúrgica de pacientes potencialmente graves, permitindo a alimentação oral precoce.

TÉCNICA ENDOSCÓPICA

Entre os anos de 2009 e 2013, realizou-se um estudo onde foram selecionados 27 pacientes com fístula gástrica após cirurgia bariátrica. Destes, 14 realizaram *bypass* gástrico em Y de *Roux* (BGYR), nove gastrectomia vertical (GV) e quatro *Duodenal Switch* (DS).

Todos os pacientes foram encaminhados ao serviço de referência para tratamento endoscópico (septotomia e drenagem interna) da fístula. O primeiro procedimento endoscópico foi realizado após 15 dias nos casos de BGYR e após 30 dias em GV e DS.

Diagnóstico endoscópico

- Defeito anatômico no orifício interno da fístula (septo).
- Estenose gástrica distal.

Terapêutica endoscópica: o princípio do tratamento é a correção do defeito anatômico no orifício interno da fístula (septo) e da estenose gástrica distal, fator este envolvido na perpetuação da fístula.

As seguintes intervenções endoscópicas foram realizadas de acordo com a necessidade do paciente:

- *Septotomia:* secção com corte único no meio do septo entre a cavidade perigástrica e a bolsa gástrica, utilizando Microknife XL® (Boston Scientific, Natick, MA, EUA) ou plasma de argônio APC® (WEM, Ribeirão Preto, SP, Brasil) com uma potência de 40 W e fluxo de 2 L/min (Figs. 34-1 e 34-2), permitindo a comunicação das duas cavidades.

  Em pacientes submetidos a BGYR pode ser feito um procedimento adjuvante que é a dilatação endoscópica, quando existe estenose da anastomose gastrojejunal (AGJ).

- *Dilatação da AGJ:* introdução de balão CRE® (Boston Scientific, Natick, MA, EUA), com insuflação até 20 mm, durante 3 min. Quando necessária, antes de se efetuar a dilatação da AGJ, são feitos três cortes longitudinais ao longo da circunferência da referida anastomose, de modo a orientar a dilatação, com o intuito de se prevenir laceração e/ou perfuração gástrica (procedimento chamado de **Estenotomia**).

  Em pacientes submetidos à GV e ao DS, a dilatação endoscópica é realizada conforme descrito a seguir.

- *Dilatação da incisura angularis:* introdução e posicionamento do fio-guia Savary® (Wilson-Cook Medical Inc., Winston Salem, NC, EUA); dilatação da incisura *angularis*, usando balão de acalasia de 30 mm Rigiflex® (Boston Scientific, Natick, MA, EUA) durante 1-3 min. com o manômetro em 15 psi (Fig. 34-3); revisão endoscópica em busca de hemorragia ou perfuração.

Assim que o tratamento endoscópico foi iniciado, todos os pacientes receberam as seguintes medidas adicionais:
- Nutrição enteral por gastrostomia, jejunostomia ou sonda nasoenteral (SNE), como substitutos para a nutrição parenteral total.
- Alta hospitalar precoce.
- Sessões de endoscopia terapêutica sempre que necessário.

Seguimento: esta técnica permitiu a drenagem interna do abcesso, com restauração do esvaziamento gástrico, levando a cicatrização da fístula.

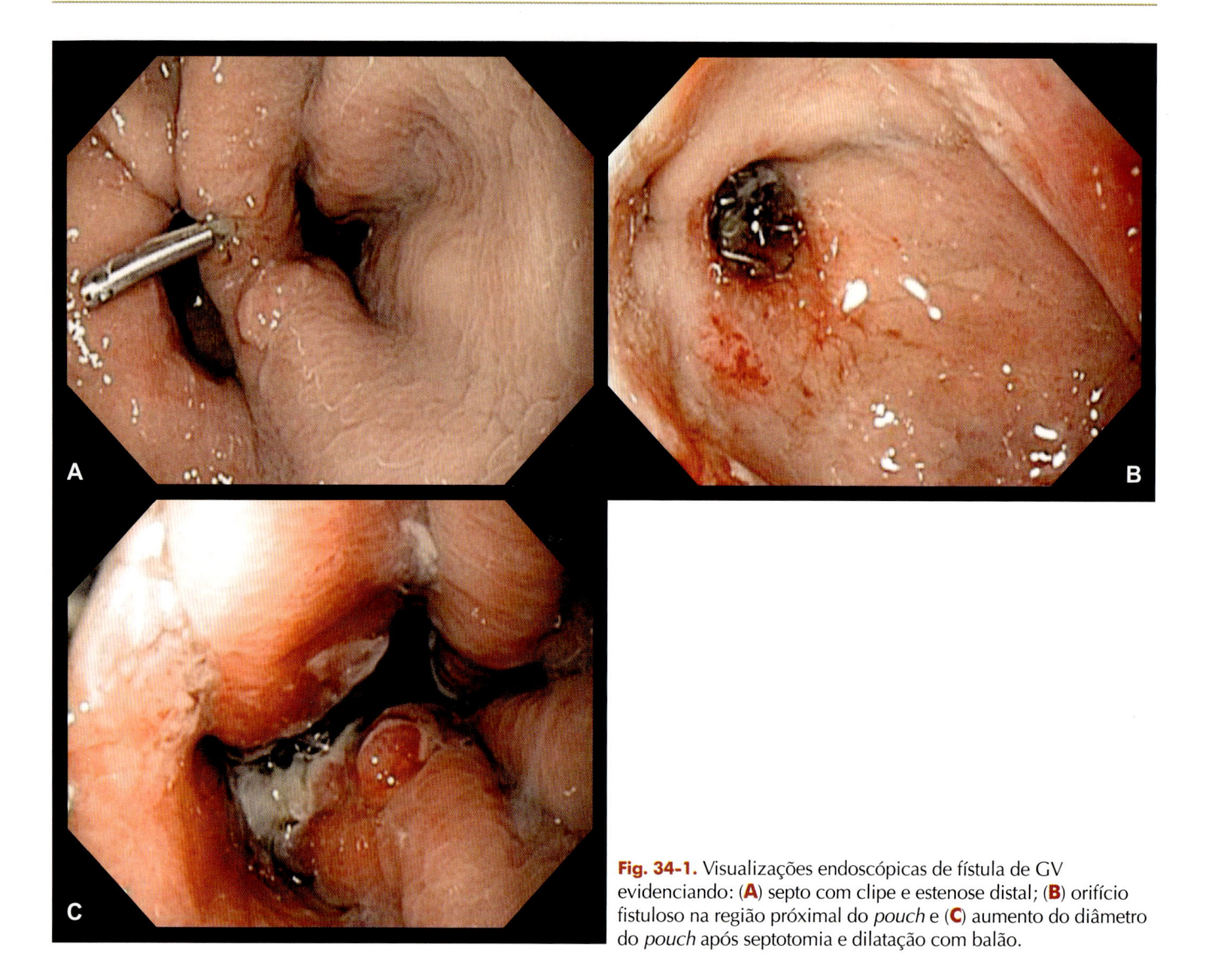

Fig. 34-1. Visualizações endoscópicas de fístula de GV evidenciando: (**A**) septo com clipe e estenose distal; (**B**) orifício fistuloso na região próximal do *pouch* e (**C**) aumento do diâmetro do *pouch* após septotomia e dilatação com balão.

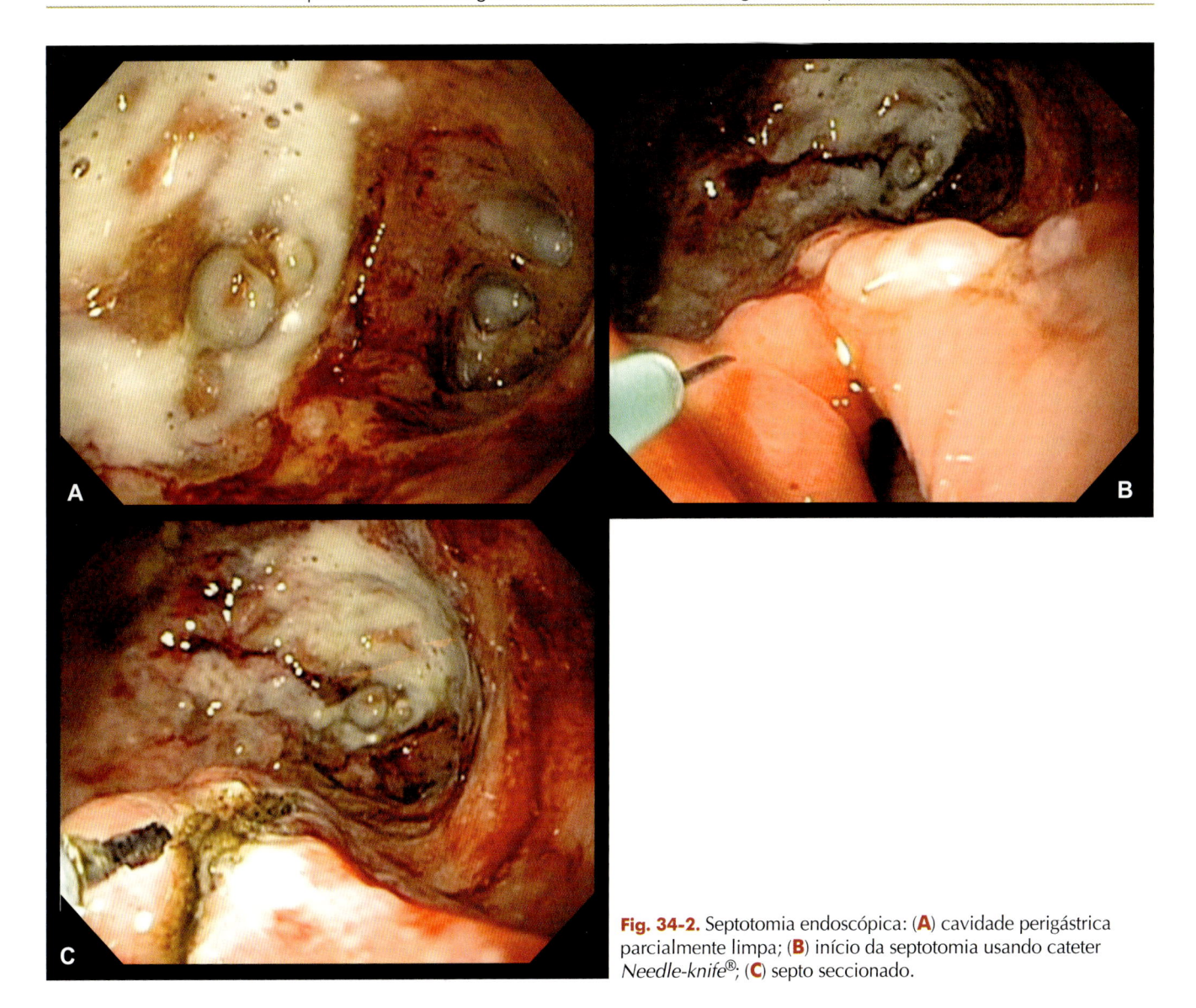

Capítulo 34 ▪ Drenagem Interna de Abscesso Perigástrico após Fístula

Fig. 34-2. Septotomia endoscópica: (**A**) cavidade perigástrica parcialmente limpa; (**B**) início da septotomia usando cateter *Needle-knife*®; (**C**) septo seccionado.

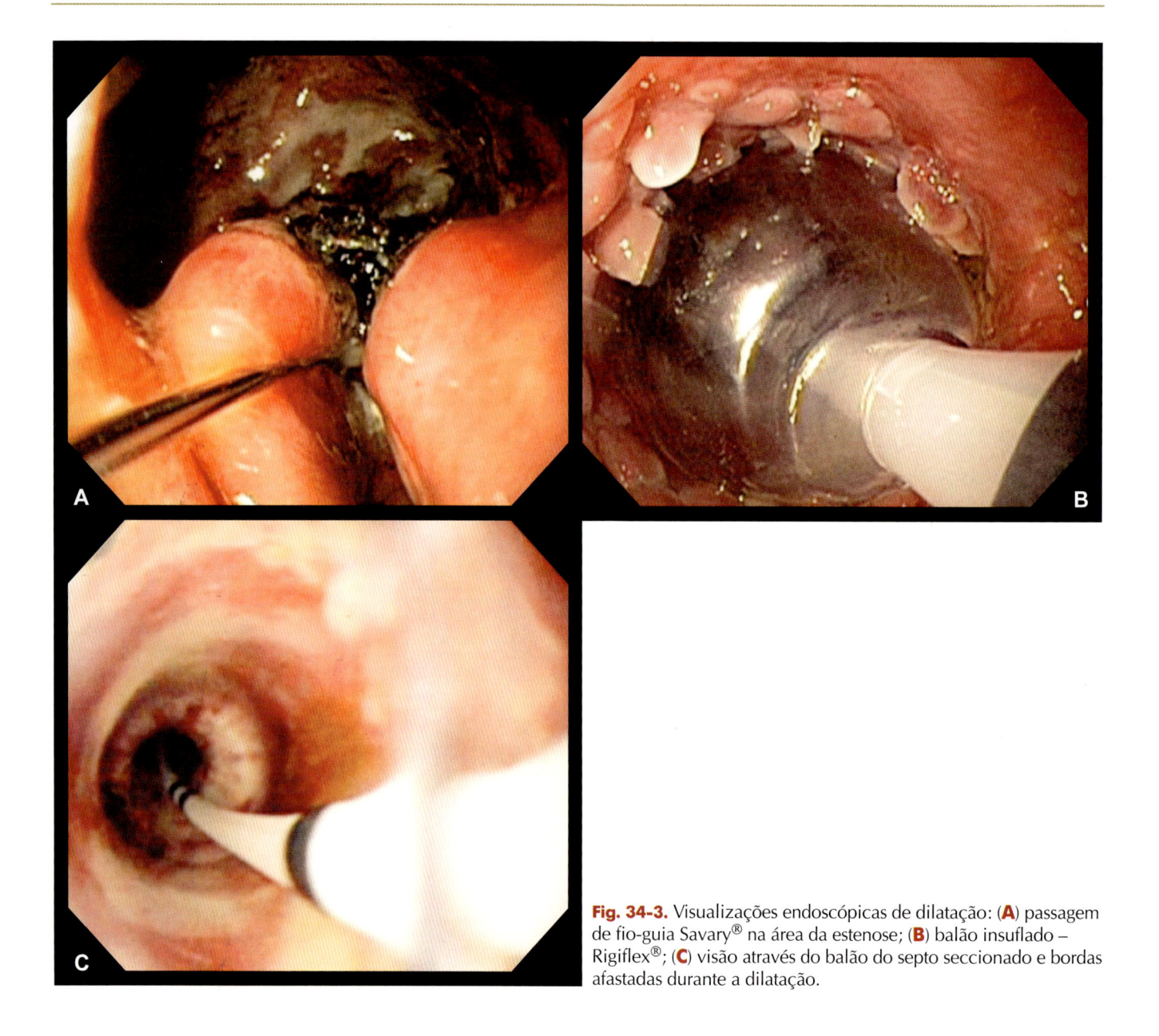

Fig. 34-3. Visualizações endoscópicas de dilatação: (**A**) passagem de fio-guia Savary® na área da estenose; (**B**) balão insuflado – Rigiflex®; (**C**) visão através do balão do septo seccionado e bordas afastadas durante a dilatação.

DISCUSSÃO

De acordo com revisão sistemática publicada por Aurora *et al.*, 92% das fístulas que se seguem à GV surgem próximo à junção esofagogástrica, embora somente 50% dos estudos avaliados reportem essa localização.[3] A associação de dilatação e septotomia com argônio permite uma resolução mais precoce das fístulas, reduzindo o tempo de internação hospitalar, a necessidade de suporte nutricional enteral/parenteral prolongado, evitando a reoperação.[4]

Em nenhum dos casos descritos foi necessário qualquer tipo de abordagem cirúrgica após o início do tratamento endoscópico, demonstrando morbidade inferior quando comparado à literatura tradicional, cujos tratamentos propõem nova laparotomia ou realização de gastrectomia total.[5,6]

A dilatação pneumática é realizada com o intuito de se corrigir eventuais desvios de eixo que podem ocorrer durante a confecção do *pouch* gástrico, bem como de eliminar um fator perpetuador da fístula que é a estenose distal.

Por sua vez, a septotomia se mostrou como uma importante opção por viabilizar uma comunicação mais ampla entre o *pouch* gástrico e a cavitação fibrótica paralela ao mesmo. Isto permite que os resíduos alimentares e secreções digestivas sigam o trajeto do lúmen gástrico habitual, não havendo mais represamento na cavitação. A septotomia possibilita o tratamento de abscessos e infecções locais, desencadeando o desenvolvimento de tecido granulomatoso cicatricial e fechamento do orifício fistuloso.[7]

CONSIDERAÇÕES FINAIS

- A combinação da dilatação pneumática e septotomia é segura e eficaz, com alta taxa de sucesso.
- Trata-se de um método inovador, evitando tratamento cirúrgico de grande porte e possíveis complicações.
- Há poucas publicações sobre esta técnica endoscópica. Assim, são necessários estudos comparativos entre este método endoscópico e terapia operatória de alta complexidade.

REFERÊNCIAS BIBLIOGRÁFICAS

1. Baretta G, Campos J, Correia S et al. Bariatric postoperative fistula: a life-saving endoscopic procedure. *Surg Endosc* 2015 July;29(7):1714-20.
2. Campos JM, Pereira EF, Evangelista LF et al. Gastrobronchial fistula after sleeve gastrectomy and gastric bypass: endoscopic management and prevention. *Obes Surg* 2011;21(10):1520-29.
3. Aurora AR, Khaitan L, Saber AA. Sleeve gastrectomy and the risk of leak: a systematic analysis of 4,888 patients. *Surg Endosc* 2012;26(6):1509-15.
4. de Lima JH. Endoscopic treatment of post vertical gastrectomy fistula: septotomy associated with air expansion of incisura angularis. *Arq Bras Cir Dig* 2014;27(Suppl 1):80-81.
5. Serra C, Baltasar A, Perez N et al. Total gastrectomy for complications of the duodenal switch, with reversal. *Obes Surg* 2006;16(8):1082-86.
6. Fuks D, Verhaeghe P, Brehant O et al. Results of laparoscopic sleeve gastrectomy: a prospective study in 135 patients with morbid obesity. *Surgery* 2009;145(1):106-13.
7. Campos JM, Ferreira FC, Teixeira AF et al. Septotomy and balloon dilation to treat chronic leak after sleeve gastrectomy: technical principles. *Obes Surg* 2016 Aug.;26(8):1992-93.

CAPÍTULO 35

Fístula após Gastrectomia Vertical: Tratamento Precoce com Prótese Metálica

Fernando Muñoz ▪ Fernando Pimentel ▪ Alex Escalona
Eduardo Usuy Jr. ▪ Manoel Galvão Neto

INTRODUÇÃO

A gastrectomia vertical (GV) laparoscópica tem ganhado a preferência dos cirurgiões pela ausência de anastomoses gastrointestinais, sendo assim tecnicamente menos complexa que o *Bypass* Gástrico em Y de Roux, apresentando baixas taxas de mortalidade e complicações relacionadas.[1,2] A fístula da linha de grampeamento da GV é uma das complicações mais relatadas, podendo apresentar incidência de até 2,2%.[1]

Este capítulo tem por objetivo relatar caso de fístula gástrica pós-GV, tratada de forma precoce pela colocação endoscópica de prótese metálica.

CASO CLÍNICO

Mulher de 55 anos, IMC de 36,5 kg/m^2, com hipertensão arterial sistêmica (HAS), apneia obstrutiva do sono em uso de CPAP, esteatose hepática, dor lombar crônica por hérnia de disco, depressão e tabagismo. Foi submetida à GV via laparoscópica, utilizando grampeador com cargas verde, amarela e azul, e calibração com sonda *Fouchet* de 50 Fr. A sobressutura da linha de grampeamento foi realizada com fio de poliglecaprone 3-0. A paciente apresentou evolução satisfatória, recebendo alta hospitalar no 3º dia do pós-operatório (DPO).

No oitavo dia, a mesma procurou o serviço de urgência com queixa de dor torácica à esquerda e dor abdominal em hipocôndrio esquerdo, constante e progressiva, associada à febre (37,8ºC). Ao exame físico não apresentava sinais de irritação peritoneal.

Exames laboratoriais

- Leucometria = 12.800/mm^3.
- PCR = 19 mg/dL.
- Não foram encontradas outras alterações.

Angiotomografia de tórax e abdome: 8º DPO.

- Ausência de sinais sugestivos de tromboembolismo pulmonar (TEP).
- Sinais de manipulação cirúrgica compatíveis com gastrectomia vertical recente.
- Alterações inflamatórias em tecido adiposo do ligamento gastroesplênico.
- Pneumoperitônio discreto.
- Sem evidências de vazamento de contraste oral.

A paciente foi internada com suspeita de fístula pós-operatória, sendo indicada dieta zero e terapia antibiótica com Cefotaxima e Metronidazol. Evoluiu afebril, com diminuição da dor, não relatando outras queixas.

TC de abdome e pelve com contraste oral e endovenoso: 72 horas após a admissão.

- Coleção com gás extraluminal de 2,5 cm em seu maior diâmetro, adjacente à linha de sutura, na grande curvatura, ao nível do segmento proximal da bolsa gástrica, com vazamento de pequena quantidade de contraste oral (Figs. 35-1 e 35-2).

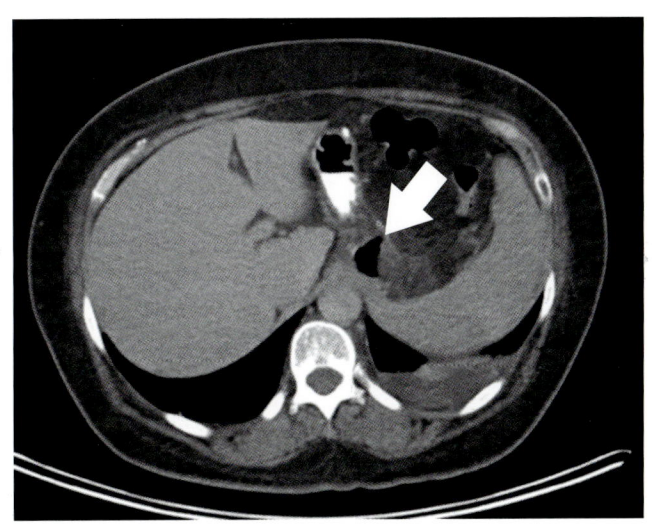

Fig. 35-1. Tomografia de abdome com contraste oral e venoso tardio, que demonstra coleção gasosa a nível proximal de remanescente gástrico.

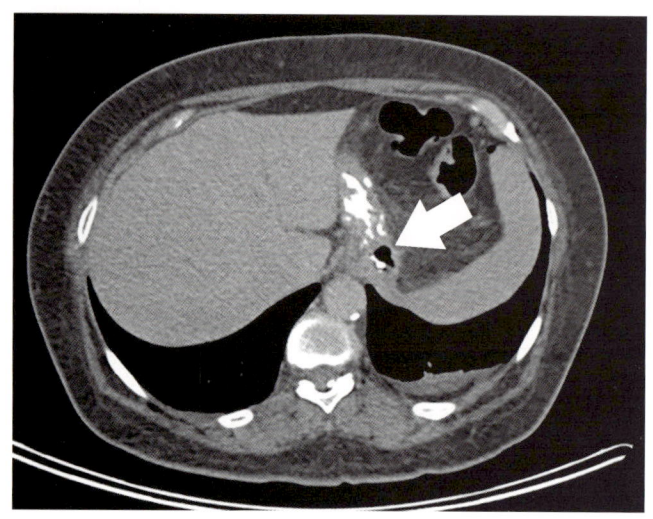

Fig. 35-2. Extravasamento de contraste até coleção gasosa.

- Realizado teste com ingestão de contraste baritado, evidenciando vazamento do mesmo, com formação de pequena coleção adjacente ao segmento proximal do tubo gástrico (Fig. 35-3).

Levando em consideração os achados obtidos, decidiu-se pela colocação de prótese gástrica recoberta através de endoscopia digestiva alta (EDA).

1ª Terapêutica endoscópica: colocação de prótese gástrica.

- Não visualizado sítio exato de vazamento.
- Introdução e posicionamento de fio-guia hidrofílico em antro.
- Remoção do endoscópio.
- Introdução de prótese metálica autoexpansível Evolution® (Cook Medical, Bloomington, IN, EUA) de 15 cm, através do fio-guia: borda superior posicionada proximal à linha Z (marcada previamente por radioscopia) e borda distal no bulbo duodenal.
- Utilizado controle endoscópico para correto posicionamento da prótese (Fig. 35-4).

Exame contrastado de esôfago e estômago: 24 horas após a colocação da prótese.

- Utilizado contraste hidrossolúvel.
- Ausência de vazamentos ou trajetos fistulosos.

Evolução: foi iniciada dieta líquida, com boa tolerância. A alta hospitalar deu-se 2 dias após o procedimento endoscópico, com prescrição de antibioticoterapia oral com Ciprofloxacina e Metronidazol por 21 dias.

Em consulta de controle, 6 dias após alta, a paciente apresentava-se com bom estado geral, sem dor, afebril, com boa tolerância à dieta oral.

2ª Terapêutica endoscópica: remoção da prótese (42 dias pós-colocação).

- Falha da tentativa de retirada endoscópica da prótese devido à hipertrofia da mucosa e do tecido de granulação que recobria as bordas superior e inferior do dispositivo, impedindo a identificação do fio de tração.
- Eletrocoagulação do tecido de granulação.
- Adiamento da retirada por um período de 5 dias.

3ª Terapêutica endoscópica: nova tentativa de extração.

- Retirada de prótese gástrica, sem intercorrências.
- Ausência de alterações significativas.

Evolução: alta hospitalar no dia seguinte, após controle radiológico com contraste hidrossolúvel, que foi normal.

Seguimento: manutenção das consultas de rotina com a equipe de tratamento multidisciplinar.

Cronologia dos fatos: Quadro 35-1.

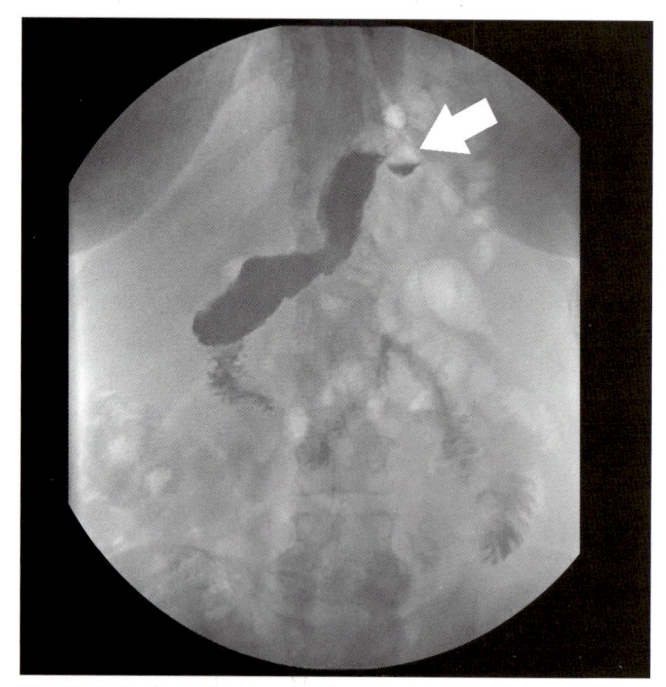

Fig. 35-3. Radiografia contrastada utilizando bário: extravasamento de contraste.

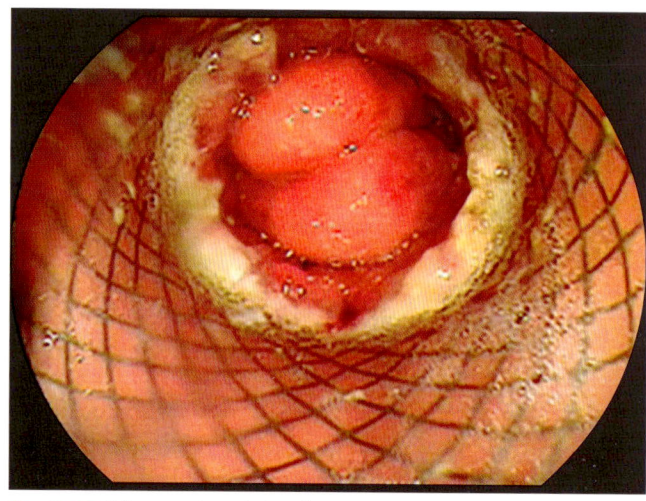

Fig. 35-4. Visão endoscópica de prótese.

Quadro 35-1. Descrição Cronológica do Quadro Clínico e Tratamento

	Quadro Clínico	Tratamento
Dia 0	- Obesidade grau II	- Gastrectomia vertical
Dia 8	- Febre + dor torácica + dor em hipocôndrio esquerdo - Leucocitose + elevação PCR - AngioTC: ausência de sinais de TEP, gastrectomia vertical prévia + sinais inflamatórios em ligamento gastroesplênico + pneumoperitônio discreto + sem vazamento de contraste oral	- Reinternamento - Dieta zero - Início de ATB EV
Dia 10	- Afebril - TC abd contraste oral e venoso: coleção e fístula gástrica	- EDA + introdução de prótese
Dia 12	- Assintomática - Boa tolerância à dieta líquida	- Alta hospitalar
Dia 52	- Assintomática - EDA	- EDA + falha na retirada da prótese + eletrocoagulação de tecido de granulação
Dia 57	- Assintomática - EDA	- EDA + retirada da prótese com sucesso
Dia 58	- Exame contrastado de controle: ausência de vazamentos	- Alta hospitalar - Acompanhamento ambulatorial

DISCUSSÃO

Considerando o tempo de surgimento, as fístulas gástricas pós-GV podem ser classificadas em:

- Aguda (1 a 7 dias).
- Precoce (7 a 45 dias).
- Tardia (1,5 a 3 meses).
- Crônica (> 3 meses).[3]

De acordo com o resultado do estudo radiológico contrastado, podem ser divididas em:

- *Tipo I:* correspondem às fístulas localizadas, com abscessos bem caracterizados, com poucas manifestações clínicas e que podem ser facilmente tratadas clinicamente.
- *Tipo II:* com disseminação para a cavidade peritoneal, podem-se estender à cavidade pleural, por contiguidade.[4]

O terço proximal da bolsa gástrica, região próxima à transição esofagogástrica, tem sido relatado como sede de 75% das fístulas. Representa uma zona de risco por causa da pobre vascularização, tendo em conta que a isquemia da linha de sutura é um dos fatores envolvidos em seu surgimento.[5-7]

Esta complicação tende a aparecer entre o 5º e 6º dias após a cirurgia, quando o processo de cicatrização da parede está entre as fases inflamatória e fibrótica. Esta característica as diferencia das fístulas por deiscência, que geralmente se apresentam de forma precoce nos dois primeiros dias que se seguem ao procedimento cirúrgico.[8-10] A maior parte das fístulas manifesta-se como um processo tardio (79%), podendo ser manejadas com procedimentos minimamente invasivos.[8]

Clinicamente, o achado de taquicardia, febre e dor abdominal com irradiação para a região escapular esquerda deve levantar a hipótese de fístula.[11] Os exames laboratoriais podem sugerir o desenvolvimento de um processo inflamatório sistêmico, manifestado por leucocitose e/ou aumento da proteína C reativa. Os exames radiológicos contrastados do tubo digestivo proximal podem demonstrar a presença de fístula, tendo a tomografia computadorizada com contraste uma alta sensibilidade na detecção de fístulas e de suas complicações.[6,12]

As opções de tratamento variam segundo a apresentação clínica e o tempo de evolução da fístula. O manejo precoce não deve ser adiado, podendo ser mais efetivo o tratamento cirúrgico aberto ou laparoscópico, em alguns casos com drenagem percutânea, que pode ser associada ao uso de prótese.[4,13-15] Num momento anterior à colocação da prótese deve-se realizar EDA para avaliar a localização e morfologia da fístula. Os vazamentos de terços proximal e médio são os que melhor se adequam ao tratamento com prótese endoscópica. O tamanho da mesma depende do tamanho do *pouch* no momento da endoscopia, devendo-se preferir o uso de próteses longas.[5]

Em pacientes estáveis e em fístulas que se apresentam no pós-operatório tardio, ainda há controvérsia sobre qual seria o melhor algoritmo de tratamento. As fístulas de aparição tardia, geralmente, associam-se a processos inflamatórios localizados, onde é possível um tratamento menos invasivo. Atualmente, tem-se dado preferência aos métodos endoscópicos, sob a forma de septotomia e dilatação, com aplicabilidade e resultados cada vez mais bem estabelecidos.[13,16,17] Em associação à terapia endoscópica são utilizados: drenagem percutânea ou cirúrgica e suporte clínico.[6,8,18] As próteses têm indicação restrita nas fístulas tardias, devido à dificuldade em remodelar tecidos já cicatrizados.

O tratamento cirúrgico convencional, embora ainda seja a terapia de escolha em alguns centros de referências, está sendo cada vez menos utilizado por causa da maior morbimortalidade envolvida. Tentativa de fechamento de defeito tecidual habitualmente tem resultado ruim, decorrente do processo inflamatório exacerbado.[19] A abordagem cirúrgica normalmente mostra-se útil naqueles pacientes que apresentem franca peritonite e que necessitem de lavagem e drenagem cavitária para controle da sepse.[18]

CONSIDERAÇÕES FINAIS

- O uso de prótese gástrica para tratamento de fístula após GV tem-se mostrado uma terapia eficaz, minimamente invasiva e com excelentes resultados.
- O tipo de tratamento endoscópico para manejo de fístula gástrica varia de acordo com o tempo de surgimento da complicação.
- Terapia adjuvante, como drenagem percutânea ou cirúrgica de abscesso intracavitário, pode ser instituída em paralelo à abordagem endoscópica.

REFERÊNCIAS BIBLIOGRÁFICAS

1. Updated position statement on sleeve gastrectomy as a bariatric procedure. *Surg Obes Relat Dis* 2012;8(3):e21-26.
2. Shi X, Karmali S, Sharma AM *et al*. A review of laparoscopic sleeve gastrectomy for morbid obesity. *Obes Surg* 2010;20(8):1171-77.
3. Rosenthal RJ, Diaz AA, Arvidsson D *et al*. International sleeve gastrectomy expert panel consensus statement: best practice guidelines based on experience of > 12,000 cases. *Surg Obes Relat Dis* 2012;8(1):8-19.
4. Csendes A, Burdiles P, Burgos AM *et al*. Conservative management of anastomotic leaks after 557 open gastric bypasses. *Obes Surg* 2005;15(9):1252-56.
5. Nguyen NT, Nguyen XM, Dholakia C. The use of endoscopic stent in management of leaks after sleeve gastrectomy. *Obes Surg* 2010;20(9):1289-92.
6. Sakran N, Goitein D, Raziel A *et al*. Gastric leaks after sleeve gastrectomy: a multicenter experience with 2,834 patients. *Surg Endosc* 2013;27(1):240-45.
7. Zundel N, Hernandez JD, Galvao Neto M *et al*. Strictures after laparoscopic sleeve gastrectomy. *Surg Laparosc Endosc Percutan Tech* 2010;20(3):154-58.
8. Aurora AR, Khaitan L, Saber AA. Sleeve gastrectomy and the risk of leak: a systematic analysis of 4,888 patients. *Surg Endosc* 2012;26(6):1509-15.
9. Baker RS, Foote J, Kemmeter P *et al*. The science of stapling and leaks. *Obes Surg* 2004;14(10):1290-98.
10. Dubay DA, Franz MG. Acute wound healing: the biology of acute wound failure. *Surg Clin North Am* 2003;83(3):463-81.
11. Gagniere J, Slim K. Don't let obese patients be discharged with tachycardia after sleeve gastrectomy. *Obes Surg* 2012;22(9):1519-20.
12. Barnard SA, Rahman H, Foliaki A. The postoperative radiological features of laparoscopic sleeve gastrectomy. *J Med Imaging Radiat Oncol* 2012;56(4):425-31.
13. Baretta G, Campos J, Correia S *et al*. Bariatric postoperative fistula: a life-saving endoscopic procedure. *Surg Endosc* 2015 July;29(7):1714-20.
14. Campos JM, Pereira EF, Evangelista LF *et al*. Gastrobronchial fistula after sleeve gastrectomy and gastric *bypass*: endoscopic management and prevention. *Obes Surg* 2011;21(10):1520-29.
15. Christophorou D, Valats JC, Funakoshi N *et al*. Endoscopic treatment of fistula after sleeve gastrectomy: results of a multicenter retrospective study. *Endoscopy* 2015;47(11):988-96.
16. Cai JX, Schweitzer MA, Kumbhari V. Endoscopic management of bariatric surgery complications. *Surg Laparosc Endosc Percutan Tech* 2016;26(2):93-101.
17. Campos JM, Ferreira FC, Teixeira AF *et al*. Septotomy and balloon dilation to treat chronic leak after sleeve gastrectomy: technical principles. *Obes Surg* 2016;26(8):1992-93.
18. Corona M, Zini C, Allegritti M *et al*. Minimally invasive treatment of gastric leak after sleeve gastrectomy. *Radiol Med* 2013;118(6):962-70.
19. Nedelcu AM, Skalli M, Deneve E *et al*. Surgical management of chronic fistula after sleeve gastrectomy. *Surg Obes Relat Dis* 2013 Nov.-Dec.;9(6):879-84.

CAPÍTULO 36

Prótese Modificada no Tratamento de Fístula após Gastrectomia Vertical

Lyz Bezerra Silva ▪ Artagnan de Amorim ▪ Luiz Gustavo Quadros
Manoel Galvão Neto ▪ Gontrand López-Nava

INTRODUÇÃO

A prótese autoexpansível vem sendo utilizada na terapêutica endoscópica de fístulas em decorrência do melhor prognóstico, quando comparada à reintervenção cirúrgica, que aumenta o risco de morbimortalidade nestes pacientes.[1,2] O intuito é diminuir a pressão intragástrica, remodelar o estômago e isolar o orifício fistuloso. No entanto, as próteses tradicionalmente disponíveis no mercado foram desenhadas para aposição no esôfago, não se adaptando bem ao formato da gastrectomia vertical por serem curtas e de calibre reduzido. Em cerca de 16,9% dos casos ocorre migração distal da prótese, levando à intolerância, menor sucesso no tratamento da fístula e necessidade de realização de novos procedimentos para reposicionamento em alguns casos.[3]

Em razão desta dificuldade e do grande número de gastrectomias verticais realizadas, algumas próteses com intuito de uso específico para cirurgia bariátrica foram desenvolvidas, sendo mais longas e calibrosas que as tradicionais. Tais próteses possuem potencial de menor migração e melhor eficácia na redução da pressão intragástrica, com a vantagem de cobrir a totalidade do estômago, proporcionar melhor oclusão da fístula e menor risco de migração. Estudos cada vez mais consistentes têm apresentado bons resultados.[4] Neste capítulo relatamos caso de uso de prótese customizada no tratamento de fístula após gastrectomia vertical.

CASO CLÍNICO

Mulher, 32 anos, obesa mórbida, submetida a gastrectomia vertical (GV). No 12º DPO, apresentou abscesso abdominal, sendo submetida a laparoscopia com drenagem do mesmo. Evoluiu com fístula gastrocutânea, de origem no ângulo de His.

Diagnóstico endoscópico

- Pequena fístula em ângulo de His, com acentuado desvio de eixo do corpo para o antro (Fig. 36-1).

Terapêutica endoscópica: dilatação pneumática com balão de 30 mm e introdução de prótese autoexpansível.

- Passagem de fio-guia no duodeno.
- Passagem de balão pneumático de dilatação endoscópica Rigiflex® (Boston Scientific, Natick, MA, EUA) de 30 mm sobre o fio-guia Savary, posicionado com auxílio de radiologia e visão endoscópica.
- Dilatação do eixo corpo-antro, com balão insuflado até 20 psi (Fig. 36-2).
- Introdução de prótese duplamente recoberta modificada pelo fabricante a pedido da equipe (170 mm de extensão, 20 mm de largura – Expand Stent®, Plastimed S.R.L., Argentina) sobre o fio-guia e expandido de modo a recobrir o trajeto da TEG ao antro (Fig. 36-3).
- Avaliação endoscópica demonstrando a parte distal da prótese bloqueando o antro gástrico (Fig. 36-4).
- Reposicionamento proximal da prótese, com pinça de corpo estranho (Fig. 36-5).
- Teste com contraste radiológico demonstrando não haver escape para a cavidade abdominal (Fig. 36-6).

Evolução: paciente apresentou dores abdominal e torácica de leve intensidade por aproximadamente 4 dias. Após este período, houve melhora dos sintomas, porém com eventuais episódios de regurgitação, passando a tolerar a dieta pastosa.

Terapêutica cirúrgica: não houve.

Seguimento: a prótese permaneceu por 32 dias, durante os quais a fístula não apresentou débito, sendo retirada por endoscopia sem intercorrências.

Cronologia dos eventos: Quadro 36-1.

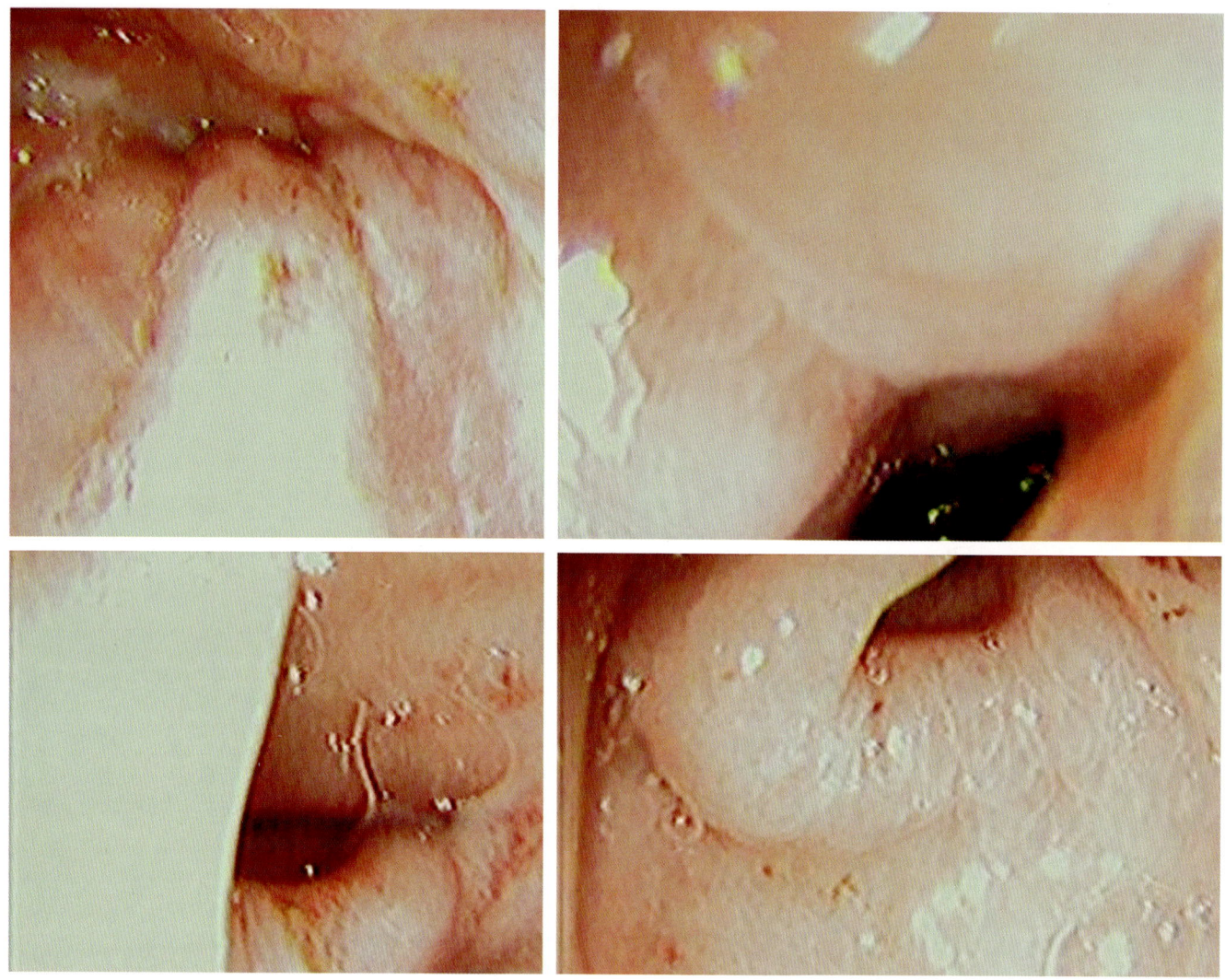

Fig. 36-1. Visualização endoscópica da fístula em ângulo de His e do desvio de eixo corpo-antro ao nível da incisura.

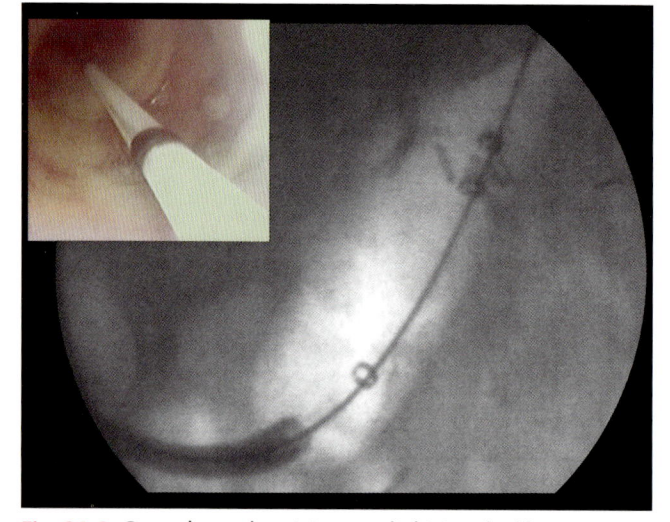

Fig. 36-2. Controles endoscópico e radiológico da dilatação pneumática com balão Rigiflex®.

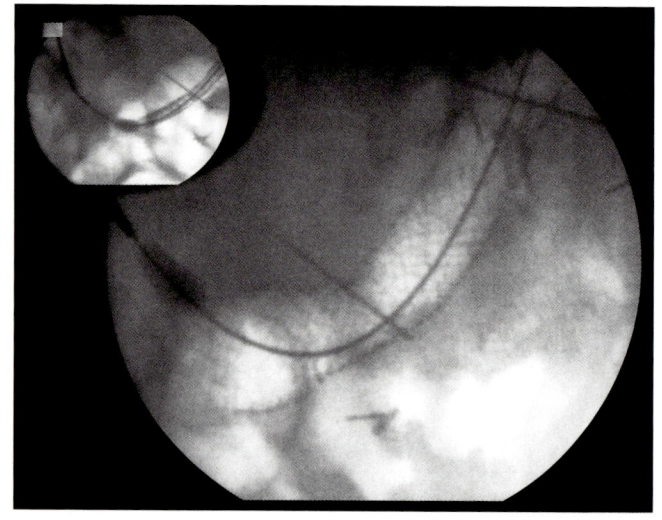

Fig. 36-3. Visualização radiológica da abertura da prótese Plastimed® de 170 mm × 20 mm, guiada por marcações externas.

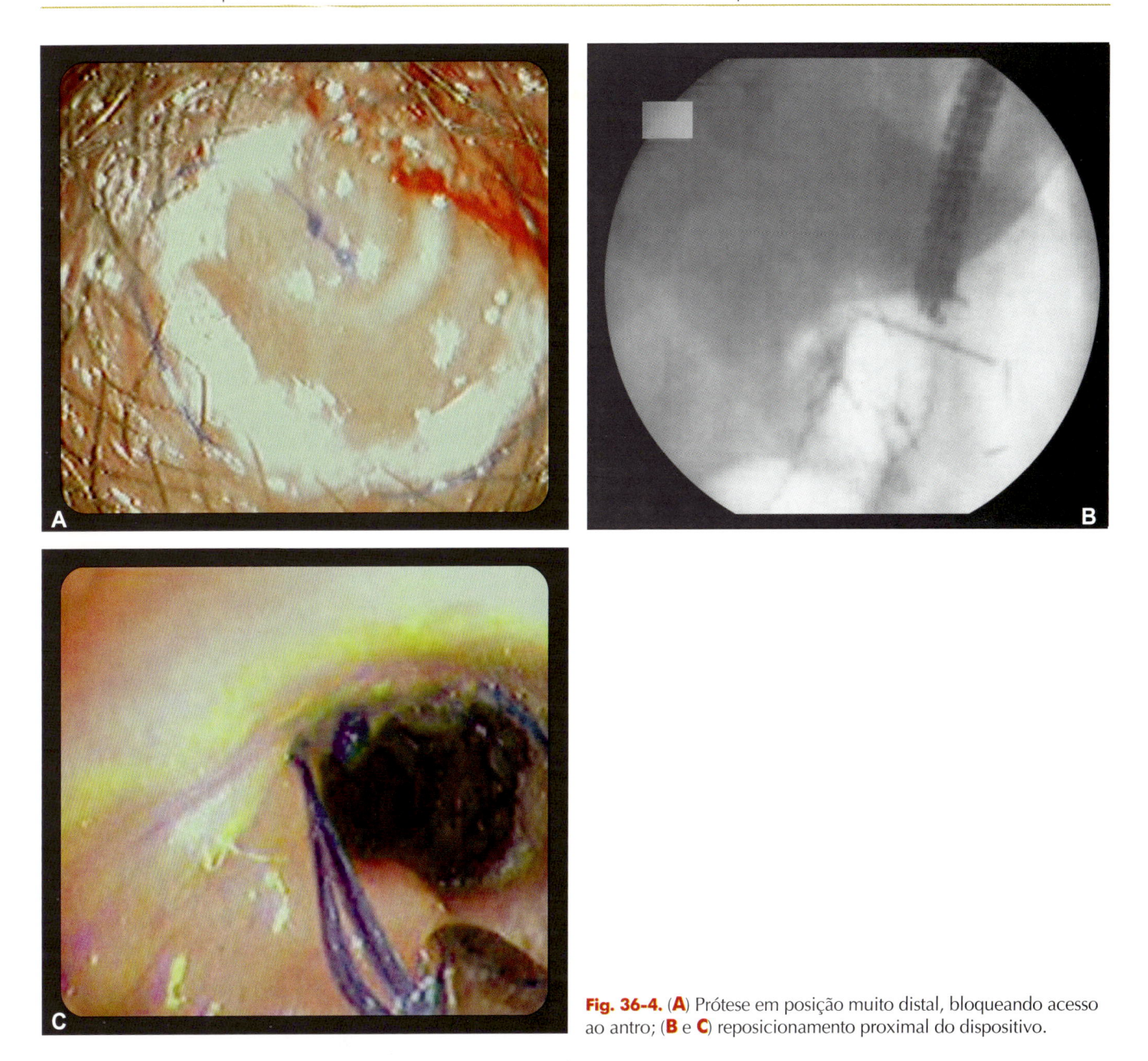

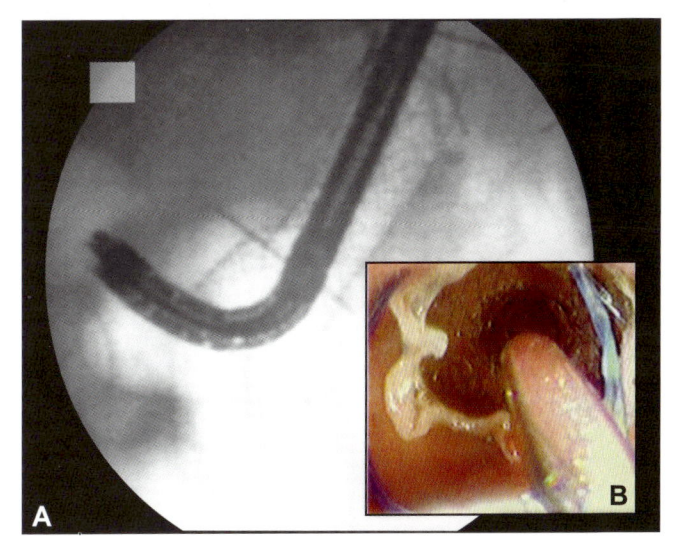

Fig. 36-4. (A) Prótese em posição muito distal, bloqueando acesso ao antro; **(B** e **C)** reposicionamento proximal do dispositivo.

Fig. 36-5. (A) Visualização radiológica demonstrando correto posicionamento distal da prótese, com a ponta do endoscópio situada no duodeno; **(B)** visão endoscópica demonstrando correto posicionamento proximal.

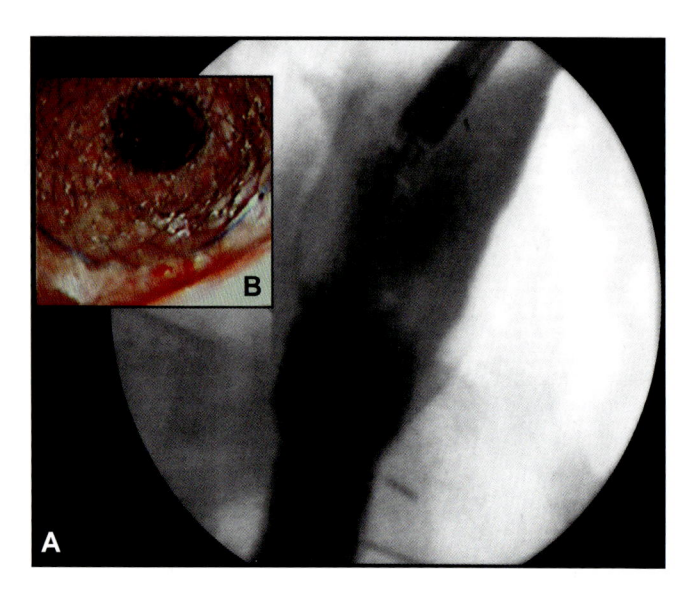

Fig. 36-6. (**A**) Ausência de escape do contraste para o abdome; (**B**) visão endoscópica com posicionamento final da prótese.

Quadro 36-1. Descrição Cronológica do Quadro Clínico e Tratamento

	Quadro Clínico	**Tratamento**
Dia 0	▪ Obesidade mórbida	▪ Gastrectomia vertical
12º DPO	▪ Abscesso intra-abdominal ▪ Fístula gastrocutânea de origem ângulo de His	▪ Laparoscopia + drenagem ▪ EDA: dilatação + implante de prótese autoexpansível customizada
16º DPO	▪ Dor abdominal e torácica de leve intensidade ▪ Eventuais episódios de regurgitação ▪ Aceitação regular da dieta pastosa	▪ Sintomáticos
32º DPO	▪ Fístula sem débito	▪ EDA: retirada de prótese sem intercorrências

DISCUSSÃO

A literatura sobre o uso de próteses mais longas, customizadas especificamente para uso em GV, ainda é escassa, baseando-se apenas em relatos e pequenas séries de casos.[5-8]

Fishman *et al.* relatam série de 26 casos de fístula pós-GV tratados pela colocação de prótese longa: Hanarostent® (MI-Tech, Coreia do Sul), com comprimento de 18 a 24 cm, em cinco casos, e Niti-S Megastents® (Taewoong Medical Industries, Coreia do Sul), de comprimento de 18 ou 23 cm, em 21 casos. Diante de estenose diagnosticada, foi escolhida prótese mais longa (23 cm), inserida em posição transpilórica. A permanência média foi de 28,2 dias, permanecendo por mais de 2 semanas em 80,8% dos casos. Houve cura em 65% e migração em 27% dos casos, que foi tratada por reposicionamento endoscópico da prótese. Ocorreu sintomatologia de desconforto abdominal, dor retroesternal, pirose e ulcerações locais em todos os pacientes. O maior limitador de sucesso do tratamento foi intolerância, que levou à remoção precoce em quatro casos. Se forem considerados apenas os casos em que a prótese permaneceu pelo tempo adequado, houve sucesso em 81%, valor alto levando em conta que havia casos de fístulas tardia e crônica na série (n = 8). Houve uma complicação grave: sangramento ocasionado por úlcera duodenal.[6]

Galloro *et al.* relatam série de quatro pacientes com fístulas precoces, tratados com prótese Megastent® de 23 cm de comprimento (Taewoong Medical Industries, Coreia do Sul). Houve sucesso na cura das fístulas, com permanência do dispositivo por 8 semanas. Todos os pacientes apresentaram vômitos biliosos tratados com procinéticos, e úlceras duodenais assintomáticas causadas pela prótese. Não houve complicações graves, nem migração da prótese.[7]

Na série de Wezembeek *et al.*, foram utilizadas próteses customizadas para tratamento de 12 casos de fístula precoce após *bypass* gástrico e GV (Hanarostent ECBB®, M.I. Tech, Coreia do Sul). Houve sucesso em 75% dos casos (85,9% quando considerado apenas GV), sendo utilizado um total de 15 próteses (1,25 por paciente). Ocorreu migração em 66,7% (85,7% quando considerado apenas GV), numa média de 2,8 dias após o implante do dispositivo. Em dois casos de fístula após *bypass* ocorreu perfuração de intestino delgado, provavelmente pelo comprimento excessivo da prótese, desenhada especificamente para GV. A remoção da prótese ocorreu numa média de 37,8 dias (28-49), nos casos de sucesso.[8]

Como visto, na literatura a taxa de sucesso e a segurança no tratamento de fístulas com próteses mais longas é semelhante ao já descrito para as próteses tradicionais.[3] É esperado que o paciente apresente sintomatologia de vômitos biliosos, dor epigástrica/retroesternal, e, em alguns casos, ainda pode ocorrer migração. Mais estudos são necessários, comparando o uso de próteses mais longas com as tradicionais, avaliando o tamanho ideal e o melhor posicionamento para evitar migrações distais.

CONSIDERAÇÕES FINAIS

- As próteses bariátricas são dispositivos de tamanho customizado para uso em gastrectomia vertical, apresentando um maior comprimento e diâmetro, permitindo uma melhor adaptação à anatomia da cirurgia.
- Da mesma maneira que nas próteses esofágicas tradicionais, a utilidade maior destes dispositivos nas fístulas após cirurgia bariátrica se dá nos casos agudos e precoces.
- O paciente deve ser alertado para a sintomatologia causada pela prótese, e o médico assistente deve estar atento à possibilidade de migração distal.

REFERÊNCIAS BIBLIOGRÁFICAS

1. Perisse LG, Perisse PC, Bernardo Jr C. Endoscopic treatment of the fistulas after laparoscopic sleeve gastrectomy and Roux-en-Y gastric bypass. *Revista do Colegio Brasileiro de Cirurgioes* 2015;42(3):159-64.
2. Murino A, Arvanitakis M, Le Moine O *et al*. Effectiveness of endoscopic management using self-expandable metal stents in a large cohort of patients with post-bariatric leaks. *Obes Surg* 2015;25(9):1569-76.
3. Puli SR, Spofford IS, Thompson CC. Use of self-expandable stents in the treatment of bariatric surgery leaks: a systematic review and meta-analysis. *Gastrointest Endosc* 2012;75(2):287-93.
4. Leenders BJ, Stronkhorst A, Smulders FJ *et al*. Removable and repositionable covered metal self-expandable stents for leaks after upper gastrointestinal surgery: experiences in a tertiary referral hospital. *Surg Endos* 2013;27(8):2751-59.
5. Basha J, Appasani S, Sinha SK *et al*. Mega stents: a new option for management of leaks following laparoscopic sleeve gastrectomy. *Endoscopy* 2014;46(Suppl 1 UCTN): E49-50.
6. Fishman S, Shnell M, Gluck N *et al*. Use of sleeve-customized self-expandable metal stents for the treatment of staple-line leakage after laparoscopic sleeve gastrectomy. *Gastrointest Endosc* 2015;81(5):1291-94.
7. Galloro G, Magno L, Musella M *et al*. A novel dedicated endoscopic stent for staple-line leaks after laparoscopic sleeve gastrectomy: a case series. *Surg Obes Relat Dis* 2014;10(4):607-11.
8. van Wezenbeek MR, de Milliano MM, Nienhuijs SW *et al*. A specifically designed stent for anastomotic leaks after bariatric surgery: experiences in a tertiary referral hospital. *Obes Surg* 2016 Aug.;26(8):1875-80.

CAPÍTULO 37

Fístula após Gastrectomia Vertical: Tratamento com Clipe OTSC®

Santiago Horgan ▪ Geylor Acosta ▪ Lyz Bezerra Silva ▪ Manoel Galvão Neto

INTRODUÇÃO

O desenvolvimento de novas ferramentas endoscópicas tem permitido o tratamento de complicações relacionadas com a cirurgia bariátrica de modo minimamente invasivo. Neste capítulo, apresentamos um caso de fístula crônica após Gastrectomia Vertical Laparoscópica (GV) tratada por aposição endoscópica de clipe.

CASO CLÍNICO

Mulher de 38 anos, IMC de 45 kg/m², com osteoartrite de joelho e apneia obstrutiva do sono. Foi submetida a GV há um ano, sendo a bolsa gástrica moldada com o uso de sonda de Fouchet de 33 Fr, iniciando-se o grampeamento a 6 cm do piloro, associado ao uso de Seamguard® (W.L. Gore & Associates, Inc., Flagstaff, AZ, EUA). Pontos contínuos de fio de seda 2-0 foram usados para imbricar a linha de grampeamento, e um dreno foi colocado próximo à bolsa gástrica.

Esofagograma: rotina no 1º dia de pós-operatório (DPO).

- Ausência de sinais de extravasamento de contraste.
    Início de dieta líquida ainda no 1º DPO e alta hospitalar no segundo dia após a cirurgia. No 5º DPO a paciente evoluiu com febre (38,8ºC), calafrios, dor abdominal aguda e vômitos. No serviço de emergência foi detectada taquicardia e leucocitose.

1ª Tomografia computadorizada (TC) de abdome: 5º DPO.

- Não foi visualizada coleção líquida na cavidade peritoneal.

Radiografia contrastada

- Sem alterações.
    Dada a sua apresentação clínica, optou-se pelo início de antibióticos e reposição volêmica com cristaloides. No 7º DPO (3º dia de reinternação hospitalar), houve queda do estado geral e agravamento da taquicardia e dor abdominal, apesar das medidas instaladas.

2ª TC de abdome: 7º DPO.

- Grande coleção loculada, com conteúdos gasoso e líquido em quadrante superior esquerdo.
- Drenagem percutânea guiada pela TC.

Endoscopia digestiva alta (EDA): 7º DPO.

- Exame realizado em bloco cirúrgico.
- Sem evidência de vazamentos.
    Foi mantida em dieta zero por via oral, e iniciada nutrição parenteral total (NPT). No 14º DPO (10º dia de reinternação hospitalar) a paciente estava estável, tolerando a dieta e recebeu alta hospitalar. Após um período de aproximadamente 3 meses assintomática, retornou à emergência com história de febre, mal-estar e dor abdominal.

3ª TC de abdome: 4 meses após a GV.

- Presença de abscesso intra-abdominal.
- Drenagem percutânea guiada por TC.

Diagnóstico endoscópico: 4 meses após a GV.

- Orifício fistuloso em região proximal da bolsa gástrica.

1ª Terapêutica endoscópica: aplicação de cola de fibrina e colocação de prótese.

- Aplicação de cola de fibrina Tisseel® (Baxter International Inc., Westlake Village, CA, EUA).
- Introdução de prótese endoscópica totalmente recoberta (Boston Scientific; Natick, MA, EUA).
    Após 8 dias de hospitalização, a paciente encontrava-se estável, tolerando a dieta líquida e recebeu alta. Aproximadamente 1 mês após a alta (5º mês de pós-operatório) retornou à emergência do hospital com o mesmo quadro clínico (febre e dor abdominal).

4ª TC de abdome: no 5º mês de pós-operatório.

- Persistência de coleção líquida intra-abdominal.
- Drenagem percutânea, com colocação do dreno em região sub-hepática.

2ª Terapêutica endoscópica: 5º mês de pós-operatório.

- Remoção de prótese.
    Estabilidade clínica durante os próximos 2 meses, apesar da fístula crônica.

3ª Terapêutica endoscópica: 7 meses após a cirurgia bariátrica.

- Introdução de prótese totalmente recoberta (Boston Scientific, Natick, MA).
    Durante os 7 meses seguintes foi mantida dieta pastosa. Decorridos 15 meses da cirurgia inicial, ainda com a prótese implantada, a paciente persistia com orifício fistuloso, apresentando débito discreto, quando houve aumento abrupto da drenagem, associado à dor abdominal e febre.

Radiografia contrastada: 15 meses.

- Diagnóstico de segundo ponto de vazamento (Fig. 37-1).

4ª Terapêutica endoscópica

- Remoção da prótese.
- Aposição de dois dispositivos do sistema OTSC® (OVESCO AG, Tübingen, Alemanha) (Figs. 37-2 e 37-3).
    No dia seguinte à colocação dos clipes, um novo esofagograma foi realizado, sem evidência de pontos de vazamento de contraste. A paciente foi liberada no 4º dia após a terapia endoscópica, com boa tolerância para dieta pastosa.

Esofagograma de controle: 3 semanas após a colocação dos clipes.

- Ausência de vazamentos.

Seguimento: atualmente, a paciente permanece assintomática (12 meses após a última abordagem endoscópica).

Cronologia de eventos: Quadro 37-1.

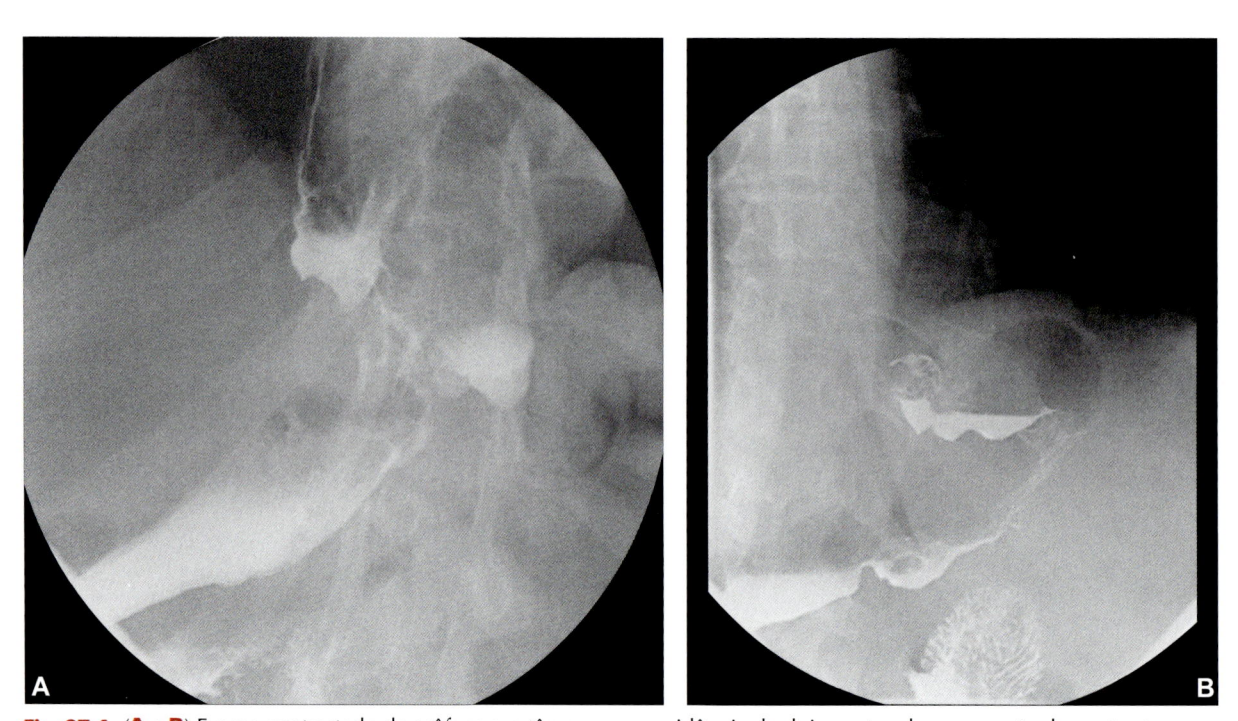

Fig. 37-1. (**A** e **B**) Exame contrastado de esôfago e estômago com evidência de dois pontos de vazamento de contraste na câmara gástrica.

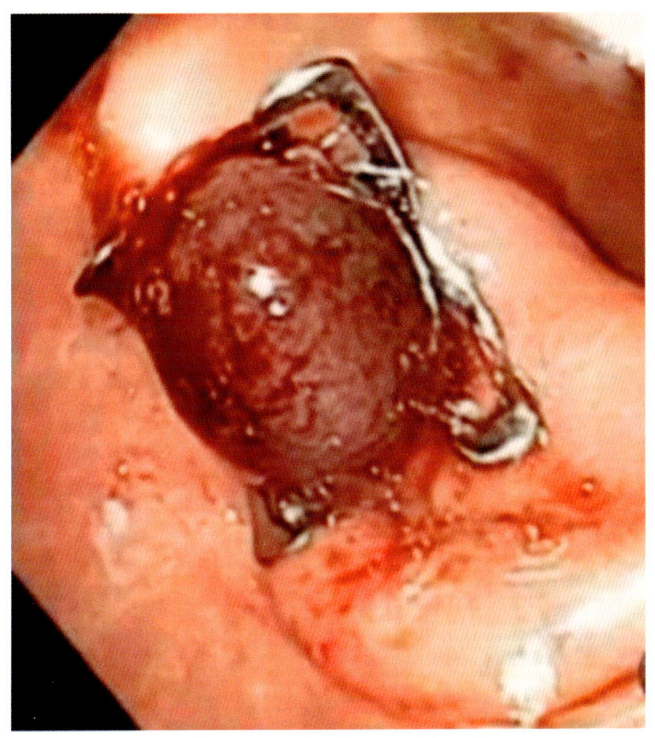

Fig. 37-2. Visão endoscópica de clipe posicionado.

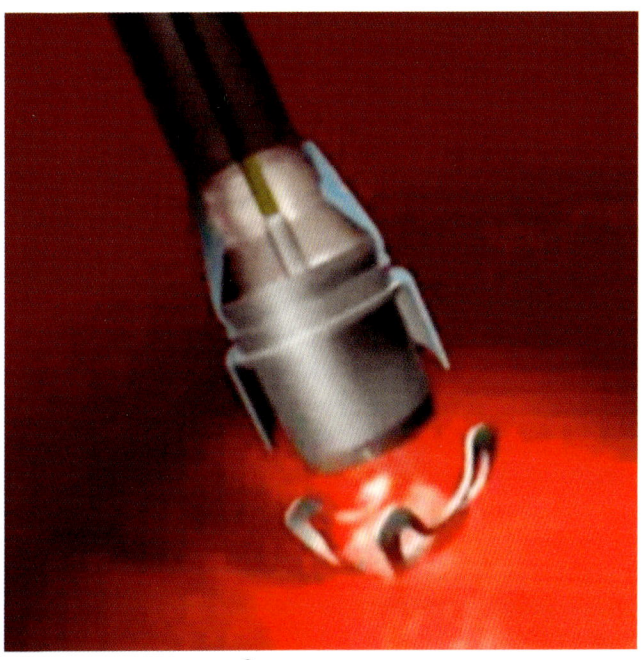

Fig. 37-3. Sistema OTSC® (OVESCO AG, Tübingen, Alemanha).

Quadro 37-1. Descrição Cronológica do Quadro Clínico e Tratamento

	Quadro Clínico	**Tratamento**
Dia 0	▪ Obesidade mórbida	▪ GV
5º DPO	▪ Febre + dor abdominal ▪ Radiografia contrastada: ausência de vazamento	▪ Antibioticoterapia + reposição volêmica
7º DPO	▪ Agravamento dos sintomas ▪ TC abd: grande abscesso intra-abdominal ▪ EDA: ausência de vazamento	▪ Drenagem percutânea guiada por TC
14º DPO	▪ Boa evolução + aceitação de dieta	▪ Alta hospitalar
4 meses	▪ Febre + dor abdominal ▪ TC abd: abscesso intra-abdominal ▪ EDA: fístula gástrica crônica	▪ Drenagem percutânea guiada por TC ▪ Cola fibrina + introdução de prótese
5 meses	▪ Febre + dor abdominal ▪ Abscesso intra-abdominal ▪ EDA: fistula gástrica crônica	▪ Remoção da prótese
7 meses	▪ Quadro clínico estável + fistula gástrica crônica	▪ Introdução de nova prótese
15 meses	▪ Febre + dor abdominal + aumento do débito da fístula ▪ EDA + segundo foco de vazamento	▪ Remoção de prótese + colocação de OTSC® em cada ponto de vazamento
16 meses	▪ Radiografia contrastada: ausência de vazamento	▪ Seguimento
24 meses	▪ Assintomática	▪ Acompanhamento ambulatorial

DISCUSSÃO

Em análise de 4.888 pacientes submetidos à GV, foi demonstrada a importância do tamanho da sonda a ser utilizada na calibração, e sua relação com a incidência de fístulas. A sonda de 40 Fr ou maior está associada a uma taxa de vazamento de 0,6%, comparada a tamanhos menores, cuja taxa de vazamento é de 2,6%.[1] No presente caso, foi realizado reforço com Seamguard® (W.L. Gore & Associates, Inc., Flagstaff, AZ, EUA), sendo construída bolsa gástrica flexível, moldada em sonda de 33 Fr com posterior imbricação da linha de grampeamento, reduzindo o diâmetro do *pouch* para 30 Fr. No entanto, a paciente evoluiu com vazamento.

Na última década, a introdução de próteses autoexpansíveis para tratar vazamentos gástricos após a cirurgia bariátrica tem mudado a abordagem desta complicação.[2,3] O sucesso da intervenção precoce com este método foi publicado.[4] No caso apresentado, a colocação de prótese foi retardada, uma vez que a TC inicial e o esofagograma não encontraram evidências de vazamento. Após 4 meses foi realizada a colocação de prótese, em razão do achado de abscesso e fístula gástrica. Houve falha na cura da fístula, sendo colocada nova prótese, que permaneceu por 7 meses, sem sucesso, com surgimento de novo ponto de vazamento. Levando em consideração a falha da prótese na cura da fístula crônica, optou-se então pela utilização do sistema de clipe endoscópico *over the scope clip* – OTSC® (OVESCO AG, Tübingen, Alemanha), sendo aplicado um clipe em cada local de vazamento, alcançando, então, a cura.

O clipe é composto de Nitinol superelástico, que fornece compressão e aproximação dos tecidos, levando à cura.[5-7] Atualmente, o sistema de clipes OTSC® vem sendo usado no tratamento de sangramentos do trato digestório, perfurações iatrogênicas durante procedimentos endoscópicos do trato gastrointestinal, e, mais recentemente, no tratamento de fístulas em cirurgia bariátrica.[8,9] Estes achados foram corroborados por estudo multicêntrico, publicado em 2016.[10] Com relação à aplicabilidade e êxito na abordagem de fístulas gástricas após cirurgia bariátrica, estudos mais consistentes e com maior número de indivíduos e de maior duração são necessários, apesar de bons resultados preliminares.[11-13]

CONSIDERAÇÕES FINAIS

- O sistema de clipes OTSC® apresenta resultados satisfatórios no tratamento de fístula gástrica após GV, porém são necessários estudos a longo prazo e com maior número de indivíduos.
- Uma nova era de dispositivos e ferramentas endoscópicos tem-se tornado essencial para tratar de complicações na cirurgia bariátrica.
- O cirurgião bariátrico deve ter um completo conhecimento e compreensão sobre o manejo dos dispositivos disponíveis, a fim de resolver quaisquer complicações encontradas, assim que forem diagnosticadas.

REFERÊNCIAS BIBLIOGRÁFICAS

1. Aurora AR, Khaitan L, Saber AA. Sleeve gastrectomy and the risk of leak: a systematic analysis of 4,888 patients. *Surg Endosc* 2012;26(6):1509-15.
2. Salinas A, Baptista A, Santiago E et al. Self-expandable metal stents to treat gastric leaks. *Surg Obes Relat Dis* 2006;2(5):570-72.
3. Simon F, Siciliano I, Gillet A et al. Gastric leak after laparoscopic sleeve gastrectomy: early covered self-expandable stent reduces healing time. *Obes Surg* 2013;23(5):687-92.
4. Himpens J, Dapri G, Cadière G. *Treatment of leaks after sleeve gastrectomy*. Bariatric times.[internet] Sept 2009. Citado em: 07/11/12. Disponível em: <http://bariatrictimes.com/2009/09/23/treatment-of-leaks-after-sleeve-gastrectomy/>
5. Albert JG, Friedrich-Rust M, Woeste G et al. Benefit of a clipping device in use in intestinal bleeding and intestinal leakage. *Gastroint Endosc* 2011;74(2):389-97.
6. Jacobsen GR, Coker AM, Acosta G et al. Initial experience with an innovative endoscopic clipping system. *Surg Technol Int* 2012;22:39-43.
7. Caballero Y, Lopez-Tomassetti E, Castellot A et al. Endoscopic management of a gastric leak after laparoscopic sleeve gastrectomy using the over-the-scope-clip (Ovesco®) system. *Rev Esp Enferm Dig* 2016;108.
8. Alcaide N, Penas-Herrero I, Sancho-del-Val L et al. Ovesco system for treatment of postpolypectomy bleeding after failure of conventional treatment. *Rev Esp Enferm Dig* 2014;106(1):55-58.
9. Angsuwatcharakon P, Prueksapanich P, Kongkam P et al. Efficacy of the Ovesco Clip for Closure of Endoscope Related Perforations. *Diagn Ther Endosc* 2016;2016:9371878.
10. Mangiavillano B, Caruso A, Manta R et al. Over-the-scope clips in the treatment of gastrointestinal tract iatrogenic perforation: A multicenter retrospective study and a classification of gastrointestinal tract perforations. *World J Gastrointest Surg* 2016;8(4):315-20.
11. Hernandez J, Boza C. Novel treatments for complications after bariatric surgery. *Ann Surg Innov Res* 2016;10:3.
12. Winder JS, Kulaylat AN, Schubart JR et al. Management of non-acute gastrointestinal defects using the over-the-scope clips (OTSCs): a retrospective single-institution experience. *Surg Endosc* 2016;30(6):2251-58.
13. Keren D, Eyal O, Sroka G et al. Over-the-Scope Clip (OTSC) system for sleeve gastrectomy leaks. *Obes Surg* 2015;25(8):1358-63.

CAPÍTULO 38

Uso do Surgisis® em Fístula Gástrica após Gastrectomia Vertical

Newton dos Santos ▪ Álvaro Augusto Freire
Mário Victor Nogueira ▪ Eduardo Godoy ▪ Priscilla Mendonça

INTRODUÇÃO

O Surgisis® (Cook Medical Inc, Bloomington, IN, EUA) é um material bionatural, cultivado a partir do intestino delgado porcino. O produto final constitui uma matriz tridimensional extracelular, composta de proteínas de colágeno e não colágeno, e outras biomoléculas. Após sua implantação, as células e vasos sanguíneos do tecido hospedeiro colonizam rapidamente o enxerto, levando a uma remodelação inteligente de tecido no local. Este material fornece resistência mecânica para apoio do tecido, atua como esqueleto para uma incorporação rápida e orientada, estimula a migração celular e formação de rede de fibroblastos, sem levar à reação inflamatória de corpo estranho.[1]

Apresentamos neste capítulo caso de fístula gástrica pós-gastrectomia vertical (GV), tratada endoscopicamente pela colocação de Surgisis®, além da experiência dos autores em série de casos tratados de forma semelhante.

CASO CLÍNICO

Homem de 16 anos, IMC > 45 kg/m², dislipidêmico e com apneia do sono moderada. Submetido a GV, evoluindo com fístula para a cavidade abdominal.

Teste de azul de metileno: após ingestão de solução de água com azul de metileno.

- Saída de secreção de coloração azulada pelo dreno abdominal.

Tomografia axial computadoriza (TAC) de abdome com contraste oral

- Impregnação de contraste no dreno abdominal.
- Sinal de pneumoperitônio.

Levando em consideração a experiência do grupo e idade biológica e mental do paciente, que dificultaria a tolerância ao tratamento com endoprótese, e a ausência de angulação ou estenose no corpo gástrico, optou-se pelo tratamento com Surgisis® (Cook Medical Inc, Bloomington, IN, EUA).

Terapêutica endoscópica

- Impermeabilização da cavidade com um selante de duramáter.
- Colocação de Surgisis® (Cook Medical Inc, Bloomington, IN, EUA).

TAC de abdome de controle: 7 dias após o procedimento.

- Ausência de impregnação do dreno com contraste.
- Ausência de sinais de pneumoperitônio.

Seguimento: início da dieta oral e alta hospitalar poucos dias depois.

DISCUSSÃO

Os autores iniciaram o uso do Surgisis® (Cook Medical Inc, Bloomington, IN, EUA) desde 2005 para oclusão de fístulas. Até o momento, 31 pacientes foram tratados, com aprimoração da técnica. Em todos os casos o diagnóstico da fístula se deu após 15 dias de pós-operatório, chegando até 6 meses. Dos 31 casos, 20 foram pós-GV e 11 foram após *Bypass* Gástrico em y de Roux (BGYR). Em todos foram realizadas drenagem cavitária, dieta por via parenteral, e, quando necessário, foi associada à dilatação endoscópica da anastomose gastrojejunal e corpo gástrico.

Inicialmente o Surgisis® era utilizado sob a forma de tira, adaptado dentro de alça de polipectomia, após hidratação de 5 minutos em solução salina. Com a experiência adquirida e confiança no método, passou a ser utilizado sob a forma de *plug*, cortado para adequação ao orifício fistuloso, com melhor posicionamento do mesmo no interior da fístula. O *plug* também é embebido em solução salina, desta vez por 30 segundos, posicionado com auxílio de pinça de corpo estranho.

Foram realizadas entre uma e quatro sessões de interposição do Surgisis® (Cook Medical Inc, Bloomington, IN, EUA), até a oclusão total do orifício, com intervalos de 10 a 15 dias entre as sessões. A oclusão da fístula foi definida pelo não extravasamento de contraste para a cavidade abdominal, demonstrado por métodos radiológicos.

Um dos pacientes desistiu do tratamento após a primeira sessão, sendo interposta prótese metálica totalmente recoberta, com cura da fístula. Em dois casos houve recidiva da fístula, sendo realizada abordagem com sucesso através de colocação de novo Surgisis®. Em um dos casos iniciais não houve cura da fístula, sendo necessária colocação de prótese metálica autoexpansível totalmente recoberta, com sucesso. O sucesso no fechamento das fístulas foi de 94%, sem complicações relativas ao método.[2]

Quadro 38-1. Classificação e Tratamento Endoscópico Proposto para Fístula Gástrica

Estágio da Fístula	Tratamento
Aguda	Prótese
Precoce	Prótese + dilatação penumática + septotomia?
Tardia	Dilatação pneumática + septotomia + prótese?
Crônica	Dilatação pneumática + septotomia

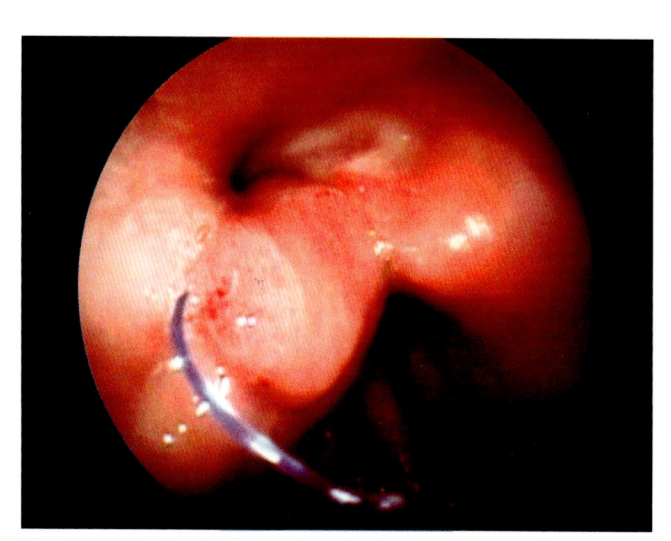

Fig. 38-1. Fístula gástrica no ângulo de His, com visualização de septo e corpo estranho.

A fístula gástrica após cirurgia bariátrica é com certeza a mais temida das complicações pós-operatórias, por causa da morbidade e mortalidade elevadas.[3,4] Atualmente, não há um tratamento padronizado para as fístulas em cirurgia bariátrica. Esta complicação pode ser classificada de acordo com seu tempo de evolução, com opções de tratamento endoscópico, levando em consideração cada fase (Quadro 38-1).[5]

Devido às várias opções terapêuticas disponíveis, o manejo destes pacientes se torna heterogêneo, não havendo ainda um consenso terapêutico.[5,6] É sabido que os múltiplos fatores causais e perpetuadores da fístula, como estenoses, corpo estranho, septos, devem ser abordados especificamente, principalmente diante de falha terapêutica inicial (Fig. 38-1).

CONSIDERAÇÕES FINAIS

- O bom resultado do tratamento das fístulas está ancorado em alguns fatores: diagnóstico rápido, início precoce da terapêutica, abordagem de contaminação abdominal e de fatores perpetuadores da fístula.
- O Surgisis® (Cook Medical Inc, Bloomington, IN, EUA) pode ser utilizado em conjunto com outras terapias (p. ex., prótese, dilatação com balão e septotomia) ou isoladamente em casos precoces.

REFERÊNCIAS BIBLIOGRÁFICAS

1. Maluf-Filho F, Hondo F, Halwan B et al. Endoscopic treatment of Roux-en-Y gastric bypass-related gastrocutaneous fistulas using a novel biomaterial. Surg Endosc 2009;23(7):1541-45.
2. Santos NT, Elia PP, Silva GC et al. O uso endoscópico do Surgisis para tratamento de fístula gascutânea após cirurgia bariátrica – Experiência de uma série do Rio de Janeiro. Brazilian Journal of Videoendoscopic Surgery 2009 Dez.;2(Supl 1).
3. Bege T, Emungania O, Vitton V et al. An endoscopic strategy for management of anastomotic complications from bariatric surgery: a prospective study. Gastrointest Endosc 2011;73(2):238-44.
4. Moszkowicz D, Arienzo R, Khettab I et al. Sleeve gastrectomy severe complications: is it always a reasonable surgical option? Obes Surg 2013;23(5):676-86.
5. Rosenthal RJ, Diaz AA, Arvidsson D et al. International Sleeve Gastrectomy Expert Panel Consensus Statement: best practice guidelines based on experience of > 12,000 cases. Surg Obes Relat Dis 2012;8(1):8-19.
6. Christophorou D, Valats JC, Funakoshi N et al. Endoscopic treatment of fistula after sleeve gastrectomy: results of a multicenter retrospective study. Endoscopy 2015;47(11):988-96.

PARTE IV

CPRE, ENTEROSCOPIA E CÁPSULA EM CIRURGIA BARIÁTRICA

CAPÍTULO 39

CPRE Transgástrica após *Bypass* Gástrico: Tratamento de Coledocolitíase

Marcelo Falcão ▪ Thiago Secchi ▪ Eduardo Franca Pereira
Cibelle Souza ▪ Thiago de Souza

INTRODUÇÃO

A incidência de calculose de via biliar após *Bypass* Gástrico em Y de Roux (BGYR) é três a quatro vezes maior que na população em geral, principalmente no 1º ano pós-operatório, por causa da rápida perda de peso.[1] A Colangiopancreatografia Retrógrada Endoscópica (CPRE) nestes pacientes apresenta particularidades técnicas em razão da dificuldade no acesso à papila duodenal pela via tradicional. A CPRE através de acesso laparoscópico ao estômago excluso é cada vez mais realizada nestes casos, sendo fundamental a integração entre cirurgião e endoscopista para realização deste procedimento.[2,3]

A técnica consiste em realizar gastrotomia no estômago excluso e, através de um trocarte de 15 a 18 mm no quadrante superior esquerdo, o duodenoscópio estéril é introduzido pela gastrotomia, com auxílio do cirurgião, atingindo-se, então, a papila duodenal maior.[2,4,5]

Neste capítulo apresentamos uma breve revisão sobre o tema, descrevendo os principais aspectos dessa abordagem, e relatamos caso de paciente com pancreatite biliar por coledocolitíase após BGYR tratado por CPRE transgástrica.

CASO CLÍNICO

Homem de 31 anos, IMC de 39,8 Kg/m², portador de hipertensão arterial sistêmica (HAS), apneia do sono moderada e esteatose hepática grau IV. Foi submetido a BGYR, permanecendo assintomático por 10 meses, quando atingiu IMC de 29,1 kg/m². Começou então a apresentar cólicas abdominais em andar superior associadas a febre, mal-estar, náuseas e vômitos frequentes.

Ao exame físico apresentava dor abdominal à palpação no andar superior do abdome, sinais de irritação peritoneal, timpanismo e ruídos hidroaéreos metalizados. O quadro agudo foi controlado por analgésicos e hidratação endovenosa.

Exames complementares: leucograma elevado e com desvio à esquerda, TGO, TGP, GGT, fosfatase alcalina, amilase, lipase e bilirrubinas elevados.

USG de abdome: vesícula biliar repleta de microcálculos, via biliar principal, medindo cerca de 1,2 cm, com presença de cálculos.

Diagnóstico: pancreatite aguda biliar por microcálculos e coledocolitíase.

Conduta

- CPRE com papilotomia.
- Colecistectomia laparoscópica.

Questão a ser resolvida: como acessar o colédoco após BGYR?

Técnica cirúrgica

- Laparoscopia com acesso após confecção de pneumoperitônio por técnica fechada.
- Introdução de quatro trocartes: um de 10 mm na cicatriz umbilical para óptica, um de 12 mm na região subcostal esquerda, na linha axilar anterior, outro de 5 mm na região subcostal direita e, por fim, um de 15-18 mm em região subcostal esquerda, por onde foi introduzido o duodenoscópio.
- Gastrotomia na parede anterior da grande curvatura do estômago excluso, realizada após identificação e dissecção das aderências, distando de 4 a 6 cm do piloro (Fig. 39-1).
- Confeccionados pontos de reparo com fio cirúrgico nos bordos da gastrotomia para auxílio na introdução do duodenoscópio.
- Duodenoscópio introduzido na gastrotomia a partir do trocarte de 15-18 mm (Figs. 39-2 e 39-3), progredindo através do piloro até alcançar a papila duodenal.
- Canulação e terapêutica da via biliar seguindo o método tradicional, utilizando radioscopia e acessórios convencio-

nais (cânula, fio-guia, papilótomo, balão extrator e *basket*) (Fig. 39-4).
- Após papilotomia e extração de cálculos, retirado duodenoscópio e confeccionada gastrorrafia em dois planos.
- Realizada colecistectomia laparoscópica tradicional, sem intercorrências.
- Duração total do procedimento: 125 min.

Paciente permaneceu internado por 3 dias, em uso de inibidor de bomba de prótons (80 mg/dia) e bromoprida (40 mg/dia). O esquema antibiótico iniciado no internamento foi mantido após a alta (metronidazol 1,5 g/dia por 7 dias e ciprofloxacina 800 mg/dia por 14 dias). A dieta líquida foi iniciada 48 horas após o procedimento cirúrgico.

Seguimento: após 6 meses, o paciente permanecia assintomático.

Cronologia dos eventos: Quadro 39-1.

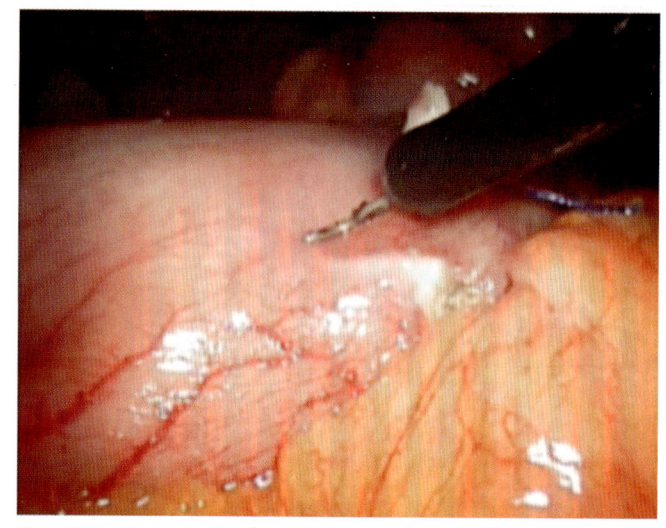

Fig. 39-1. Gastrotomia do estômago excluso, utilizando eletrocautério por via laparoscópica.

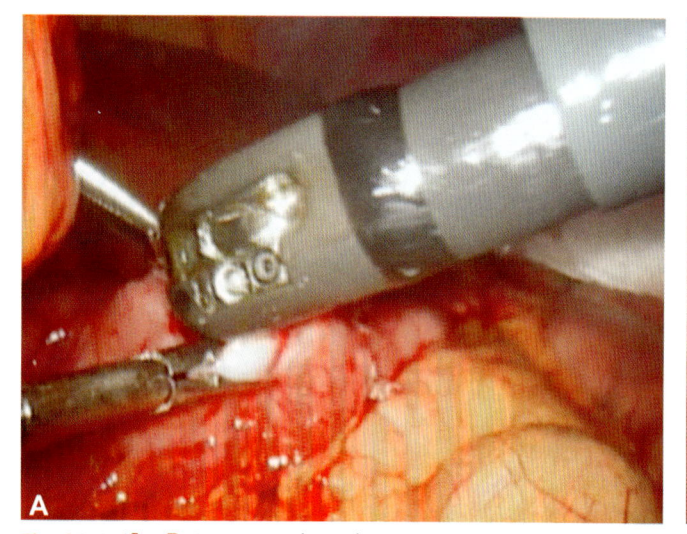

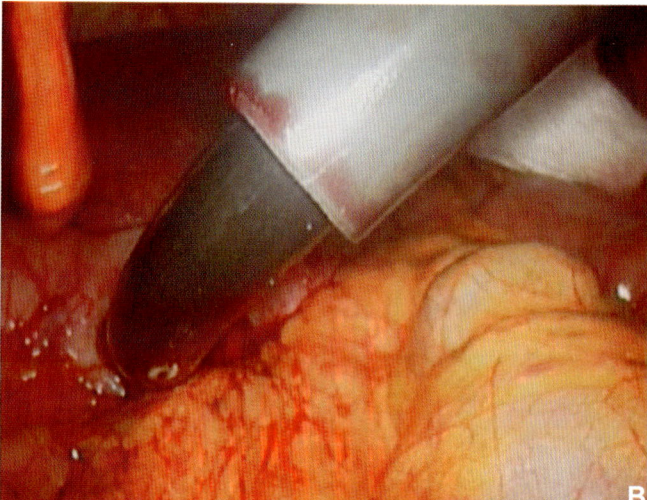

Fig. 39-2. (**A** e **B**) Passagem do endoscópio através do estômago excluso a partir do trocarte de 15 mm.

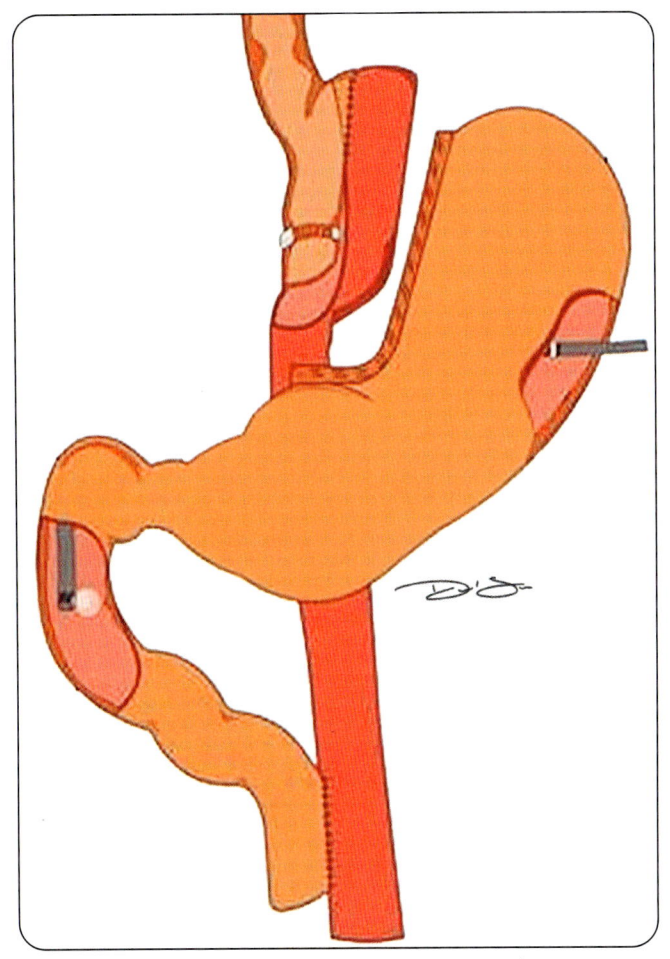

Fig. 39-3. Esquema da CPRE transgástrica, mostrando duodenoscópio entrando no estômago excluso e com extremidade posicionada na 2ª porção duodenal.

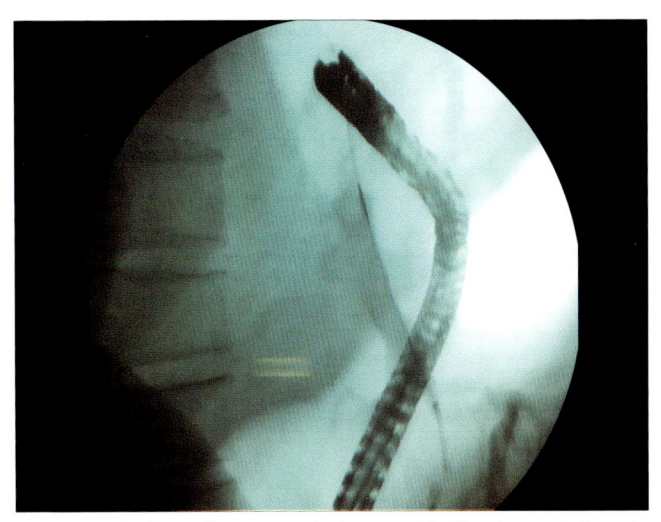

Fig. 39-4. Radiografia mostrando imagem do duodenoscópio e do colédoco (colangiografia).

Quadro 39-1. Descrição Cronológica do Quadro Clínico e Tratamento

	Quadro Clínico	**Tratamento**
Dia 0	• Obesidade mórbida	• BGYR
10º mês	• Dor abdominal intensa + vômitos + febre • Aumento TGO, TGP, GGT, FA, amilase, lipase, bilirrubinas • USG abdominal: colelitíase + coledocolitíase • Diagnóstico: pancreatite aguda biliar	• Antibiótico + analgesia • CPRE transgástrica com papilotomia + colecistectomia laparoscópica
1º DPO	• Melhora da dor abdominal e vômitos • Febre e leucocitose com desvio à esquerda • Distensão abdominal • RHA débeis	• Analgesia parenteral • Dieta zero • Antibióticos mantidos • Fisioterapia
2º DPO	• Afebril e sem queixas álgicas	• Iniciada dieta líquida oral
3º DPO	• Assintomático	• Alta com antibiótico oral
6º mês Pós-CPRE	• Assintomático	• Seguimento

DISCUSSÃO

Em razão do extenso comprimento da alça aferente após BGYR, o enteroscópio com balão e colonoscópio infantil têm sido utilizados para realização da CPRE por via oral.[6,7] Wright et al. descreveram CPRE em *bypass* gástrico utilizando principalmente endoscópios de visão frontal.[8] Todavia, Mosler et al. relataram maciço enfisema subcutâneo após tentativa de CPRE com colonoscópio infantil em paciente submetido a BGYR.[9] O acesso por via oral nestes pacientes encontra algumas dificuldades, como a disponibilidade limitada de acessórios adequados à realização dos procedimentos sobre a papila e o posicionamento invertido na canulação da papila.[6] Já na via transgástrica pode haver dificuldade na progressão do duodenoscópio e passagem pelo piloro por causa da tendência de se realizar um movimento em direção ao fundo gástrico, fazendo-se importante o tempo laparoscópico para auxiliar neste manejo.

A descrição pioneira da via transgástrica foi feita por Schapira et al., em 1975.[10] Ceppa et al. submeteram 10 pacientes com *bypass* a CPRE transgástrica laparoscópica, identificando doença biliopancreática em cinco pacientes, e em quatro casos (80%) houve sucesso terapêutico na cateterização e papilotomia.[4] Matlock et al., em 2005, usando o acesso laparoscópico associado à gastrotomia do estômago excluso em 10 pacientes, obtiveram sucesso de 100% na cateterização da via biliar.[11]

Falcão et al. analisaram 20 pacientes submetidos à CPRE transgástrica laparoscópica, com sucesso na papilotomia em 100% dos casos, não havendo intercorrências ou mesmo complicações graves. Por vezes, a abertura parcial do ducto cístico é realizada, fazendo-se a introdução e progressão de fio-guia até sua exteriorização na papila duodenal, funcionando como guia, facilitando a cateterização da via biliar.[12,13] Lopes et al. apresentaram uma série de nove pacientes após BGYR, que foram submetidos ao acesso endoscópico via transgástrica por laparoscopia.[2] Houve 90% de sucesso na cateterização e 100% na papilotomia, ocorrendo pancreatite moderada em dois pacientes e pneumotórax intraoperatório em um caso, sendo ambos resolvidos no mesmo momento. Patel et al. estudaram oito pacientes após BGYR (seis por laparoscopia e dois por via aberta), todos submetidos à gastrotomia e CPRE transgástrica com 100% de sucesso diagnóstico e terapêutico, sem complicações.[14]

Coledocolitíase foi a indicação clínica mais frequentemente encontrada na literatura. Segundo Nguyen et al., a principal estratégia é realizar avaliação complementar através de USG de abdome para doença das vias biliares.[15] Semelhante ao achado de Falcão et al., USG de abdome foi realizada em 100% dos casos.[12]

CONSIDERAÇÕES FINAIS

- O acesso à alça biliopancreática nos pacientes com BGYR, assistido por laparoscopia, é seguro e tem elevada taxa de sucesso.
- O uso de material endoscópico padrão facilita o procedimento e permite avaliação direta da cavidade peritoneal, com possibilidade de tratamento de hérnia interna ou bridas.
- A desvantagem consiste na maior mobilização das equipes cirúrgica e endoscópica, maior tempo de execução e maior custo devido ao caráter endoscópico-cirúrgico.

REFERÊNCIAS BIBLIOGRÁFICAS

1. Wattchow DA, Hall JC, Whiting MJ et al. Prevalence and treatment of gall stones after gastric *bypass* surgery for morbid obesity. *Br Med J (Clin Res Ed)* 1983;286(6367):763.
2. Lopes TL, Clements RH, Wilcox CM. Laparoscopy-assisted ERCP: experience of a high-volume bariatric surgery center (with video). *Gastrointest Endosc* 2009;70(6):1254-59.
3. Molina Romero FX, Moron Canis JM, Llompart Rigo A et al. Laparoscopic transgastric endoscopic retrograde cholangiopancreatography after biliopancreatic diversion. *Cirugia Espanola* 2015;93(9):594-98.
4. Ceppa FA, Gagne DJ, Papasavas PK et al. Laparoscopic transgastric endoscopy after Roux-en-Y gastric bypass. *Surg Obes Relat Diseases* 2007;3(1):21-24.
5. Martel G, Abaskharoun R, Ryan SE et al. Technique for salvage ERCP with gastric *bypass* anatomy and severe intra-abdominal adhesions. *J Laparoendosc Adv Surg Tech A* 2013;23(3):263-66.
6. Koshitani T, Matsuda S, Takai K et al. Direct cholangioscopy combined with double-balloon enteroscope-assisted endoscopic retrograde cholangiopancreatography. *World J Gastroenterol* 2012;18(28):3765-69.
7. Schreiner MA, Chang L, Gluck M et al. Laparoscopy-assisted versus balloon enteroscopy-assisted ERCP in bariatric post-Roux-en-Y gastric bypass patients. *Gastrointest Endosc* 2012;75(4):748-56.
8. Wright BE, Cass OW, Freeman ML. ERCP in patients with long-limb Roux-en-Y gastrojejunostomy and intact papilla. *Gastrointest Endosc* 2002;56(2):225-32.
9. Mosler P, Fogel EL. Massive subcutaneous emphysema after attempted endoscopic retrograde cholangiopancreatography in a patient with a history of bariatric gastric bypass surgery. *Endoscopy* 2007;39(Suppl 1):E155.
10. Schapira L, Falkenstein DB, Zimmon DS. Endoscopy and retrograde cholangiography via gastrostomy. *Gastrointest Endosc* 1975;22(2):103.
11. Matlock J, Ikramuddin S, Lederer H et al. Bypassing the bypass: ERCP Via gastrostomy after bariatric surgery. *Gastrointest Endosc* 2005;61(5):AB98.
12. Falcao M, Campos JM, Galvao Neto M et al. Transgastric endoscopic retrograde cholangiopancreatography for the management of biliary tract disease after Roux-en-Y gastric *bypass* treatment for obesity. *Obes Surg* 2012;22(6):872-76.
13. Falcão M, Campos JM, Galvão Neto M et al. Colangiopancreatografía retrógrada endoscópica en pacientes con asa en Y-de-Roux. *Revista Chilena de Cirugía* 2012;64:238-44.
14. Patel JA, Patel NA, Shinde T et al. Endoscopic retrograde cholangiopancreatography after laparoscopic Roux-en-Y gastric bypass: a case series and review of the literature. *American Surgeon* 2008;74(8):689-93; discussion 93-94.
15. Nguyen NT, Hinojosa MW, Slone J et al. Laparoscopic transgastric access to the biliary tree after Roux-en-Y gastric bypass. *Obes Surg* 2007;17(3):416-19.

CAPÍTULO 40

CPRE após *Duodenal Switch*: Tratamento de Coledocolitíase

João Caetano Marchesini ▪ Rodrigo Medeiros
Fernanda de Andrade ▪ Manoel Galvão Neto

INTRODUÇÃO

As doenças do trato biliar são comuns na população bariátrica, em razão da grande perda de peso em curto espaço de tempo.[1-3] A colangiopancreatografia retrógrada endoscópica (CPRE) se apresenta como tratamento minimamente invasivo para a coledocolitíase. No entanto, apesar das vantagens da CPRE, o *Duodenal Switch* (DS) inviabiliza a abordagem endoscópica da papila maior e da árvore biliar pela via habitual.[4]

Atualmente, a coledocotomia via laparotômica é a conduta comumente adotada no tratamento da coledocolitíase em pacientes previamente submetidos ao DS. A coledocotomia laparoscópica (CLP) é uma alternativa, sendo, no entanto, considerada um procedimento com alto grau de dificuldade.[5]

Esta técnica, assim como a CPRE transgástrica em pacientes após *Bypass* Gástrico em Y de *Roux* (BGYR), parte da necessidade de uma via alternativa, que não a via oral, para a abordagem endoscópica do trato biliar. Embora a CPRE transgástrica seja mais relatada na literatura, o estado da arte também apresenta relatos de casos bem sucedidos com a CPRE transentérica.[6,7]

O objetivo deste capítulo é descrever um caso com conduta endoscópica para o tratamento de coledocolitíase em pacientes previamente submetidos a DS.

CASO CLÍNICO 1

Homem de 60 anos, IMC de 42 kg/m², portador de diabetes melito tipo 2 (DM2), hipertensão arterial sistêmica (HAS), hiperuricemia e hiperlipidemia, submetido à derivação biliopancreática com DS. No 13º mês de pós-operatório (PO) o paciente foi submetido à enteroanastomose para aumentar a área de absorção por quadro de desnutrição (albumina sérica de 2,2 g/dL). No segundo ano PO apresentou crise de dor do tipo cólica em hipocôndrio direito.

Ressonância magnética de abdome: 2º ano pós-DS.

- Lama biliar e microcálculos na vesícula biliar.
- Coledocolitíase (Fig. 40-1).

Terapêutica cirúrgica

- CPRE transentérica assistida por laparoscopia e colecistectomia.

Técnica cirurgica: passo a passo.

- Dissecção da vesícula biliar do leito hepático.
- Inserção de fio-guia no ducto cístico, com progressão até o duodeno.
- Canulação conforme a técnica de *rendez-vouz*.
- Clipagem do ducto cístico e injeção de contraste na via biliar.
- Fixação do cateter.
- Isolamento da alça biliopancreática (ABP) e interrupção do seu lúmen utilizando-se fita cardíaca amarrada distalmente ao ponto de acesso.
- Fixação da ABP à parede abdominal, com fio inabsorvível, para evitar seu deslocamento.
- Enterotomia e inserção de um trocarte de 15 mm no interior da ABP, posicionado na linha axilar hemiclavicular esquerda abaixo do rebordo costal (Fig. 40-2).
- Introdução do duodenoscópio diretamente na luz da ABP, através do trocarte (Fig. 40-3).
- Apreensão do fio-guia e progressão do endoscópio retrogradamente em direção à papila duodenal maior, pelo endoscopista, com inserção do cateter através da papila (Fig. 40-4).
- Papilotomia.
- Remoção de microcálculos e lama biliar.
- Remoção do duodenoscópio.
- Enterorrafia com sutura contínua, fio de polidioxanona 3-0 e retirada da fita cardíaca que ocluía o lúmen intestinal.

Cronologia dos eventos: Quadro 40-1.

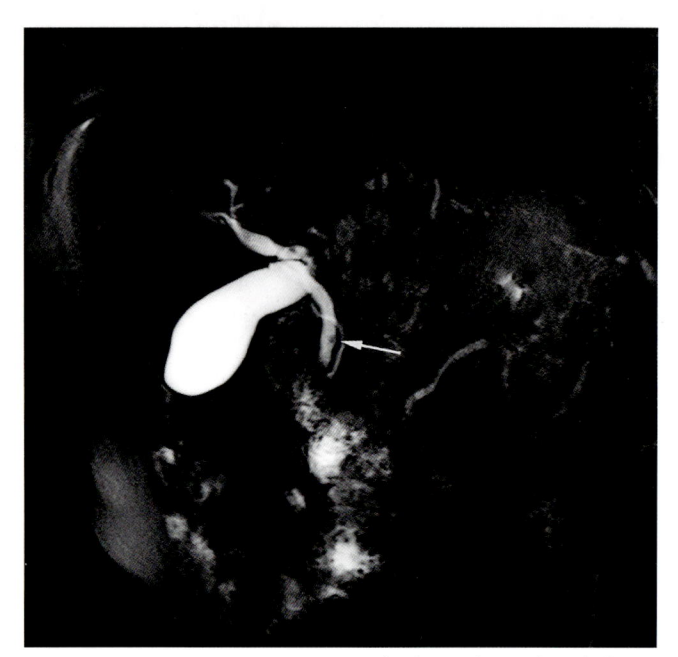

Fig. 40-1. Ressonância magnética: cálculo no ducto do colédoco *(seta)*.

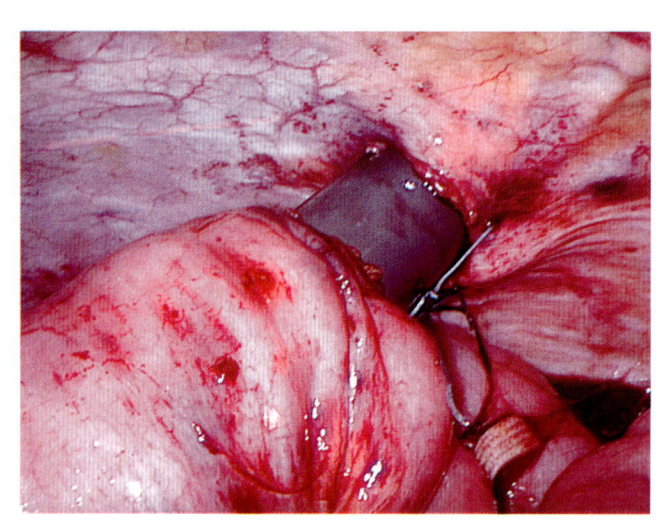

Fig. 40-2. Visão laparoscópica do trocarte inserido na luz da ABP, que é fixada à parede abdominal; pode-se também observar a fita cardíaca interrompendo a luz distalmente ao ponto de acesso.

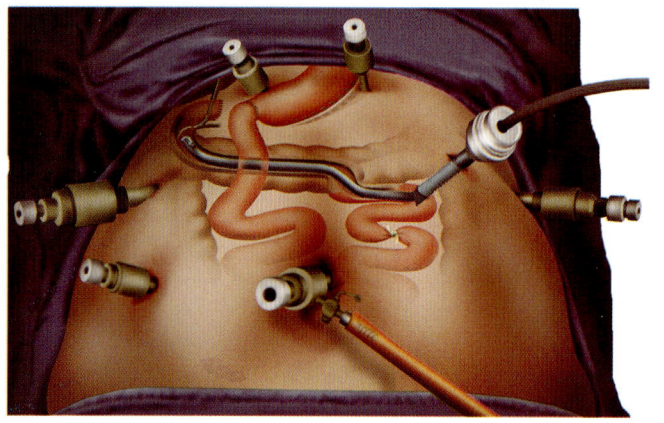

Fig. 40-3. Posicionamento dos trocartes; o duodenoscópio é inserido na ABP pelo trocarte, e a fita cardíaca amarra a ABP distalmente ao ponto de acesso.

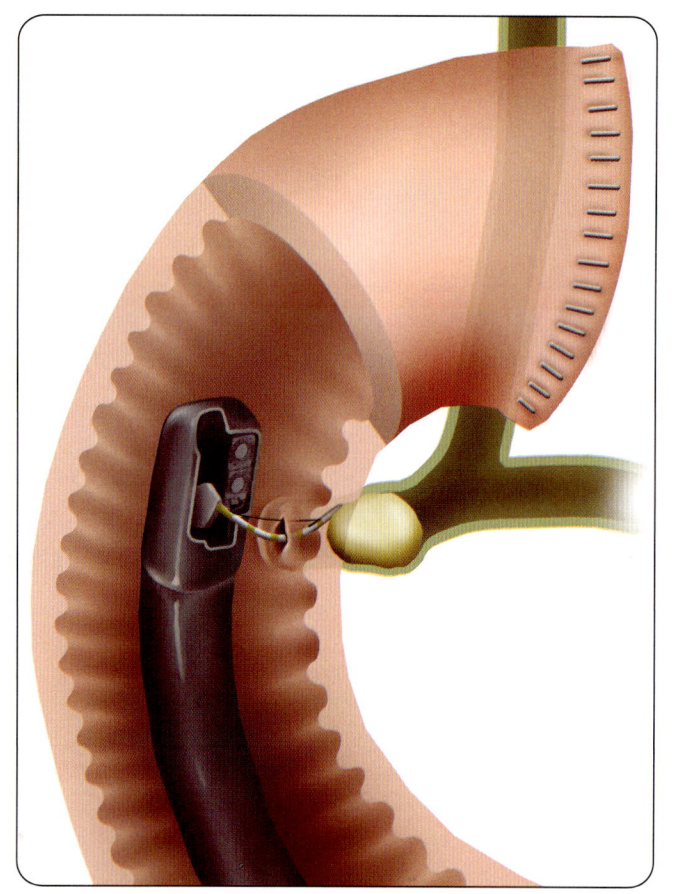

Fig. 40-4. Endoscópio abordando a papila duodenal maior.

Quadro 40-1. Descrição Cronológica do Quadro Clínico e Tratamento

	Quadro Clínico	Tratamento
Dia 0	• Obesidade mórbida	• *Duodenal Switch* laparoscópico
13 meses	• Síndrome de desnutrição + albumina sérica de 2,2 g/dL	• Falha do tratamento conservador • Enteroanastomose para aumento do canal comum
24 meses	• Dor tipo cólica em QSD	• CPRE transentérica assistida por laparoscopia + colecistectomia

CASO CLÍNICO 2

Mulher de 52 anos, IMC de 47,2 kg/m², hipertensa e diabética submetida à derivação biliopancreática com DS laparoscópica. No 3º ano de PO evoluiu com quadro de desnutrição (albumina sérica de 1,6 g/dL) e anemia (Hb: 10,2 g/dL e Ht: 29,2%). Foram efetuadas múltiplas tentativas de suplementação via oral, porém sem sucesso. Assim, optou-se por terapia nutricional e reintervenção cirúrgica para alongamento da alça intestinal comum. Durante o internamento, a paciente apresentou dor do tipo cólica em hipocôndrio direito.

Ultrassonografia de abdome

- Colelitíase.
- Discreta dilatação das vias biliares.

Terapêutica cirúrgica: assistida por laparoscopia.

- CPRE transentérica (a mesma técnica foi descrita no caso clínico 1) (Fig. 40-5).
- Alongamento da alça intestinal comum.
- Colecistectomia.

Cronologia dos eventos: Quadro 40-2.

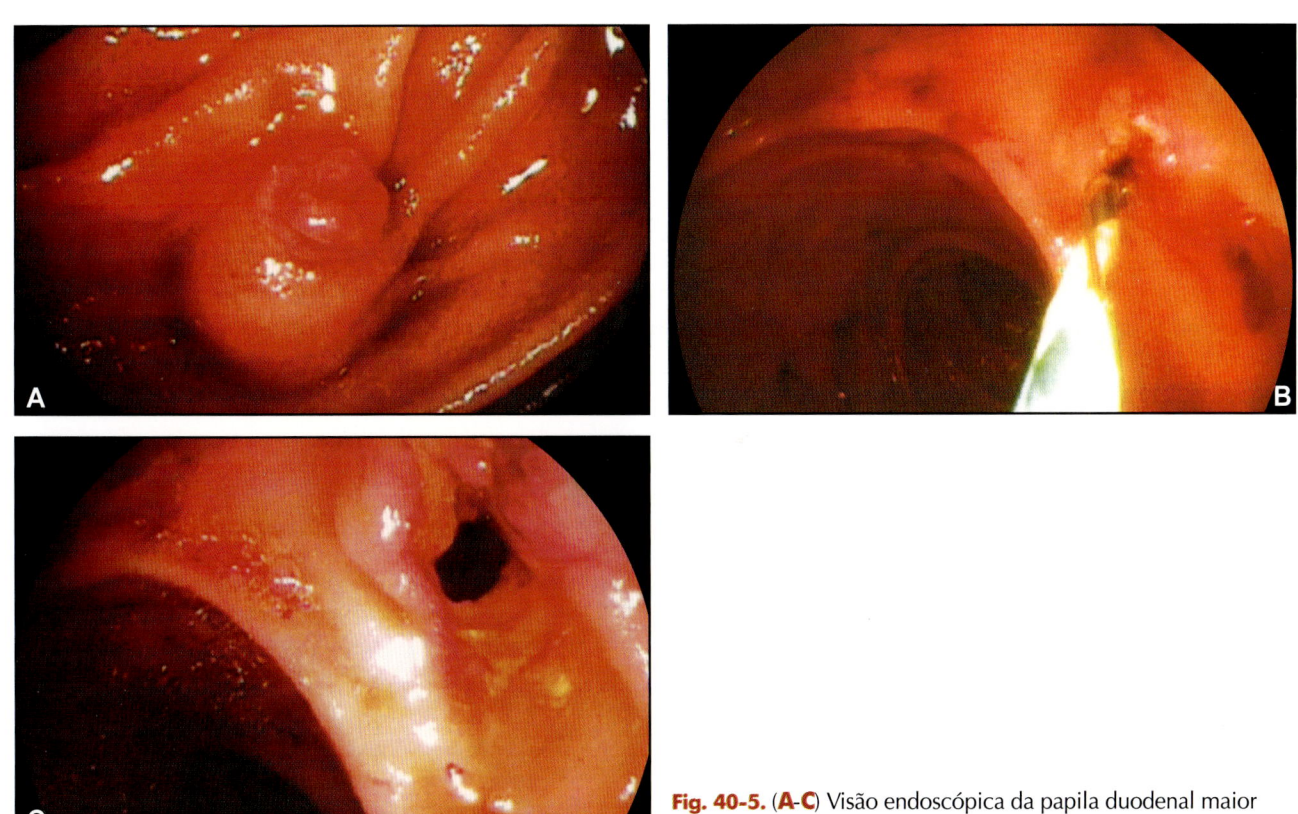

Fig. 40-5. (A-C) Visão endoscópica da papila duodenal maior antes, durante e após a papilotomia, respectivamente.

Quadro 40-2. Descrição Cronológica do Quadro Clínico e Tratamento

	Quadro Clínico	Tratamento
Dia 0	- Obesidade mórbida	- *Duodenal Switch* laparoscópico
3 anos	- Síndrome de desnutrição - Albumina sérica de 1,6 g/dL - Anemia (Hb 10,2 g/dL e Ht 29,2%)	- Falha das múltiplas tentativas de suplementação via oral - Internamento + programação para alongamento de alça comum
3 anos (durante internamento)	- Crise de dor do tipo cólica em QSD	- Laparoscopia + CPRE transentérica + alongamento da alça comum + colecistectomia

DISCUSSÃO

Diversos são os fatores envolvidos na formação de cálculo biliar após a cirurgia bariátrica. O peso perdido nos primeiros 3 meses, a rápida perda de peso, gênero feminino, entre outros são os mais relatados.[3] Frequentemente, uma vez detectada a colelitíase, a remoção laparoscópica da vesícula biliar é programada por causa do risco de complicações e a dificuldade anatômica em resolvê-las naqueles pacientes submetidos ao BGYR e DS. Aparentemente, a frequência de colecistectomia após cirurgia bariátrica é maior nos primeiros 6 meses de pós-operatório.[8]

Mutignani *et al.* relataram caso onde foi realizada, com sucesso, técnica similar à descrita neste capítulo em paciente de 63 anos que evoluiu com icterícia 4 anos após DS. A coledocotomia laparoscópica foi considerada arriscada, uma vez que o ducto colédoco não se encontrava dilatado. Decidiu-se, então, pela realização de CPRE transabdominal assistida por laparoscopia. Este tratamento representa um desafio endoscópico-cirúrgico.[7]

As seguintes técnicas estão descritas na literatura para o tratamento de coledocolitíase após cirurgia bariátrica: coledocotomia aberta, CLP, endoscopia e endoscopia assistida por balão, além de técnicas que combinam endoscopia e laparoscopia.[5,7,9,10] A enteroscopia para tratamento de coledocolitíase após DS permanece um desafio.

Em decorrência do alto grau de dificuldade técnica tanto da coledocotomia aberta, quanto laparoscópica, buscam-se alternativas menos invasivas para o tratamento de doenças do trato biliar.[5] Por causa das alterações anatômicas consequentes ao DS, não é possível a abordagem endoscópica ao trato biliar pela via habitual. A técnica descrita neste capítulo combina abordagem laparoscópica e CPRE e apresenta similaridades ao tratamento endoscópico para coledocolitíase após BGYR via CPRE transgástrica, descrita na literatura como uma técnica viável, segura e minimamente invasiva.[6,11]

A CPRE transentérica também utiliza um trocarte para inserir o endoscópio diretamente dentro do trato gastrointestinal. Contudo, em razão das modificações anatômicas após o DS, o endoscópio precisa ser inserido na luz da ABP em um ponto distal à papila maior. Dessa forma, o endoscopista precisará avançar o endoscópio retrogradamente até a papila e, consequentemente, trabalhará com uma visão invertida em relação à qual está rotineiramente acostumado. Esta peculiaridade eleva o grau de dificuldade técnica deste procedimento.

CONSIDERAÇÕES FINAIS

- O acesso transentérico representa uma alternativa viável para abordar endoscopicamente o trato biliar após DS, podendo evitar procedimentos mais invasivos e com maior grau de risco.
- É necessário alto grau de treinamento com terapias endoscópicas, uma vez que o profissional trabalhe com uma visão invertida durante todo o procedimento.
- A CPRE transentérica requer terapêutica endoscópica avançada, realizada em centro cirúrgico, com técnicas combinadas entre equipes de cirurgia e endoscopia.

REFERÊNCIAS BIBLIOGRÁFICAS

1. Li VK, Pulido N, Fajnwaks P *et al.* Predictors of gallstone formation after bariatric surgery: a multivariate analysis of risk factors comparing gastric bypass, gastric banding, and sleeve gastrectomy. *Surg Endosc* 2009;23(7):1640-44.
2. Iglezias Brandao de Oliveira C, Adami Chaim E, da Silva BB. Impact of rapid weight reduction on risk of cholelithiasis after bariatric surgery. *Obes Surg* 2003;13(4):625-28.
3. Melmer A, Sturm W, Kuhnert B *et al.* Incidence of Gallstone Formation and Cholecystectomy 10 Years After Bariatric Surgery. *Obes Surg* 2015;25(7):1171-76.
4. Brockmeyer JR, Grover BT, Kallies KJ *et al.* Management of biliary symptoms after bariatric surgery. *Am J Surg* 2015;210(6):1010-16; discussion 1016-17.
5. Orenstein SB, Marks JM, Hardacre JM. Technical aspects of bile duct evaluation and exploration. *Surg Clin North Am* 2014;94(2):281-96.
6. Falcao M, Campos JM, Galvao Neto M *et al.* Transgastric endoscopic retrograde cholangiopancreatography for the management of biliary tract disease after Roux-en-Y gastric bypass treatment for obesity. *Obes Surg* 2012;22(6):872-76.
7. Mutignani M, Marchese M, Tringali A *et al.* Laparoscopy-assisted ERCP after biliopancreatic diversion. *Obes Surg* 2007;17(2):251-54.
8. Tsirline VB, Keilani ZM, El Djouzi S *et al.* How frequently and when do patients undergo cholecystectomy after bariatric surgery? *Surg Obes Relat Dis* 2014;10(2):313-21.
9. Moon RC, Teixeira AF, DuCoin C *et al.* Comparison of cholecystectomy cases after Roux-en-Y gastric bypass, sleeve gastrectomy, and gastric banding. *Surg Obes Relat Dis* 2014;10(1):64-68.
10. Grover BT, Kothari SN. Biliary issues in the bariatric population. *Surg Clin North Am* 2014;94(2):413-25.
11. Richardson JF, Lee JG, Smith BR *et al.* Laparoscopic transgastric endoscopy after Roux-en-Y gastric bypass: case series and review of the literature. *Am Surg* 2012;78(10):1182-86.

CAPÍTULO 41

Sangramento, Úlcera, Erosão de Anel e Coledocolitíase após *Bypass* Gástrico: Papel da Enteroscopia de Balão Único

Adriana Costa-Genzini ▪ Wagner Takahashi ▪ Cinthia de Andrade ▪ Ricardo Dib

INTRODUÇÃO

No *bypass* gástrico em Y de *Roux* (BGYR), o estômago excluso (EE) pode vir a ser sede de doenças pépticas, neoplásicas e de complicações cirúrgicas, como sangramentos.[1-3] A avaliação endoscópica do EE é dificultada pela longa distância percorrida até sua visualização, o que corresponde às alças alimentar e biliopancreática. Além da extensão, outros fatores anatômicos, como aderência pós-cirúrgica, angulação de anastomose e o ângulo de Treitz situado na alça exclusa, podem dificultar a abordagem do EE.[4]

A enteroscopia assistida por balão, único ou duplo, é tecnologia relativamente nova e tem-se mostrado versátil e funcional para o acesso e avaliação do segmento gastroduodenojejunal excluso. Com índices de sucesso de aproximadamente 90%, vem modificando as abordagens diagnóstica e terapêutica nestas áreas antes inacessíveis.[5,6]

As indicações mais comuns para enteroscopia incluem:

- Avaliação e tratamento de complicações pós-cirúrgicas.
- Avaliação de sangramento obscuro, com endoscopias digestivas alta (EDA) e baixa normais.
- Dor abdominal atípica, com exames de imagem não invasivos normais.
- Avaliação de alterações radiológicas.
- Distensão gástrica crônica do EE.
- CPRE em alça longa pós-cirúrgica de até 150 cm, com forte suspeita clínica de doença biliopancreática, em pacientes previamente colecistectomizados.[6,7]

Objetiva-se apresentar o relato de cinco pacientes que foram submetidos à enteroscopia de balão único para diagnóstico e/ou tratamento endoscópico das seguintes alterações: úlcera péptica, erosão intragástrica de anel no EE, sangramento de enteroenteroanastomose do BGYR, úlcera bulbar hemorrágica e coledocolitíase. Além disso, os autores apresentam uma discussão sobre importantes aspectos relacionados com o tema.

CASO CLÍNICO 1

Mulher de 48 anos, submetida a BGYR há cerca de 6 anos, evoluindo com dor abdominal inespecífica.

Exames de imagem: EDA, colonoscopia e USG de abdome normais.

Diagnóstico enteroscópico: submetida à enteroscopia assistida por balão único, sob sedação moderada e ao nível ambulatorial, revelando:

- Duas úlceras duodenais justapilóricas, de aspecto péptico, bordas regulares e fundo recoberto por fibrina, e piloro entreaberto visto retrogradamente, com aparelho localizado no duodeno (alça exclusa) (Fig. 41-1).
- Estômago excluso repleto de bile, com gastropatia por exclusão (Fig. 41-2).
- Realização de biópias e estudo anatomopatológico em bolsa gástrica e EE para pesquisa de *H. pylori*, com resultado positivo para ambos.
- Enteroenteroanastomose laterolateral preservada (Fig. 41-3).

Conduta: realizado tratamento clínico com Inibidor de Bomba de Prótons (IBP) e antibioticoterapia para erradicação do *H. pylori*.

Seguimento: sessenta dias após o início do tratamento a paciente encontrava-se assintomática. A EDA de controle para pesquisa de *H. pylori* mostrou-se negativa. Assim, optou-se pela não repetição de enteroscopia.

Cronologia dos eventos: Quadro 41-1.

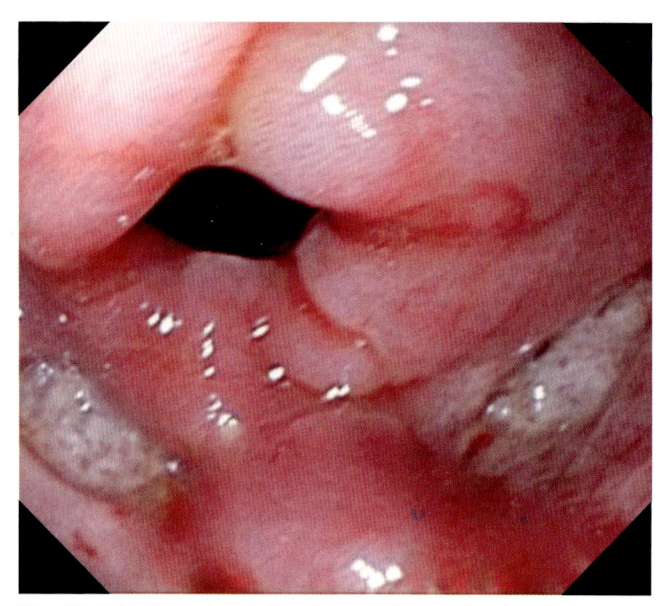

Fig. 41-1. Visão endoscópica de duas úlceras duodenais justapilóricas, de aspecto péptico, bordas regulares e fundo recoberto por fibrina e piloro entreaberto visto retrogradamente, com aparelho localizado no duodeno (alça exclusa).

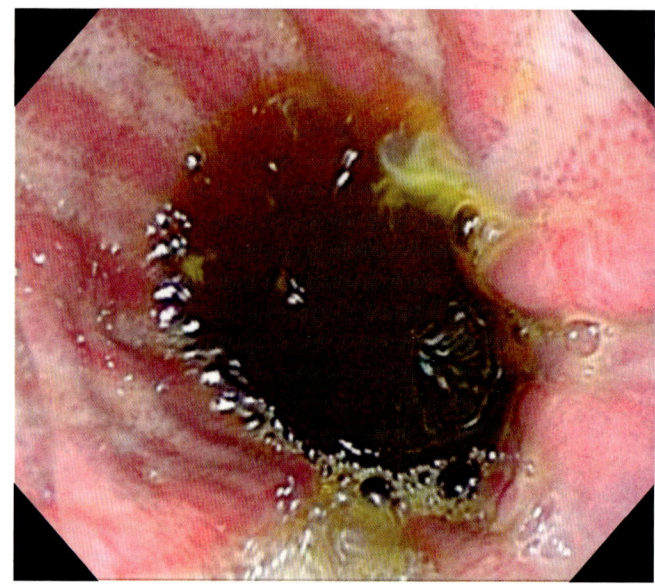

Fig. 41-2. Estômago excluso repleto de bile, com gastropatia por exclusão.

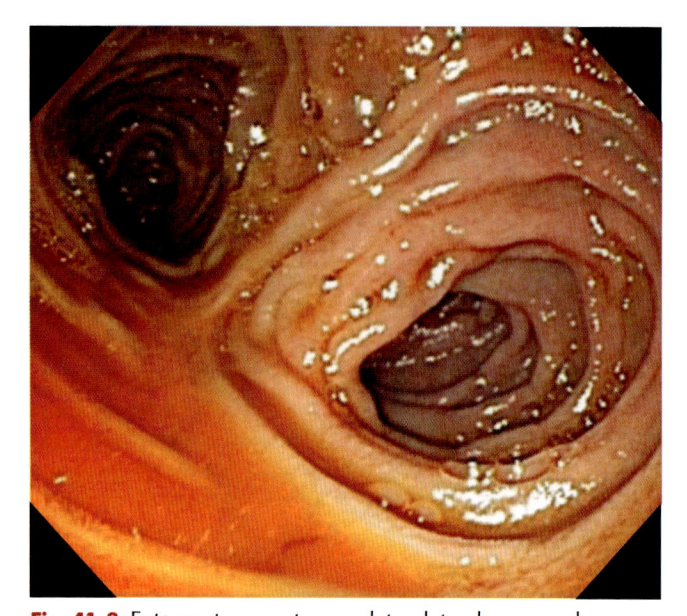

Fig. 41-3. Enteroenteroanastomose laterolateral preservada.

Quadro 41-1. Descrição Cronológica do Quadro Clínico e Tratamento do Caso 1

	Quadro Clínico	**Tratamento**
Dia 0	- Obesidade	- BGYR
6 anos	- Dor abdominal inespecífica - EDA, colonoscopia e USG de abdome: normais - Enteroscopia de balão único: duas úlceras duodenais justapilóricas com bordas regulares e fundo recoberto por fibrina + gastropatia por exclusão + pesquisa *H. pylori* com resultado positivo	- IBP - Esquema de antibioticoterapia para erradicação do *H. pylori*
60 dias após enteroscopia	- Assintomática	- Seguimento clínico ambulatorial - EDA para controle pós-tratamento do *H. pylori* (tratamento eficaz)

CASO CLÍNICO 2

Homem de 53 anos, em pós-operatório tardio (2 anos) de BGYR, internado em unidade de terapia intensiva (UTI) com enterorragia e repercussão hemodinâmica. Referiu episódio anterior semelhante, ficando internado por 7 dias em outro hospital e recebendo alta após parada espontânea do sangramento.

EDA

- Ausência de sinais de sangramento até 30 cm da alça alimentar.

Diagnóstico enteroscópico: realizada enteroscopia assistida por balão único, sob anestesia geral, e em regime de internação, revelando:

- Neoformação vascular em topografia de EEA.
- Ponto de sangramento ativo em um dos vasos (Fig. 41-4).

Terapêutica enteroscópica: tratamento combinado.

- Hemostasia com eletrocoagulação com plasma de argônio (Fig. 41-5).
- Colocação de clipe hemostático em ponto de ruptura, com parada do sangramento (Fig. 41-6).

Seguimento: paciente apresentou boa evolução, sem novos episódios de sangramento.

Cronologia dos eventos: Quadro 41-2.

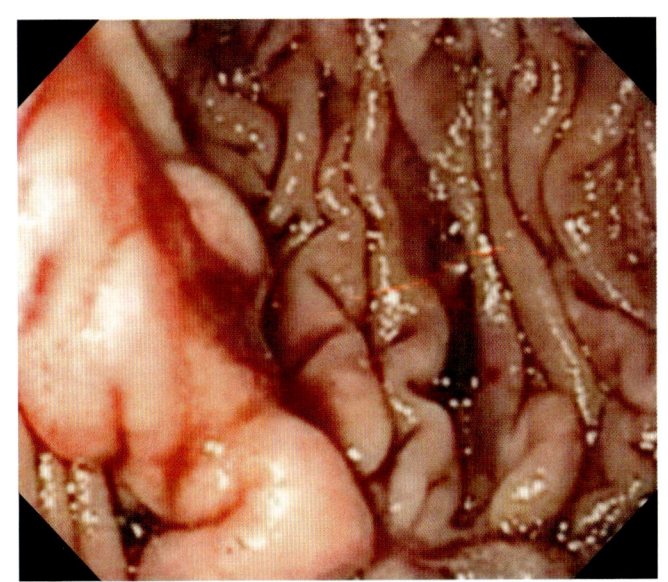

Fig. 41-4. Visualização de ponto de sangramento ativo em um dos neovasos em EE.

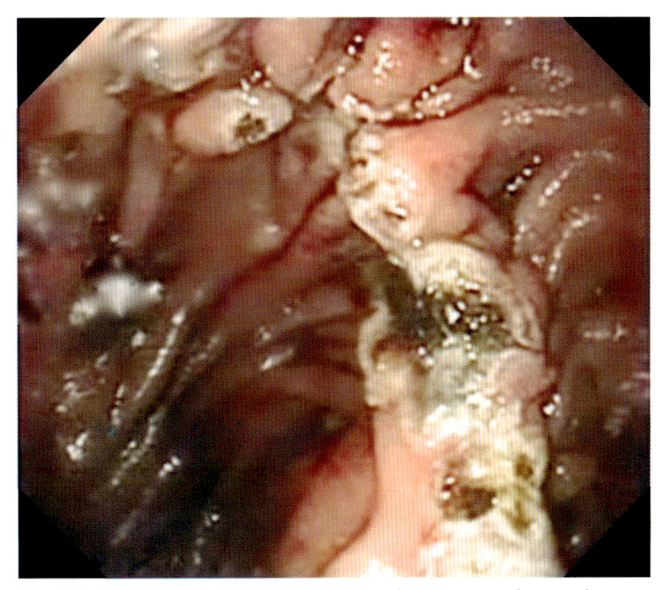

Fig. 41-5. Hemostasia com eletrocoagulação com plasma de argônio do vaso com sangramento.

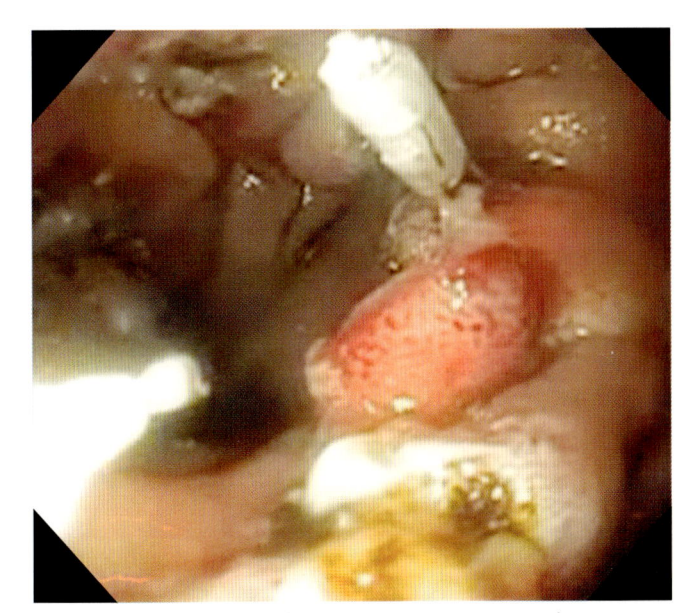

Fig. 41-6. Colocação de clipe hemostático em ponto de ruptura, com parada do sangramento.

Quadro 41-2. Descrição Cronológica do Quadro Clínico e Tratamento do Caso 2

	Quadro Clínico	Tratamento
Dia 0	- Obesidade	- BGYR
24 meses	- Enterorragia com repercussão hemodinâmica - EDA: sem alterações - Enteroscopia: neoformação vascular adjacente EEA + sangramento ativo	- Admissão em UTI - Ressuscitação volêmica - Enteroscopia + hemostasia com argônio + clipe
31 meses	- Ausência de ressangramentos	- Seguimento

CASO CLÍNICO 3

Mulher de 36 anos, submetida a BGYR com anel, há cerca de 5 anos, assintomática.

Realizou enteroscopia assistida por balão único como parte de protocolo científico.

Diagnóstico enteroscópico

- Erosão parcial de anel para o interior do EE (Fig. 41-7); este anel estava situado entre a parede abdominal (flanco esquerdo) e a parede anterior do EE. Utilizado para demarcação radiológica do EE em caso de necessidade de punção futura para se realizar gastrotomia.
- O anel redutor colocado na bolsa gástrica encontrava-se bem posicionado e sem evidências de erosão intragástrica.

Seguimento: paciente permaneceu assintomática e não realizou exames de controle.

Cronologia dos eventos: Quadro 41-3.

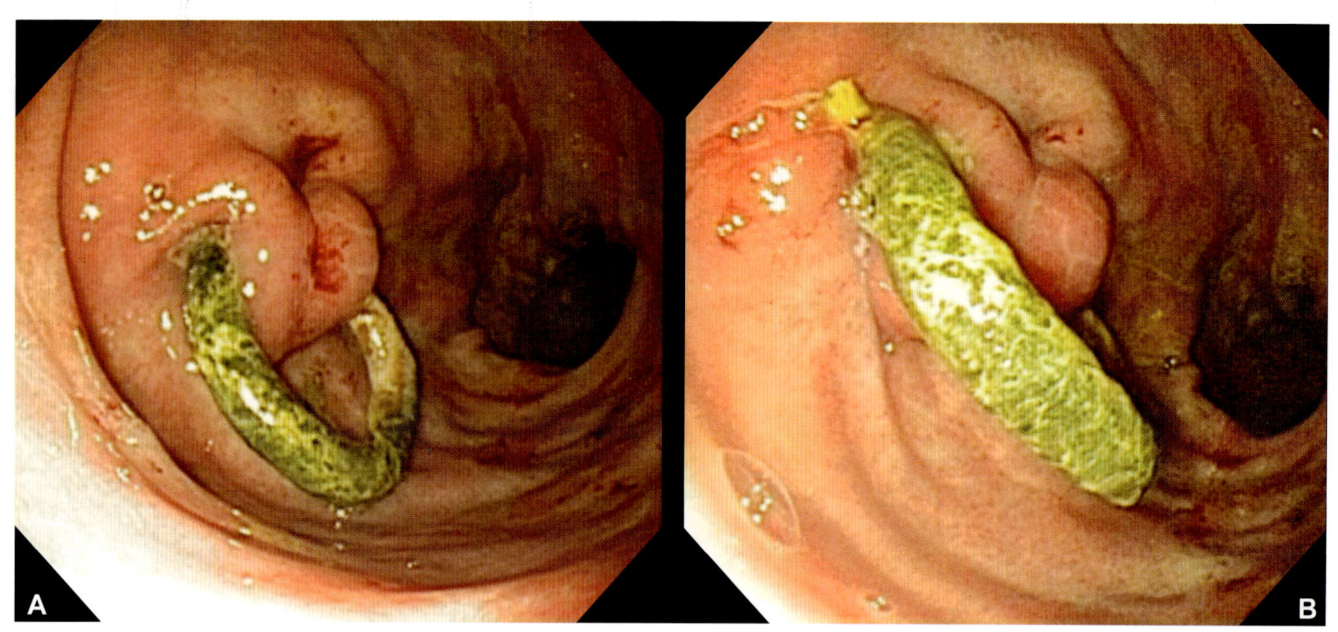

Fig. 41-7. (A e B) Erosão parcial de anel para o interior do EE.

Quadro 41-3. Descrição Cronológica do Quadro Clínico e Tratamento do Caso 3

	Quadro Clínico	Tratamento
Dia 0	- Obesidade	- BGYR com anel
5 anos	- Assintomática - Enteroscopia em protocolo de pesquisa: erosão parcial de anel para o EE	- Conservadora
5 anos e 5 meses	- Assintomático	- Seguimento ambulatorial

CASO CLÍNICO 4

Homem de 32 anos, etilista, submetido a BGYR há cerca de 2 anos, evoluindo com enterorragia volumosa, com repercussão hemodinâmica e queda da hemoglobina até 5,5 mg/dL.

Exames de imagem: EDA e colonoscopia que não visualizaram lesões sangrantes.

Diagnóstico enteroscópico: submetido à enteroscopia assistida por balão único, sob anestesia geral, e em regime de internação, identificando:

- Úlcera em parede posterior bulbar (provável ramo da gastroduodenal), de aspecto péptico, bordas regulares, fundo recoberto por fibrina e com coto vascular visível (Forrest IIA) (Fig. 41-8).
- Estômago excluso repleto de bile, com gastropatia por exclusão (Fig. 41-9).
- Realização de biópsias e estudo anatomopatológico em bolsa gástrica e EE para pesquisa de *H. pylori*, com resultado negativo para ambos.
- Demais órgãos e estruturas preservados.

Terapêutica enteroscópica: combinação de escleroterapia e eletrocoagulação com plasma de argônio.

- Realização de hemostasia através de escleroterapia com solução de adrenalina 15 mL.
- Eletrocoagulação com plasma de argônio.
- Colocação de clipes hemostáticos em coto vascular (Fig. 41-10), com parada do sangramento.

Conduta: tratamento clínico com IBP em altas doses.

Seguimento: um ano após o procedimento não houve recidiva de sangramento, e paciente permanece em acompanhamento clínico.

Cronologia dos eventos: Quadro 41-4.

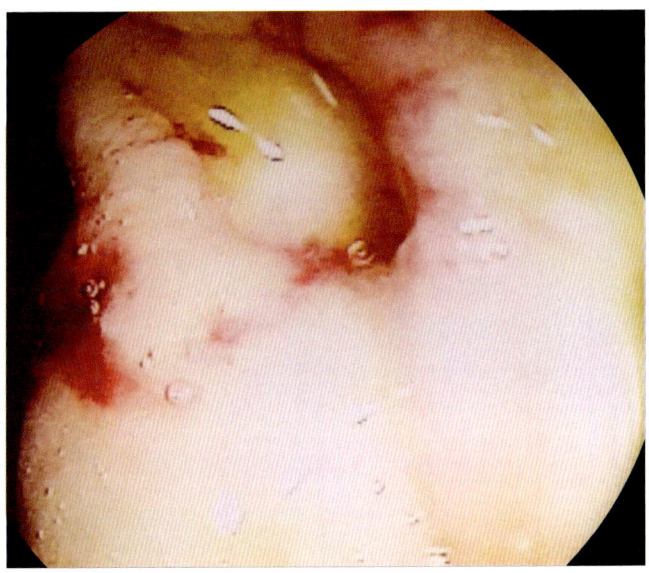

Fig. 41-8. Úlcera em parede posterior bulbar (provável ramo da gastroduodenal), de aspecto péptico, bordas regulares, fundo recoberto por fibrina e com coto vascular visível (Forrest IIA).

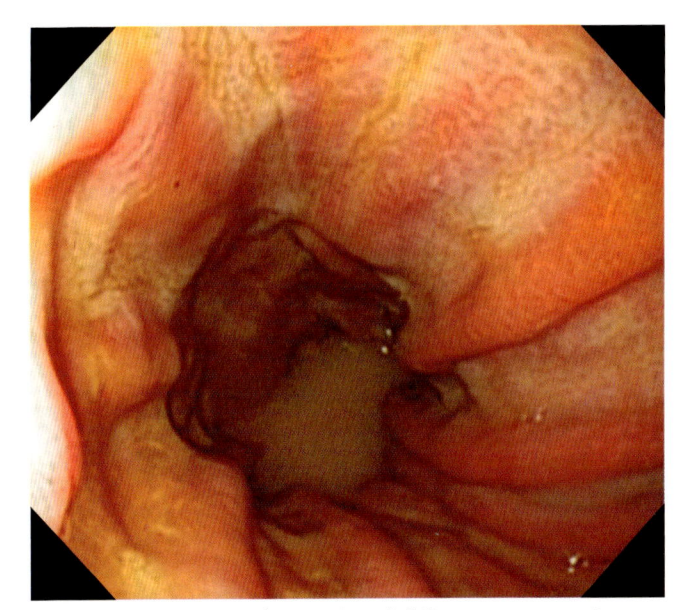

Fig. 41-9. Estômago excluso repleto de bile, com gastropatia por exclusão.

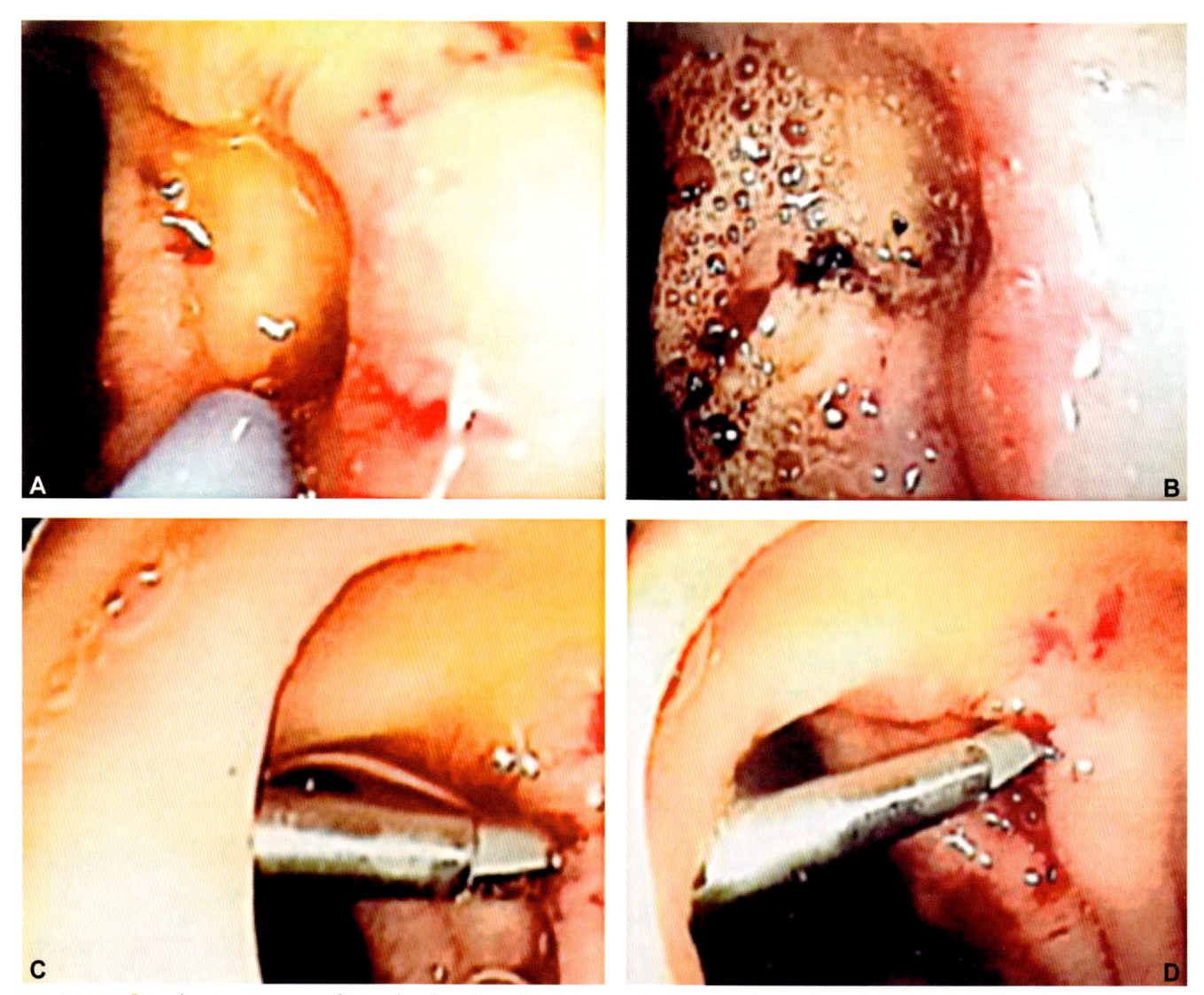

Fig. 41-10. (**A**) Escleroterapia com solução de adrenalina; (**B**) eletrocoagulação com plasma de argônio; (**C** e **D**) colocação de clipes hemostáticos.

Quadro 41-4. Descrição Cronológica do Quadro Clínico e Tratamento do Caso 4

	Quadro Clínico	**Tratamento**
Dia 0	• Obesidade	• BGYR
24 meses	• Enterorragia com repercussão • Hemodinâmica • Hb = 5,5 mg/dL • EDA e colonoscopia: sem lesões sangrantes • Enteroscopia: úlcera hemorrágica em parede posterior bulbar + gastropatia por exclusão	• Admissão em UTI • Ressuscitação volêmica • IBP endovenoso em altas doses • Enteroscopia + hemostasia com escleroterapia + argônio + clipes
36 meses	• Assintomático • Ausência de ressangramento	• Seguimento clínico ambulatorial • IBP contínuo desde o episódio hemorrágico

CASO CLÍNICO 5

Mulher de 68 anos, submetida a BGYR + colecistectomia há 12 anos, evoluindo com dor abdominal, alteração de enzimas hepáticas e episódios de colangite de repetição.

Exames de imagem: colangioressonância magnética.

- Imagem sugestiva de cálculo em colédoco distal.

Diagnóstico enteroscópico: submetida à CPRE assistida por enteroscopia de balão único, sob anestesia geral e em regime de internação demonstrou:

- Papila de Vater de aspecto normal (Fig. 41-11).
- Imagem sugestiva de cálculo em colédoco.
- Vias biliares intra-hepáticas preservadas.
- Estômago excluso com gastropatia por exclusão.

Terapêutica enteroscópica

- Cateterização seletiva das vias biliares (Fig. 41-12).
- Papilotomia endoscópica (Fig. 41-13).
- Varredura das vias biliares com auxílio de balão extrator, com saída de cálculo e barro biliar (Fig. 41-14).

Seguimento: paciente evoluiu com quadro de dor em topografia da papilotomia e tomografia de abdome evidenciou microperfuração retroperitoneal, sem sinais infecciosos ao hemograma.

A paciente permaneceu internada por 3 dias, recebendo alta hospitalar após remissão da dor e com prescrição de antibioticoterapia via oral. Amilase sérica pós-CPRE normal, não havendo necessidade de manter paciente em jejum via oral pelo fato de a papila estar localizada em alça exclusa do trato digestório.

Cronologia dos eventos: Quadro 41-5.

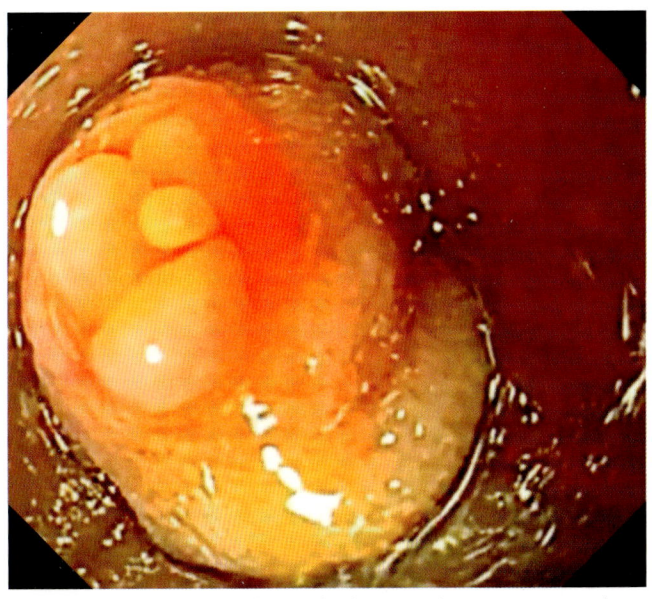

Fig. 41-11. Visualização de papila de Vater de aspecto normal.

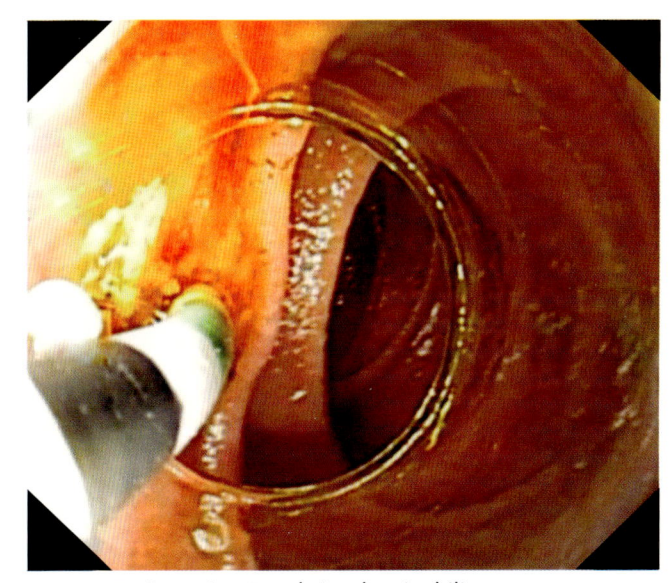

Fig. 41-12. Cateterização seletiva das vias biliares.

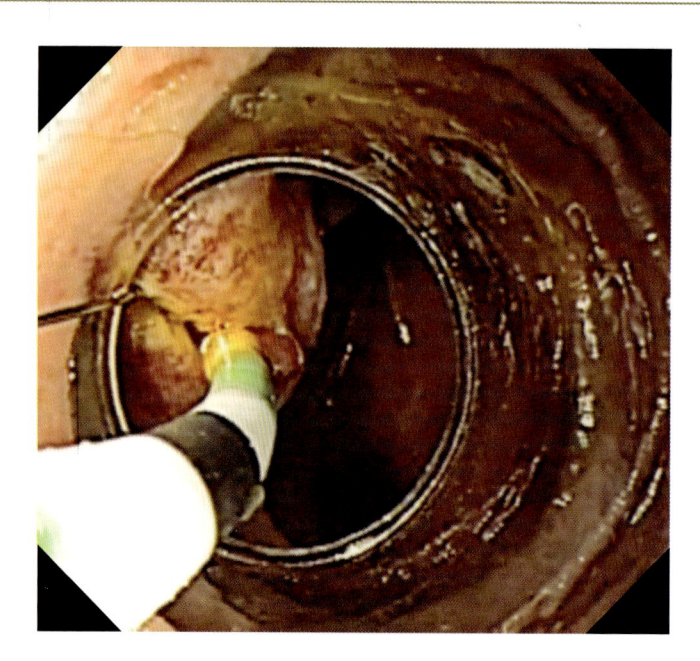

Fig. 41-13. Visão endoscópica da papilotomia.

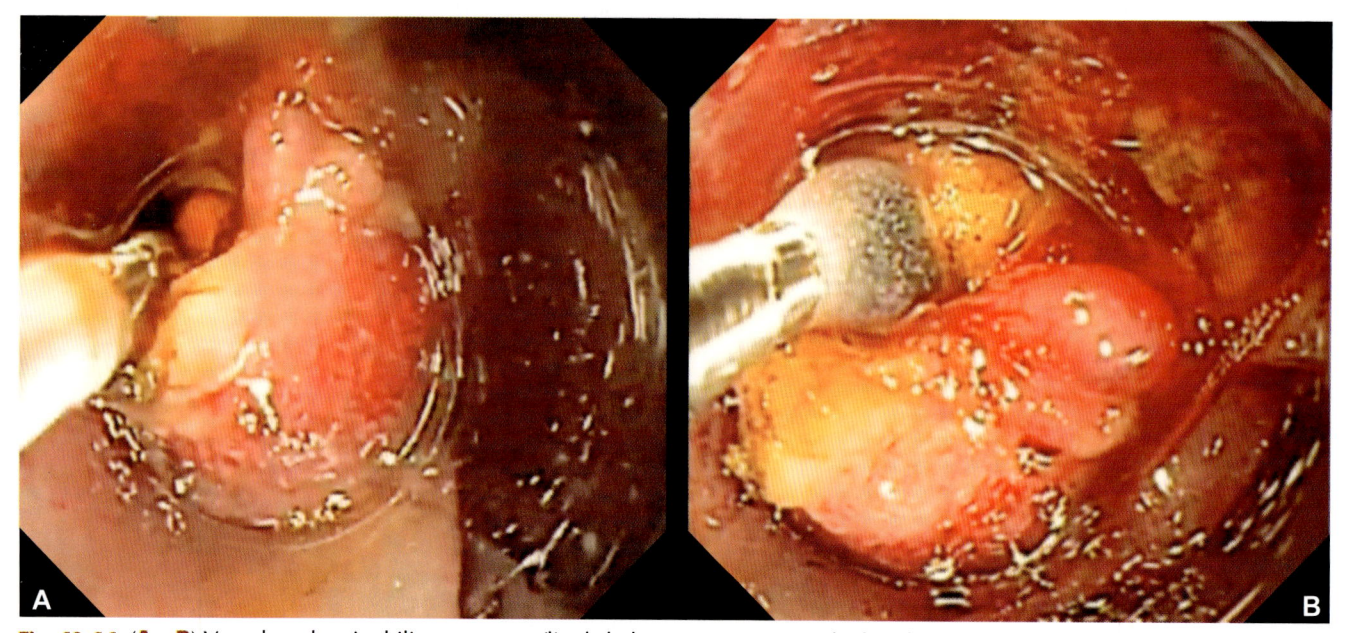

Fig. 41-14. (A e B) Varredura das vias biliares com auxílio de balão extrator, com saída de cálculo e barro biliar.

Quadro 41-5. Descrição Cronológica do Quadro Clínico e Tratamento do Caso 5

	Quadro Clínico	**Tratamento**
Dia 0	▪ Obesidade	▪ BGYR + colecistectomia
12 anos	▪ Dor abdominal ▪ Colangite de repetição ▪ Colangio RM: coledocolitíase	▪ Antibioticoterapia ▪ CPRE por enteroscopia: papilotomia + varredura das vias biliares + retirada de cálculo e lama biliar
Pós-CPRE	▪ Dor abdominal ▪ Microperfuração retroperitoneal ▪ Hemograma inicial e de controle normais	▪ Sintomáticos ▪ Alta hospitalar no 3º DPO ▪ Antibioticoterapia via oral por 14 dias
36 meses	▪ Assintomática ▪ Exames de imagem normais	▪ Seguimento clínico ambulatorial

DISCUSSÃO

A avaliação endoscópica do EE utilizando endoscópios flexíveis foi descrita pela primeira vez em 1984.[8] Desde então, vários métodos foram utilizados para acessá-lo, como endoscopia intraoperatória, endoscopia através de gastrotomia no EE e novas tecnologias ainda não disponíveis no mercado.[9]

A enteroscopia assistida por balão tornou possível a abordagem e avaliação endoscópica do EE de forma segura e eficaz, com sucesso entre 85 e 92%. É possível a realização de biópsia e de várias modalidades terapêuticas, sendo estas polipectomias, terapias hemostáticas, dilatação de estenoses e tratamento de afecções biliopancreáticas através de CPRE assistida por enteroscopia de balão.[4,10,11]

Em estudo retrospectivo, com 3.000 pacientes submetidos a BGYR, houve incidência de úlcera hemorrágica no trato gastrointestinal excluso em 0,3% e perfuração de úlcera no mesmo local em 0,26%.[12] Em 2008, Safatle-Ribeiro et al. publicaram estudo onde 40 pacientes submetidos a BGYR há mais de 36 meses foram selecionados para estudo histopatológico do EE. O estômago excluso foi acessado em 35 pacientes (88%). Como resultados, demonstraram a presença de pangastrite em 94% dos casos, havendo atrofia (5/35) associada à metaplasia (4/35). O *H. pylori* foi identificado em 20% dos EE e em 34% das bolsas gástricas, estando relacionado com um aumento no grau de intensidade do processo inflamatório.[3]

Costa et al. realizaram 37 enteroscopias de balão único em 34 pacientes, com visualização do EE em 92% dos casos. Terapêutica endoscópica foi realizada em cinco procedimentos, incluindo colocação de clipe hemostático, coagulação com plasma de argônio e escleroterapia endoscópica.[13] Neste estudo, todos os pacientes com quadro de hemorragia digestiva obscura, com EDA e colonoscopia negativas para sangramento, apresentavam o foco de sangramento na alça exclusa biliopancreática ou no EE.

Pacientes pós-BGYR têm risco aumentado para o desenvolvimento de cálculos em vias biliares em razão da perda ponderal acentuada em um curto espaço de tempo.[7,14] Nos casos de coledocolitíase, a realização de CPRE através de acesso laparoscópico transgástrico é o procedimento com maiores índices de sucesso. Neste procedimento, o duodenoscópio é introduzido por uma gastrotomia confeccionada no EE, sendo progredido pelo piloro e alcançando, então, a papila de Vater.[7]

Em centros com *expertise* em enteroscopia de balão e CPRE, o tratamento de doenças biliopancreáticas através de CPRE assistida por enteroscopia já é uma realidade e pode ser indicada especialmente para pacientes com coledocolitíase e previamente colecistectomizados. Em pacientes pós-BGYR com extensão da alça alimentar e biliopancreática de até 150 cm, a opção pela CPRE assistida por enteroscopia apresenta menor custo, com índices de sucesso semelhantes ao método laparoscópico transgástrico.[7]

A utilização de *cap* transparente na extremidade do enteroscópio parece auxiliar na estabilização da ponta flexível e na visualização e alinhamento da papila ao tubo, aumentando as chances de sucesso de canulação.[14]

CONSIDERAÇÕES FINAIS

- Atualmente, a Sociedade Americana de Endoscopia Gastrointestinal recomenda que para pacientes com anatomia cirurgicamente modificada, a enteroscopia de balão deve ser considerada como exame inicial para avaliação do intestino delgado e estruturas anatomicamente modificadas em casos de hemorragia digestiva obscura, após EDA e colono normais.[15]
- Deve-se ainda indicar avaliação diagnóstica do EE por enteroscopia assistida por balão em pacientes com alterações radiológicas e/ou tomográficas em topografia do EE ou alça biliopancreática exclusa.[16]
- Em pacientes pós-BGYR portadores de coledocolitíase, previamente colecistectomizados e com extensão de alça alimentar + biliopancreática até 150 cm, a CPRE assistida por enteroscopia pode ser opção terapêutica.
- Em centros com grande volume de pacientes bariátricos pós-cirúrgicos, a enteroscopia de balão mostra-se de grande valor diagnóstico e terapêutico, sendo o método de escolha para o acesso ao EE e alça exclusa biliopancreática.

REFERÊNCIAS BIBLIOGRÁFICAS

1. Maggard MA, Shugarman LR, Suttorp M et al. Meta-analysis: surgical treatment of obesity. *Ann Intern Med* 2005;142(7):547-59.
2. Nguyen NT, Longoria M, Chalifoux S et al. Gastrointestinal hemorrhage after laparoscopic gastric bypass. *Obes Surg* 2004;14(10):1308-12.
3. Safatle-Ribeiro AV, Kuga R, Iriya K et al. What to expect in the excluded stomach mucosa after vertical banded Roux-en-Y gastric bypass for morbid obesity. *J Gastrointest Surg* 2007;11(2):133-37.
4. Tagaya N, Kasama K, Inamine S et al. Evaluation of the excluded stomach by double-balloon endoscopy after laparoscopic Roux-en-Y gastric bypass. *Obes Surg* 2007;17(9):1165-70.
5. Sakai P, Kuga R, Safatle-Ribeiro AV et al. Is it feasible to reach the bypassed stomach after Roux-en-Y gastric bypass for morbid obesity? The use of the double-balloon enteroscope. *Endoscopy* 2005;37(6):566-69.
6. Gerson LB. Capsule endoscopy and deep enteroscopy: indications for the practicing clinician. *Gastroenterology* 2009;137(4):1197-201.
7. Schreiner MA, Chang L, Gluck M et al. Laparoscopy-assisted versus balloon enteroscopy-assisted ERCP in bariatric post-Roux-en-Y gastric bypass patients. *Gastrointest Endosc* 2012;75(4):748-56.
8. Strodel WE, Knol JA, Eckhauser FE. Endoscopy of the partitioned stomach. *Ann Surg* 1984;200(5):582-86.
9. Pai RD, Carr-Locke DL, Thompson CC. Endoscopic evaluation of the defunctionalized stomach by using

ShapeLock technology (with video). *Gastrointest Endosc* 2007;66(3):578-81.
10. Costa AF, Lima Jr S, Parada AA *et al*. Single balloon enteroscopy for evaluation of the excluded stomach after Roux-en-Y gastric bypass: preliminary results of a prospective study. *Gastrointest Endosc* 2009;69(5):AB369.
11. Shah RJ, Smolkin M, Yen R *et al*. A multicenter, U.S. experience of single-balloon, double-balloon, and rotational overtube-assisted enteroscopy ERCP in patients with surgically altered pancreaticobiliary anatomy (with video). *Gastrointest Endosc* 2013;77(4):593-600.
12. Flickinger EG, Sinar DR, Pories WJ *et al*. The bypassed stomach. *Am J Surg* 1985;149(1):151-56.
13. Costa AF, Dib R. Use of single balloon enteroscopy in the evaluation of the excluded stomach after Roux-en-Y gastric bypass. *Endoscopy* 2010;42(Supply I):A30.
14. Trindade AJ, Mella JM, Slattery E *et al*. Use of a cap in single-balloon enteroscopy-assisted endoscopic retrograde cholangiography. *Endoscopy* 2015;47(5):453-56.
15. Khashab MA, Pasha SF, Muthusamy VR *et al*. The role of deep enteroscopy in the management of small-bowel disorders. *Gastrointest Endosc* 2015;82(4):600-7.
16. Ross AS, Semrad C, Alverdy J *et al*. Use of double-balloon enteroscopy to perform PEG in the excluded stomach after Roux-en-Y gastric bypass. *Gastrointest Endosc* 2006;64(5):797-800.

CAPÍTULO 42

Enteroscopia para Diagnóstico de Câncer no Segmento Excluso do *Bypass* Gástrico em *Y de Roux*

Flávio Ivano ▪ Rogério Kuga ▪ Danielle Sakamoto

INTRODUÇÃO

O *Bypass* gástrico em *Y de Roux* (BGYR), realizado desde 1966, é a operação preferencial para tratamento da obesidade mórbida em muitos serviços.[1,2] As técnicas mistas com derivação gastrojejunal têm como desvantagem o acesso limitado ao estômago excluso e duodeno, por métodos radiológicos e endoscópicos convencionais. Portanto, a avaliação deste segmento excluído do trânsito alimentar não é rotineira, o que justifica a preocupação de que possam surgir neoplasias de forma silenciosa, podendo estar num estágio avançado no momento do diagnóstico. Na literatura há poucos relatos de câncer no estômago excluso após BGYR.[3-6]

A avaliação endoscópica do estômago excluso constitui um desafio, e as alterações patológicas que ocorrem neste segmento não são claras. Com o advento da Enteroscopia de Duplo Balão (EDB) e de balão único, possíveis alterações da mucosa podem ser diagnosticadas e monitoradas, esclarecendo potenciais crescimentos neoplásicos benignos e malignos.[7,8] Alguns autores utilizam enteroscópio de duplo balão, um dos quais ligado à extremidade do endoscópio, e o outro na extremidade distal do *overtube* para facilitar a progressão nas alças jejunais com "telescopagem" das mesmas.[9] Dificuldades podem ocorrer decorrentes da extensão das alças alimentar e biliopancreática e naqueles casos de operações laparotômicas (Fig. 42-1).

Alguns autores têm recomendado a exploração do estômago excluso por meio de endoscopia digestiva alta transgástrica por via laparoscópica. A maioria é relatada no tratamento de enfermidades das vias biliares, e poucos casos para elucidação diagnóstica de sangramento obscuro, incluindo tumor estromal gastrointestinal.[10]

Com base nos poucos relatos de câncer na literatura, o principal risco de câncer gástrico após cirurgia bariátrica vem em casos de diagnóstico tardio de malignidade.[11]

CASO CLÍNICO 1

Mulher de 59 anos, submetida a BGYR por laparotomia há 5 anos com alça biliopancreática e alimentar com 100 cm cada, transmesocólica e retrogástrica. Hipertensa e com quadro de depressão na época do pré-operatório, antecedentes pessoais e familiares negativos para neoplasia.

Há 1 ano apresenta quadros de anemia, dor abdominal, náuseas e vômitos, associados a episódios recorrentes de melena e enterorragia, com necessidade de internamentos e transfusões sanguíneas.

Endoscopia digestiva alta: BGYR prévio; ausência de lesões ou sinais de sangramento ativo ou recente.

Colonoscopia: exame normal. Ausência de sinais de sangramento ativo ou recente.

Cintilografia com hemácias marcadas: estudo negativo para pesquisa de sangramento intestinal no intervalo de tempo estudado.

Tomografia computadorizada de tórax: pequenos nódulos não calcificados de até 0,5 cm nos lobos superior e inferior direitos de natureza indeterminada.

Tomografia computadorizada de abdome e pelve: sinais de BGYR. Sem evidência de coleções ou massas.

Terapêutica endoscópica: paciente foi encaminhada de outro serviço para a realização de enteroscopia, conforme técnica a seguir:

- Procedimento realizado em ambiente ambulatorial.
- Paciente em decúbito lateral esquerdo, sob sedação profunda com propofol e fentanil, monitorado com oximetria de pulso por anestesiologista + anestesia tópica com lidocaína *spray* 10%.

- Uso de enteroscópio de duplo balão, com canal de trabalho de 2,8 mm.
- Progressão do enteroscópio pelo esôfago, reservatório gástrico, anastomose gastrojejunal e pela alça alimentar até a anastomose jejunojejunal a cerca de 100 cm do *pouch* gástrico (Figs. 42-2 e 42-3).
- Acesso de forma retrógrada à anastomose jejuno-jejunal e alça biliopancreática até o duodeno, em que foi evidenciada formação tumoral de superfície lisa de aspecto subepitelial, com umbilicação central recoberta por coágulo. Não foi possível identificar a papila duodenal maior (Fig. 42-4).
- Progressão através do piloro e acesso à câmara gástrica, onde foi identificado pequeno pólipo de aspecto hiperplásico no corpo gástrico. Mucosa gástrica com redução do pregueamento, sugestiva de atrofia (Figs. 42-5 e 42-6).
- De volta ao duodeno foi efetuada demarcação com tinta da Índia próxima à lesão e posterior realização de biópsias (Fig. 42-7).

Laudo do exame histopatológico: neoplasia neuroendócrina bem diferenciada, sugestiva de tumor carcinoide, com confirmação por imuno-histoquímica.

Abordagem cirúrgica

- Laparotomia mediana com grande quantidade de aderências na cavidade abdominal por causa da cirurgia prévia e pela alça alimentar em posição retrocólica.
- Identificada tatuagem endoscópica na transição da 2ª para a 3ª porção duodenal, com grande dificuldade, com auxílio de enteroscopia transoperatória pelo estômago excluso.

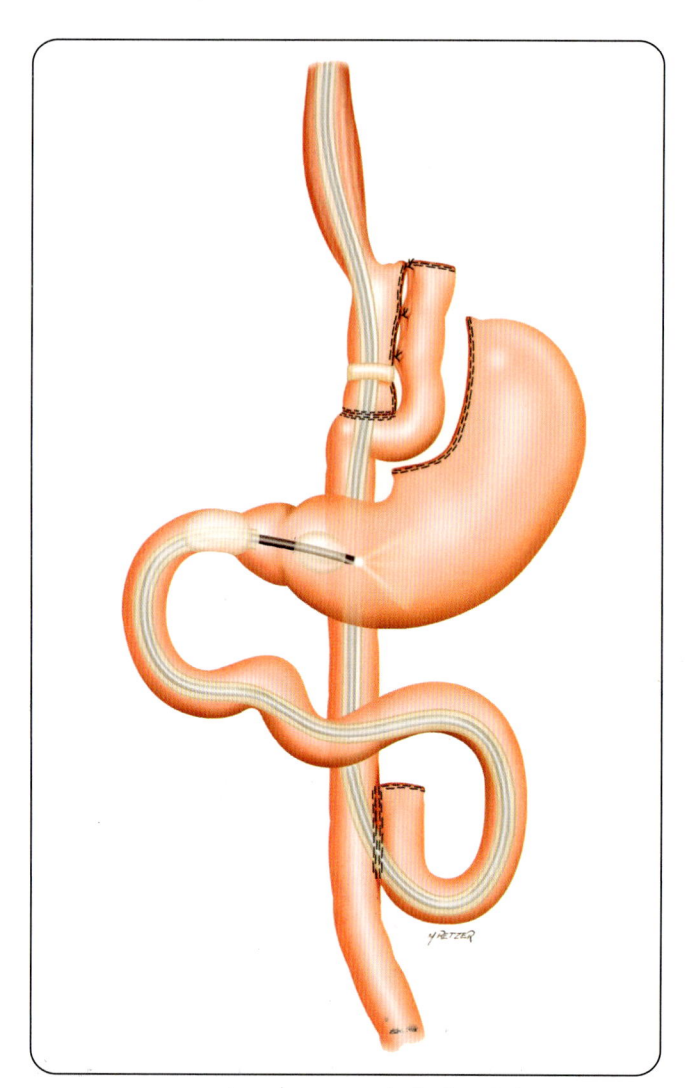

Fig. 42-1. Esquema de enteroscopia de duplo balão, com enteroscópio progredindo de forma retrógrada através da enteroenteroanastomose, passando pela alça biliopancreática acessando o estômago excluso. (Imagem cedida pelo Dr. Rogério Kuga.)

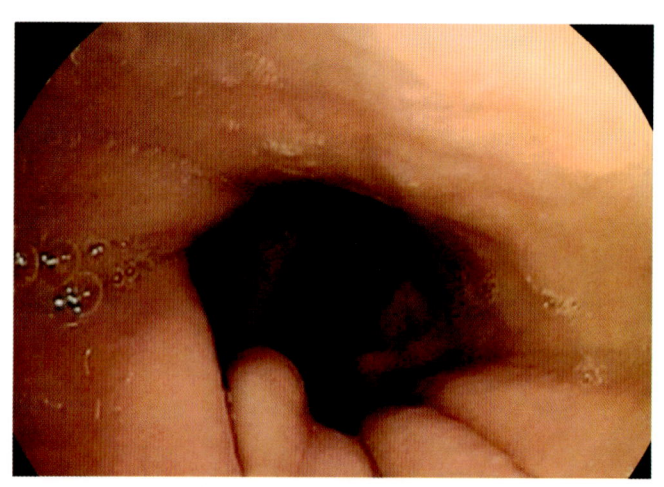

Fig. 42-2. Visão endoscópica de reservatório gástrico de BGYR com impressão anelar ao redor, com mucosa preservada, realizada por EDB.

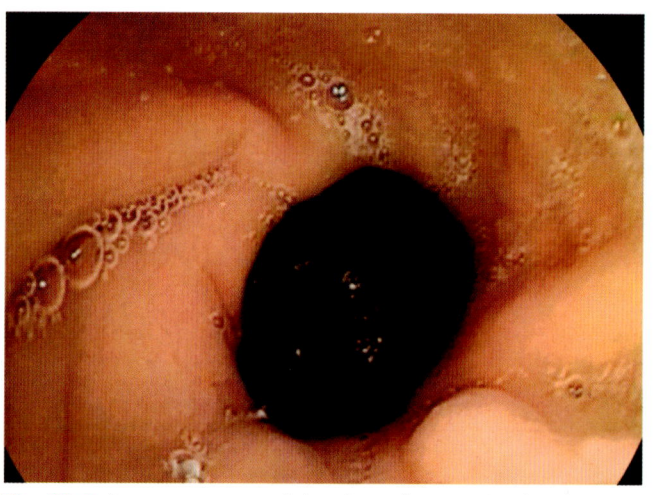

Fig. 42-3. Anastomose gastrojejunal sem lesões, visualizada por EDB.

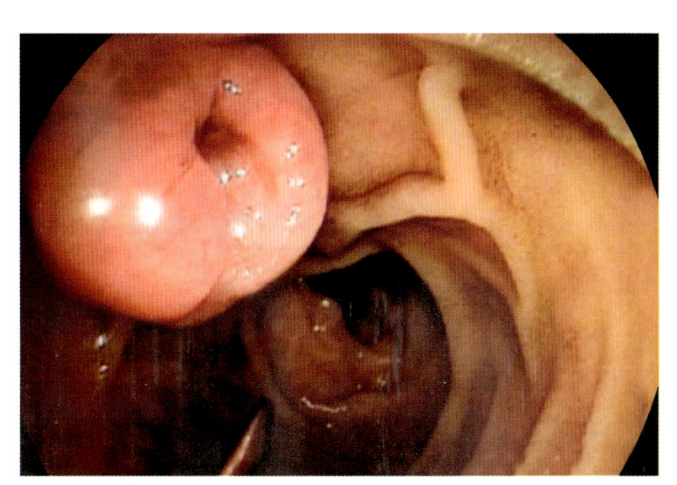

Fig. 42-4. Neoplasia de papila duodenal maior, encontrada durante enteroscopia de duplo balão, de aspecto subepitelial, com umbilicação central e recoberta por coágulo.

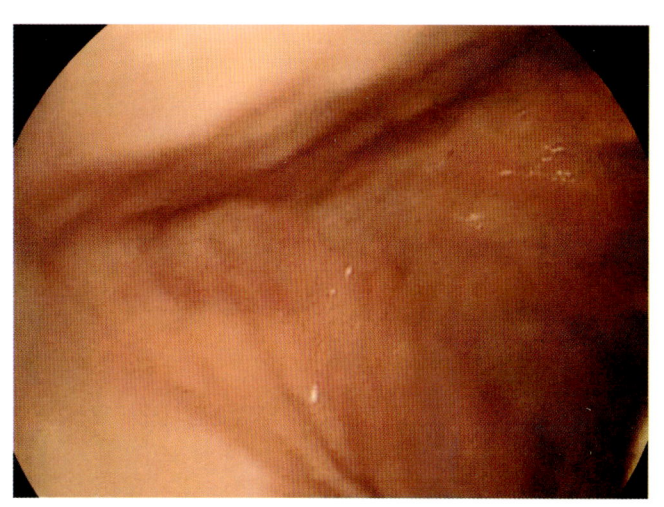

Fig. 42-6. Acesso ao estômago excluso pela EDB com redução do pregueamento do corpo gástrico.

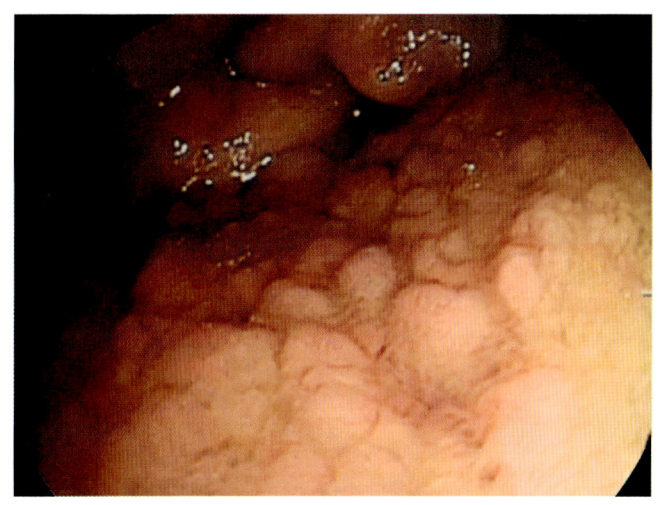

Fig. 42-5. Bulbo duodenal com mucosa nodular, acessado por EDB por via retrógrada pela alça biliopancreática.

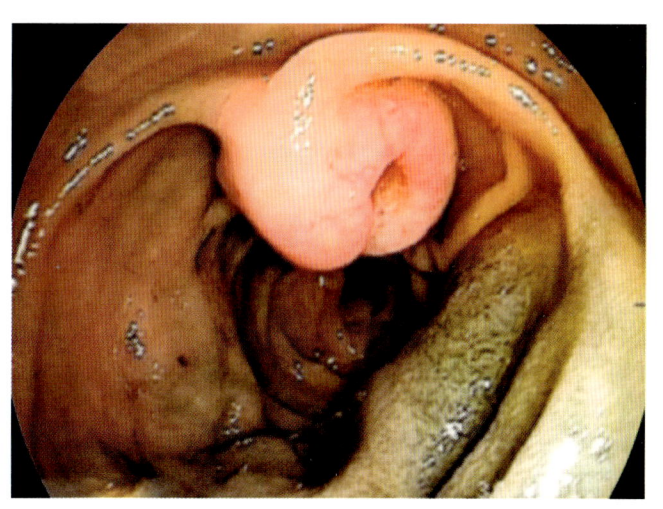

Fig. 42-7. Neoplasia de papila duodenal com demarcação, seguida de biópsia realizada por meio de EDB através da alça biliopancreática.

- Após 6 horas de cirurgia, foi realizada duodenotomia com ressecção local da lesão.

Diagnóstico anatomopatológico: neoplasia neuroendócrina bem diferenciada, infiltrando a parede duodenal e ampola de Vater, sugestiva de tumor carcinoide. Confirmado pela imuno-histoquímica.

DISCUSSÃO

Não foram encontrados na literatura casos de tumores de papila após BGYR. Algumas dúvidas surgiram durante o manejo do caso em questão: a lesão tumoral encontrada estava comprometendo a papila duodenal maior, apesar de a paciente encontrar-se anictérica? Em razão da dificuldade de visibilidade da papila, poderia haver dificuldade na canulação e possibilidade de desencadear novo sangramento, já que a lesão estava recoberta por coágulo?

É sabido que a ressecção endoscópica de lesões na topografia descrita, sem a cateterização da papila, pode favorecer a evolução para pancreatite aguda e icterícia obstrutiva pelo edema pós-procedimento. Portanto, optou-se por realizar somente as biópsias e demarcar a lesão com tinta da Índia, facilitando a identificação durante abordagem cirúrgica posterior.

CASO CLÍNICO 2

Mulher de 52 anos, IMC de 35 kg/m², submetida a BGYR há 9 anos, por laparotomia, com alças alimentar e biliopancreática medindo 100 cm. A paciente foi atendida com quadro de anemia e melena. Faz uso de pantoprazol 40 mg/dia, levotiroxina, sucralfato e ferro injetável.

Exames laboratoriais

- Hemograma: volume globular: 30%, hematócrito: 23 g/dL; ferro sérico: 23 mg/dL, albumina: 3,9 g/dL.

Endoscopia digestiva alta: sinais de BGYR com mucosa preservada.

Colonoscopia: normal.

Enteroscopia de duplo balão: normal até o segmento examinado, com dificuldade de progressão decorrente da cirurgia prévia por laparotomia e alças alimentar e biliopancreática longas.

Tomografia abdominal: sem anormalidades.

Abordagem cirúrgica

- Laparotomia exploradora mediana com gastrostomia.
- Endoscopia digestiva transoperatória com visualização de lesão tumoral no antro gástrico.
- Gastrectomia total do segmento excluso.

Diagnóstico anatomopatológico

- Produto de gastrectomia parcial com carcinoma gástrico precoce tipo macroscópico IIa + III (Soc. Japonesa de Endoscopia Digestiva), localizado na pequena curvatura (incisura *angularis*), medindo 4 × 2,5 cm.
- Tipo histológico: adenocarcinoma pouco diferenciado, com células em "anel de sinete", tipo difuso de Lauren. Profundidade de invasão: submucosa (SM2). Embolia vascular não observada. Infiltração perineural presente (Figs. 42-8 a 42-10).

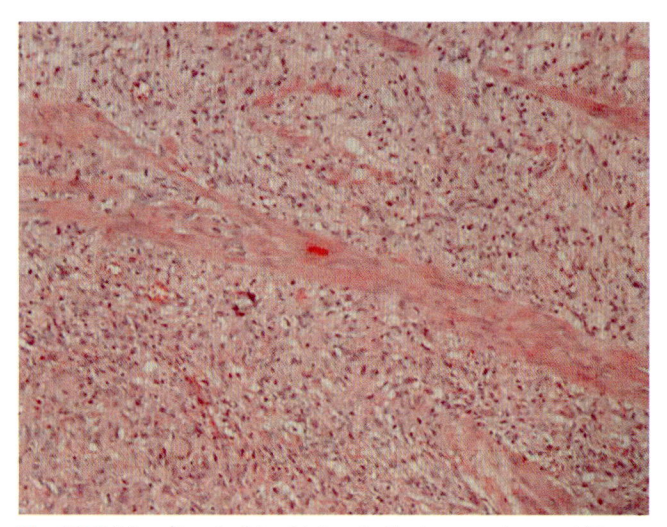

Fig. 42-8. Visualização histológica de lâmina corada com HE com aumento de 100x, mostrando adenocarcinoma com células em anel de sinete próximas aos feixes musculares.

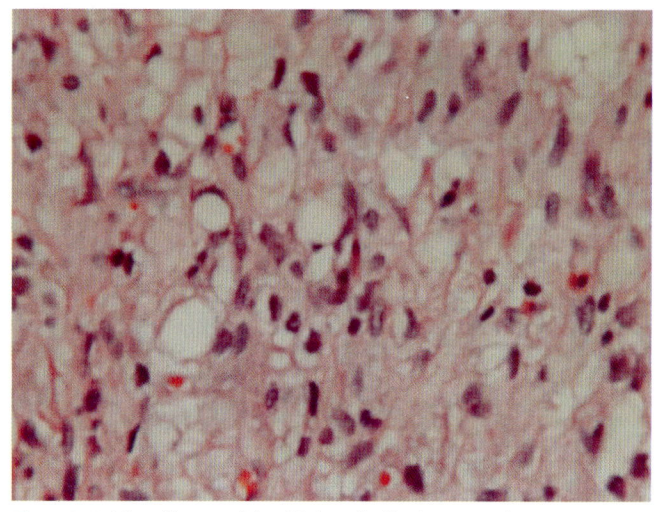

Fig. 42-9. Visualização histológica de lâmina corada com HE com aumento de 400x, mostrando detalhe das células em anel de sinete.

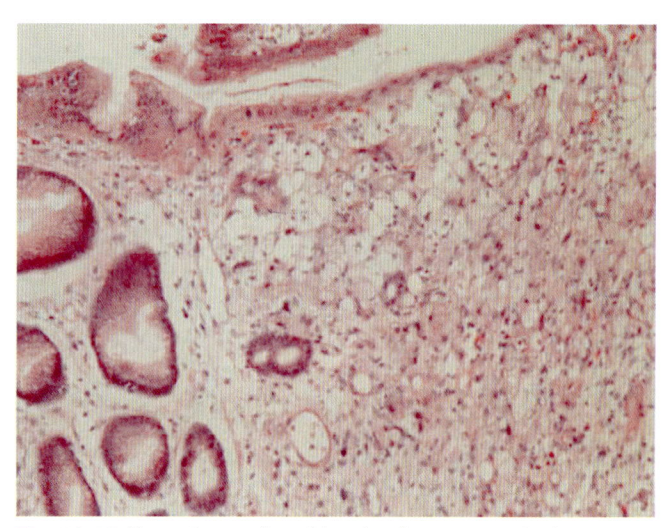

Fig. 42-10. Fotomicrografia evidenciando mucosa gástrica infiltrada por adenocarcinoma com células em anel de sinete à esquerda.

DISCUSSÃO

A avaliação do estômago excluso é sempre difícil e um motivo de preocupação para o médico assistente. Há poucos casos de câncer gástrico no estômago distal após BGYR.

No estudo de Sakai *et al.*, em 2005, os procedimentos de EDB foram realizados em seis pacientes, por via retrógrada, através da anastomose jejunojejunal, progredindo pela alça biliopancreática até o estômago excluso. O maior achado foi de atrofia deste segmento, concluindo que o procedimento é factível, utilizando a EDB.[9] Acreditamos que este método tem grande chance de diagnosticar lesões em fases precoces. O método de EDB é útil e prático para o acesso ao estômago excluso, apesar de haver algumas dificuldades, como nos casos de alças alimentar e biliopancreática muito longas, e operações prévias por laparotomia com aderências entre alças.[8] No caso em questão ocorreu esta dificuldade e optou-se pelo acesso transgástrico laparotômico.

O primeiro relato de neoplasia após BGYR foi realizado por Raijman, Strother e Donegan, em 1991.[4] Em outro relato, endoscopia retrógrada através da alça aferente foi usada para diagnosticar dois adenocarcinomas sincrônicos no estômago distal, 13 anos após o BGYR.[5] Em 2006, Roover *et al.* descreveram dois novos casos: o primeiro foi de um homem que apresentou perfuração do fundo gástrico 3 anos após o *BGYR*, sendo diagnosticado como secundário a linfoma de células B difuso do estômago distal. O segundo caso é o de uma mulher que 12 anos após a gastroplastia vertical apresentou uma obstrução na bolsa gástrica causada por um tumor estromal gastrointestinal.[11]

Outra técnica minimamente invasiva para acessar o estômago excluso pós-BGYR por via laparoscópica transgástrica é a inserção do endoscópio através do trocarte. Em série de dez pacientes submetidos a esta técnica, cinco apresentaram achados patológicos biliares e foram tratados por CPRE e papilotomia. Três foram avaliados por sangramento gastrointestinal, sendo um deles diagnosticado com tumor estromal gastrointestinal duodenal, outro com uma úlcera duodenal sangrante, exigindo exploração cirúrgica, e o terceiro teve resultados negativos na endoscopia. Não houve complicações.[10] Endoscopia transgástrica laparoscópica é outra abordagem segura e minimamente invasiva para a avaliação do remanescente gástrico, duodeno e árvore biliar em pacientes que se submeteram ao BGYR.

Existem algumas condições associadas ao maior risco de câncer gástrico, como história familiar, câncer de cólon hereditário não polipoide e a Síndrome de Li-Fraumeni. Também existem lesões pré-cancerosas, como pólipos adenomatosos, displasia, metaplasia intestinal e doença de Ménétrier. Em pacientes com maior risco de desenvolver câncer gástrico, a ressecção do estômago excluso pode ser considerada no momento do BGYR.

CONSIDERAÇÕES FINAIS

- As técnicas mistas com derivação gastrojejunal têm como desvantagem o limitado acesso ao estômago excluso e ao duodeno.
- A avaliação endoscópica do estômago excluso após BGYR é um desafio, e as alterações patológicas que ocorrem neste segmento não são claras.
- É recomendada a vigilância em casos de alto risco, e o método de EDB é útil e prático para o acesso ao estômago excluso.

REFERÊNCIAS BIBLIOGRÁFICAS

1. Mason EE, Ito C. Gastric bypass. *Ann Surg* 1969;170(3):329-39.
2. Steinbrook R. Surgery for severe obesity. *N Engl J Med* 2004;350(11):1075-79.
3. Corsini DA, Simoneti CA, Moreira G *et al*. Cancer in the excluded stomach 4 years after gastric bypass. *Obes Surg* 2006;16(7):932-34.
4. Raijman I, Strother SV, Donegan WL. Gastric cancer after gastric bypass for obesity. Case report. *J Clin Gastroenterol* 1991;13(2):191-94.
5. Lord RV, Edwards PD, Coleman MJ. Gastric cancer in the bypassed segment after operation for morbid obesity. *Aust N Z J Surg* 1997;67(8):580-82.
6. Escalona A, Guzman S, Ibanez L *et al*. Gastric cancer after Roux-en-Y gastric bypass. *Obes Surg* 2005;15(3):423-27.
7. Yamamoto H, Sugano K. A new method of enteroscopy—the double-balloon method. *Can J Gastroenterol* 2003;17(4):273-74.
8. Kuga R, Safatle-Ribeiro AV, Faintuch J *et al*. Endoscopic findings in the excluded stomach after Roux-en-Y gastric bypass surgery. *Arch Surg* 2007;142(10):942-46.
9. Sakai P, Kuga R, Safatle-Ribeiro AV *et al*. Is it feasible to reach the bypassed stomach after Roux-en-Y gastric bypass for morbid obesity? The use of the double-balloon enteroscope. *Endoscopy* 2005;37(6):566-69.
10. Ceppa FA, Gagne DJ, Papasavas PK *et al*. Laparoscopic transgastric endoscopy after Roux-en-Y gastric bypass. *Surg Obes Relat Dis* 2007;3(1):21-24.
11. de Roover A, Detry O, de Leval L *et al*. Report of two cases of gastric cancer after bariatric surgery: lymphoma of the bypassed stomach after Roux-en-Y gastric bypass and gastrointestinal stromal tumor (GIST) after vertical banded gastroplasty. *Obes Surg* 2006;16(7):928-31.

CAPÍTULO 43

Cápsula Endoscópica após *Bypass* Gástrico em Y de Roux

Paula Poletti ▪ Artur Parada ▪ Thiago Secchi

INTRODUÇÃO

A cápsula endoscópica consiste em nova tecnologia, a *"Wireless Endoscopy"*, que possibilitou acesso a toda extensão do intestino delgado. Este último, por causa de suas peculiaridades anatômicas e extensão, permanecia acessível endoscopicamente somente por enteroscopia intraoperatória, reservada apenas a casos extremos. A cápsula foi aprovada pelo FDA inicialmente para a investigação do Sangramento Digestivo Obscuro e, posteriormente, em 2003, foi considerada método padrão ouro para estudo do intestino delgado e, desde então, amplamente empregada mundialmente.[1-5] Este capítulo tem por objetivo apresentar dois casos onde o uso da Cápsula Endoscópica possibilitou a elucidação do diagnóstico de Sangramento Digestivo Obscuro.

CASO CLÍNICO 1

Mulher de 32 anos, obesa mórbida, hipertensa, diabética, em tratamento para transtorno de ansiedade. Submetida a *Bypass* Gástrico em *Y de Roux* (BGYR) laparoscópico com anel há 6 meses, com perda ponderal de 31 kg (atualmente IMC 27 kg/m²). Em uso de sulfato ferroso injetável semanalmente. Apresenta antecedentes familiares de câncer de cólon (pai e dois tios paternos).

Há 2 meses passou a apresentar episódios de melena em pequena quantidade e dor abdominal difusa, em cólica, de início súbito, acompanhada por náuseas, sudorese, mal-estar geral e distensão abdominal. Necessitou, na maioria das vezes, de atendimento em serviço de emergência para administração de medicação endovenosa e observação. Em duas ocasiões permaneceu internada, onde recebeu hemotransfusão e foi submetida a EDA e colonoscopia, que não evidenciaram alterações.

RX simples de abdome, TC de abdome, EDA e colonoscopia: sem alterações.

Exames laboratoriais

- Anemia ferropriva (Hb 10 mg/dL e Ht 31%).
- Restante normal.

Evolução: solicitada a avaliação do intestino delgado pela cápsula endoscópica.

Diagnóstico por cápsula endoscópica

- Guiada por EDA com auxílio de alça de polipectomia (Fig. 43-1).
- Evidência de sangramento ativo, Forrest Ib no íleo proximal (Fig. 43-2).

   Optado por realização de **laparotomia**, com os seguintes achados:

- Pequena lesão, de características subepiteliais com úlcera apical, medindo cerca de 1,5 cm no íleo, cuja análise histológica revelou tratar-se de tumor estromal, Ckit (+).

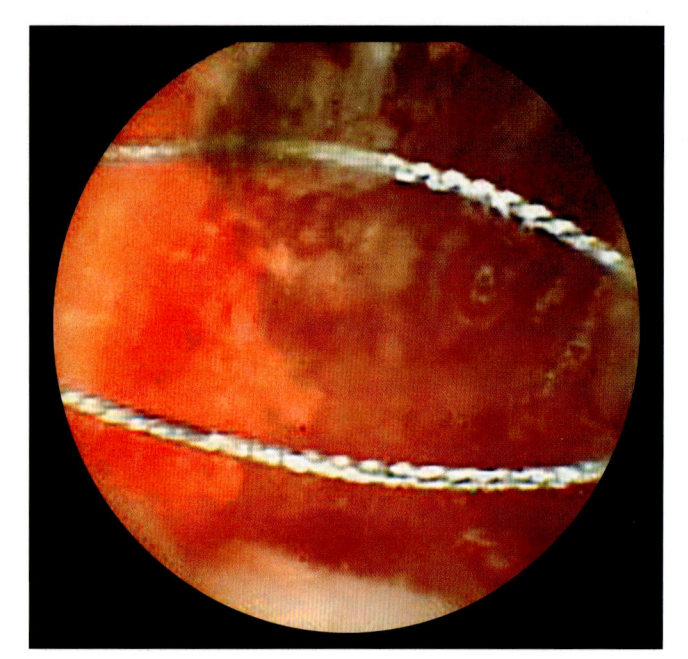

Fig. 43-1. A cápsula apreendida pela alça de polipectomia é levada à alça eferente.

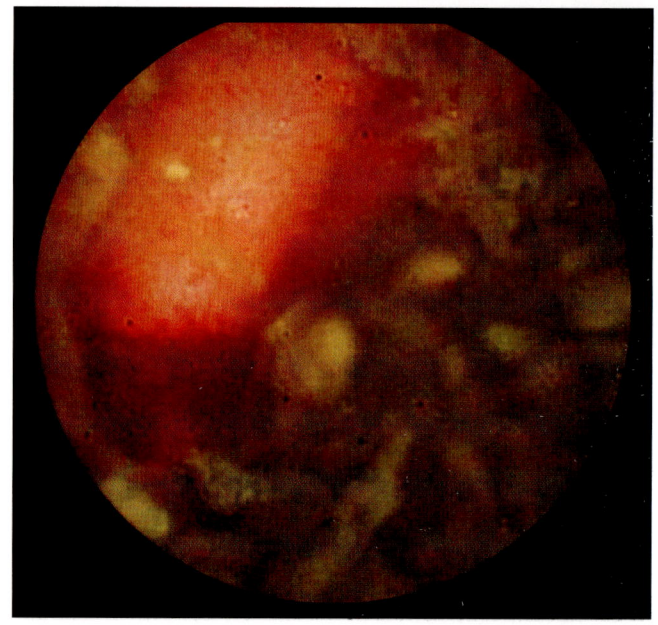

Fig. 43-2. Sangramento ativo no íleo proximal misturado a resíduos na luz entérica, impedindo a visualização da lesão sangrante.

CASO CLÍNICO 2

Mulher de 55 anos, obesa mórbida, submetida a BGYR laparoscópico com anel há 5 anos. Evoluiu com perda ponderal de 50 kg, osteartrose de joelhos em uso irregular de AINE, nega tabagismo e etilismo.

Há cerca de 3 meses iniciou episódios de dor abdominal difusa, em cólica, de início súbito, acompanhada por náuseas, sudorese, mal-estar geral e distensão abdominal, que melhoravam com uso de escopolamina, simeticona e repouso. Em três ocasiões procurou o serviço de emergência, permanecendo internada durante alguns dias, em jejum para a resolução do quadro clínico. Nega febre, alteração do hábito intestinal ou outros sintomas. Nega episódios semelhantes anteriormente.

Diagnóstico radiológico: radiografia simples de abdome.

- Presença de níveis hidroaéreos.

Diagnóstico tomográfico de abdome: sugestiva de suboclusão, sem outras alterações.

Como paciente não apresentou alterações laboratorias ou radiológicas, optou-se pela realização de laparoscopia diagnóstica.

Diagnóstico laparoscópico

- Três segmentos isolados de invaginação intestinal, sem sinais de sofrimento de alça ou outras alterações.

Evolução: a paciente evoluiu com melhora clínica. Após 1 semana apresentou recidiva do quadro clínico.

Diagnóstico radiológico: radiografia simples de abdome.

- Alterações sugestivas de suboclusão.

EDA, colonoscopia e TC de abdome com contrastes oral e retal:

- Não foram identificadas anormalidades.

Diagnóstico por cápsula endoscópica

- Guiada por EDA para a alça eferente com auxílio de alça de polipectomia.
- Alguns pontos de dificuldade de trânsito da cápsula, com úlceras circunferenciais e áreas anelares de redução do calibre da alça sugestivos de lesões de alças intestinais, secundárias ao uso de AINE (Fig. 43-3).

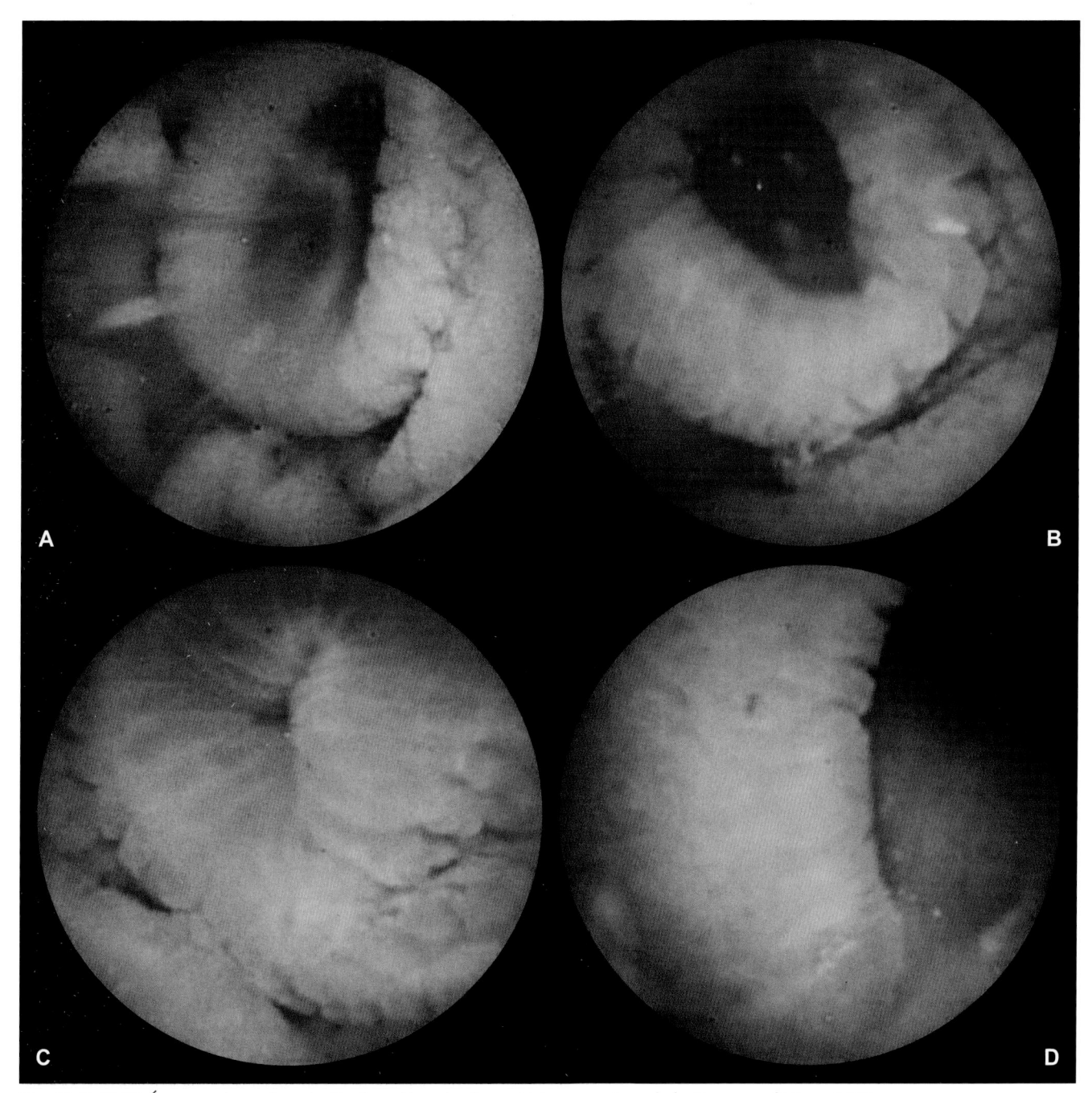

Fig. 43-3. (A-D) Áreas anelares de redução do calibre da alça entérica sugestivas de lesões secundárias a AINE.

DISCUSSÃO

O sistema da cápsula endoscópica consiste na cápsula propriamente dita, nos sensores, no *recorder* e na *work station*. Atualmente, existem vários modelos de cápsula disponíveis, de acordo com o intuito do exame a ser realizado (Figs. 43-4 e 43-5).

As principais indicações de uso são: sangramento de origem obscura, anemia ferropriva resistente à reposição de ferro, diagnóstico e avaliação da doença de *Crohn* do intestino delgado, investigação diagnóstica das síndromes disabsortivas, diarreias crônicas, dor abdominal crônica e avaliação do intestino delgado nas síndromes poliposas e tumorais.[6,7] O emprego da cápsula em pacientes submetidos à cirurgia bariátrica com intuito de avaliação endoscópica da alça intestinal não exclusa consiste em nova indicação do método. Portanto, não existem muitos dados e estudos disponíveis na literatura quanto ao uso neste grupo.

Inicialmente, uma das contraindicações relativas ao uso da cápsula endoscópica era alteração da anatomia do trato digestório decorrente de cirurgias.[3] Atualmente, após mais de uma década de emprego do método, alguns relatos de

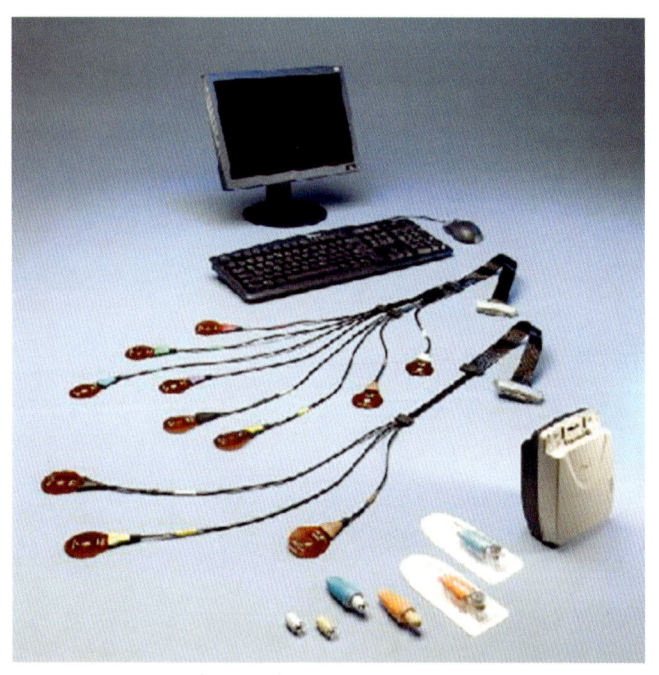

Fig. 43-4. Sistema da cápsula endoscópica. *Work station*, sensores, *recorder* e cápsulas.

caso e pequenos estudos demonstraram que a introdução da cápsula assistida por endoscopia digestiva alta (EDA) permite o emprego com segurança e garante o estudo da alça entérica eferente destes pacientes.[6-11]

Esta abordagem tem sido empregada em casos de dificuldade de deglutição, crianças e pacientes com antecedentes de abordagem cirúrgica do trato digestório. A princípio, a introdução assistida era realizada com auxílio de acessórios amplamente utilizados na prática endoscópica, como alça de polipectomia, *basket*, rede de corpo estranho, *cap* e *overtube*. Mais recentemente, um acessório projetado com este fim foi disponibilizado. Denominado *AdvanCE Capsule Delivery System*® (US Endoscopy, Mentor, OH, EUA), esta ferramenta consiste em um cateter com um dispositivo em sua extremidade distal que prende a cápsula ativada. O cateter é introduzido no canal de trabalho do endoscópio, mantendo-se a cápsula fixa. O endoscópio é, então, introduzido normalmente até a porção do trato digestório desejada, procedendo-se, então, à liberação da cápsula. Os estudos iniciais com a utilização deste sistema demonstraram ser ele seguro, de fácil manuseio técnico, permitindo a liberação da cápsula na topografia desejada do trato gastrointestinal (Figs. 43-6 e 43-7).[6,7,9,11]

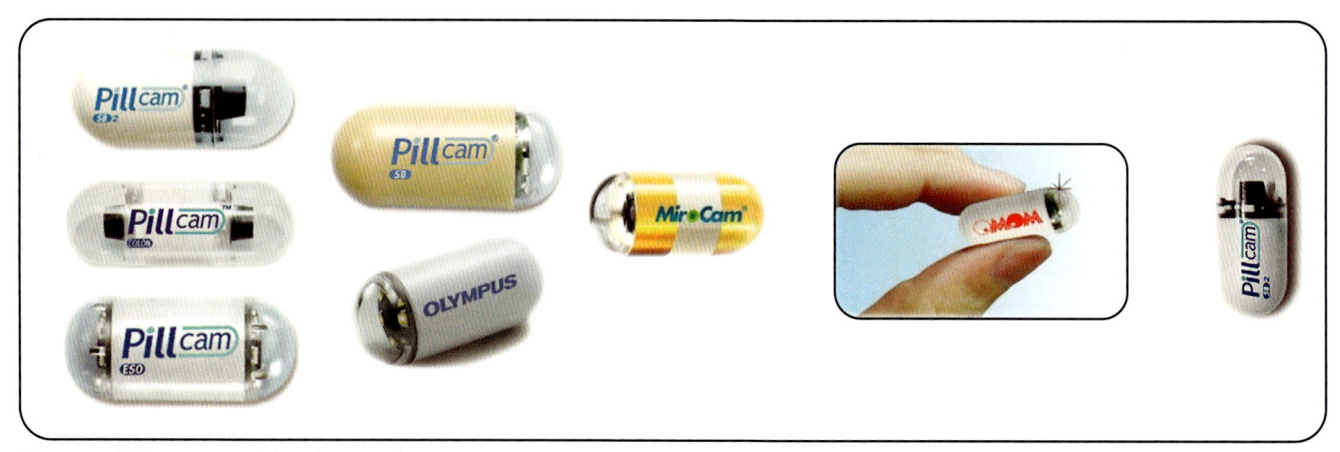

Fig. 43-5. Diferentes modelos de cápsulas.

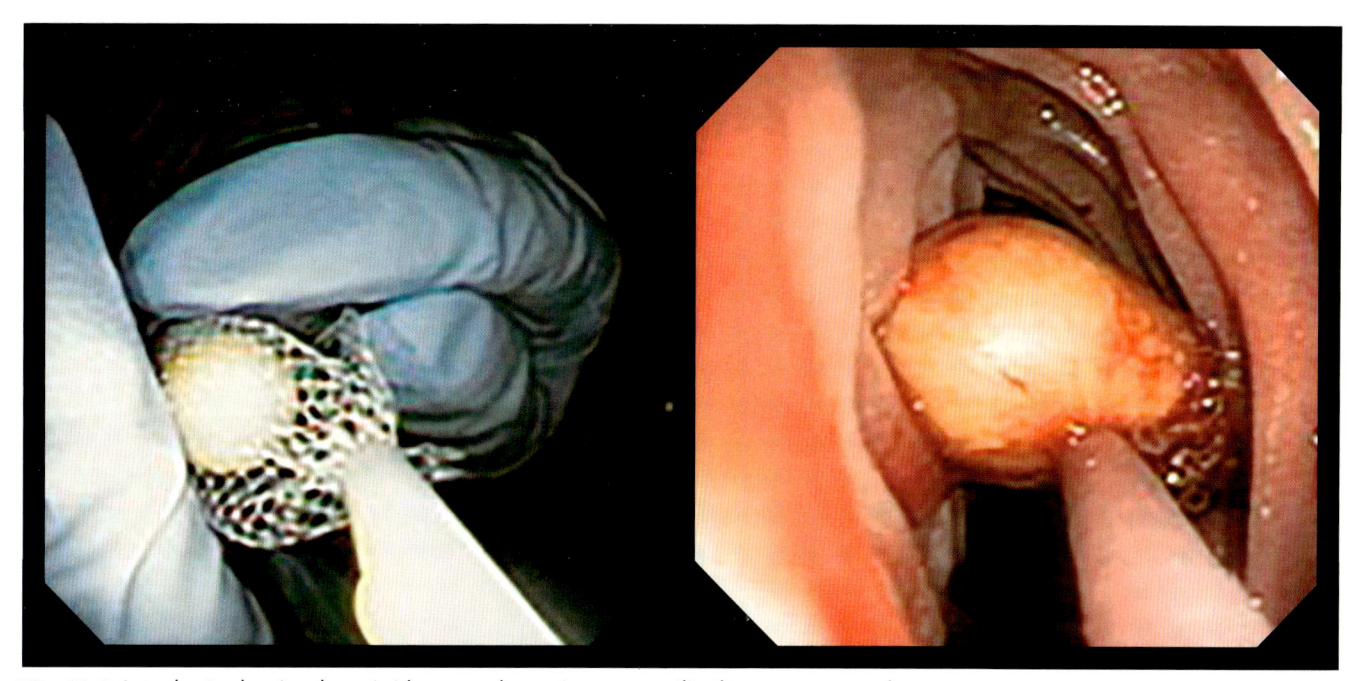

Fig. 43-6. Introdução da cápsula assistida por endoscopia, com auxílio de cateter com rede.

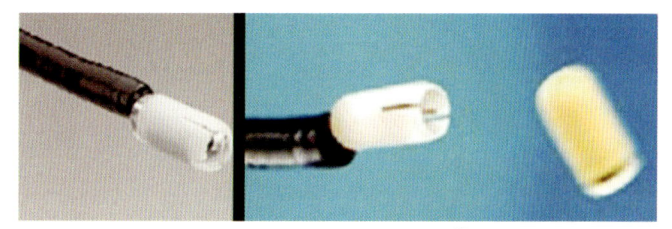

Fig. 43-7. AdvanCE Capsule Delivery System®.

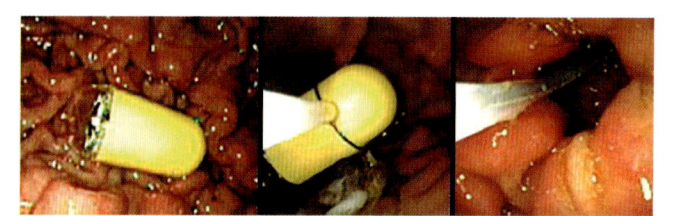

Fig. 43-8. Apreensão da cápsula na câmara gástrica e direcionamento com auxílio da alça de polipectomia para alça entérica eferente.

Alguns autores têm questionado a necessidade da passagem assistida por endoscopia, sugerindo que esta seja limitada a casos onde a alteração anatômica do trato gastrointestinal possa incorrer em retardamento do trânsito da cápsula, resultando em avaliação incompleta do intestino delgado por expiração da bateria capsulado dispositivo.[6,7,12,13] Em pacientes sem dificuldade de deglutição, em que a indicação da assistência endoscópica se restrinja às alterações anatômicas do procedimento cirúrgico, a cápsula pode ser ingerida pelo paciente e capturada com auxílio de alça de polipectomia, *basket* ou cesta, no estômago ou coto gástrico e, então, encaminhada até a alça eferente (Fig. 43-8).[8,12]

CONSIDERAÇÕES FINAIS

- A passagem da cápsula endoscópica assistida por endoscopia é segura e efetiva, podendo ser utilizada em pacientes submetidos à cirurgia bariátrica que necessitem de avaliação endoscópica do intestino delgado ou alça entérica não exclusa.

REFERÊNCIAS BIBLIOGRÁFICAS

1. Iddan G, Meron G, Glukhovsky A et al. Wireless capsule endoscopy. *Nature* 2000;405(6785):417.
2. Triester SL, Leighton JA, Leontiadis GI et al. A meta-analysis of the yield of capsule endoscopy compared to other diagnostic modalities in patients with obscure gastrointestinal bleeding. *Am J Gastroenterol* 2005;100(11):2407-18.
3. ASGE Technology Evaluation Report. *Gastrointest Endosc* 2002;56:621-24.
4. Keuchel M, Hagenmuller F, Fleischer D. (Eds.). *Atlas of video capsule endoscopy.* Germany: Springer, 2006. p. 14-23.
5. Internal data at Given Imaging Ltd. Reviewed by the FDA, 2001.
6. Mishkin DS, Chuttani R, Croffie J et al. ASGE Technology Status Evaluation Report: wireless capsule endoscopy. *Gastrointest Endosc* 2006;63(4):539-45.
7. Gerber J, Bergwerk A, Fleischer D. A capsule endoscopy guide for the practicing clinician: technology and troubleshooting. *Gastrointest Endosc* 2007;66(6):1188-95.

8. Hellmig S, Seeger M, Stuber E *et al*. Endoscopic-guided capsule endoscopy in a patient with small-bowel varices after Whipple's operation. *Gastrointest Endosc* 2005;62(1):166-69.
9. Holden JP, Dureja P, Pfau PR *et al*. Endoscopic placement of the small-bowel video capsule by using a capsule endoscope delivery device. *Gastrointest Endosc* 2007;65(6):842-47.
10. Almeida N, Figueiredo P, Lopes S *et al*. Capsule endoscopy assisted by traditional upper endoscopy. *Rev Esp Enferm Dig* 2008;100(12):758-63.
11. Carey EJ, Heigh RI, Fleischer DE. Endoscopic capsule endoscope delivery for patients with dysphagia, anatomical abnormalities, or gastroparesis. *Gastrointest Endosc* 2004;59(3):423-26.
12. Spera G, Spada C, Riccioni ME *et al*. Video capsule endoscopy in a patient with a Billroth II gastrectomy and obscure bleeding. *Endoscopy* 2004;36(10):931.
13. Rondonotti E, Herrerias JM, Pennazio M *et al*. Complications, limitations, and failures of capsule endoscopy: a review of 733 cases. *Gastrointest Endosc* 2005;62(5):712-16; quiz 52, 54.

PARTE V

ANESTESIA

CAPÍTULO 44

Sedação para Endoscopia Bariátrica

Ana Maria Caetano ■ Andréa Ferreira ■ Gustavo Arouca
Helga Alhinho ■ Nádia Maria Duarte

INTRODUÇÃO

A sedação é um tipo de anestesia que consiste na depressão do estado de vigília ou alerta do paciente e na redução de sua responsividade a estímulos externos. É indicada para acrescentar conforto e segurança tanto aos procedimentos diagnósticos e cirúrgicos, como para as várias propostas de endoscopia digestiva.[1]

Nas últimas décadas, houve avanço significativo nos aparelhamentos técnico e profissional para a execução da endoscopia digestiva. Com esta evolução, surgiram procedimentos mais longos e complexos, como a colocação e retirada de balão intragástrico para tratamento de obesidade, dilatação de estenose, ecoendoscopia, inserção ou retirada de prótese esofágica para tratamento de fístula após cirurgia bariátrica entre outros. Estes são realizados em pacientes com comorbidades e com idade mais avançada, em serviços que podem ser instalados em clínica especializada ou ambiente hospitalar.

Para garantir bons resultados, uma equipe multiprofissional deve trabalhar com objetivos comuns – boa prática, ética, qualidade e segurança da intervenção - para diagnosticar, aliviar e tratar cada paciente de forma singular. Neste cenário, o médico anestesiologista é um grande aliado.

A sedação realizada por anestesiologista capacitado assegura tranquilidade e melhores condições de trabalho para o endoscopista, reduz a ansiedade, dor, desconforto, tempo de recuperação e taxa de complicação, possibilitando melhor desempenho e eficiência.[2]

PREPARAÇÃO PARA O PROCEDIMENTO

Antes do procedimento endoscópico, o paciente deve ser investigado para possíveis fatores que aumentem o risco de complicações relacionadas com a sedação, como eventos cardiovasculares e respiratórios. A anamnese deve abordar os diferentes sistemas, buscando histórias pessoal e familiar de problemas relacionados com anestesia e sedação, queixas cardiorrespiratórias, apneia do sono, convulsão e outros distúrbios neurológicos, drogadição, alergias etc. O risco de broncoaspiração deve ser determinado, pesquisando-se sintomas, como náuseas e vômitos recentes ou recorrentes, disfagia relevante, e condições clínicas que favoreçam essa complicação, como megaesôfago, obstrução intestinal, obesidade mórbida e doença do refluxo gastroesofágico.

Vias Aéreas

A via aérea do paciente deve ser analisada de forma a prever difícil ventilação e intubação. Esta avaliação deve ser feita levando em consideração a classificação de Mallampati e outros fatores que possam dificultar o manejo da via aérea, como circunferência do pescoço, redução da distância tireo-mentoniana, macroglossia, anormalidades na mandíbula ou cavidade oral entre outros. A predição de uma via aérea difícil é de grande valia para definir o nível de sedação que poderá ser estabelecido e o local onde o procedimento deverá ser realizado. A sedação mais profunda, em que os reflexos de proteção da via aérea podem ser reduzidos ou abolidos, pode exigir intervenção na via aérea e cuidados disponíveis apenas em ambiente hospitalar.

Jejum

Antes de uma anestesia eletiva, é recomendado jejum de 2 horas para líquidos claros, 6 horas para refeição leve e 8 horas para refeição completa. Mas para a realização de endoscopia digestiva alta (EDA), habitualmente, é solicitado ao paciente um período maior de jejum, inclusive para líquidos claros, para não comprometer a realização do exame e porque os mecanismos naturais de proteção contra regurgitação (esfíncter esofagiano inferior e superior) serão abertos durante a passagem do aparelho de endoscopia.

Exames Complementares

De modo geral, pacientes hígidos que vão se submeter à EDA não necessitam de exame complementar. Porém, pacientes idosos, críticos, com comorbidades ou em preparação para cirurgia bariátrica devem ter exames que avaliem os seus diversos sistemas orgânicos e pareceres de especialistas solicitados previamente, de acordo com o seu estado clínico e o tipo de exame proposto. Para mulheres em idade fértil deve ser excluída a possibilidade de gravidez.

Devem ser estabelecidos protocolos para preparo dos pacientes e realização da sedação para endoscopia, seguidos por toda a equipe. Mais uma vez, cabe ao anestesiologista trabalhar em parceria com os demais médicos e outros profissionais para a confecção e seguimento destas diretrizes.

No Brasil, a resolução 1802/2006, do Conselho Federal de Medicina, regula a prática do ato anestésico.[3] Quanto à avaliação pré-operatória, estabelece que:

"Art 1º, Inciso I – Antes da realização de qualquer anestesia, exceto nas situações de urgência, é indispensável conhecer, com a devida antecedência, as condições clínicas do paciente, cabendo ao médico anestesiologista decidir da conveniência ou não da prática do ato anestésico, de modo soberano e intransferível.

a) Para os procedimentos eletivos, recomenda-se que a avaliação pré-anestésica seja realizada em consulta médica antes da admissão na unidade hospitalar;

b) Na avaliação pré-anestésica, baseado na condição clínica do paciente e procedimento proposto, o médico anestesiologista solicitará ou não exames complementares e/ou avaliação por outros especialistas;

c) O médico anestesiologista que realizar a avaliação pré-anestésica poderá não ser o mesmo que administrará a anestesia.

II – Para conduzir as anestesias gerais ou regionais com segurança, deve o médico anestesiologista manter vigilância permanente a seu paciente.

III – A documentação mínima dos procedimentos anestésicos deverá incluir obrigatoriamente informações relativas à avaliação e prescrição pré-anestésicas, evolução clínica e tratamento intra e pós-anestésico.

IV – É ato atentatório à ética médica a realização simultânea de anestesias em pacientes distintos, pelo mesmo profissional.

V – Para a prática da anestesia, deve o médico anestesiologista avaliar previamente as condições de segurança do ambiente, somente praticando o ato anestésico quando asseguradas as condições mínimas para a sua realização.

Art. 2º É responsabilidade do diretor técnico da instituição assegurar as condições mínimas para a realização da anestesia com segurança.

NIVEIS DE SEDAÇÃO

É possível estratificar a sedação em diferentes níveis, partindo da ansiólise, ou sedação mínima, podendo atingir o estado de anestesia geral.[4]

- *Sedação mínima*: estado induzido por drogas, em que o paciente responde normalmente aos comandos verbais. Sua coordenação motora e função cognitiva podem se alterar, entretanto, não haverá comprometimento da função cardiorrespiratória.
- *Sedação moderada (ou sedação consciente)*: estado de depressão da consciência em que o paciente responde vagamente aos comandos verbais e estímulos táteis. Neste nível, a ventilação espontânea é adequada, e não existem alterações cardiovasculares. Não há necessidade de intervenção na via aérea.
- *Sedação profunda*: estado de depressão de consciência em que o paciente responde somente a estímulos táteis repetitivos ou dolorosos. Neste nível, é possível que haja perda na habilidade de manter adequadamente a função respiratória voluntária, podendo haver necessidade de intervenção para manutenção da via aérea. Entretanto, não há alteração na função cardiovascular.
- *Anestesia geral*: estado de perda completa de consciência e resposta a estímulos externos, ainda que dolorosos. Tal estágio requer intervenção na via aérea para manutenção da ventilação. A função cardiovascular também pode estar comprometida.

MONITORIZAÇÃO

É necessário que haja monitorização contínua da função cardiorrespiratória nos procedimentos endoscópicos que requerem sedação moderada, realizada por médico anestesiologista, e composta por uma combinação entre inspeção do paciente e uso de equipamentos específicos.

Embora se saiba qual o nível de sedação desejado para a realização do procedimento, não é possível prever como o paciente responderá aos agentes sedativos, podendo muitas vezes chegar a níveis mais profundos que o esperado. Desse modo, vale destacar a importância do treinamento da equipe para garantir a segurança e a escolha do local apropriado para realizar a endoscopia. O ambiente deve conter rede de suprimento de oxigênio, aspirador, dispositivos de via aérea, agentes de indução e reversão da sedação, fármacos e equipamentos necessários à reanimação cardiorrespiratória, todos regularmente inspecionados quanto à validade e funcionamento.

Quanto às questões de segurança durante e após a realização do procedimento, a Resolução 1802/2006 afirma que:

Art. 3º Entende-se por condições mínimas de segurança para a prática da anestesia a disponibilidade de:

I – Monitoração da circulação, incluindo a determinação da pressão arterial e dos batimentos cardíacos, e determinação contínua do ritmo cardíaco, incluindo cardioscopia;

II – Monitoração contínua da oxigenação do sangue arterial, incluindo a oximetria de pulso;

III – Monitoração contínua da ventilação, incluindo os teores de gás carbônico exalados nas seguintes situações: anestesia sob via aérea artificial (como intubação traqueal, brônquica ou máscara laríngea) e/ou ventilação artificial e/ou exposição a agentes capazes de desencadear hipertermia maligna.

IV – Equipamentos, instrumental, materiais e fármacos que permitam a realização de qualquer ato anestésico com segurança, bem como a realização de procedimentos de recuperação cardiorrespiratória.

AGENTES SEDATIVOS

Para a maioria dos procedimentos endoscópicos de curta duração, baixa complexidade e pequeno potencial álgico, o uso de benzodiazepínicos associados ou não a opioides é suficiente para induzir nível moderado de sedação. Este regime apresenta alto nível de satisfação entre médicos e pacientes, e está relacionado com baixo risco de eventos adversos.[5] Para sedação profunda, o propofol é hoje o agente padrão, em regime único ou em associação a opioides.

A seleção de fármacos e suas dosagens depende de fatores individuais de cada paciente e do nível de sedação desejado. Comorbidades e medicações de uso rotineiro podem afetar o metabolismo e excreção dos agentes sedativos e devem ser considerados no momento da eleição dos mesmos.

Algumas características estão associadas à maior tolerância aos procedimentos endoscópicos e, consequentemente, menor requerimento de sedativos: idade avançada, sexo masculino, menor ansiedade e ausência de dor abdominal no momento do procedimento. Por outro lado, fatores, como história prévia de resistência à sedação, uso rotineiro de benzodiazepínicos ou opioides e abuso de álcool, são preditivos de baixa tolerância aos procedimentos e maior requerimento de agentes sedativos.

Oxigenioterapia antes, durante e após a sedação para endoscopia digestiva é item mandatório, geralmente administrada por cateter nasal e cânula nasofaríngea. A escolha entre sedação profunda e anestesia geral deve ser realizada com base na probabilidade de necessidade de intubação traqueal. Se esta for alta, a anestesia geral deve ser a escolha, devendo ser definida entre a equipe e o paciente, e preparada com antecedência.

Anestesia Local Orofaríngea

É geralmente indicada com a finalidade de suprimir o reflexo de vômito, dor e desconforto em procedimentos do trato gastrointestinal superior. São utilizados anestésicos locais, como a lidocaína em *spray*. O efeito dura aproximadamente uma hora, o que torna esse tipo de anestesia útil em procedimentos com ou sem sedação intravenosa. Este método foi avaliado por pacientes como "confortável" ou "minimamente desconfortável" e por médicos endoscopistas como "não difícil".[6]

Agentes Intravenosos

Os agentes sedativos utilizados em procedimentos endoscópicos devem idealmente apresentar algumas características, como: fácil administração, rápida ligação com o local de efeito, ação hipnótica e analgésica precoce, sedação profunda, controle rápido e eficiente das respostas autonômicas, acúmulo reduzido no organismo, eliminação rápida, baixo risco de depressão cardiorrespiratória e de indução de dependência química. Os anestésicos que têm maior número destas características apresentam uma melhor previsibilidade de seus efeitos farmacodinâmicos, o que concede uma margem de segurança maior ao anestesiologista e evita, por exemplo, despertar prolongado ou depressão respiratória tardia.[7] Como este perfil completo não é encontrado atualmente em um único agente, é comum a associação de fármacos a características diferentes e complementares para obter o resultado desejado.

Midazolam

É um benzodiazepínico, que atua como ansiolítico, sedativo, hipnótico, antiepiléptico e relaxante muscular. É considerado o fármaco de escolha dessa categoria para sedação em endoscopia, uma vez que apresenta tempo de ação curto e melhor perfil farmacocinético em relação aos demais.

Age promovendo potencialização da inibição neural mediada pelos receptores GABA. Está associado à depressão ventilatória dose-dependente e alterações cardiovasculares, como redução na pressão arterial e aumento na frequência cardíaca.

Possui efeitos sinérgicos com outros agentes hipnóticos e com opioides. Para sedação consciente utiliza-se dose de 0,5 a 2 mg IV, de forma lenta, podendo ser repetida a cada 2 a 3 minutos até atingir o efeito desejado. Quando em associação a opioides, deve-se reduzir a dose em 30%.

Em caso de superdosagem ou efeitos indesejados, o midazolam deve ser revertido com a administração de flumazenil, um antagonista específico dos benzodiazepínicos, que impede a ligação do agonista ao receptor. A dose recomendada é de 0,2 mg até um máximo de 3 mg.

Propofol

É um anestésico venoso altamente lipofílico de curta duração e excelente perfil para a recuperação em procedimentos de qualquer duração, mesmo em pacientes obesos. Apresenta propriedade hipnótica, antiemética e amnésica. Sua eliminação dos sítios efetores no sistema nervoso central ocorre, predominantemente, por redistribuição, por isso possui baixo poder cumulativo e baixa toxicidade.

Em pacientes hígidos, o controle hemodinâmico é de fácil manuseio. Entretanto, em pacientes críticos ou portadores de cardiopatias, pode causar decréscimo significativo na pressão arterial e na frequência cardíaca. É forte depressor do sistema respiratório e por tal razão deve ser utilizado apenas por médico habilitado e em ambiente preparado para intervenções, que podem ser necessárias para garantir a ventilação e a adequada oxigenação tecidual do paciente.[8]

Para procedimentos de curta duração, o propofol pode ser utilizado em *bolus*. Se houver previsão de maior duração, a infusão contínua alvo-controlada é uma excelente opção. Neste caso, entretanto, o controle da via aérea pode tornar-se mais difícil; apesar de poder ser realizada sedação profunda com propofol em infusão contínua alvo-controlada, a possibilidade de indicação de intubação traqueal deve ser discutida e planejada previamente com o paciente e o endoscopista.[9]

O propofol causa muita dor à injeção, que pode ser diminuída com uso imediatamente anterior de 20 a 50 mg de lidocaína a 2%, sem adrenalina. As doses em *bolus* são de 30 a 50 mg, normalmente administradas após sedação prévia com ansiolítico e/ou opioide, até atingir o efeito desejado. A infusão contínua é realizada, utilizando-se 40 a 100 $\mu g.kg^{-1}.min^{-1}$.

Opioides

Possuem propriedades analgésicas e sedativas. Ligam-se a receptores opioides tanto no sistema nervoso central, como em outros tecidos. A ligação a seu receptor promove a inibição do segundo mensageiro, altera o transporte de cálcio na membrana celular e atua pré-sinapticamente, impedindo a liberação do neurotransmissor, a propagação encefálica e a percepção sensorial do estímulo doloroso.

Esta categoria de fármacos caracteriza-se por produzir depressão miocárdica mínima, porém com potente efeito depressor ventilatório. Induz náuseas e vômitos por estimulação direta dos quimiorreceptores da zona do gatilho no assoalho do quarto ventrículo. Rigidez muscular é outro efeito colateral, de provável mecanismo central.

O fentanil é um dos agentes opioides mais largamente utilizados em sedação para procedimentos dolorosos. É um agonista dos receptores μ, de distribuição predominantemente encefálica, responsável pela analgesia supratentorial. Possui início de ação rápido e efeito analgésico em torno de 30 a 60 minutos. A sua administração em conjunto com outros depressores do SNC deve ser realizada sob monitorização cardiorrespiratória e vigilância contínua por um médico responsável exclusivamente pela sedação. Para a sedação em procedimentos endoscópicos, é habitualmente utilizada dose em *bolus* de 50 a 150 μg.

Em procedimentos ambulatoriais muito curtos, o remifentanil pode ser a escolha para associação a propofol, pois permite recuperação extremamente rápida, com efeito farmacodinâmico mínimo. O fentanil, apesar de amplamente usado na prática anestésica, tem a desvantagem de seus efeitos clínicos poderem ser estendidos ao período pós-procedimento, principalmente quando de curta duração. Por causa de suas características farmacocinéticas durante a anestesia geral, o remifentanil precisa ser administrado em infusão contínua. O uso de dose em *bolus* sem infusão é apropriado apenas para procedimentos em que se deseja uma intensa analgesia, como em procedimentos diagnósticos e terapêuticos realizados fora do centro cirúrgico e que tenham duração de apenas alguns minutos.[10]

Em caso de superdosagem – ocorrência de depressão respiratória, rigidez torácica ou outras complicações – o antagonista específico dos opioides é a naloxona, que tem grande afinidade pelos receptores μ. A naloxona pode causar liberação de catecolaminas e edema agudo de pulmão, devendo ser administrada sob monitorização cardíaca e com muita cautela em pacientes hipertensos, cardiopatas ou com risco de sangramento por vasculopatias.

Agentes Adjuvantes

Dexmedetomidina

A dexmedetomidina é um potente e altamente seletivo agonista dos adrenoceptores-α_{-2} com propriedade simpaticolítica, sedativa, amnésica e analgésica. Tem sido utilizado como adjuvante útil e seguro em várias aplicações clínicas. Seu efeito hipnótico é mediado pela hiperpolarização dos neurônios noradrenérgicos no *locus* cerúleo do tronco cerebral (um pequeno núcleo bilateral que contém muitos receptores adrenérgicos), que é o principal local modulador da vigília. Proporciona sedação consciente única, analgésica, sem depressão respiratória, sem aumento da motilidade do intestino, com redução de náusea, vômito e tremor pós-operatório. Oferece possíveis benefícios em relação à neuroproteção, cardioproteção e renoproteção.[11]

O seu uso reduz as necessidades de outros fármacos hipnóticos e analgésicos; pode, no entanto, ser eficaz em sedação como agente único. Em associação a propofol e opioide, pode diminuir os efeitos colaterais destes e tornar o despertar mais rápido, previsível e tranquilo. É mais indicado em sedação moderada e profunda para procedimentos mais prolongados. A dose sugerida é de 1 $\mu g.kg^{-1}$ durante 10 minutos, seguido de infusão de 0,2 a 0,7 $\mu g.kg^{-1}.min^{-1}$.

Cetamina

É um anestésico dissociativo que produz sedação, amnésia e analgesia. Diminui o broncoespasmo e a resistência das vias aéreas em asmáticos, sendo considerada uma boa escolha para a sedação em pacientes com hiper-reatividade de vias aéreas. Pode produzir alucinações, porém este efeito é reduzido com a administração prévia ou concomitante de benzodiazepínico.

Pode ser utilizada como suplemento em esquemas de sedação com opioides e benzodiazepínicos. Ocasiona aumento da frequência cardíaca, da pressão arterial sistêmica e das secreções em vias aéreas. Aumenta o consumo cerebral de oxigênio, o fluxo sanguíneo cerebral e a pressão intracraniana, sendo contraindicada em pacientes com hipertensão intracraniana.

Como adjuvante de sedação, a dose sugerida é de 0,5 a 1 $mg.kg^{-1}$ por via endovenosa. O pico de ação ocorre em um minuto, com recuperação total do paciente em 1-2 horas.[12]

SEDAÇÃO E OBESIDADE

O ganho de peso do paciente obeso não se dá apenas à custa de tecido adiposo. Apesar de desproporcional em relação ao aumento da massa gordurosa, há aumento concomitante da massa magra. Em geral, no excesso de peso do obeso, 20 a 40% corresponde à massa magra.

Quando se administra ao obeso mórbido um fármaco fortemente lipossolúvel, há uma perda da quantidade administrada ao tecido adiposo; assim, para manter a concentração desejada no órgão efetor, é necessário utilizar como cálculo o peso total. Os fármacos fracamente lipossolúveis são menos dispersos pelo tecido adiposo e se concentram mais na massa magra; para estes, o cálculo para a administração deve ser com base no peso ideal ou no peso corrigido (que corresponde ao peso ideal acrescido de 20 a 40% da diferença entre o peso real e o ideal). É necessário, portanto, conhecer a lipossolubilidade dos fármacos, para indicar qual o tipo de cálculo deve ser realizado para o paciente obeso – peso total, peso ideal ou o peso corrigido.[13]

Como fator complicador, a maioria dos fármacos utilizados na medicina é oriunda de estudos realizados em não obesos. Assim, a farmacocinética e a farmacodinâmica de uma mesma droga podem ser muito diferentes, quando se trata de uso em paciente magro ou em obeso.[14]

Para o propofol e o fentanil, por exemplo, como agentes fortemente lipossolúveis, o volume de distribuição está aumentado. Tal fato pode resultar na necessidade de maior dose inicial para alcançar o nível desejado de sedação, hipnose e analgesia, mas também resulta em um tempo maior para a eliminação, retardando o final de seus efeitos, o que pode ter como consequência um paciente mais sonolento e bradipneico.

A obesidade é reconhecidamente um importante fator de predição de eventos adversos em procedimentos que requerem sedação. Portadores de obesidade frequentemente apresentam comorbidades associadas, como diabetes melito tipo 2, hipertensão arterial sistêmica, doença arterial coronariana, doenças do aparelho respiratório entre outras. Tais comorbidades, juntamente com o tipo de procedimento e o quão invasivo este for, acrescentarão mais riscos à sedação.[15,16]

Obesos estão mais propensos a desenvolver alterações respiratórias, como apneia obstrutiva do sono, asma e hipertensão pulmonar, além de mudanças na função respiratória, como diminuição da capacidade respiratória e aumento no esforço respiratório.

A apneia obstrutiva do sono pode ser caracterizada como uma redução ou cessação da respiração, acarretada pelo estreitamento das vias aéreas superiores durante o sono. Ela pode ser vista em cerca de 40%-90% dos obesos, decorrente de mudanças no tônus muscular das vias aéreas superiores e pela alteração anatômica dessas vias pelo excesso de deposição de gordura.[17]

Existe uma forte correlação entre a asma e a obesidade. Foi demonstrado em um estudo que pacientes obesos apresentam um risco duas vezes maior de serem asmáticos do que não obesos.[18] Dentre os fatores predisponentes para esse achado, pode-se citar um menor calibre da via aérea, resultante de um decréscimo no volume pulmonar, e ainda o estado inflamatório crônico associado à obesidade.[19]

Sabe-se que alterações na atividade do tecido adiposo levam a aumento da secreção de adipocinas e outras citocinas pró-inflamatórias, como TNF-alfa e IL-6 pelos macrófagos residentes nesses tecidos.

O aumento da massa corpórea, juntamente com a elevação da demanda metabólica, acarreta alterações estruturais e funcionais no sistema cardiovascular, favorecendo o surgimento da cardiomiopatia da obesidade.[20,21] O maior trabalho cardíaco gera aumento das câmaras esquerdas, que é um precursor de insuficiência cardíaca esquerda.[22] Além do fator mecânico, alterações podem aparecer, em razão de fatores neurotumorais com ação direta no coração, como a superativação do sistema renina-angiotensina-aldosterona e ciclos de hipóxia e hipercarbia relacionados com a apneia obstrutiva do sono. Estes fatores podem contribuir para a ocorrência de hipertensão pulmonar, disfunção biventricular e insuficiência cardíaca congestiva.[23]

A obesidade é um fator de risco independente para eventos adversos durante procedimentos que envolvam sedação. Está associada a maior nível de intervenções em via aérea, necessitando atenção especializada durante essa prática. O médico anestesiologista é o profissional mais capacitado para realizar a sedação de obesos nos ambientes endoscópicos. Ele começa a otimizar a situação durante a avaliação pré-anestésica, quando identifica os fatores de risco, orienta o preparo do paciente e planeja a sedação. Um obeso adequadamente preparado, com equipe médica e de apoio capacitada e trabalhando de modo sincronizado, em ambiente organizado e controlado para a execução da sedação e endoscopia neste perfil de paciente, diminui custos relacionados com complicações e cancelamentos, aumenta as chances de melhores desfechos, a qualidade e a segurança do ato.

CUIDADOS APÓS O PROCEDIMENTO

Mesmo com o fim do procedimento, ainda podem ocorrer complicações por resíduos dos fármacos e seus metabólitos ativos. Desse modo, deve-se manter por mais 60 a 120 minutos o acompanhamento dos sinais vitais, com avaliação do nível de consciência, busca de sinais de esforço respiratório e baixo débito cardíaco.

Analgésicos e antieméticos devem ser administrados ao final do procedimento, agregando conforto e acelerando a alta do serviço. Antes da liberação para casa, as recomendações médicas devem ser dadas de forma verbal e por escrito ao paciente e seu acompanhante.

Critérios de Alta

A maioria dos procedimentos endoscópicos é realizada em regime ambulatorial, e o paciente retorna à sua residência tão logo esteja apto. Para indicar com segurança a alta do paciente, devem ser observados os seguintes parâmetros:

- Sinais vitais normais e estáveis.
- Ausência de dor, náuseas e vômitos.

- Retorno às atividades motoras e cognitivas prévias ao procedimento.
- Presença de acompanhante apto e maior de idade.
- Disponibilidade de acesso ao médico ou hospital em caso de complicações após o retorno à residência.

CONSIDERAÇÕES FINAIS

- Antes de todo procedimento endoscópico, cada paciente deve ser investigado, orientado e preparado por equipe multiprofissional e multidisciplinar do serviço onde será realizado.
- Planejamento e execução de sedação por anestesiologista capacitado asseguram melhores condições de trabalho para o endoscopista, redução da ansiedade, dor, desconforto, tempo de recuperação e taxa de complicação dos pacientes, além de melhorar o desempenho dos indicadores de qualidade e promover mais eficiência no gerenciamento da agenda dos serviços de endoscopia.
- A seleção de fármacos e técnicas depende de fatores individuais de cada paciente e do tipo de sedação necessária para os distintos níveis de complexidade de cada procedimento endoscópico.

REFERÊNCIAS BIBLIOGRÁFICAS

1. Pambianco DJ, Vargo JJ, Pruitt RE et al. Computer-assisted personalized sedation for upper endoscopy and colonoscopy: a comparative, multicenter randomized study. *Gastrointest Endosc* 2011;73(4):765-72.
2. Tetzlaff JE, Vargo J, Maurer W. Anesthesia for Endoscopic Procedures. *Advances in Anesthesia* 2014;32(1):59-70.
3. Brasil. Conselho Federal de Medicina. Resolução CFM nº 1.802, de 01 de novembro de 2006. D Of União. 01 nov 2006; (seção I):102. Retificação em: D Of União. 20 dez 2006; (seção I):160. Disponível em: <http://www.portalmedico.org.br/resolucoes/CFM/2006/1802_2006.htm>
4. Cohen LB, Delegge MH, Aisenberg J et al. AGA Institute review of endoscopic sedation. *Gastroenterology* 2007;133(2):675-701.
5. McQuaid KR, Laine L. A systematic review and meta-analysis of randomized, controlled trials of moderate sedation for routine endoscopic procedures. *Gastrointest Endosc* 2008;67(6):910-23.
6. Evans LT, Saberi S, Kim HM et al. Pharyngeal anesthesia during sedated EGDs: is "the spray" beneficial? A meta-analysis and systematic review. *Gastrointest Endosc* 2006;63(6):761-66.
7. Uliana GN, Tambara EM, Baretta GA. Use of remifentanil to reduce propofol injection pain and the required propofol dose in upper digestive tract endoscopy diagnostic tests. *Rev Bras Anestesiol* 2015;65(6):437-44.
8. Wang D, Chen C, Chen J et al. The use of propofol as a sedative agent in gastrointestinal endoscopy: a meta-analysis. *PLoS One* 2013;8(1):e53311.
9. Hsu CD, Huang JM, Chuang YP et al. Propofol target-controlled infusion for sedated gastrointestinal endoscopy: A comparison of propofol alone versus propofol-fentanyl-midazolam. *Kaohsiung J Med Sci* 2015;31(11):580-84.
10. Egan TD, Kern SE, Muir KT et al. Remifentanil by bolus injection: a safety, pharmacokinetic, pharmacodynamic, and age effect investigation in human volunteers. *Br J Anaesth* 2004;92(3):335-43.
11. Afonso J, Reis F. Dexmedetomidina: papel atual em anestesia e cuidados intensivos. *Revista Brasileira de Anestesiologia* 2012;62:125-33.
12. Hirota K, Lambert DG. Ketamine: its mechanism(s) of action and unusual clinical uses. *Br J Anaesth* 1996;77(4):441-44.
13. Lemmens HJ. Perioperative pharmacology in morbid obesity. *Curr Opin Anaesthesiol* 2010;23(4):485-91.
14. Leykin Y, Miotto L, Pellis T. Pharmacokinetic considerations in the obese. *Best Pract Res Clin Anaesthesiol* 2011;25(1):27-36.
15. Yusuf S, Hawken S, Ounpuu S et al. Obesity and the risk of myocardial infarction in 27,000 participants from 52 countries: a case-control study. *Lancet* 2005;366(9497):1640-49.
16. Guh DP, Zhang W, Bansback N et al. The incidence of co-morbidities related to obesity and overweight: a systematic review and meta-analysis. *BMC Public Health* 2009;9:88.
17. Isono S. Obesity and obstructive sleep apnoea: mechanisms for increased collapsibility of the passive pharyngeal airway. *Respirology* 2012;17(1):32-42.
18. Beuther DA, Sutherland ER. Overweight, obesity, and incident asthma: a meta-analysis of prospective epidemiologic studies. *Am J Respir Crit Care Med* 2007;175(7):661-66.
19. Dixon AE, Holguin F, Sood A et al. An official American thoracic society workshop report: obesity and asthma. *Proc Am Thorac Soc* 2010;7(5):325-35.
20. de Divitiis O, Fazio S, Petitto M et al. Obesity and cardiac function. *Circulation* 1981;64(3):477-82.
21. Alpert MA. Obesity cardiomyopathy: pathophysiology and evolution of the clinical syndrome. *Am J Med Sci* 2001;321(4):225-36.
22. Kenchaiah S, Evans JC, Levy D et al. Obesity and the risk of heart failure. *N Engl J Med* 2002;347(5):305-13.
23. Reisin E, Frohlich ED. Obesity. Cardiovascular and respiratory pathophysiological alterations. *Arch Intern Med* 1981;141(4):431-34.

Índice Remissivo

Números acompanhados pelas letras *f* em itálico e **q** em negrito
indicam figuras e quadros respectivamente.

A

Abscesso intracavitário
  drenagem endoscópica retrógrada de, 137
    discussão, 139
    introdução, 137
    relato de caso, 137
      diagnóstico endoscópico, 137
      quadro clínico e tratamento, **139q**
      terapêutica endoscópica, 137
Abscesso perigástrico
  drenagem interna de
    após fístula, 177
      discussão, 180
      introdução, 177
      técnica endoscópica, 177
Acalasia
  balão de, 167
Ácido ascórbico
  deficiência de, 12
    recomendações diárias, 13
    sintomas de, 12
Ácido fólico
  deficiência de, 12
    reservas corporais, 12
Adenocarcinoma
  de esôfago, 83
    na obesidade, 83
  gástrico
    na obesidade, 84
Anastomose gastrojejunal, 111
  fístula da
    após *bypass* gástrico, 117
Angiotomografia, *52f*

B

Balão
  de acalasia, 167
  dilatação com, 111
  único
    papel do, 209

Barrett
  esôfago de, 83
  na obesidade, 83
Beribéri, 12
  nervoso, 12
Bypass gástrico, 49
  cápsula após
    em Y de Roux, 225
      caso clínico 1, 225
      caso clínico 2, 226
      discussão, 226
      introdução, 225
  conversão de banda em, 127
  CPRE transgástrica após, 201
  disfagia após, 87
  hemorragia digestiva alta em pós-operatório de, 153
  megaesôfago após Y de Roux, 149
  sangramento, úlcera, erosão de anel e coledocolitíase após
    papel da enteroscopia de balão único, 209
      caso clínico 1, 209
        quadro clínico e tratamento, **210q**
      caso clínico 2, 211
        quadro clínico e tratamento, **211q**
      caso clínico 3, 212
        quadro clínico e tratamento, **212q**
      caso clínico 4, 213
        quadro clínico e tratamento, **214q**
      caso clínico 5, 215
        quadro clínico e tratamento, **216q**
      discussão, 217
      introdução, 209

C

Cálcio
  deficiência de, 13
    absorção, 13
    suplementação, 14
Carcinoma hepatocelular
  e obesidade, 41
Cetamina, 236

Cirurgia bariátrica, 70
  alterações funcionais digestivas em obesidade e, 63
    fisiopatologia gastrintestinal, 64
      ações da grelina, 65
      alterações tróficas de intestinos, 66
      fase absortiva, 65
      fase cefálica, 64
      fase gástrica, 65
      fase ileal, 65
      intestino grosso e microbiota, 66
      mastigação e degustação, 65
    introdução, 63
  doença inflamatória intestinal pós, 93
  e doença do refluxo gastroesofágico, 21
  e *Helicobacter pylori*, 59
  e metabólica
    controle da esteatose hepática, 45
      aspectos clínicos, 45
      introdução, 45
  fístula após, 141
  lesões pré-neoplásicas gástricas no pré-operatório de, 83
  má absorção e deficiências nutricionais após, 7
    cálcio, 13
    de macro e micronutrientes, 8-10q
    ferro, 13
    introdução, 7
    magnésio, 14
    proteínas, 11
    vitamina A, 11
    vitamina B1, 11
    vitamina B9, 12
    vitamina B12, 12
    vitamina C, 12
    vitamina D, 13
    zinco, 14
  orientações pré e pós-operatórias, 14
  supercrescimento bacteriano e, 75
    diagnóstico, 76
    fisiopatologia, 75
    tratamento, 75
  uso de probióticos em, 79
Clipe OVESCO
  tratamento com, 193
Clostridium difficile, 74
Cobalamina
  deficiência de, 12
    fatores de risco por, 12
    suplementação, 12
Cobre
  deficiência de, 14
    suplementação, 14
    tratamento para a, 14
Colangiopancreatografia retrógada endoscópica
  após *duodenal switch*
    tratamento de coledocolitíase, 205
      caso clínico 1, 205
        quadro clínico e tratamento, **207q**
      caso clínico 2, 207
        quadro clínico e tratamento, **208q**
      discussão, 208
      introdução, 205
Coledocolitíase
  tratamento da, 201

CPRE transgástrica
  após *bypass* gástrico
    tratamento de colecocolitíase, 201
      caso clínico, 201
        quadro clínico e tratamento, **203q**
      discussão, 204
      introdução, 201

D

Deiscência em *bypass* gástrico
  cura através de prótese, 105
    caso clínico 1, 105
      abordagem cirúrgica, 105
      diagnóstico endoscópico, 105
      quadro clínico e tratamento, **107q**
      terapêutica endoscópica, 105
    caso clínico 2, 108
      diagnóstico endoscópico, 108
      quadro clínico e tratamento, **109q**
      seguimento, **109q**
      terapêutica cirúrgica, 108
    discussão, 109
    introdução, 105
Deiscência gástrica
  em gastrectomia vertical
    colocação de prótese no transoperatório, 173
      caso clínico, 173
        abordagem cirúrgica, 173
        controle endoscópico, 174
        quadro clínico e tratamento, **175q**
        seguimento, 174
      discussão, 175
      introdução, 173
Dexmedetomidina, 236
Dilatação e septotomia endoscópica
  sem reoperação, 127
Disfagia
  após *bypass*
    e gastrectomia vertical, 87
      caracterização clínica, 87
      esofagiana, 88
        causas da, **88q**
      introdução, 87
      orofaríngea, 87
        causas de, **88q**
  pós-cirurgia bariátrica, 89
Doença do refluxo gastroesofágico, 89
  antes e após cirurgia bariátrica, 21
    caso clínico, 23
      diagnóstico
        endoscópico, 23
        histológico, 23
      discussão, 23
      seguimento, 23
    diagnóstico endoscópico, 22
    fisiopatologia, 21
    introdução, 21
    tratamento
      na obesidade, 22
        cirúrgico, 22
        clínico, 22

Índice Remissivo

e obesidade, 17
  aspectos clínicos, 18
  associação à, 17
  definição, 17
  diagnóstico, 18
  prevalência, 17
  sintomas, 17
  tratamento cirúrgico, 18
  tratamento clínico, 18
Doença hepática gordurosa não alcoólica, 4
  e diabetes, 27
    fisiopatologia e diagnóstico, 27
      definição, 27
      diagnóstico, 31
      doença cardiovascular, 29
      doença renal crônica, 30
      doença sistêmica, 29
      fisiopatogenia, 29
      introdução, 27
    evolução clínica e tratamento, 35
      complicações, 36
      evolução, 35
      introdução, 35
      patogênese, 36
      resistência à insulina, 35
      transplante de fígado, 36
      tratamento, 36
        antilipêmicos, 37
        antioxidantes, 37
Doença inflamatória intestinal
  pós-cirurgia bariátrica, 93
    frequência, 93
    introdução, 93
    obesidade como fator de risco, 93
Drenagem endoscópica retrógrada
  de abscesso intracavitário, 137
Drenagem interna
  de abscesso perigástrico
    após fístula, 177
      introdução, 177
      técnica endoscópica, 177
    discussão, 180
Dumping
  síndrome de, 75
Duodenal switch
  tratamento de coledocolitíase, 205

E

Endoscopia
  antes de cirurgia bariátrica, 59
  bariátrica
    sedação para, 233
      agentes adjuvantes, 236
      agentes sedativos, 235
        anestesia local, 235
        intravenosos, 235
      critérios de alta, 237
      cuidados após o procedimento, 237
      e obesidade, 236
      introdução, 233
      níveis de, 234
      preparação, 233
        exames complementares, 233
        jejum, 233
        monitorização, 234
        vias aéreas, 233
Enteroscopia
  para diagnóstico de câncer no segmento excluso do *bypass* gástrico
    em Y de Roux, 219
      caso clínico 1, 219
      caso clínico 2, 222
      discussão, 221, 222
      introdução, 219
  papel da, 209
Esôfago
  adenocarcinoma de, 83
  distúrbios motores do, 90
Esôfago de Barrett
  na obesidade, 83
Esteatose hepática
  e cirurgia bariátrica, 46
  epidemiologia da, 3, 4
    doença hepática gordurosa não alcoólica, 4
    fatores de risco, 4
Estenose
  de anastomose gastrojejunal, 90
  manejo endoscópico de
    após gastrectomia vertical
      estenotomia e dilatação com balão de acalasia, 167
        caso clínico, 167
        diagnóstico e fatores etiológicos, 167
        discussão, 170
        introdução, 167
    recidivante após fístula de anastomose gastrojejunal
      estenotomia e dilatação com balão, 111
        caso clínico, 111
          abordagem cirúrgica, 112
          achado endoscópico, 111
          diagnóstico endoscópico, 112
          quadro clínico e tratamento, **115q**
        discussão, 116
        introdução, 111

F

Ferro
  deficiência de, 13
    anemia, 13
    sintomas de, 13
    suplementação, 13
Fístula após cirurgia bariátrica revisional
  uso de prótese autoexpansiva, 141
    caso clínico 1, 141
      controle endoscópico, 141
      endoscopia digestiva alta, 141
      quadro clínico e tratamento, **144q**
      terapêutica endoscópica, 141
    caso clínico 2, 144
      controle endoscópico, 145
      controle tomográfico, 145
      intervenção cirúrgica, 144, 145
      quadro clínico e tratamento, **147q**
    discussão, 147
    introdução, 141
Fístula após gastrectomia vertical
  stent modificado no tratamento de, 187

tratamento com clipe OVESCO, 193
   caso clínico, 193
      diagnóstico endoscópico, 193
      endoscopia digestiva, 193
      esofagograma, 193
      quadro clínico e tratamento, **195q**
      terapêutica endoscópica, 194
   discussão, 196
   introdução, 193
tratamento precoce com prótese metálica, 183
   caso clínico, 183
      angiotomografia de tórax
      exames laboratoriais, 183
      quadro clínico e tratamento, **185q**
      terapêutica endoscópica, 184
   discussão, 185
   introdução, 183
uso do Surgisis em, 197
   caso clínico, 197
   discussão, 197
   introdução, 197
Fístula em ângulo de His
   após *bypass* gástrico
      septotomia e dilatação endoscópica, 121
         caso clínico 1, 121
            diagnóstico endoscópico, 121
            diagnóstico tomográfico, 121
            quadro clínico e tratamento, **123q**
            terapêutica endoscópica, 121
         caso clínico 2, **123q**
            abordagem cirúrgica, 123
            diagnóstico e terapêutica endoscópica, 123
            quadro clínico e tratamento, **124q**
         discussão, 123
         introdução, 121
Fístula gastrobrônquica
   após conversão de banda em *bypass* gástrico
      dilatação e septotomia endoscópica sem reoperação, 127
         caso clínico, 127
            abordagem cirúrgica, 127
            achados endoscópicos, 127
            quadro clínico e tratamento, **130q**
            seguimento, 129
            técnica endoscópica, 128
            terapêutica endoscópica, 127
         discussão, 130
         introdução, 127
Fístula gastrocutânea
   tratamento endoscópico com *patch* de matriz acelular, 99
      caso clínico, 99
      discussão, 102
      introdução, 99
      quadro clínico e tratamento, **102q**
Fístula gastrogástrica
   tratamento endoscópico e cirúrgico, 133
      caso clínico, 133
         controle endoscópico, 133
         diagnóstico endoscópico, 133
         quadro clínico e tratamento, **134q**
         tratamento cirúrgico da obesidade, 133
      discussão, 135
      introdução, 133
Folato
   deficiência de, 12

G

Gastrectomia vertical, 49
   deiscência gástrica em, 173
      colocação de prótese no transoperatório, 173
   disfagia após *bypass* e, 87
   fístula após
      tratamento precoce com prótese metálica, 183
   manejo endoscópico da estenose após, 167
   overview, 163
      benefícios, 164
         diabetes melito tipo 2, 164
         modulação hormonal, 164
         restrição esvaziamento gástrico, 164
      complicações, 165
      indicações e contraindicações, 164
      introdução, 163
      técnica, 163
Gastrite
   atrófica, 83
   na obesidade, 83
Grelina
   e *Helicobacter pylori*, 56

H

Helicobacter pylori
   e cirurgia bariátrica, 59
      complicações no pós-operatório, 60
      endoscopia e investigação, 59
      erradicação, 60
      introdução, 59
   e obesidade, 55
      e grelina, 56
      introdução, 55
      sobrepeso, 55
Hemorragia aguda
   após *bypass* gástrico
      tratamento endoscópico, 157
         caso clínico, 157
            diagnóstico endoscópico, 157
            evolução, 157
            quadro clínico e tratamento, **159q**
            seguimento, 157
         discussão, 159
         introdução, 157
Hemorragia digestiva alta em
   pós-operatório de *bypass* gástrico, 153
      caso clínico, 153
         cronologia dos eventos, 153
         endoscopia digestiva alta, 153
         quadro clínico e tratamento, **155q**
         terapêutica endoscópica, 153
      discussão, 155
      introdução, 153
Hérnia hiatal, *89f*
Hipertensão portal
   e trombose
      após *bypass* gástrico e gastrectomia vertical, 49
Hipoalbuminemia, 11

L

Lactose
  intolerância à, 75
Lesões pré-neoplásicas gástricas no
  pré-operatório de cirurgia bariátrica, 83
    adenocarcinoma gástrico, 84
    esôfago de Barrett, 83
    gastrite, 83
    introdução, 83
    linfoma malt, 84
    metaplasia intestinal e gastrite atrófica, 83
    pólipos gástricos, 85
    tumor carcinoide, 84
    tumor estromal gastrointestinal, 84
Linfoma Malt
  na obesidade, 84

M

Má absorção e deficiências nutricionais
  após cirurgia bariátrica, 7
Magnésio, 14
  deficiência de, 14
    sintomas de, 14
    suplementação de, 14
Megaesôfago
  após *bypass* gástrico em Y de Roux, 149
    caso clínico, 149
      diagnóstico endoscópico, 149
      diagnóstico sorológico, 149
      manometria esofágica, 149
    discussão, 150
    introdução, 149
Metaplasia intestinal
  na obesidade, 83
Microbiota
  e obesidade, 69
    cirurgia bariátrica, 70
      antibióticos, 71
    introdução, 69
    mecanismos envolvidos, 69
      ácidos graxos de cadeia curta, 69
      eixo microbiota-cérebro-intestino, 70
      inflamação, 70
      sistema endocabinoide, 70
Midazolam, 235

N

Neoplasia hepática
  e obesidade, 41
    e carcinoma hepatocelular, 41
    introdução, 41
Nictalopia, 11

O

Obesidade
  alterações funcionais digestivas em, 63
  e doença do refluxo gastroesofágico, 17
    introdução, 17
  e neoplasia hepática, 41
  e os distúrbios funcionais gastrointestinais, 66
  epidemiologia da, 3
    diabetes tipo 2, 4
    estilo de vida na, 3
    facilidade de acesso a alimentos calóricos na, 4
    fatores de risco, 4
    fatores genéticos na, 3
    introdução, 3
    patogênese da, 3
    prevalência da, 3
  microbiota e, 69
  sedação e, 236
  uso de probióticos em, 79
Opioides, 236
Organização de Agricultura e Alimentos, 11
Organização Mundial de Saúde, 3

P

Paciente bariátrico
  diarreia e supercrescimento bacteriano no, 73
    diagnóstico, 75
    fisiopatologia, 73
    introdução, 73
    tratamento, 75
Pólipos gástricos
  na obesidade, 85
Probióticos
  uso de
    em obesidade e cirurgia bariátrica, 79
      introdução, 79
      mecanismos de ação e benefícios, 79
      uso clínico, 80
Propofol, 235
Proteínas
  deficiência de, 11
Prótese autoexpansiva
  uso de, 141

R

Roux
  Y de, 149, 219
    megaesôfago após, 149

S

Sedação
  para endoscopia bariátrica, 233
Septotomia endoscópica
  em fístula da anastomose gastrojejunal
    após *bypass* gástrico, 117
      caso clínico, 117
        diagnóstico endoscópico, 117
        quadro clínico e tratamento, **119q**
        tomografia de abdome, 117
      discussão, 119
      introdução, 117
    sem reoperação, 127
Síndrome de *Dumping*, 75
Síndrome do intestino irritável, 74
  diagnóstico de, 75
Síndrome metabólica, 4

Sorbitol, 74
  intolerância ao, 74
Stent modificado no tratamento de fístula
  após gastrectomia vertical, 187
    caso clínico, 187
      diagnóstico endoscópico, 187
      evolução, 187
      quadro clínico e tratamento, **190q**
      seguimento, 187
      terapêutica endoscópica, 187
    discussão, 190
    introdução, 187
Surgisis
  uso de
    em fístula gástrica
      após gastrectomia vertical, 197

T

Tiamina, 11
  deficiência de, 12
  definição, 11
  manifestações clínicas da falta de, 11
  no metabolismo, 11
  suplementação de, 12
Tomografia computadorizada
  do abdome, 51
Trombose
  e hipertensão portal
    após *bypass* gástrico e gastrectomia vertical, 49
      apresentação clínico-laboratorial, 50
      diagnóstico, 51
        diferencial, 53
      etiologia, 49
      evolução e complicações, 53
      introdução, 49
      profilaxia, 53
      tratamento, 53

Tumor carcinoide
  na obesidade, 84
Tumor estromal gastrointestinal
  na obesidade, 84

V

Vigilância de fatores de risco e proteção para doenças crônicas por inquérito telefônico, 3
Vitamina A
  deficiência de, 11
Vitamina B
  deficiência de, 11
Vitamina B9
  deficiência de, 12
Vitamina B12
  deficiência de, 12
Vitamina C
  deficiência de, 12
Vitamina D
  absorção de, 13
  deficiência de, 13

X

Xeroftalmia, 11

Y

Y de Roux, 219
  cápsula após *bypass* gástrico em, 225
  megaesôfago após *bypass* gástrico em, 149

Z

Zinco
  deficiência de, 14
    sintomas de, 14
    suplementação, 14